U0198380

现代神经内科疾病诊治新进展

主编 郭道林 李宛真 李 琳 宋伟慧
楚珍珍 刘伟丽 李 倩 王丰红

上海科学技术文献出版社
Shanghai Scientific and Technological Literature Press

图书在版编目（CIP）数据

现代神经内科疾病诊治新进展／郭道林等主编 .--
上海：上海科学技术文献出版社,2023
ISBN 978-7-5439-8923-8

Ⅰ.①现… Ⅱ.①郭… Ⅲ.①神经系统疾病－诊疗
Ⅳ.① R741

中国国家版本馆CIP数据核字（2023）第165038号

组稿编辑：张　树
责任编辑：王　珺
封面设计：宗　宁

现代神经内科疾病诊治新进展

XIANDAI SHENJING NEIKE JIBING ZHENZHI XINJINZHAN

主　　编：郭道林　李宛真　李　琳　宋伟慧　楚珍珍　刘伟丽　李　倩　王丰红
出版发行：上海科学技术文献出版社
地　　址：上海市长乐路746号
邮政编码：200040
经　　销：全国新华书店
印　　刷：山东麦德森文化传媒有限公司
开　　本：787mm×1092mm 1/16
印　　张：19.5
字　　数：499 千字
版　　次：2023年8月第1版　2023年8月第1次印刷
书　　号：ISBN 978-7-5439-8923-8
定　　价：198.00 元

前　言

　　随着社会经济的高速发展、人民生活水平的提高及生活方式的改变,神经系统疾病尤其是脑血管病发病率逐年增高。由于其高致残率与高致死率,神经系统疾病已严重危害人民健康与生活质量,给家庭及社会带来沉重负担。与此同时,神经科学发展日新月异,新的诊断技术、治疗方法及治疗药物层出不穷,正确诊断、合理治疗神经系统疾病成为提高其诊疗水平的关键。鉴于以上情况,我们特组织了一批具有丰富临床经验的神经内科专家共同编写了《现代神经内科疾病诊治新进展》一书。

　　本书将临床常见神经内科疾病的诊治现状与新理论、新技术、新方法融合为一体,既涵盖了常见病与多发病的治疗方法,又体现了疾病诊断的思维过程。本书首先介绍了神经内科体格检查;然后详细阐述了各种神经内科疾病的病因、临床表现、诊断、鉴别诊断、治疗措施等,对于一些难理解的疾病,也配了图片,并辅以简明扼要的文字解说,以更加直观的方式加深读者对疾病的认识,起到事半功倍的效果;最后介绍了神经内科疾病的中医治疗相关内容。本书条理清晰、涵盖面广,资料翔实、语言精练,对提高神经内科专业临床医师的诊疗技巧、思维能力及临床实践能力大有助益,适合各级医疗机构神经内科医师和医学院校师生学习参考。

　　在本书的编写过程中,编者们严谨求实、精益求精,对书稿内容反复斟酌、修改,但由于神经内科学尚处在不断发展的阶段,医学知识日新月异,加之编者经验有限,编写时间仓促,书中存在的错误和不足之处,希望各位读者能够提出批评和建议,便于我们日后的学习与修正。

《现代神经内科疾病诊治新进展》编委会

2023 年 5 月

目 录

CONTENTS

第一章

神经内科体格检查

第一节 一般检查

一、意识状态

意识状态是反映病情轻重的重要指标,应进行详细的观察和检查。

(一)清醒

患者意识清楚。

(二)嗜睡

嗜睡是指精神倦怠或持续睡眠,但唤醒后可正确回答问题。

(三)意识模糊或朦胧

反应迟钝,思维和语言不连贯,回答问题不正确,不能配合检查,但自己可在床上翻身。

(四)半昏迷或浅昏迷

意识大部分丧失,但对强烈痛刺激有痛苦表情,或有些防御性动作,角膜、瞳孔和咽反射等可引出或较迟缓,腱反射情况不定。

(五)昏迷

意识完全丧失,无大脑皮质功能。角膜、瞳孔对光反射、咽反射和咳嗽反射等大多消失或明显减弱,腱反射和病理反射可以存在,但深度昏迷时也均消失。

二、生命体征

(一)呼吸

应严密观察患者呼吸的节律和深度,如潮式呼吸、叹息样双吸气呼吸或呼吸暂停等呼吸节律不整,常为深昏迷患者的晚期或是脑干中枢性呼吸衰竭的一种表现。呼吸深而慢同时伴有脉搏徐缓有力和血压升高,为颅内压增高的表现。如有呼吸困难,其原因可能是黏液痰坠积、呕吐物堵塞或深昏迷患者舌后坠等引起呼吸道梗阻所致,亦可能为严重肺部感染、肺不张和继发性肺水肿等引起。

(二)脉搏

脉搏徐缓有力常见于颅内压增高者,脉速则常见于脑疝前期、脑室或脑干出血、继发感染、癫痫、缺氧等。

(三)血压

颅内压增高常引起血压增高,而周围循环衰竭、严重的酸中毒、脑干或下丘脑受损或疾病恶化等常引起血压下降。

(四)瞳孔

参阅动眼神经、滑车神经和展神经检查。

(五)体温

下丘脑体温调节中枢受损可引起中枢性高热或体温不升。躯干及四肢汗腺分泌和散热功能受损(如高颈段病变)或感染等亦可引起高热。患者衰竭或临终时,其体温下降或不升。

三、智力

(一)理解力

询问患者姓名、年龄及工作、学历、生活等情况,观察其理解和回答情况,了解其分析和判断能力。

(二)记忆力

如患者遗忘很早发生的事和物,称为远记忆丧失;对近几天或几小时发生的情况不能记住,称为近记忆丧失;如颅脑损伤患者不能记忆起负伤前一段时间和负伤当时的情况,称逆行性健忘。

(三)定向力

对人物、时间和地点不能识别,称为定向力障碍。

(四)计算力

根据患者的文化程度,给一些数字令其进行加、减、乘、除计算,判断其计算能力。

检查中,若发现患者智力与年龄、文化程度很不相称,为智力障碍;若讲话幼稚,上述能力均有明显或严重障碍,则为痴呆。

四、语言

观察患者回答问题是否流利。若优势半球的语言中枢受损,则患者言语困难;若小脑和锥体外系受损,则患者语言讷吃。

五、精神状态

检查患者有无幻觉、错觉、妄想、猜疑、欣快、易激动、稚气、淡漠、缄默不语和强迫哭笑等。

六、身体各部位检查

身体各部位检查与一般内科检查相同,但应特别注意脑膜刺激征的检查,亦应注意头颅大小,头面部瘢痕、杂音,小儿前囟门大小和张力,面部形状、表情动作,耳鼻有无流液、流血,颈动脉搏动情况及四肢有无畸形等。

(郭道林)

第二节 感觉功能检查

感觉障碍是神经系统常见的临床症状,对神经系统受损的水平提供了有价值的线索。通过细致检查,不仅可以了解支配病变区的皮神经,而且可以确定其所属脊髓节段。检查结果一般分为正常、过敏、减退、消失或异常。

一、检查方法

(一)触觉
令患者闭目,用棉絮或毛笔轻触其皮肤,并询问是否觉察及其灵敏程度。每次轻触皮肤时应注意在一个脊神经分布区,不能划过两个脊神经分布区。

(二)痛觉
令患者闭目,以针尖轻刺其皮肤,并询问有无痛感及疼痛程度。若发现有感觉障碍区,检查应由感觉障碍区向正常区方向进行,并测定其范围。对于意识不清的患者,应根据针刺时肢体回缩、面部表情等反应来判断。

(三)温度觉
以分别盛冷水(0~10 ℃)和温水(45 ℃左右)的试管,紧贴患者皮肤,询问其是否有冷热感及其程度。

(四)运动觉和位置觉
嘱患者闭目,轻轻移动其指、趾、踝、腕,甚至整个肢体,令其回答是否觉察移动及方向。

(五)震动觉
将震动的音叉置于体表骨骼浅面或突起部位(如足的内踝、胫骨前面、髂前上棘和桡骨茎突等),询问是否有震动感及程度。

(六)实体觉
令患者闭目后,用手辨别物体形状(立方、长方、三角、圆柱形等)、大小、硬度、质地(粗糙、平滑)和材料(绸子、布)等。

(七)两点辨别觉
以两脚规的尖端接触身体不同部位,测定患者两点分辨的能力。其正常值为:手指掌面1.1 mm,手掌 6.7 mm,手背 31.5 mm,前臂和小腿 40.5 mm,面颊 11.2 mm,上臂和大腿67.7 mm。

(八)图形觉
在患者皮肤上写数字或画十字、圆形等简单图形,让其在闭目的情况下予以辨识。

二、临床意义

(一)感觉障碍的性质
1.感觉过敏
轻微的刺激引起强烈的感觉,为神经末梢和神经干的刺激症状。

3

2.自发性疼痛

未受外界刺激而发生的疼痛。

(1)局部性疼痛:疼痛感觉的区域与病变位置相符,如多发性末梢神经炎,在肢体末端出现局部性疼痛。

(2)放射性疼痛:疼痛沿神经受刺激部位的远端放射,如腰椎间盘突出压迫坐骨神经根,疼痛放射到腿和足的外侧部。

(3)扩散性疼痛:疼痛从病变神经分布区扩散到邻近神经分布区,如三叉神经痛可从一支分布区扩散到另一支分布区。

(4)牵涉性疼痛:又称感应性痛,内脏患病时,脏器疼痛冲动可扩散到脊髓后角,引起躯体相应区域疼痛,如心绞痛引起左上肢痛。

3.感觉减退或消失

为周围和中枢神经损伤不同程度的症状。如神经分布区内所有感觉的缺失,为完全性感觉障碍;一种感觉正常而另一种感觉缺失,为分离性感觉障碍。

4.感觉异常

为感觉神经或脊髓受刺激的一种表现,如麻木感、蚁行感等。

5.压痛

为压迫病变表浅部位或其邻近的骨性突起而引起的疼痛,如椎间盘突出患者的椎旁压痛。

6.神经牵拉痛

牵拉病变神经时引起的疼痛,如脑膜炎行克氏征检查时引起的神经根牵拉痛。

7.感觉倒错

对刺激产生的错误感觉,如把触觉误认为是疼痛等。

(二)感觉障碍的定位诊断

1.周围神经损害

在其相应分布区有综合性的感觉障碍,并常伴有下运动神经元麻痹,见于神经炎和周围神经损伤等。

2.脊神经节损害

有其相应的根分布区,患病初期有疼痛和带状疱疹,见于脊神经节炎。

3.脊神经后根损害

有按节段分布的感觉缺失、减退或过敏,常伴有放射性疼痛,亦可引起深部组织的自发性疼痛。由于相邻神经根的重叠分布,故在一个后根受损时,其感觉障碍不易查出,如小的脊髓外肿瘤、椎间盘突出等。

4.脊髓后角损害

引起同侧节段性分离性感觉障碍,即节段内痛、温觉消失,而触觉仍存在,因为脊神经后根进入脊髓后,只有痛、温觉纤维进入后角,而触觉和关节运动觉纤维则进入后索上行。

5.脊髓中央部损害

引起双侧对称性、相应节段性分离性感觉障碍,因为仅痛、温觉纤维在前白质连合交叉,见于脊髓空洞症、脊髓内肿瘤或出血等。

6.脊髓横断性损害

(1)半侧损害:患侧损伤部位以下深感觉和识别觉障碍,并伴有患侧痉挛性截瘫,腱反射亢进,病理反射阳性,健侧痛、温觉障碍,而触觉无明显障碍,见于脊髓刺伤。

(2)后索损害:损伤部位以下深感觉消失而痛、温觉正常,临床表现为感觉性共济失调步态,走路不知深浅,昂伯征阳性,见于梅毒或该部肿瘤

(3)完全横断性损害:损伤平面以下各种感觉均消失,并伴有痉挛性截瘫。

7.脑干损害

一侧损害引起交叉性感觉障碍,即病灶同侧面部和对侧躯体的感觉减退或消失。根据该侧脑干损害完全与否,可产生分离性或完全性感觉障碍,见于该部血栓形成、肿瘤等。

8.内囊损害

对侧半身感觉障碍;并伴有偏瘫和偏盲等,见于该部出血、血栓形成等。

9.丘脑损害

对侧半身感觉障碍,并伴有对侧自发性疼痛、感觉过度、共济失调、不自主运动和一过性轻偏瘫,称丘脑综合征,见于丘脑血栓形成和肿瘤等。

10.大脑皮质中央后回损害

一般,产生部分性对侧偏身麻木,深部感觉和实体感觉障碍较重,而浅感觉障碍较轻。其分布多不完整,可为一肢体或半侧身体,亦可有单瘫,局灶性感觉性或运动性癫痫,见于血栓形成、肿瘤和外伤等。

(郭道林)

第三节　运动功能检查

一、检查方法

(一)肌体积

观察肢体肌肉有无萎缩或肥大,并将两侧肌肉互相比较,必要时测量肢体周径,并记录之。

(二)肌张力

肌张力是指肌肉为随时准备实现收缩运动而在静止状态下维持的一定程度的紧张度。检查时,嘱患者放松肢体,检查者用手触摸其肌肉,观察其肌肉硬度和肢体在被动运动时的阻力强弱。一般以肌张力正常、增强(齿轮状或铅管状、折刀状抵抗)和减低来表示。

(三)肌力

观察各关节自主运动的力量、幅度和速度,及抵抗阻力的力量和握力的大小等。对于肌力轻度减弱的患者,可用下述方法检查:①分指试验:令患者伸直双臂,两手掌相对而不接触,用力伸开五指,肌力减弱侧指间隙较小;②Barre 征:令患者平举双臂,肌力减退侧下垂;或令患者俯卧屈腿呈直角,肌力减弱侧小腿下垂或摇摆不定,即阳性;③Magazini 征:令患者仰卧,并抬腿使膝、髋关节均屈呈直角,肌力减弱侧下肢逐渐下垂或摇摆不定,即阳性。

对于昏迷患者,则给予刺激,观察其肢体活动情况。

肢体瘫痪程度一般分为 6 级:0 级,肌肉完全不能收缩;1 级,可见肌肉收缩,但无肢体运动;2 级,在床面上可自主移动,但不能作抵抗重力运动;3 级,能克服重力做自主运动;4 级,能抵抗

外加阻力而自主运动,但较正常肌力减弱;5级,正常肌力。

(四)不自主运动

不自主运动是指不受主观意志支配的动作。

1.震颤

震颤为肢体的一部分或全部迅速而有节律的颤动,又可分为静止性震颤和运动(意向)性震颤两种。前者特点是在肢体休息时出现,情绪激动时加重,运动时减轻或消失,入睡时消失;后者则在肢体运动时出现,越接近目标,震颤越重,静止时减轻或消失。检查时,注意观察震颤的节律性、幅度、部位及其变化情况。

2.肌纤维震颤和肌纤维束颤

肌纤维震颤是单个或一组(比肌束小)肌纤维的连续细小的颤动样收缩,一般要肌电图检查才可以发现。肌纤维束颤是脊髓前角细胞和脑神经核所支配的肌束细而快地收缩,可在皮肤表面观察到。

3.痉挛

痉挛为一种阵发性、有节律、不自主的肌肉收缩。检查时,注意其为局限性还是全身性,是阵挛性还是强直性。

4.抽搐

抽搐为一组肌群的刻板样而重复地急促抽动,其产生和某些周围刺激有关。检查时应注意其部位、范围及伴随的症状等。

5.舞蹈动作

舞蹈动作为某一或某些肌群的一种快速抽动,引起身体的某部位不自主、无节律性地急速跳动,在受刺激或激动时加重。

6.手足徐动症

手足徐动症为肢体一种间歇性、缓慢而不规则的蠕动样动作。检查时,应注意其发生部位、波及范围、肌张力的变化等。

(五)伴随运动

伴随运动又称联合运动,是指患者在走动时伴随的动作,如走路时两手前后摆动和姿势的维持等。检查时,应注意伴随动作是否适当、协调。

(六)共济运动

共济运动是指在完成某一动作时,肢体的主动肌、拮抗肌和辅助肌的配合与协调。如有障碍则称共济失调。

1.运动性共济运动

(1)指鼻试验:令患者用手指指鼻尖,若动作笨拙、不准,则为共济失调。

(2)对指试验:令患者两手示指互相对指,或一手指与检查者手指对指,动作不准确为共济失调。

(3)轮替试验:令患者两手做迅速地旋前、旋后的交替动作,两手动作笨拙、快慢不一为共济失调。

(4)跟膝胫试验:令患者仰卧,抬高一侧下肢,将一足跟置于另一侧膝上,然后沿胫前下滑,抬腿过高或下滑不稳、不准,为共济失调。

(5)精细动作检查:令患者扣衣扣或系鞋带等,若动作笨拙、困难,则为共济失调。

2.平衡性共济运动

令患者闭目直立,双足并拢,双臂平伸,若身体摇摆且向一侧倾倒即为昂白试验阳性;或令患者沿直线行走,若足迹向一侧偏斜,则表示平衡有障碍。

（七）姿势与步态

观察患者行、立、坐、卧时的姿势及行走的步态。根据病变和临床表现的不同,可分为蹒跚(醉汉)步态、偏瘫步态、剪刀步态、慌张步态、肌无力步态和拖拽步态等。

二、临床意义

（一）肌体积异常

1.肌萎缩

见于下运动神经元或周围神经损害,上运动神经元损害或肢体长期不活动引起的失用性肌萎缩。

2.假性肌肥大

见于进行性肌营养不良。

（二）肌张力异常

1.肌张力减低

见于下运动神经元损伤、小脑疾病、休克或深昏迷时及深层感觉障碍等。

2.肌张力增高

见于锥体束或锥体外系受损害。前者多呈"折刀样"增高,即刚开始活动时阻力较大,至一定程度后则阻力突然消失,这种肌张力增高在上肢屈肌和下肢伸肌表现明显。后者多呈齿轮状肌张力增高,在屈伸关节时有如扳动齿轮的顿挫感,伸肌和屈肌均较明显。

（三）瘫痪

按肌力障碍程度可分为完全性和不完全性瘫痪,按照其损害部位的不同,又可分为上运动神经元瘫痪和下运动神经元瘫痪。按瘫痪范围和部位的不同,可分为以下 6 种类型。

1.单肢瘫

见于大脑皮质运动区的局限性损害。

2.偏瘫

常见于一侧大脑半球运动区或内囊的损害。

3.交叉性瘫痪

见于一侧脑干病变,引起病灶侧脑神经周围性瘫痪及对侧上、下肢的上运动神经元性瘫痪。

4.截瘫

多见于脊髓横贯性损害,亦可见于矢状窦中1/3的损害。

5.二肢瘫

可见于矢状窦中 1/3 损害。

6.四肢瘫

多见于颈段脊髓损害,亦可见于矢状窦中 1/3 损害。

（四）不自主运动

不自主运动包括以下症状:①肌纤维震颤:见于失神经支配的肌肉;②肌纤维束震颤:为脊髓前角细胞和脑干运动核受刺激的表现,见于脊髓内肿瘤、脊髓空洞症和脊髓前角灰白质炎等;

③震颤:静止性震颤见于纹状体、苍白球损害,如帕金森病;运动性震颤常见于小脑病变;④痉挛:见于大脑皮质运动区受刺激时,亦可见于癫痫等;⑤抽搐:见于某些脑部器质性病变,低血钙等亦可引起手足抽搐;⑥舞蹈动作:见于纹状体为主的基底核损害;⑦手足徐动症:见于尾状核为主的纹状体损害。

(五)共济失调

1.小脑性共济失调

由于小脑及其传入、传出纤维损害所致。小脑蚓部病变主要引起躯干(平衡性)共济失调;小脑半球病变则主要引起同侧肢体运动性共济失调。该共济失调还常伴有蹒跚步态,眼球震颤,言语滞涩、忽高忽低,肌张力降低等。

2.大脑性共济失调

由大脑半球病变引起额叶脑桥小脑束和颞叶脑桥小脑束受损所致。其表现与对侧小脑半球病变引起的失调相似,主要为对侧肢体运动性共济失调。其区别在于大脑性共济失调表现在病变对侧肢体,且伴有肌张力增高和病理反射阳性,而小脑性共济失调则表现在病变同侧肢体,且伴有肌张力减低和病理反射阴性。

3.前庭、迷路性共济失调

由前庭、迷路系统受损所致。主要表现为平衡障碍、眩晕、眼球震颤,且睁眼时减轻,闭眼时加重。

4.脊髓性共济失调

由脊髓后根、后索及脑干内侧丘系受损引起深感觉系统传导障碍所致。患者不能了解肢体的确切位置及运动方向,故走路抬脚高,落脚重,睁眼时平衡性和肢体运动性共济动作尚正常,而闭眼时则难以完成。

(六)姿势及步态异常

1.蹒跚(醉汉)步态

见于小脑损害。

2.偏瘫步态

走路时,偏瘫侧上肢屈曲内旋,下肢僵直,迈步抬腿困难,膝关节不能屈曲,下肢向内划圈,见于颅脑损伤、脑血管意外等引起的一侧上运动神经元受损而偏瘫的患者。

3.剪刀步态

剪刀步态又称截瘫步态。行走时两腿交替地向内划圈,两侧膝关节前后交叉呈剪刀状,见于脊髓病变和先天性脑性瘫痪等所致双腿上运动神经元瘫痪者。

4.慌张步态

慌张步态又称帕金森病性步态,行走时躯干稍前倾,双臂不动,小步疾速向前,难于立刻止步,见于帕金森综合征等。

5.肌无力步态

肌无力步态又称"鸭步"。因两腿肌无力,肌张力减低,难以持重,故行走时迈步困难,两腿分开,髋关节和躯干左右摇晃,见于马尾神经损伤、肌营养不良等。

6.拖拽步态

行走时,患脚举足无力,足尖下垂,拖拽前进,见于腓神经损伤。

深感觉障碍引起的步态改变见脊髓性共济失调。

(郭道林)

第四节 脑神经功能检查

一、嗅神经

(一)检查方法

在患者清醒、鼻腔无阻塞的情况下,用樟脑丸、香水等刺激性较小的挥发性物质分别测试两侧鼻孔的嗅觉。

(二)临床意义

嗅觉减退或消失,表明嗅觉通路受损,多见于鼻黏膜病变、颅前窝骨折、颅底脑膜炎、额叶底部肿瘤、鞍上肿瘤、癔症等。钩回和海马回刺激性病变可引起幻嗅(钩回发作),多为癫痫发作的先兆。

二、视神经

(一)检查方法

1.视力

根据视力障碍程度不同,分别以视力表、手指数、指动和光感依次检查而定。

2.视野

用手试法或视野计检查,后者较准确。以白色视标测定时,正常视野颞侧 90°,鼻侧 60°,上方 60°,下方 70°。色视野则白色＞蓝色＞红黄色＞绿色。

3.眼底

用眼底镜检查,应注意视盘颜色、形状、边界、生理凹陷及突出度,血管的充盈度、弹性、反光强度,静脉搏动,动静脉比例(正常 2∶3),视网膜色素、渗出物、结节和出血等情况。

4.视反射

患者不备时,试者突然将手指置于患者眼前,可见立即闭目和躲避现象。

(二)临床意义

1.全盲

多示病变直接侵犯神经,见于球后视神经炎、视神经损伤、视神经肿瘤和蝶鞍附近肿瘤等。

2.双颞侧偏盲

提示病变侵犯视交叉中部,见于垂体肿瘤和鞍上肿瘤。

3.双鼻侧偏盲

提示病变侵犯视交叉两外侧非交叉纤维,少见,但可见于两侧颈内动脉瘤或颈内动脉硬化。

4.同侧偏盲

有完全半侧性和不全的 1/4(象限性)盲,提示病变累及视束或视辐射,多见于视束、颞叶、顶叶或枕叶病变,如脑血管病或肿瘤等。视束和视辐射病变,其黄斑视野(中心视野)不保留。枕叶视皮质病变有黄斑回避(中心视野保留)现象。

5.向心性视野缩小

见于视神经萎缩、多发性硬化和癔症。

6.视盘水肿

见于颅内肿瘤、脑脓肿、脑出血等引起颅内压增高的疾病。

7.视神经萎缩

见于垂体或视交叉肿瘤、视神经损伤、脱髓鞘疾病等。

8.Foster-Kennedy 综合征

即病变侧为原发性视神经萎缩,而对侧为视盘水肿,见于额叶底部、蝶骨嵴内 1/3 的肿瘤。

9.动脉粥样硬化

视网膜动脉狭窄变细,光反射增强,动脉横过静脉处有交叉征。

10.视反射消失

见于反射通路损害。外侧膝状体水平以上的颞叶、顶叶、枕叶病变不影响瞳孔对光反射,但有视野缺损。

三、动眼神经、滑车神经和展神经

(一)检查方法

1.眼裂

注意两侧眼裂是否对称、等大,局部有无瘢痕、外伤和炎症等。

2.眼球运动

令患者正视前方,注意有无斜视,然后嘱患者随检查者手指向上、下、左、右各方向注视,观察其眼球运动有无受限和受限的方向及程度,询问其有无复视。

3.检查眼球

有无外突和内陷。

4.眼球震颤

用肉眼或眼震图观察,如有眼震,请注意其方向、幅度、频率与形式(水平、垂直、旋转),以快相为准。

5.瞳孔

注意大小、形状、位置、边缘及两侧的对称性。检查瞳孔反射。

(1)光反射:用电筒照射一侧瞳孔,观察同侧(直接反应)和对侧(间接反应)瞳孔的收缩情况。

(2)调节和集合反射:请患者先向远处平视,然后注视距眼数厘米处的近物,正常时两眼内聚(集合运动),双侧瞳孔缩小(调节反射)。

(3)睫脊反射:即抓捏下颌部或颈外侧皮肤时引起瞳孔扩大。其传入神经为三叉神经下颌支或第 2～3 颈神经支,传出神经为颈交感神经。

(二)临床意义

1.眼裂改变

眼裂变窄或眼睑下垂,有真性和假性之分。前者为提上睑肌麻痹,由动眼神经受累引起,常伴有其他眼肌麻痹和瞳孔散大;后者是睑板肌麻痹,为交感神经麻痹所致,常伴有瞳孔缩小,称Horner 综合征,亦可见于重症肌无力。眼裂变宽见于面神经麻痹,亦可见于甲状腺功能亢进,常伴有眼球突出,多为双侧性。

2.眼外肌麻痹

眼外肌系由动眼神经、滑车神经和展神经支配。

(1)动眼神经损害:患侧眼球向外下斜视与向上、向下和向内运动受限,双眼向健侧注视时出现复视,同时伴有上睑下垂、眼裂变小、瞳孔散大和对光反射消失。

(2)展神经损害:患侧眼球内斜,外展受限,双眼向患侧注视时出现复视。

(3)滑车神经损害:少见,且不易查出。

(4)动眼神经、展神经、滑车神经同时受损则出现全眼麻痹,其表现为眼睑下垂、瞳孔散大、光反射和调节反射消失、眼球固定不动,可见于脑底、眶上裂及眶内的感染、外伤、肿瘤及血管性疾病等。

(5)核上性损害可产生眼球同向运动障碍,如一侧皮质刺激性病变引起双眼向健侧凝视,而皮质毁坏性病变引起双眼向患侧凝视。松果体肿瘤等四叠体附近的病变可引起两眼向上同向运动障碍。

(6)动眼神经核损害仅一部分该神经支配的眼肌发生麻痹,可见于脑干肿瘤、弥散性脑炎等。

(7)展神经核损害常伴有面神经麻痹,见于脑干肿瘤、脑炎和延髓空洞症等。

(8)眼球突出见于眶内或眶上裂附近肿瘤、海绵窦血栓形成、颈动脉海绵窦瘘和颅内压增高等,眼球内陷则见于交感神经麻痹。

3.瞳孔改变

(1)瞳孔扩大:一侧瞳孔扩大多为动眼神经麻痹的表现,可见于颅脑损伤、肿瘤、脑疝、颅底感染和动脉瘤等。双侧瞳孔扩大多见于双目失明、深昏迷、缺氧性脑病、颠茄药物中毒和癫痫大发作等。

(2)瞳孔缩小:一侧瞳孔缩小见于同侧脑干、颈交感神经损伤或封闭后所致的交感神经麻痹,并伴有同侧眼裂变小,面部少汗或无汗,时有结合膜充血,即 Horner 综合征。双侧针尖样瞳孔缩小见于脑桥损伤、出血、肿瘤或脑室出血,亦可见于吗啡、哌替啶或冬眠药物中毒等。

(3)光反射消失:一侧视神经损害引起同侧直接光反射和对侧间接光反射消失;一侧动眼神经损害引起同侧直接和间接光反射消失,但对侧的间接光反射存在。光反射消失,调节反射存在,瞳孔缩小且不规则,称 Argyll-Robertson 瞳孔,系神经梅毒、脑炎和肿瘤等引起中脑被盖中间神经元受损所致。

四、三叉神经

(一)检查方法

1.感觉

在三叉神经分布区内以棉丝轻触试触觉,以针轻刺试痛觉,以金属或玻璃试管盛冷水(5～10 ℃)、热水(40 ℃)试温度觉。如有障碍,应注意其分布情况、性质及程度。

2.运动

令患者咀嚼,检查者用手触颞肌及咀嚼肌以测试其肌力,观察颞肌与咀嚼肌有无萎缩。令患者张口,观察其下颌有无偏斜。

3.反射

(1)角膜反射:以棉丝从侧方轻触角膜,观察同侧(直接反应)及对侧(间接反应)眼睛的闭合运动。该反射传入支为三叉神经眼支,传出支为面神经的一小分支。

（2）下颌反射：令患者微张口，检查者将拇指置于其颏部，用叩诊锤轻叩拇指，正常可引起下颌轻微闭合。

（二）临床意义

（1）三叉神经任何一支或数支发生感觉过敏或自发性疼痛，并常有激发点，见于三叉神经痛、半月节与小脑脑桥角肿瘤及上颌窦疾病等。

（2）三叉神经周围性损害：该神经任何一支损害，可引起同侧颜面部及口腔黏膜相应区域感觉减退或消失，眼支损害还可见角膜反射减退或消失，见于颅中窝或颅后窝肿瘤、外伤、海绵窦和眶上裂病变及脑膜炎等。

（3）三叉神经脊束核损害：引起面部分离性感觉改变，即痛、温觉丧失而触觉保留。此核下部腹外侧受损仅可引起同侧眼支分布区的感觉改变；核的中部受损则引起眼支与上颌支分布区的感觉改变；损害再向上则引起所有 3 支分布区的感觉改变，见于小脑后下动脉血栓形成、脑干肿瘤和延髓空洞症等。

（4）三叉神经运动根损害：患侧颞肌萎缩，咀嚼肌肌力减弱，张口时下颌向患侧倾斜，见于颅底肿瘤、颅中窝骨折或半月节手术损伤等。下颌支受刺激可引起下颌强直性收缩或咀嚼肌痉挛，见于脑桥或颅后窝炎症、破伤风等。

（5）反射消失：角膜反射消失见于该反射通路受损，如三叉神经眼支的损伤或面神经麻痹，亦见于深昏迷。下颌反射消失见于三叉神经下颌支或脑桥运动核损害，该反射亢进则常见于假性延髓性麻痹等的双侧锥体束损害。

五、面神经

（一）检查方法

1.面肌运动

观察患者两侧鼻唇沟及前额皱纹深浅，两侧眼裂大小是否对称，鼻及口角有无歪斜，注意患者皱额、挤眉、闭眼、鼓颊、吹气、露齿、笑等动作时双侧是否对称。

2.味觉

以棉签蘸有味（酸、甜、咸、苦）试液少许分别测试舌两侧前 2/3 味觉。

（二）临床意义

1.周围性面瘫

上、下两组面肌均出现瘫痪，表现为患侧鼻唇沟变浅或消失、眼裂变宽、额纹变浅或消失、闭眼无力或不能、嘴歪向健侧。

（1）面神经核性损害：常与同侧展神经麻痹并发，可见于脑桥肿瘤及血管性疾病等。

（2）小脑脑桥角损害：常与三叉神经和听神经损害并存，并伴有患侧舌前 2/3 味觉障碍，见于小脑脑桥角病变及蛛网膜炎等。

（3）内耳孔处的损害：因与听神经同时受损，故可伴有耳鸣、耳聋、前庭功能减退等，也可引起泪腺、唾液腺分泌障碍。

（4）膝状神经节损害：伴有舌前 2/3 味觉及泪腺分泌障碍，见于膝状神经节炎或疱疹性面神经炎。

（5）面神经管损害：伴有舌前 2/3 味觉障碍、唾液腺分泌缺乏等，见于面神经炎及中耳炎等。

2.中枢性面瘫

因面神经核上部接受两侧锥体束支配，面神经核下部接受对侧锥体束支配，故一侧锥体束受损时,仅出现对侧下组面肌瘫痪,无萎缩、无电变性反应,见于大脑半球及内囊部血管疾病、肿瘤和外伤等。双侧锥体束损害则引起双侧面肌瘫痪、表情呆板,故又称面具脸,为假性延髓性麻痹的症状之一。

六、听神经

(一)检查方法

1.听力

可用音叉、电听力计等方法测试。

(1)Rinne试验:比较一侧骨导与气导的时间。将振动的音叉置于患者一侧乳突处,待听不到声音时,再立即置于其耳前测气导,如能听到,则气导大于骨导为阳性,表示正常;听不到为阴性,表示气导障碍。

(2)Weber试验:比较两侧骨导的强度。将振动的音叉置于患者前额部中央,正常人两耳声响大小相等,称为试验居中。如两耳声响大小不等,称为试验偏向一侧,表示有听力障碍。在传导性耳聋时患侧声响强,神经性耳聋时健侧声响强。

(3)Schwabach试验:比较患者与检查者听力的差别。以震动的音叉置于患者的乳突部,待其听不到声响时即刻置于检查者乳突部,与检查者的正常骨导相比较。传导性耳聋骨导较正常人长,神经性耳聋则骨导比正常人短。

(4)听力计检查:应用电流振荡发生不同频率和强度的纯音,更精确进行的一种听力检查。检查时,依照患者听到的最低强度做记录,将每一频率所得的单位(dB)记录在表格上,所得结果成曲线,即听力曲线。如曲线靠近零度线,则听力正常,距离零度线越远,表示听力损失越大。传导性耳聋,听力损失为低频音的气导;神经性耳聋,听力下降为高频音气导和骨导。

2.前庭功能

应询问患者有无眩晕,观察有无眼球震颤及身体倾倒,必要时可做下列前庭功能试验检查。

(1)旋转试验:患者坐旋转椅内,闭目,头前倾30°,在20秒内转10圈,然后突然停止,睁眼后观察患者有无眼球震颤、倾倒和自主神经反应等,并询问患者有无眩晕。该试验因同时检查两侧水平或后半规管(检查时头前倾120°角或后仰60°角),且幕上病变可诱发癫痫,故神经外科少用。

(2)冷热水试验:冷水30 ℃,热水44 ℃(均与体温相差7 ℃)。盛水的吊筒距离耳的高度为70 cm,患者仰卧,头高30°角,两眼注视屋顶或对面墙上顶点,以导管或注射针头向外耳道内注入冷水250～300 mL,40秒后出现眼球震颤。冷水试完后休息5分钟再试热水。进行正常冷水试验时,眼球震颤持续2分钟,热水时持续100秒,如不出现眼球震颤,即说明前庭功能障碍。

(二)临床意义

1.耳鸣

为内耳听神经的刺激症状,见于听神经损害的早期,如听神经瘤、梅尼埃综合征、椎-基底动脉供血不足及神经官能症、疲劳和药物中毒等。

2.耳聋

神经性耳聋见于听神经瘤、小脑脑桥角蛛网膜炎、颅内压增高、颅中窝骨折、药物中毒、迷路炎等。传导性耳聋见于中耳炎、耳硬化症及外耳道堵塞等。混合性耳聋兼有两者的临床特点。

3.眩晕

为前庭神经刺激症状,患者自觉周围景物或自身旋转不稳,常伴有呕吐、耳鸣、耳聋、颜面苍白、出汗等,见于脑干肿瘤、炎症、外伤或延髓空洞症、药物中毒及梅尼埃综合征等。

4.眼球震颤

系眼球不自主、有节律地往复运动,依据眼球运动方向,可分为水平性、垂直性、旋转性、斜向或混合性眼球震颤。往复速度可相同,亦可不同(即快、慢相),不同时则以快相的方向表示眼球震颤的方向。

(1)眼性眼球震颤:见于屈光不正或先天性眼病,其临床特点多为钟摆样,无快、慢相之分,不伴旋转性眩晕,但可觉外环境来回摆动,闭眼时可消失。

(2)前庭性眼球震颤:多为水平-旋转性眼球震颤,幅度较大,常伴有眩晕或听力减退,闭眼时眩晕不减轻,见于迷路炎、迷路水肿与外伤等。

七、舌咽神经和迷走神经

(一)检查方法

注意患者发音有无鼻音或声音嘶哑,了解其有无吞咽困难或饮水呛咳。让患者张口,用压舌板压舌,观察静止和发"啊"音时,软腭上举是否有力,腭垂是否居中,腭弓两侧是否对称等。咽反射:用棉签或压舌板分别轻触两侧咽后壁。正常可引起作呕反应。必要时应检查舌后1/3的味觉和一般感觉。注意呼吸、脉搏和肠蠕动情况。

(二)临床意义

1.核及核下损害

一侧损害引起腭垂偏向健侧,患侧腭弓下垂、声音嘶哑、吞咽呛咳及咽反射消失等,因内脏为双侧支配,故无内脏障碍,见于颅底肿瘤、小脑脑桥角肿瘤、脑底脑膜炎等;双侧受损引起真性延髓麻痹,患者严重吞咽呛咳、发音困难、咽反射消失,见于脑干肿瘤、延髓出血、延髓空洞症和脑底脑膜炎等。

2.核上损害

因疑核受双侧锥体束支配,故一侧锥体束或皮质受损不引起症状。双侧损害引起假性延髓性麻痹,患者双侧软腭麻痹,发音及吞咽不能,但有较迟钝的咽反射,可伴有双侧面肌及四肢瘫痪、精神症状及脑干病理反射(掌颏反射、吸吮反射)等,见于脑血管病、脑炎、颅脑损伤等。

八、副神经

(一)检查方法

检查者以手抚摸两侧的胸锁乳突肌和斜方肌,再令患者做转头和耸肩动作,并用手抵抗之,比较两侧是否对称,肌力是否相等。

(二)临床意义

一侧副神经或其脊髓核受损时,同侧胸锁乳突肌和斜方肌瘫痪、萎缩,下颏转向患侧,用力向对侧转头时无力,患侧肩下垂,耸肩不能,见于脊髓肿瘤、脊髓空洞症及肌萎缩性侧索硬化症等。双侧受损时,患者头向后仰,并常伴迷走神经与舌咽神经受损,见于颅后窝或枕大孔区肿瘤、颅脑损伤及炎症等。

九、舌下神经

(一)检查方法

令患者将舌伸出并向左、右和向上运动,观察有无偏斜,舌肌有无萎缩或纤维震颤。亦可令患者以舌尖抵住一侧颊部,检查者用手指在颊部外按压,以试其肌力。

(二)临床意义

1.核及核下损害

一侧损害引起患侧舌肌萎缩,有时见肌纤维震颤(核性)或肌束震颤(核下性),伸舌偏向患侧;双侧损害时,则舌无运动,进食及构音困难,并可引起呼吸困难。因面神经的口轮匝肌运动纤维系由舌下神经核发出,故该核受损时可出现口唇变薄、不能吹口哨等,见于枕骨大孔区肿瘤或炎症及延髓空洞症等。

2.核上损害

一侧锥体束受损,伸舌偏向健侧,无舌肌萎缩和纤维震颤,多伴有中枢性面瘫。双侧锥体束受损时舌全瘫、伸出困难、舌肌萎缩,见于脑血管病、脑干肿瘤及感染等。

(郭道林)

第五节 其他神经系统检查

一、反射检查

反射是指机体在中枢神经系统的参与下,对内、外环境刺激做出的反应。其变化在神经系统损害中出现较早,检查不受意识状态的影响,结果较为客观。临床上一般将反射分为浅反射、深反射与病理反射。检查时,应注意两侧对比。

(一)检查方法

1.浅反射

(1)腹壁反射($T_{7\sim12}$):令患者仰卧屈腿并放松腹部肌肉,检查者用钝器分别轻划腹壁两侧上($T_{7\sim8}$)、中($T_{9\sim10}$)、下($T_{11\sim12}$)部,引起相应部位腹肌收缩。

(2)提睾反射($L_{1\sim2}$):以钝器由下而上轻划患者大腿内侧皮肤,引起同侧睾丸上提。

(3)跖反射($S_{1\sim2}$):以钝器划足底外侧缘,引起所有足趾向跖侧屈曲。

(4)肛门反射($S_{3\sim5}$):以钝器轻划肛门周围皮肤,引起肛门外括约肌收缩。

2.深反射

(1)二头肌反射($C_{5\sim6}$):置患者前臂于轻度旋前的半屈曲位,检查者置拇指于二头肌腱部,再以叩诊锤轻击拇指,引起前臂屈曲运动。

(2)三头肌反射($C_{6\sim7}$):置患者前臂于旋前的半屈曲位,检查者以手握其前臂,以叩诊锤轻击鹰嘴上方的三头肌腱,引起前臂伸展。

(3)桡反射($C_{7\sim8}$):置患者前臂于轻度屈曲的半旋前位,以叩诊锤轻击桡骨茎突上方,引起前臂旋后及屈曲运动。

(4)尺反射($C_8 \sim T_1$):置患者前臂于轻度屈曲的半旋后位,以叩诊锤轻击尺骨茎突上方,引起前臂旋前。

(5)膝反射($L_{2\sim4}$):检查者以左臂托住患者两腿腘窝部,使其膝关节置于约120°的屈曲位,再以叩诊锤轻击髌骨下缘的髌韧带,引起膝关节伸直并触知股四头肌收缩。

(6)跟腱反射($S_{1\sim2}$):检查者用手握住患者足前部并使踝关节轻度向背侧屈曲,以叩诊锤轻击跟腱,引起足向跖侧屈曲。

3.病理反射

(1)阵挛:为腱反射亢进的极度表现。①踝阵挛:置患者膝关节半屈曲位,检查者一手握住其小腿,另一手握住足趾部并突然使踝关节背屈,引起踝关节连续的伸屈运动;②髌阵挛:令患者膝关节伸直,检查者用拇指和示指按住髌骨上缘并突然用力向下推,引起髌骨连续的上下运动;③腕及手指阵挛:检查者突然用力背屈患者手腕和手指,引起其腕或手指的连续伸屈运动。

(2)Babinski征:以钝器划患者足底外侧皮肤,引起踇趾背屈,其余四趾张开并跖屈,或仅出现踇趾的背屈均为阳性。

(3)Chaddock征:以钝器划患者足背外侧皮肤引起与Babinski征相同的反应。

(4)Oppenheim征:检查者用拇指和示指沿着患者胫骨前缘用力自上向下推压,引起与Babinski征相同的反应。

(5)Gordon征:用手指挤压患者腓肠肌,引起与Babinski征相同的反应。

(6)Schaffer征:用拇指和示指紧捏患者跟腱部,引起与Babinski征相同的反应。

(7)Gonda征:用力扭转或下压患者第3或第4足趾,引起与Babinski征相同的反应。

(8)Rossolimo征:用叩诊锤轻击或用手轻弹患者足趾端或手指端,引起足趾或手指的屈曲反应。

(9)Hoffmann征:检查者一手握住患者腕部,另一手中、示指挟住患者中指并稍背屈,轻弹中指指端,引起拇指和其他四指的屈曲运动。

(10)口反射:包括吸吮反射和掌颏反射。前者是轻触患者口唇部或叩击人中、口角等处引起的吸吮动作;后者是快速轻划患者大鱼际或小鱼际皮肤引起同侧口角上提反应。

(二)临床意义

(1)皮质运动区和内囊损害:病灶对侧深反射亢进,而浅反射消失,并出现病理反射。额叶广泛病变出现强握反射和口反射。双侧皮质延髓束受损时,口反射亢进。

(2)脑干损害:一侧损害少见;双侧损害时,两侧深反射亢进,浅反射消失并出现病理反射。

(3)脊髓损害:若为横贯性损害,则损害节段以下两侧深反射亢进,浅反射消失并出现病理反射;若为半横贯性损害,则损害节段以下同侧深反射亢进,浅反射消失并出现病理反射。

以上深反射亢进是指休克期过后。在上述部位损害的休克期,深反射减退或消失。小脑或锥体外系疾病亦可引起深反射减弱或消失。

(4)神经系统兴奋性改变:中枢神经系统的兴奋性降低,如深昏迷、深睡或服用大量镇静剂等,深反射和浅反射均减弱或消失;神经系统兴奋性增高,如神经官能症、甲状腺功能亢进(简称"甲亢")、破伤风、手足搐搦症、精神过度紧张等,则引起对称性深反射普遍提高。

(5)深、浅反射改变:脊髓反射弧上任何部位的损害均可引起相应部位的深、浅反射减弱或消失。

(6)其他反射改变:严重肌肉病、严重感染、中毒、全身衰竭或内分泌功能减退等引起的肌肉应激性降低,及肌张力过高或关节病变引起的活动受限,可致深反射减弱或消失;而腹壁松弛、肥胖、紧张或瘢痕等,则常使腹壁反射不易引出;老年人及阴囊、睾丸局部病变可使提睾反射减弱或消失。

二、脑膜刺激征检查

脑膜刺激征是指颅内感染、蛛网膜下腔出血、颅内压增高及颈部疾病等刺激脑脊膜和神经根引起的症状。临床表现除头痛、恶心、呕吐、体温升高等症状外,还可出现下列体征。

(一)颈强直

系颈部神经根受刺激所致。检查时,令患者仰卧,检查者用一手轻轻托起患者头部,使颈前屈,如颈部有抵抗且感疼痛,或下颏不能接近前胸壁为阳性。其程度可以下颏与胸骨柄间的距离表示,距离越大则颈强直的程度越重。严重时患者颈部向后过伸,呈强直位,不能活动,甚至整个脊柱向后弯曲,呈角弓反张状。

(二)Kernig 征

Kernig 征系脊髓腰部神经根在受牵拉刺激时引起疼痛所致。检查时患者仰卧,检查者以一手托起患者一下肢,先使膝、髋关节均屈曲成直角,后伸直其膝关节,如未达到 135°时就有抵抗,并感大腿后及腘窝部疼痛者为阳性。

(三)Brudzinski 征

令患者仰卧,检查者突然用力将其颈部向前屈曲(颈征),或用手压迫其耻骨联合(耻骨征),引起患者两下肢髋、膝关节反射性自动屈曲为阳性。检查者屈曲一下其肢膝关节,再强力使该肢髋关节向腹部屈曲,引起对侧下肢发生反射性自动屈曲,称 Brudzinski 对侧小腿征阳性。

三、自主神经系统检查

(一)血管运动

注意皮肤颜色(苍白、潮红或发绀)、粗细、湿度及毛发、指甲等情况。

皮肤划纹试验:用叩诊锤柄或其他钝器划压皮肤,正常在 3～5 秒出现红色条纹。若皮肤上出现凸出的条形水肿(皮肤划纹症),则表示副交感神经极度兴奋;若皮肤上出现白色条纹,则表示交感神经兴奋性异常增强。

(二)发汗试验

洗净并干燥患者皮肤,用含碘溶液(纯碘 2 g,蓖麻油 10 mL,无水酒精 100 mL)涂于体表(外阴部和眼睑不宜涂布),待皮肤晾干后撒以淀粉,当皮肤出汗时,碘使淀粉变蓝色,观察其颜色改变及分布情况。促使发汗的方法有以下三种。①毛果芸香碱法:皮下注射 1% 毛果芸香碱溶液 1 mL。其作用部位是交感神经末梢。②加温法:采用被罩式热光浴,开热风扇或置热水袋等加温。该法是通过脊髓侧角细胞引起脊髓发汗反射。③阿司匹林法:口服阿司匹林 0.6～0.9 g 和饮热开水一杯,使患者发汗。其作用于下丘脑散热中枢,引起发汗反应。

1.周围神经损害

三种方法试验时,损害神经支配范围内的皮肤均少汗或无汗。

2.脊髓侧角、前根及灰交通支损害

用阿司匹林和加温法试验时,损害平面支配范围内皮肤少汗或无汗,而用毛果芸香碱法时无改变。

17

3.脊髓横贯性损害

用阿司匹林法和加温法时,损害平面以下皮肤少汗或无汗,毛果芸香碱法试验时无改变。

4.间脑或皮质损害

用阿司匹林法试验时,见单肢或偏身的皮肤少汗或无汗,而其他两法试验时无改变。

(三)立毛运动

置酒精、乙醚棉球或冰块于患者颈后或腋下,可引起皮肤鹅皮样改变。受损脊髓的皮肤节段及受损周围神经分布区内无此改变。

(四)皮肤营养

注意皮肤光泽及干燥与否,有无脱屑、溃疡或发亮变薄,及毛发多少,指甲的纹理、厚薄及形状等。皮肤营养障碍可见于周围神经受损和脊髓横贯性损伤等。

(五)膀胱功能

注意有无尿潴留或尿失禁,必要时做膀胱压力测定。膀胱功能障碍见于骶反射弧上任何部位的损害,腰段以上脊髓横贯性损害,及丘脑、矢状窦旁病变等。一般来说,上运动神经元受损引起尿失禁(高张力膀胱),但在休克期,亦可引起一时期的尿潴留;下运动神经元受损则引起尿潴留(低张力膀胱)。

(六)排便情况

注意有无便秘或失禁,必要时作直肠指诊检查了解肛门内括约肌的松紧度等。排便障碍见于脊髓圆锥以上部位的损害。

(七)Horner综合征

眼睑轻垂、瞳孔缩小、眼球凹陷、面部无汗等,见于脑干、T1段以上脊髓或星状交感神经节疾病等。

(八)其他检查

必要时做皮肤温度、皮肤电阻测定,如疑及下丘脑或垂体病变时,应注意患者发音、胖瘦、性征、性器官,并了解性功能及月经等内分泌情况。

四、失语、失用、失认、失写、失读和失算的检查

(一)失语

1.检查方法

检查前须排除精神状态的异常,及因咽、喉、唇、舌和面部表情肌运动障碍而引起的发音与构音困难。

(1)对语言理解能力的检查:提问题让患者回答,或由简到繁地嘱患者做各种动作,以了解患者对语言的理解能力。

(2)对语言表达能力的检查:听其自发性发言,注意其用字是否恰当、陈述是否流利等。

(3)对其命名能力的检查:示钢笔、茶杯等日常用品,观察其能否说出名称和用途。

2.分类和临床意义

(1)运动性失语:对语言仅能理解,但不能表达,见于运动语言中枢受损。

(2)感觉性失语:能说话,但对语言不理解,往往答非所问,见于感觉性语言中枢受损。

(3)混合性失语:具有上述两者特征者。

(4)命名性失语:对物名、人名不能讲出,但对物品的用途常能说清,见于优势半球颞叶后部

和顶叶下部受损。

(二)失用

患者能正确地理解语言,随意运动良好,但不能正确执行要求做的日常动作。

1.检查方法

患者应有正常智力和对语言有正确的理解能力,并排除肌肉瘫痪、不自主运动及共济失调等运动障碍。检查时,嘱患者做某些日常动作,如握笔、持筷、穿鞋、系鞋带等,观察其动作的顺序有无错误,及动作的准确性;嘱其用火柴摆简单几何图形等,观察其能否完成。

2.分类和临床意义

(1)运动性失用:患者能理解要求完成动作的顺序,但在执行中却笨拙不灵,不能完成穿针等精细动作,并能意识到自己的动作达不到要求;或肢体有轻度瘫痪,但与完成动作的笨拙程度不相称。见于皮质运动区或运动前区受损。

(2)观念性失用:在进行较复杂动作时,患者不能意识到要求完成的某一动作所必需的顺序,使动作颠三倒四,失去条理性。如让患者吸烟,则一手拿烟,一手拿火柴,不知所措,或将烟放在口中,将火柴也放在口中等,但看他人示范后,仍可完成这一动作。常见于动脉硬化等引起的双侧皮质弥散性损害。

(3)观念-运动性失用:兼有上述两者特征的失用,且模仿动作也不能完成。此型临床较多见,见于优势半球缘上回损害及弥散性脑功能不全者。少数患者在胼胝体损害时可产生孤立的左手失用。

(4)结构性失用:丧失空间概念,不会画简单几何图形,或不会用火柴棒摆几何图形,或不会用积木构筑等。常见于顶叶病变,且右侧顶叶病损时比左侧病损时更为明显。

(三)失认

失认是指患者意念清楚,视觉正常,但对日常的事物不认识。根据其失认的事物不同,又可分为物体失认、躯体失认、符号失认等。

1.物体失认

把一些不同形状或不同颜色的物体如笔、玩具等放在一起,不能正确地从中取出某物。

2.躯体失认

对自己躯体某一部位不认识。

3.符号失认

对各种数字、字母不能认识。

失认见于弥散性脑病,特别是顶叶或颞、顶、枕区受损。

(四)失写

失写是指没有肢体瘫痪,但不会写字,见于优势半球额中回后方的书写中枢及角回受损。

(五)失读

失读是指没有视力障碍,但不能阅读,见于左侧角回受损。

(六)失算

失算是指智力正常,但不会进行简单的计算,见于左顶叶区受损。

(郭道林)

第二章

脑血管疾病

第一节 脑 出 血

脑出血(intracerebral hemorrhage,ICH)是指原发性非外伤性脑实质内出血,故又称原发性或自发性脑出血。脑出血为脑内的血管病变破裂而引起的出血,绝大多数是高血压伴发小动脉微动脉瘤在血压骤升时破裂所致,称为高血压性脑出血。主要病理特点为局部脑血流变化、炎症反应,以及脑出血后脑血肿的形成和血肿周边组织受压、水肿、神经细胞凋亡。80%的脑出血发生在大脑半球,20%发生在脑干和小脑。脑出血起病急骤,临床表现为头痛、呕吐、意识障碍、偏瘫、偏身感觉障碍等。在所有脑血管疾病患者中,脑出血占20%~30%,年发病率为(60~80)/10万,急性期病死率为30%~40%,是病死率和致残率很高的常见疾病。该病常发生于40~70岁,其中>50岁的人群发病率最高,达93.6%,但近年来发病年龄有越来越年轻的趋势。

一、病因与发病机制

(一)病因

高血压及高血压合并小动脉硬化是ICH的最常见病因,约95%的ICH患者患有高血压。其他病因有先天性动静脉畸形或动脉瘤破裂、脑动脉炎血管壁坏死、脑瘤出血、血液病并发脑内出血、烟雾病、脑淀粉样血管病变、梗死性脑出血、药物滥用、抗凝或溶栓治疗等。

(二)发病机制

尚不完全清楚,与下列因素相关。

1.高血压

持续性高血压引起脑内小动脉或深穿支动脉壁脂质透明样变性和纤维蛋白样坏死,使小动脉变脆,血压持续升高引起动脉壁疝或内膜破裂,导致微小动脉瘤或微夹层动脉瘤。血压骤然升高时血液自血管壁渗出或动脉瘤壁破裂,血液进入脑组织形成血肿。此外,高血压引起远端血管痉挛,导致小血管缺氧坏死、血栓形成、斑点状出血及脑水肿,继发脑出血,可能是子痫时高血压脑出血的主要机制。脑动脉壁中层肌细胞薄弱,外膜结缔组织少且缺乏外层弹力层,豆纹动脉等穿动脉自大脑中动脉近端呈直角分出,受高血压血流冲击易发生粟粒状动脉瘤,使深穿支动脉成为脑出血的主要好发部位,故豆纹动脉外侧支称为出血动脉。

2.淀粉样脑血管病

它是老年人原发性非高血压性脑出血的常见病因,好发于脑叶,易反复发生,常表现为多发性脑出血。发病机制不清,可能为:血管内皮异常导致渗透性增加,血浆成分包括蛋白酶侵入血管壁,形成纤维蛋白样坏死或变性,导致内膜透明样增厚,淀粉样蛋白沉积,使血管中膜、外膜被淀粉样蛋白取代,弹性膜及中膜平滑肌消失,形成蜘蛛状微血管瘤扩张,当情绪激动或活动诱发血压升高时血管瘤破裂引起出血。

3.其他因素

血液病如血友病、白血病、血小板减少性紫癜、红细胞增多症、镰状细胞病等可因凝血功能障碍引起大片状脑出血。肿瘤内异常新生血管破裂或侵蚀正常脑血管也可导致脑出血。维生素 B_1、维生素 C 缺乏或毒素(如砷)可引起脑血管内皮细胞坏死,导致脑出血,出血灶特点通常为斑点状而非融合成片。结节性多动脉炎、病毒性和立克次体性疾病等可引起血管床炎症,炎症致血管内皮细胞坏死、血管破裂发生脑出血。脑内小动、静脉畸形破裂可引起血肿,脑内静脉循环障碍和静脉破裂亦可导致出血。血液病、肿瘤、血管炎或静脉窦闭塞性疾病等所致脑出血亦常表现为多发性脑出血。

(三)脑出血后脑水肿的发生机制

脑出血后机体和脑组织局部发生一系列病理生理反应,其中自发性脑出血后最重要的继发性病理变化之一是脑水肿。由于血肿周围脑组织形成水肿带,继而引起神经细胞及其轴突的变性和坏死,成为患者病情恶化和死亡的主要原因之一。目前认为,ICH 后脑水肿与占位效应、血肿内血浆蛋白渗出和血凝块回缩、血肿周围继发缺血、血肿周围组织炎症反应、水通道蛋白-4(AQP-4)及自由基级联反应等有关。

1.占位效应

主要是通过机械性压力和颅内压增高引起。巨大血肿可立即产生占位效应,造成周围脑组织损害,并引起颅内压持续增高。早期主要为局灶性颅内压增高,随后发展为弥漫性颅内压增高,而颅内压的持续增高可引起血肿周围组织广泛性缺血,并加速缺血组织的血管通透性改变,引发脑水肿形成。同时,脑血流量降低、局部组织压力增加可促发血管活性物质从受损的脑组织中释放,破坏血-脑屏障,引发脑水肿形成。因此,血肿占位效应虽不是脑水肿形成的直接原因,但可通过影响脑血流量、周围组织压力以及颅内压等因素,间接地在脑出血后脑水肿形成机制中发挥作用。

2.血肿内血浆蛋白渗出和血凝块回缩

血肿内血液凝结是脑出血超急性期血肿周围组织脑水肿形成的首要条件。在正常情况下,脑组织细胞间隙中的血浆蛋白含量非常低,但在血肿周围组织细胞间隙中却可见血浆蛋白和纤维蛋白聚积,这可导致细胞间隙胶体渗透压增高,使水分渗透到脑组织内形成水肿。此外,血肿形成后由于血凝块回缩,使血肿腔静水压降低,这也将导致血液中的水分渗透到脑组织间隙形成水肿。凝血连锁反应激活、血凝块回缩(血肿形成后血块分离成 1 个红细胞中央块和 1 个血清包绕区)及纤维蛋白沉积等,在脑出血后血肿周围组织脑水肿形成中发挥着重要作用。血凝块形成是脑出血血肿周围组织脑水肿形成的必经阶段,而血浆蛋白(特别是凝血酶)则是脑水肿形成的关键因素。

3.血肿周围继发缺血

脑出血后血肿周围局部脑血流量显著降低,而脑血流量的异常降低可引起血肿周围组织缺血。一般脑出血后6~8小时,血红蛋白和凝血酶释出细胞毒性物质,兴奋性氨基酸释放增多等,细胞内钠聚集,则引起细胞毒性水肿;出血后4~12小时,血-脑屏障开始破坏,血浆成分进入细胞间液,则引起血管源性水肿。同时,脑出血后形成的血肿在降解过程中,产生的渗透性物质和缺血的代谢产物,也使组织间渗透压增高,促进或加重脑水肿,从而形成血肿周围半暗带。

4.血肿周围组织炎症反应

脑出血后血肿周围中性粒细胞、巨噬细胞和小胶质细胞活化,血凝块周围活化的小胶质细胞和神经元中白细胞介素-1(IL-1)、白细胞介素-6(IL-6)、细胞间黏附因子-1(ICAM-1)和肿瘤坏死因子-α(TNF-α)表达增加。临床研究采用双抗夹心酶联免疫吸附试验检测41例脑出血患者脑脊液 IL-1 和 S100 蛋白含量发现,急性患者脑脊液 IL-1 水平显著高于对照组,提示 IL-1 可能促进了脑水肿和脑损伤的发展。ICAM-1在中枢神经系统中分布广泛。Gong 等的研究证明,脑出血后12小时神经细胞开始表达ICAM-1,3 天达高峰,持续 10 天逐渐下降;脑出血后 1 天时血管内皮开始表达 ICAM-1,7 天达高峰,持续 2 周。表达ICAM-1的白细胞活化后能产生大量蛋白水解酶,特别是基质金属蛋白酶,促使血-脑屏障通透性增加,血管源性脑水肿形成。

5.AQP-4 与脑水肿

过去一直认为水的跨膜转运是通过被动扩散实现的,而水通道蛋白(aquaporin,AQP)的发现完全改变了这种认识。现在认为,水的跨膜转运实际上是一个耗能的主动过程,是通过 AQP 实现的。AQP 在脑组织中广泛存在,可能是脑脊液重吸收、渗透压调节、脑水肿形成等生理、病理过程的分子生物学基础。迄今已发现的 AQP 至少存在 10 种亚型,其中 AQP-4 和 AQP-9 可能参与血肿周围脑组织水肿的形成。实验研究脑出血后不同时间点大鼠脑组织 AQP-4 的表达分布发现,对照组和实验组未出血侧 AQP-4 在各时间点的表达均为弱阳性,而水肿区从脑出血后 6 小时开始表达增强,3 天时达高峰,此后逐渐回落,1 周后仍明显高于正常组。另外,随着出血时间的推移,出血侧 AQP-4 表达范围不断扩大,表达强度不断增强,并且与脑水肿严重程度呈正相关。以上结果提示,脑出血能导致细胞内外水和电解质失衡,细胞内外渗透压发生改变,激活位于细胞膜上的 AQP-4,进而促进水和电解质通过 AQP-4 进入细胞内导致细胞水肿。

6.自由基级联反应

脑出血后脑组织缺血缺氧发生一系列级联反应造成自由基浓度增加。自由基通过攻击脑内细胞膜磷脂中多聚不饱和脂肪酸和脂肪酸的不饱和双键,直接造成脑损伤发生脑水肿;同时引起脑血管通透性增加,亦加重脑水肿从而加重病情。

二、病理

肉眼所见:脑出血病例尸检时脑外观可见到明显动脉粥样硬化,出血侧半球膨隆肿胀,脑回宽、脑沟窄,有时可见少量蛛网膜下腔积血,颞叶海马与小脑扁桃体处常可见脑疝痕迹,出血灶一般为 2~8 cm,绝大多数为单灶,仅 1.8%~2.7%为多灶。常见的出血部位为壳核出血,出血向内发展可损伤内囊,出血量大时可破入侧脑室。丘脑出血时,血液常穿破第三脑室或侧脑室,向外可损伤内囊。脑桥和小脑出血时,血液可穿破第四脑室,甚至可经中脑导水管逆行进入侧脑室。原发性脑室出血,出血量小时只侵及单个脑室或多个脑室的一部分;大量出血时全部脑室均可被血液充满,脑室扩张积血形成铸型。脑出血血肿周围脑组织受压,水肿明显,颅内压增高,脑组织可移位。幕上半球出血,血肿向下破坏或挤压丘脑下部和脑干,使其变形、移位和继发出血,并常出现小脑幕疝;如中线部位下移可形成中心疝;颅内压增高明显或小脑出血较重时均易发生枕骨大孔疝,这些都是导致患者死亡的直接原因。急性期后,血块溶解,含铁血黄素和破坏的脑组织被吞噬细胞清除,胶质增生,小出血灶形成胶质瘢痕,大者形成囊腔,称为中风囊,腔内可见黄色液体。

显微镜观察可分为3期:①出血期,可见大片出血,红细胞多新鲜。出血灶边缘多出现坏死。软化的脑组织,神经细胞消失或呈局部缺血改变,常有多形核白细胞浸润。②吸收期,出血24~36小时即可出现胶质细胞增生,小胶质细胞及来自血管外膜的细胞形成格子细胞,少数格子细胞含铁血黄素。星形胶质细胞增生及肥胖变性。③修复期,血液及坏死组织渐被清除,组织缺损部分由胶质细胞、胶质纤维及胶原纤维代替,形成瘢痕。出血灶较小可完全修复,较大则遗留囊腔。血红蛋白代谢产物长久残存于瘢痕组织中,呈现棕黄色。

三、临床表现

(一)症状与体征

1.意识障碍

多数患者发病时很快出现不同程度的意识障碍,轻者可呈嗜睡,重者可昏迷。

2.高颅压征

表现为头痛、呕吐。头痛以病灶侧为重,意识朦胧或浅昏迷者可见患者用健侧手触摸病灶侧头部;呕吐多为喷射性,呕吐物为胃内容物,如合并消化道出血可为咖啡样物。

3.偏瘫

病灶对侧肢体瘫痪。

4.偏身感觉障碍

病灶对侧肢体感觉障碍,主要是痛觉、温度觉减退。

5.脑膜刺激征

见于脑出血已破入脑室、蛛网膜下腔以及脑室原发性出血之时,可有颈项强直或强迫头位,克氏征(Kernig征)阳性。

6.失语症

优势半球出血者多伴有运动性失语症。

7.瞳孔与眼底异常

瞳孔可不等大、双瞳孔缩小或散大。眼底可有视网膜出血和视盘水肿。

8.其他症状

如心律不齐、呃逆、呕吐咖啡色样胃内容物、呼吸节律紊乱、体温迅速上升及心电图异常等变化。脉搏常有力或缓慢,血压多升高,可出现肢端发绀,偏瘫侧多汗,面色苍白或潮红。

(二)不同部位脑出血的临床表现

1.基底节区出血

基底节区出血为脑出血中最多见者,占60%～70%。其中壳核出血最多,约占脑出血的60%,主要是豆纹动脉尤其是其外侧支破裂引起;丘脑出血较少,约占10%,主要是丘脑穿动脉或丘脑膝状体动脉破裂引起;尾状核及屏状核等出血少见。虽然各核出血有其特点,但出血较多时均可侵及内囊,出现一些共同症状。现将常见的症状分轻、重两型叙述如下。

(1)轻型:多属壳核出血,出血量一般为数毫升至30 mL,或为丘脑小量出血,出血量仅数毫升,出血限于丘脑或侵及内囊后肢。患者突然头痛、头晕、恶心呕吐、意识清楚或轻度障碍,出血灶对侧出现不同程度的偏瘫,亦可出现偏身感觉障碍及偏盲(三偏征),两眼可向病灶侧凝视,优势半球出血可有失语。

(2)重型:多属壳核大量出血,向内扩展或穿破脑室,出血量可达30～160 mL;或丘脑较大量出血,血肿侵及内囊或破入脑室。发病突然,意识障碍重,鼾声明显,呕吐频繁,可吐咖啡样胃内容物(由胃部应激性溃疡所致)。丘脑出血病灶对侧常有偏身感觉障碍或偏瘫,肌张力低,可引出病理反射,平卧位时,患侧下肢呈外旋位。但感觉障碍常先于或重于运动障碍,部分病例病灶对侧可出现自发性疼痛。常有眼球运动障碍(眼球向上注视麻痹,呈下视内收状态)。瞳孔缩小或不等大,一般为出血侧散大,提示已有小脑幕疝形成;部分病例有丘脑性失语(言语缓慢而不清、重复言语、发音困难、复述差,朗读正常)或丘脑性痴呆(记忆力减退、计算力下降、情感障碍、人格改变等)。如病情发展,血液大量破入脑室或损伤丘脑下部及脑干,昏迷加深,出现去大脑强直或四肢弛缓,面色潮红或苍白,出冷汗,鼾声大作,中枢性高热或体温过低,甚至出现肺水肿、上消化道出血等内脏并发症,最后多发生枕骨大孔疝死亡。

2.脑叶出血

脑叶出血又称皮质下白质出血。应用 CT 以后,发现脑叶出血约占脑出血的 15%,发病年龄在 11～80 岁,40 岁以下占 30%,年轻人多由血管畸形(包括隐匿性血管畸形)、烟雾病引起,老年人常见于高血压动脉硬化及淀粉样血管病等。脑叶出血以顶叶最多见,以后依次为颞叶、枕叶、额叶,40% 为跨叶出血。脑叶出血除意识障碍、颅内高压和抽搐等常见症状外,还有各脑叶的特异表现。

(1)额叶出血:常有一侧或双侧的前额痛、病灶对侧偏瘫。部分病例有精神行为异常、凝视麻痹、言语障碍和癫痫发作。

(2)顶叶出血:常有病灶侧颞部疼痛;病灶对侧的轻偏瘫或单瘫、深浅感觉障碍和复合感觉障碍;体象障碍、手指失认和结构失用症等,少数病例可出现下象限盲。

(3)颞叶出血:常有耳部或耳前部疼痛,病灶对侧偏瘫,但上肢瘫重于下肢,中枢性面、舌瘫可有对侧上象限盲;优势半球出血可出现感觉性失语或混合性失语;可有颞叶癫痫、幻嗅、幻视、兴奋躁动等精神症状。

(4)枕叶出血:可出现同侧眼部疼痛,同向性偏盲和黄斑回避现象,可有一过性黑蒙和视物变形。

3.脑干出血

(1)中脑出血:中脑出血少见,自 CT 应用于临床后,临床已可诊断。轻症患者表现为突然出现复视、眼睑下垂、一侧或两侧瞳孔扩大、眼球不同轴、水平或垂直眼震,同侧肢体共济失调,也可表现大脑脚综合征(Weber 综合征)或红核综合征(Benedikt 综合征)。重者出现昏迷、四肢迟缓性瘫痪、去大脑强直,常迅速死亡。

(2)脑桥出血:占脑出血的 10% 左右。病灶多位于脑桥中部的基底部与被盖部之间。患者表现突然头痛,同侧第Ⅵ、Ⅶ、Ⅷ对脑神经麻痹,对侧偏瘫(交叉性瘫痪),出血量大或病情重者常有四肢瘫,很快进入意识障碍、针尖样瞳孔、去大脑强直、呼吸障碍,多迅速死亡。可伴中枢性高热、大汗和应激性溃疡等。一侧脑桥小量出血可表现为脑桥腹内侧综合征(Foville 综合征)、闭锁综合征和脑桥腹外侧综合征(Millard-Gubler综合征)。

(3)延髓出血:延髓出血更为少见,突然意识障碍,血压下降,呼吸节律不规则,心律失常,轻症病例可呈延髓背外侧综合征(Wallenberg综合征),重症病例常因呼吸心跳停止而死亡。

4.小脑出血

小脑出血约占脑出血的10%。多见于一侧半球的齿状核部位,小脑蚓部也可发生。发病突然,眩晕明显,频繁呕吐,枕部疼痛,病灶侧共济失调,可见眼球震颤,同侧周围性面瘫,颈项强直等,如不仔细检查,易误诊为蛛网膜下腔出血。当出血量不大时,主要表现为小脑症状,如病灶侧共济失调,眼球震颤,构音障碍和吟诗样语言,无偏瘫。出血量增加时,还可表现有脑桥受压体征,如展神经麻痹、侧视麻痹等,以及肢体偏瘫和/或锥体束征。病情如继续加重,颅内压增高明显,昏迷加深,极易发生枕骨大孔疝死亡。

5.脑室出血

脑室出血分原发与继发两种,继发性是指脑实质出血破入脑室者;原发性指脉络丛血管出血及室管膜下动脉破裂出血,血液直流入脑室者。以前认为脑室出血罕见,现已证实占脑出血的3%～5%。55%的患者出血量较少,仅部分脑室有血,脑脊液呈血性,类似蛛网膜下腔出血。临床常表现为头痛、呕吐、项强、Kernig征阳性、意识清楚或一过性意识障碍,但常无偏瘫体征,脑脊液血性,酷似蛛网膜下腔出血,预后良好,可以完全恢复正常;出血量大,全部脑室均被血液充满者,其临床表现符合既往所谓脑室出血的症状,即发病后突然头痛、呕吐、昏迷、瞳孔缩小或时大时小,眼球浮动或分离性斜视,四肢肌张力增高,病理反射阳性,早期出现去大脑强直,严重者双侧瞳孔散大,呼吸深,鼾声明显,体温明显升高,面部充血多汗,预后极差,多迅速死亡。

四、辅助检查

(一)头颅CT

发病后CT平扫可显示近圆形或卵圆形均匀高密度的血肿病灶,边界清楚,可确定血肿部位、大小、形态及是否破入脑室,血肿周围有无低密度水肿带及占位效应(脑室受压、脑组织移位)和梗阻性脑积水等。早期可发现边界清楚、均匀的高度密度灶,CT值为60～80 Hu,周围环绕低密度水肿带。血肿范围大时可见占位效应。根据CT影像估算出血量可采用简单易行的多面计算公式:出血量(mL)=0.5×最大面积长轴(cm)×最大面积短轴(cm)×层面数。出血后3～7天,血红蛋白破坏,纤维蛋白溶解,高密度区向心性缩小,边缘模糊,周围低密度区扩大。病后2～4周,形成等密度或低密度灶。病后2个月左右,血肿区形成囊腔,其密度与脑脊液近乎相等,两侧脑室扩大;增强扫描,可见血肿周围有环状高密度强化影,其大小、形状与原血肿相近。

(二)头颅MRI/MRA

MRI的表现主要取决于血肿所含血红蛋白量的变化。发病1天内,血肿呈T_1等信号或低信号,T_2呈高信号或混合信号;第2天至1周内,T_1为等信号或稍低信号,T_2为低信号;第2～4周,T_1和T_2均为高信号;4周后,T_1呈低信号,T_2为高信号。此外,磁共振血管成像(MRA)可帮助发现脑血管畸形、血瘤及血管瘤等病变。

(三)数字减影血管造影(DSA)

对脑叶出血、原因不明或怀疑脑血管畸形、血管瘤、烟雾病和血管炎等患者有意义,尤其血压正常的年轻患者应通过DSA查明病因。

(四)腰椎穿刺检查

在无条件做CT时,且患者病情不重,无明显颅内高压者可进行腰椎穿刺检查。脑出血者脑脊液压力常增高,若出血破入脑室或蛛网膜下腔者脑脊液多呈均匀血性。有脑疝及小脑出血者应禁做腰椎穿刺检查。

（五）TCD

由于简单及无创性,可在床边进行检查,已成为监测脑出血患者脑血流动力学变化的重要方法。①通过检测脑动脉血流速度,间接监测脑出血的脑血管痉挛范围及程度,脑血管痉挛时其血流速度增高。②测定血流速度、血流量和血管外周阻力可反映颅内压增高时脑血流灌注情况,如颅内压超过动脉压时收缩期及舒张期血流信号消失,无血流灌注。③提供脑动静脉畸形、动脉瘤等病因诊断的线索。

（六）EEG

EEG 可反映脑出血患者脑功能状态。意识障碍可见两侧弥漫性慢活动,病灶侧明显;无意识障碍时,基底节和脑叶出血出现局灶性慢波,脑叶出血靠近皮质时可有局灶性棘波或尖波发放;小脑出血无意识障碍时脑电图多正常,部分患者同侧枕颞部出现慢活动;中脑出血多见两侧阵发性同步高波幅慢活动;脑桥出血患者昏迷时可见 $8\sim12$ Hz α 波、低波幅 β 波、纺锤波或弥漫性慢波等。

（七）心电图

可及时发现脑出血合并心律失常或心肌缺血,甚至心肌梗死。

（八）血液检查

重症脑出血急性期白细胞数可增至 $(10\sim20)\times10^9/L$,并可出现血糖含量升高、蛋白尿、尿糖、血尿素氮含量增加,以及血清肌酶含量升高等。但均为一过性,可随病情缓解而消退。

五、诊断与鉴别诊断

（一）诊断要点

1.一般性诊断要点

(1)急性起病,常有头痛、呕吐、意识障碍、血压增高和局灶性神经功能缺损症状,部分病例有眩晕或抽搐发作。饮酒、情绪激动、过度劳累等是常见的发病诱因。

(2)常见的局灶性神经功能缺损症状和体征包括偏瘫、偏身感觉障碍、偏盲等,多于数分钟至数小时内达到高峰。

(3)头颅 CT 扫描可见病灶中心呈高密度改变,病灶周边常有低密度水肿带。头颅 MRI/MRA 有助于脑出血的病因学诊断和观察血肿的演变过程。

2.各部位脑出血的临床诊断要点

(1)壳核出血:①对侧肢体偏瘫,优势半球出血常出现失语。②对侧肢体感觉障碍,主要是痛觉、温度觉减退。③对侧偏盲。④凝视麻痹,呈双眼持续性向出血侧凝视。⑤尚可出现失用、体象障碍、记忆力和计算力障碍、意识障碍等。

(2)丘脑出血:①丘脑型感觉障碍,对侧半身深浅感觉减退、感觉过敏或自发性疼痛。②运动障碍,出血侵及内囊可出现对侧肢体瘫痪,多为下肢重于上肢。③丘脑性失语,言语缓慢而不清、重复言语、发音困难、复述差,朗读正常。④丘脑性痴呆,记忆力减退、计算力下降、情感障碍、人格改变。⑤眼球运动障碍,眼球向上注视麻痹,常向内下方凝视。

(3)脑干出血:①中脑出血,突然出现复视,眼睑下垂;一侧或两侧瞳孔扩大,眼球不同轴,水平或垂直眼震,同侧肢体共济失调,也可表现 Weber 综合征或 Benedikt 综合征;严重者很快出现意识障碍,去大脑强直。②脑桥出血,突然头痛,呕吐,眩晕,复视,眼球不同轴,交叉性瘫痪或偏瘫、四肢瘫等。出血量较大时,患者很快进入意识障碍,针尖样瞳孔,去大脑强直,呼吸障碍,并可伴有高热、大汗、应激性溃疡等,多迅速死亡;出血量较少时可表现为一些典型的综合征,如Foville综合征、Millard-Gubler综合征和闭锁综合征等。③延髓出血,突然意识障碍,血压下降,呼吸节律不规则,心律失常,继而死亡。轻者可表现为不典型的Wallenberg综合征。

(4)小脑出血:①突发眩晕、呕吐、后头部疼痛,无偏瘫。②有眼震,站立和步态不稳,肢体共济失调、肌张力降低及颈项强直。③头颅CT扫描示小脑半球或小脑蚓高密度影及第四脑室、脑干受压。

(5)脑叶出血:①额叶出血,前额痛、呕吐、痫性发作较多见;对侧偏瘫、共同偏视、精神障碍;优势半球出血时可出现运动性失语。②顶叶出血,偏瘫较轻,而偏侧感觉障碍显著;对侧下象限盲,优势半球出血时可出现混合性失语。③颞叶出血,表现为对侧中枢性面、舌瘫及上肢为主的瘫痪;对侧上象限盲,优势半球出血时可有感觉性或混合性失语;可有颞叶癫痫、幻嗅、幻视。④枕叶出血,对侧同向性偏盲,并有黄斑回避现象,可有一过性黑蒙和视物变形;多无肢体瘫痪。

(6)脑室出血:①突然头痛、呕吐,迅速进入昏迷或昏迷逐渐加深;②双侧瞳孔缩小,四肢肌张力增高,病理反射阳性,早期出现去大脑强直,脑膜刺激征阳性;③常出现丘脑下部受损的症状及体征,如上消化道出血、中枢性高热、大汗、应激性溃疡、急性肺水肿、血糖增高、尿崩症等;④脑脊液压力增高,呈血性;⑤轻者仅表现头痛、呕吐、脑膜刺激征阳性,无局限性神经体征。临床上易误诊为蛛网膜下腔出血,需通过头颅CT检查来确定诊断。

(二)鉴别诊断

1.脑梗死

脑梗死发病较缓,或病情呈进行性加重;头痛、呕吐等颅内压增高症状不明显;典型病例一般不难鉴别;但脑出血与大面积脑梗死、少量脑出血与脑梗死临床症状相似,鉴别较困难,常需头颅CT鉴别。

2.脑栓塞

脑栓塞起病急骤,一般缺血范围较广,症状常较重,常伴有风湿性心脏病、心房颤动、细菌性心内膜炎、心肌梗死或其他容易产生栓子来源的疾病。

3.蛛网膜下腔出血

蛛网膜下腔出血好发于年轻人,突发剧烈头痛,或呈爆裂样头痛,以颈枕部明显,有的可痛牵颈背、双下肢。呕吐较频繁,少数严重患者呈喷射状呕吐。约50%的患者可出现短暂、不同程度的意识障碍,尤以老年患者多见。常见一侧动眼神经麻痹,其次为视神经、三叉神经和展神经麻痹,脑膜刺激征常见,无偏瘫等脑实质损害的体征,头颅CT可帮助鉴别。

4.外伤性脑出血

外伤性脑出血是闭合性头部外伤所致,发生于受冲击颅骨下或对冲部位,常见于额极和颞极,外伤史可提供诊断线索,CT可显示血肿外形不整。

5.内科疾病导致的昏迷

(1)糖尿病昏迷:①糖尿病酮症酸中毒,多数患者在发生意识障碍前数天有多尿、烦渴多饮和乏力,随后出现食欲缺乏、恶心、呕吐,常伴头痛、嗜睡、烦躁、呼吸深快,呼气中有烂苹果味(丙酮)。随着病情进一步发展,出现严重失水,尿量减少,皮肤弹性差,眼球下陷,脉细速,血压下降,至晚期时各种反射迟钝甚至消失,嗜睡甚至昏迷。尿糖、尿酮体呈强阳性,血糖和血酮体均有升高。头部CT结果阴性。②高渗性非酮症糖尿病昏迷,起病时常先有多尿、多饮,但多食不明显,或反而食欲缺乏,以致常被忽视。失水随病程进展逐渐加重,出现神经精神症状,表现为嗜睡、幻觉、定向障碍、偏盲、上肢拍击样粗震颤、痫性发作(多为局限性发作)等,最后陷入昏迷。尿糖强阳性,但无酮症或较轻,血尿素氮及肌酐升高。突出地表现为血糖常高至 33.3 mmol/L(600 mg/dL)以上,一般为 33.3~66.6 mmol/L(600~1 200 mg/dL);血钠升高可达 155 mmol/L;血浆渗透压显著增高达 330~460 mmol/L,一般在 350 mmol/L 以上。头部 CT 结果阴性。

(2)肝性昏迷:有严重肝病和/或广泛门体侧支循环,精神紊乱、昏睡或昏迷,明显肝功能损害或血氨升高,扑翼(击)样震颤和典型的脑电图改变(高波幅的 δ 波,每秒少于 4 次)等,有助于诊断与鉴别诊断。

(3)尿毒症昏迷:少尿(<400 mL/d)或无尿(<50 mL/d),血尿,蛋白尿,管型尿,氮质血症,水电解质紊乱和酸碱失衡等。

(4)急性酒精中毒:①兴奋期,血乙醇浓度达到 11 mmol/L(50 mg/dL)即感头痛、欣快、兴奋。血乙醇浓度超过 16 mmol/L(75 mg/dL),健谈、饶舌、情绪不稳定、自负、易激怒,可有粗鲁行为或攻击行动,也可能沉默、孤僻;浓度达到 22 mmol/L(100 mg/dL)时,驾车易发生车祸。②共济失调期,血乙醇浓度达到 33 mmol/L(150 mg/dL)时,肌肉运动不协调,行动笨拙,言语含糊不清,眼球震颤,视力模糊,复视,步态不稳,出现明显共济失调。浓度达到 43 mmol/L(200 mg/dL)时,出现恶心、呕吐、困倦。③昏迷期,血乙醇浓度升至 54 mmol/L(250 mg/dL)时,患者进入昏迷期,表现昏睡、瞳孔散大、体温降低。血乙醇浓度超过 87 mmol/L(400 mg/dL)时,患者陷入深昏迷,心率快,血压下降,呼吸慢而有鼾音,可出现呼吸、循环麻痹而危及生命。实验室检查可见血清乙醇浓度升高,呼出气中乙醇浓度与血清乙醇浓度相当;动脉血气分析可见轻度代谢性酸中毒;电解质失衡,可见低血钾、低血镁和低血钙;血糖可降低。

(5)低血糖昏迷:低血糖昏迷是指各种原因引起的重症的低血糖症。患者突然昏迷、抽搐,表现为局灶神经系统症状的低血糖易被误诊为脑出血。化验血糖低于 2.8 mmol/L,推注葡萄糖后症状迅速缓解,发病后 72 小时复查头部 CT 结果阴性。

(6)药物中毒:①镇静催眠药中毒,有服用大量镇静催眠药史,出现意识障碍和呼吸抑制及血压下降。胃液、血液、尿液中检出镇静催眠药。②阿片类药物中毒,有服用大量吗啡或哌替啶的阿片类药物史,或有吸毒史,除了出现昏迷、针尖样瞳孔(哌替啶的急性中毒瞳孔反而扩大)、呼吸抑制"三联征"等特点外,还可出现发绀、面色苍白、肌肉无力、惊厥、牙关禁闭、角弓反张,呼吸先浅而慢,后叹息样或潮式呼吸、肺水肿、休克、瞳孔对光反射消失,死于呼吸衰竭。血、尿阿片类毒物成分,定性试验呈阳性。使用纳洛酮可迅速逆转阿片类药物所致的昏迷、呼吸抑制、缩瞳等毒性作用。

(7)CO 中毒:①轻度中毒,血液碳氧血红蛋白(COHb)可高于 10%~20%。患者有剧烈头痛、头晕、心悸、口唇黏膜呈樱桃红色、四肢无力、恶心、呕吐、嗜睡、意识模糊、视物不清、感觉迟钝、谵妄、幻觉、抽搐等。②中度中毒,血液 COHb 浓度可高达 30%~40%。患者出现呼吸困难、意识丧失、昏迷,对疼痛刺激可有反应,瞳孔对光反射和角膜反射可迟钝,腱反射减弱,呼吸、血压和脉搏可有改变。经治疗可恢复且无明显并发症。③重度中毒,血液 COHb 浓度可高于 50%以上。深昏迷,各种反射消失。患者可呈去大脑皮质状态(患者可以睁眼,但无意识,不语,不动,不主动进食或大小便,呼之不应,推之不动,肌张力增强),常有脑水肿、惊厥、呼吸衰竭、肺水肿、上消化道出血、休克和严重的心肌损害,出现心律失常,偶可发生心肌梗死。有时并发脑局灶损害,出现锥体系或锥体外系损害体征。监测血中 COHb 浓度可明确诊断。

应详细询问病史,内科疾病导致昏迷者有相应的内科疾病病史,仔细查体,局灶体征不明显;脑出血者则同向偏视、一侧瞳孔散大、一侧面部船帆现象、一侧上肢出现扬鞭现象、一侧下肢呈外旋位,血压升高。CT 检查可助鉴别。

六、治疗

急性期的主要治疗原则是:保持安静,防止继续出血;积极抗脑水肿,降低颅内压;调整血压;改善循环;促进神经功能恢复;加强护理,防治并发症。

(一)一般治疗

1.保持安静

(1)卧床休息 2～4 周,脑出血发病后 24 小时内,特别是 6 小时内可有活动性出血或血肿继续扩大,应尽量减少搬运,就近治疗。重症需严密观察体温、脉搏、呼吸、血压、瞳孔和意识状态等生命体征变化。

(2)保持呼吸道通畅,头部抬高 15°～30°,切忌无枕仰卧;疑有脑疝时应床脚抬高 45°,意识障碍患者应将头歪向一侧,以利于口腔、气道分泌物及呕吐物流出;痰稠不易吸出,则要行气管切开,必要时吸氧,以使动脉血氧饱和度维持在 90％以上。

(3)意识障碍或消化道出血者宜禁食 24～48 小时,发病后 3 天,仍不能进食者,应鼻饲以确保营养。过度烦躁不安的患者可适量用镇静药。

(4)注意口腔护理,保持大便通畅,留置尿管的患者应做膀胱冲洗以预防尿路感染。加强护理,经常翻身,预防压疮,保持肢体功能位置。

(5)注意水、电解质平衡,加强营养。注意补钾,液体量应控制在 2 000 mL/d 左右,或以尿量加 500 mL 来估算,不能进食者鼻饲各种营养品。对于频繁呕吐、胃肠道功能减弱或有严重的应激性溃疡者,应考虑给予肠外营养。如有高热、多汗、呕吐或腹泻者,可适当增加入液量,或 10％脂肪乳 500 mL 静脉滴注,每天 1 次。如需长期采用鼻饲,应考虑胃造瘘术。

(6)脑出血急性期血糖含量增高可以是原有糖尿病的表现或是应激反应。高血糖和低血糖都能加重脑损伤。当患者血糖含量增高超过 11.1 mmol/L 时,应立即给予胰岛素治疗,将血糖控制在 8.3 mmol/L 以下。同时应监测血糖,若发生低血糖,可用葡萄糖口服或注射纠正低血糖。

2.亚低温治疗

能够减轻脑水肿,减少自由基的产生,促进神经功能缺损恢复,改善患者预后。降温方法:立即行气管切开,静脉滴注冬眠肌松合剂(0.9％氯化钠注射液 500 mL＋氯丙嗪 100 mg＋异丙嗪 100 mg),同时冰毯机降温。行床旁监护仪连续监测体温(T)、心率(HR)、血压(BP)、呼吸(R)、脉搏(P)、血氧饱和度(SPO$_2$)、颅内压(ICP)。直肠温度(RT)维持在 34～36 ℃,持续 3～5 天。冬眠肌松合剂用量和速度根据患者 T、HR、BP、肌张力等调节。保留自主呼吸,必要时应用同步呼吸机辅助呼吸,维持 SPO$_2$ 在 95％以上,10～12 小时将 RT 降至 34～36 ℃。当 ICP 降至正常后 72 小时,停止亚低温治疗。采用每天恢复1～2 ℃,复温速度不超过0.1 ℃/h。在24～48 小时内,将患者 RT 复温至 36.5～37 ℃。局部亚低温治疗实施越早,效果越好,建议在脑出血发病 6 小时内使用,治疗时间最好持续 48～72 小时。

(二)调控血压和防止再出血

脑出血患者一般血压都高,甚至比平时更高,这是因为颅内压增高时机体保证脑组织供血的代偿性反应,当颅内压下降时血压亦随之下降,因此一般不应使用降血压药物,尤其是注射利血平等强有力降压剂。目前理想的血压控制水平还未确定,主张采取个体化原则,应根据患者年龄、病前有无高血压、病后血压情况等确定适宜血压水平。但血压过高时,容易增加再出血的危险性,则应及时控制高血压。一般来说,收缩压≥26.7 kPa(200 mmHg),舒张压≥15.3 kPa(115 mmHg)时,应降血压治疗,使血压控制于治疗前原有血压水平或略高水平。收缩压≤24.0 kPa(180 mmHg)或舒张压≤15.3 kPa(115 mmHg)时,或平均动脉压≤17.3 kPa(130 mmHg)时可暂不使用降压药,但需密切观察。收缩压在24.0～30.7 kPa(180～230 mmHg)或舒张压在14.0～18.7 kPa(105～140 mmHg)宜口服卡托普利、美托洛尔等降压药,收缩压24.0 kPa(180 mmHg)以内或舒张压14.0 kPa(105 mmHg)以内,可观察而不用降压药。急性期过后(约2周),血压仍持续过高时可系统使用降压药,急性期血压急骤下降表明病情严重,应给予升压药物以保证足够的脑供血量。

止血剂及凝血剂对脑出血并无效果,但如合并消化道出血或有凝血障碍时仍可使用。消化道出血时,还可经胃管鼻饲或口服云南白药、三七粉、氢氧化铝凝胶和/或冰牛奶、冰盐水等。

(三)控制脑水肿

脑出血后48小时水肿达到高峰,维持3～5天或更长时间后逐渐消退。脑水肿可使ICP增高和导致脑疝,是影响功能恢复的主要因素和导致早期死亡的主要死因。积极控制脑水肿、降低ICP是脑出血急性期治疗的重要环节,必要时可行ICP监测。治疗目标是使ICP降至2.7 kPa(20 mmHg)以下,脑灌注压>9.3 kPa(70 mmHg),应首先控制可加重脑水肿的因素,保持呼吸道通畅,适当给氧,维持有效脑灌注,限制液体和盐的入量等。应用皮质类固醇减轻脑出血后脑水肿和降低ICP,其有效证据不充分;脱水药只有短暂作用,常用20％甘露醇、利尿药如呋塞米等。

1.20％甘露醇

20％甘露醇为渗透性脱水药,可在短时间内使血浆渗透压明显升高,形成血与脑组织间渗透压差,使脑组织间液水分向血管内转移,经肾脏排出,每8 g甘露醇可由尿带出水分100 mL,用药后20～30分钟开始起效,2～3小时作用达峰。常用剂量125～250 mL,1次/6～8小时,疗程为7～10天。如患者出现脑疝征象可快速加压经静脉或颈动脉推注,可暂时缓解症状,为术前准备赢得时间。冠心病、心肌梗死、心力衰竭和肾功能不全者慎用,注意用药不当可诱发肾衰竭和水盐及电解质失衡。因此,在应用甘露醇脱水时,一定要严密观察患者尿量、血钾和心肾功能,一旦出现尿少、血尿、无尿时应立即停用。

2.利尿剂

呋塞米注射液较常用,脱水作用不如甘露醇,但可抑制脑脊液产生,用于心肾功能不全不能用甘露醇的患者,常与甘露醇合用,减少甘露醇用量。每次20～40 mg,每天2～4次,静脉注射。

3.甘油果糖氯化钠注射液

该药为高渗制剂,通过高渗透性脱水,能使脑水分含量减少,降低颅内压。本品降低颅内压作用起效较缓,持续时间较长,可与甘露醇交替使用。推荐剂量为每次250～500 mL,每天1～2次,静脉滴注,连用7天左右。

4.10％人血清蛋白

通过提高血浆胶体渗透压发挥对脑组织脱水降颅压作用,改善病灶局部脑组织水肿,作用持久。适用于低蛋白血症的脑水肿伴高颅压的患者。推荐剂量每次10～20 g,每天1～2次,静脉滴注。该药可增加心脏负担,心功能不全者慎用。

5.地塞米松

地塞米松可防止脑组织内星形胶质细胞肿胀,降低毛细血管通透性,维持血-脑屏障功能。抗脑水肿作用起效慢,用药后 12～36 小时起效。剂量每天 10～20 mg,静脉滴注。由于易并发感染或使感染扩散,可促进或加重应激性上消化道出血,影响血压和血糖控制等,临床不主张常规使用,病情危重、不伴上消化道出血者可早期短时间应用。

若药物脱水、降颅压效果不明显,出现颅高压危象时可考虑转外科手术开颅减压。

(四)控制感染

发病早期或病情较轻时通常不需使用抗生素,老年患者合并意识障碍易并发肺部感染,合并吞咽困难易发生吸入性肺炎,尿潴留或导尿易合并尿路感染,可根据痰液或尿液培养、药物敏感试验等选用抗生素治疗。

(五)维持水电解质平衡

患者液体的输入量最好根据其中心静脉压(CVP)和肺毛细血管楔压(PCWP)来调整,CVP 保持在 0.7～1.2 kPa(5～12 mmHg)或者 PCWP 维持在 1.3～1.9 kPa(10～14 mmHg)。无此条件时每天液体输入量可按前 1 天尿量＋500 mL 估算。每天补钠 50～70 mmol/L,补钾 40～50 mmol/L,糖类 13.5～18 g。使用液体种类应以 0.9% 氯化钠注射液或复方氯化钠注射液(林格液)为主,避免用高渗糖水,若用糖时可按每 4 g 糖加 1 U 胰岛素后再使用。由于患者使用大量脱水药、进食少、合并感染等原因,极易出现电解质紊乱和酸碱失衡,应加强监护和及时纠正,意识障碍患者可通过鼻饲管补充足够热量的营养和液体。

(六)对症治疗

1.中枢性高热

宜先行物理降温,如头部、腋下及腹股沟区放置冰袋,戴冰帽或睡冰毯等。效果不佳者可用多巴胺受体激动剂如溴隐亭 3.75 mg/d,逐渐加量至 7.5～15.0 mg/d,分次服用。

2.痫性发作

可静脉缓慢推注(注意患者呼吸)地西泮 10～20 mg,控制发作后可予卡马西平片,每次 100 mg,每天 2 次。

3.应激性溃疡

丘脑、脑干出血患者常合并应激性溃疡和引起消化道出血,机制不明,可能是出血影响边缘系统、丘脑、丘脑下部及下行自主神经纤维,使肾上腺皮质激素和胃酸分泌大量增加,黏液分泌减少及屏障功能削弱。常在病后第 2～14 天突然发生,可反复出现,表现呕血及黑便,出血量大时常见烦躁不安、口渴、皮肤苍白、湿冷、脉搏细速、血压下降、尿量减少等外周循环衰竭表现。可采取抑制胃酸分泌和加强胃黏膜保护治疗,用 H₂ 受体阻滞剂,如:①雷尼替丁,每次 150 mg,每天 2 次,口服。②西咪替丁,0.4～0.8 g/d,加入 0.9% 氯化钠注射液,静脉滴注。③注射用奥美拉唑钠,每次 40 mg,每 12 小时静脉注射 1 次,连用 3 天。还可用硫糖铝,每次 1 g,每天 4 次,口服,或氢氧化铝凝胶,每次 40～60 mL,每天 4 次,口服。若发生上消化道出血可用去甲肾上腺素 4～8 mg 加冰盐水 80～100 mL,每天 4～6 次,口服;云南白药,每次 0.5 g,每天 4 次,口服。保守治疗无效时可在胃镜下止血,须注意呕血引起窒息,并补液或输血维持血容量。

4.心律失常

心房颤动常见,多见于病后前 3 天。心电图复极改变常导致易损期延长,易损期出现的期前收缩可导致室性心动过速或心室颤动。这可能是脑出血患者易发生猝死的主要原因。心律失常影响心排血量,降低脑灌注压,可加重原发脑病变,影响预后。应注意改善冠心病患者的心肌供血,给予常规抗心律失常治疗,及时纠正电解质紊乱,可试用 β 受体阻滞剂和钙通道阻滞剂治疗,维护心脏功能。

5.大便秘结

脑出血患者,由于卧床等原因,常会出现便秘。用力排便时腹压增高,从而使颅内压升高,可加重脑出血症状。便秘时腹胀不适,使患者烦躁不安,血压升高,亦可使病情加重,故脑出血患者便秘的护理十分重要。便秘可用甘油灌肠剂(支),患者侧卧位插入肛门内 6～10 cm,将药液缓慢注入直肠内 60 mL,5～10 分钟即可排便;缓泻剂如酚酞 2 片,每晚口服,亦可用中药番泻叶 3～9 g 泡服。

6.稀释性低钠血症

稀释性低钠血症又称血管升压素分泌异常综合征,10％的脑出血患者可发生。因血管升压素分泌减少,尿排钠增多,血钠降低,可加重脑水肿,每天应限制水摄入量在 800～1 000 mL,补钠 9～12 g;宜缓慢纠正,以免导致脑桥中央髓鞘溶解症。另有脑耗盐综合征,是心钠素分泌过高导致低钠血症,应输液补钠治疗。

7.下肢深静脉血栓形成

急性脑卒中患者易并发下肢和瘫痪肢体深静脉血栓形成,患肢进行性水肿和发硬,肢体静脉血流图检查可确诊。勤翻身、被动活动或抬高瘫痪肢体可预防;治疗可用肝素 5 000 U,静脉滴注,每天 1 次;或低分子量肝素,每次 4 000 U,皮下注射,每天 2 次。

(七)外科治疗

外科治疗可挽救重症患者的生命及促进神经功能恢复,手术宜在发病后 6～24 小时进行,预后直接与术前意识水平有关,昏迷患者通常手术效果不佳。

1.手术指征

(1)脑叶出血:患者清醒、无神经障碍和小血肿(＜20 mL)者,不必手术,可密切观察和随访。患者意识障碍、大血肿和在 CT 片上有占位征,应手术。

(2)基底节和丘脑出血:大血肿、神经障碍者应手术。

(3)脑桥出血:原则上内科治疗。但对非高血压性脑桥出血如海绵状血管瘤,可手术治疗。

(4)小脑出血:血肿直径≥2 cm 者应手术,特别是合并脑积水、意识障碍、神经功能缺失和占位征者。

2.手术禁忌证

(1)深昏迷患者(GCS 3～5 级)或去大脑强直。

(2)生命体征不稳定,如血压过高、高热、呼吸不规则,或有严重系统器质病变者。

(3)脑干出血。

(4)基底节或丘脑出血影响到脑干。

(5)病情发展急骤,发病数小时即深昏迷者。

3.常用手术方法

(1)小脑减压术:是高血压性小脑出血最重要的外科治疗,可挽救生命和逆转神经功能缺损,病程早期患者处于清醒状态时手术效果好。

(2)开颅血肿清除术:占位效应引起中线结构移位和初期脑疝时外科治疗可能有效。

(3)钻孔扩大骨窗血肿清除术。

(4)钻孔微创颅内血肿清除术。

(5)脑室出血脑室引流术。

(八)早期康复治疗

原则上应尽早开始。在神经系统症状不再进展,没有严重精神、行为异常,生命体征稳定,没有严重的并发症、合并症时即可开始康复治疗的介入,但需注意康复方法的选择。早期康复治疗对恢复患者的神经功能,提高生活质量是十分有利的。早期对瘫痪肢体进行按摩及被动运动,开始有主动运动时即应根据康复要求按阶段进行训练,以促进神经功能恢复,避免出现关节挛缩、肌肉萎缩和骨质疏松;对失语患者需加强言语康复训练。

(九)加强护理,防治并发症

常见的并发症有肺部感染、上消化道出血、吞咽困难和水电解质紊乱、下肢静脉血栓形成、肺栓塞、肺水肿、冠状动脉性疾病和心肌梗死、心脏损伤、痫性发作等。脑出血预后与急性期护理有直接关系,合理的护理措施十分重要。

1.体位

头部抬高 $15°\sim30°$,既能保持脑血流量,又能保持呼吸道通畅。切忌无枕仰卧。凡意识障碍患者宜采用侧卧位,头稍前屈,以利口腔分泌物流出。

2.饮食与营养

营养不良是脑出血患者常见的易被忽视的并发症,应充分重视。重症意识障碍患者急性期应禁食1~2天,静脉补给足够能量与维生素,发病48小时后若无活动性消化道出血,可鼻饲流质饮食,应考虑营养合理搭配与平衡。患者意识转清、咳嗽反射良好、能吞咽时可停止鼻饲,应注意喂食时宜取 $45°$半卧位,食物宜做成糊状,流质饮料均应选用茶匙喂食,喂食出现呛咳可拍背。

3.呼吸道护理

脑出血患者应保持呼吸道通畅和足够通气量,意识障碍或脑干功能障碍患者应行气管插管,指征是 $PaO_2 < 8.0$ kPa(60 mmHg)、$PaCO_2 > 6.7$ kPa(50 mmHg)或有误吸危险者。鼓励勤翻身、拍背,鼓励患者尽量咳嗽,咳嗽无力痰多时可超声雾化治疗,呼吸困难、呼吸道痰液多、经鼻抽吸困难者可考虑气管切开。

4.压疮防治与护理

昏迷或完全性瘫痪患者易发生压疮,预防措施包括定时翻身,保持皮肤干燥清洁,在骶部、足跟及骨隆起处加垫气圈,经常按摩皮肤及活动瘫痪肢体促进血液循环,皮肤发红可用70%乙醇溶液或温水轻柔,涂以 3.5%安息香酊。

七、预后与预防

(一)预后

脑出血的预后与出血量、部位、病因及全身状况等有关。脑干、丘脑及大量脑室出血预后差。脑水肿、颅内压增高及脑疝、并发症及脑-内脏(脑-心、脑-肺、脑-肾、脑-胃肠)综合征是致死的主要原因。早期多死于脑疝,晚期多死于中枢性衰竭、肺炎和再出血等继发性并发症。影响本病的预后因素有:①年龄较大;②昏迷时间长和程度深;③颅内压高和脑水肿重;④反复多次出血和出血量大;⑤小脑、脑干出血;⑥神经体征严重;⑦出血灶多和生命体征不稳定;⑧伴癫痫发作、去大脑皮质强直或去大脑强直;⑨伴有脑-内脏联合损害;⑩合并代谢性酸中毒、代谢障碍或电解质紊乱者,预后差。及时给予正确的中西医结合治疗和内外科治疗,可大大改善预后,减少病死率和致残率。

(二)预防

总的原则是定期体检,早发现、早预防、早治疗。脑出血是多危险因素所致的疾病。研究证明,高血压是最重要的独立危险因素,心脏病、糖尿病是肯定的危险因素。多种危险因素之间存在错综复杂的相关性,它们互相渗透、互相作用、互为因果,从而增加了脑出血的危险性,也给预防和治疗带来困难。目前,我国仍存在对高血压知晓率低、用药治疗率低和控制率低等"三低"现象,恰与我国脑卒中患病率高、致残率高和病死率高等"三高"现象形成鲜明对比。因此,加强高血压的防治宣传教育是非常必要的。在高血压治疗中,轻型高血压可选用尼群地平和吲达帕胺,对其他类型的高血压则应根据病情选用钙通道阻滞剂、β受体阻滞剂、血管紧张素转化酶抑制剂(ACEI)、利尿剂等联合治疗。

有些危险因素是先天决定的,而且是难以改变甚至不能改变的(如年龄、性别);有些危险因素是环境造成的,很容易预防(如感染);有些是人们生活行为的方式,是完全可以控制的(如抽烟、酗酒);还有些疾病常常是可治疗的(如高血压)。虽然大部分高血压患者都接受过降压治疗,但规范性、持续性差,这样非但没有起到降低血压、预防脑出血的作用,反而使血压忽高忽低,易于引发脑出血。所以控制血压除进一步普及治疗外,重点应放在正确的治疗方法上。预防工作不可简单、单一化,要采取突出重点、顾及全面的综合性预防措施,才能有效地降低脑出血的发病率、病死率和复发率。

除针对危险因素进行预防外,日常生活中须注意经常锻炼、戒烟酒,合理饮食,调理情绪。饮食上提倡"五高三低",即高蛋白质、高钾、高钙、高纤维素、高维生素及低盐、低糖、低脂。锻炼要因人而异,方法灵活多样,强度不宜过大,避免激烈运动。

(郭道林)

第二节 蛛网膜下腔出血

蛛网膜下腔出血(subarachnoid hemorrhage,SAH)是指脑表面或脑底部的血管自发破裂,血液流入蛛网膜下腔,伴或不伴颅内其他部位出血的一种急性脑血管疾病。本病可分为原发性、继发性和外伤性。原发性SAH是指脑表面或脑底部的血管破裂出血,血液直接或基本直接流入蛛网膜下腔所致,称特发性蛛网膜下腔出血或自发性蛛网膜下腔出血(idiopathic subarachnoid hemorrhage,ISAH),占急性脑血管疾病的15%左右,是神经科常见急症之一;继发性SAH则为脑实质内、脑室、硬脑膜外或硬脑膜下的血管破裂出血,血液穿破脑组织进入脑室或蛛网膜下腔者;外伤引起的概称外伤性SAH,常伴发于脑挫裂伤。SAH临床表现为急骤起病的剧烈头痛、呕吐、精神或意识障碍、脑膜刺激征和血性脑脊液。SAH的年发病率世界各国各不相同,中国约为5/10万,美国为(6~16)/10万,德国约为10/10万,芬兰约为25/10万,日本约为25/10万。

一、病因与发病机制

(一)病因

SAH的病因很多,以动脉瘤为最常见,包括先天性动脉瘤、高血压动脉硬化性动脉瘤、夹层动脉瘤和感染性动脉瘤等,其他如脑血管畸形、脑底异常血管网、结缔组织病、脑血管炎等。75%～85%的非外伤性SAH患者为颅内动脉瘤破裂出血,其中,先天性动脉瘤发病多见于中青年;高血压动脉硬化性动脉瘤为梭形动脉瘤,约占13%,多见于老年人。脑血管畸形占第2位,以动静脉畸形最常见,约占15%,常见于青壮年。其他如烟雾病、感染性动脉瘤、颅内肿瘤、结缔组织病、垂体卒中、脑血管炎、血液病及凝血障碍性疾病、妊娠并发症等均可引起SAH。近年发现约15%的ISAH患者病因不清,即使DSA检查也未能发现SAH的病因。

1.动脉瘤

近年来,对先天性动脉瘤与分子遗传学的多个研究支持Ⅰ型胶原蛋白α_2链基因和弹力蛋白基因是先天性动脉瘤最大的候补基因。颅内动脉瘤好发于Willis环及其主要分支的血管分叉处,其中位于前循环颈内动脉系统者约占85%,位于后循环基底动脉系统者约占15%。对此类动脉瘤的研究证实,血管壁的最大压力来自沿血流方向上的血管分叉处的尖部。随着年龄增长,在血压增高、动脉瘤增大,更由于血流涡流冲击和各种危险因素的综合因素作用下,出血的可能性也随之增大。颅内动脉瘤体积的大小与有无蛛网膜下腔出血相关,直径<3 mm的动脉瘤,SAH的风险小;直径>7 mm的动脉瘤,SAH的风险高。对于未破裂的动脉瘤,每年发生动脉瘤破裂出血的危险性介于1%～2%。曾经破裂过的动脉瘤有更高的再出血率。

2.脑血管畸形

脑血管畸形以动静脉畸形最常见,且90%以上位于小脑幕上。脑血管畸形是胚胎发育异常形成的畸形血管团,血管壁薄,在有危险因素的条件下易诱发出血。

3.高血压动脉硬化性动脉瘤

长期高血压动脉粥样硬化导致脑血管弯曲多,侧支循环多,管径粗细不均,且脑内动脉缺乏外弹力层,在血压增高、血流涡流冲击等因素影响下,管壁薄弱的部分逐渐向外膨胀形成囊状动脉瘤,极易破裂出血。

4.其他病因

动脉炎或颅内炎症可引起血管破裂出血,肿瘤可直接侵袭血管导致出血。脑底异常血管网形成后可并发动脉瘤,一旦破裂出血可导致反复发生的脑实质内出血或SAH。

(二)发病机制

蛛网膜下腔出血后,血液流入蛛网膜下腔淤积在血管破裂相应的脑沟和脑池中,并可下流至脊髓蛛网膜下腔,甚至逆流至第四脑室和侧脑室,引起一系列变化,主要包括:①颅内容积增加。血液流入蛛网膜下腔使颅内容积增加,引起颅内压增高,血液流入量大者可诱发脑疝。②化学性脑膜炎。血液流入蛛网膜下腔后直接刺激血管,使白细胞崩解释放各种炎症介质。③血管活性物质释放。血液流入蛛网膜下腔后,血细胞破坏产生各种血管活性物质(氧合血红蛋白、5-羟色胺、血栓烷A_2、肾上腺素、去甲肾上腺素)刺激血管和脑膜,使脑血管发生痉挛和蛛网膜颗粒粘连。④脑积水。血液流入蛛网膜下腔在颅底或逆流入脑室发生凝固,造成脑脊液回流受阻引起急性阻塞性脑积水和颅内压增高;部分红细胞随脑脊液流入蛛网膜颗粒并溶解,使其阻塞,引起脑脊液吸收减慢,最后产生交通性脑积水。⑤下丘脑功能紊乱。血液及其代谢产物直接刺激下丘脑引起神经内分泌紊乱,引起发热、血糖含量增高、应激性溃疡、肺水肿等。⑥脑-心综合征。急性高颅压或血液直接刺激下丘脑、脑干,导致自主神经功能亢进,引起急性心肌缺血、心律失常等。

二、病理

肉眼可见脑表面呈紫红色,覆盖有薄层血凝块;脑底部的脑池、脑桥小脑三角及小脑延髓池等处可见更明显的血块沉积,甚至可将颅底的血管、神经埋没。血液可穿破脑底面进入第三脑室和侧脑室。脑底大量积血或脑室内积血可影响脑脊液循环出现脑积水,约5%的患者,由于部分红细胞随脑脊液流入蛛网膜颗粒并使其堵塞,引起脑脊液吸收减慢而产生交通性脑积水。蛛网膜及软膜增厚、色素沉着,脑与神经、血管间发生粘连。脑脊液呈血性。血液在蛛网膜下腔的分布,以出血量和范围分为弥散型和局限型。前者出血量较多,穹隆面与基底面蛛网膜下腔均有血液沉积;后者血液则仅存于脑底池。40%～60%的脑标本并发脑内出血。出血的次数越多,并发脑内出血的比例越大。并发脑内出血的发生率第 1 次约39.6%,第 2 次约 55%,第 3 次达100%。出血部位随动脉瘤的部位而定。动脉瘤好发于 Willis 环的血管上,尤其是动脉分叉处,可单发或多发。

三、临床表现

SAH 发生于任何年龄,发病高峰多在 30～60 岁;50 岁后,ISAH 的危险性有随年龄的增加而升高的趋势。男女在不同的年龄段发病不同,10 岁前男性的发病率较高,男女比为 4∶1;40～50 岁时,男女发病相等;70～80 岁时,男女发病率之比高达 1∶10。临床主要表现为剧烈头痛、脑膜刺激征阳性、血性脑脊液。在严重病例中,患者可出现意识障碍,从嗜睡至昏迷不等。

(一)症状与体征

1.先兆及诱因

先兆通常是不典型头痛或颈部僵硬,部分患者有病侧眼眶痛、轻微头痛、动眼神经麻痹等表现,主要由少量出血造成;70%的患者存在上述症状数天或数周后出现严重出血,但绝大部分患者起病急骤,无明显先兆。常见诱因有过量饮酒、情绪激动、精神紧张、剧烈活动、用力状态等,这些诱因均能增加 ISAH 的风险性。

2.一般表现

出血量大者,当天体温即可升高,可能与下丘脑受影响有关;多数患者于2～3天后体温升高,多属于吸收热;SAH 后患者血压增高,1～2 周病情趋于稳定后逐渐恢复病前血压。

3.神经系统表现

绝大部分患者有突发持续性剧烈头痛。头痛位于前额、枕部或全头,可扩散至颈部、腰背部;常伴有恶心、呕吐。呕吐可反复出现,是由颅内压急骤升高和血液直接刺激呕吐中枢所致。如呕吐物为咖啡色样胃内容物则提示上消化道出血,预后不良。头痛部位各异,轻重不等,部分患者类似眼肌麻痹型偏头痛。有48%～81%的患者可出现不同程度的意识障碍,轻者嗜睡,重者昏迷,多逐渐加深。意识障碍的程度、持续时间及意识恢复的可能性均与出血量、出血部位及有无再出血有关。

部分患者以精神症状为首发或主要的临床症状,常表现为兴奋、躁动不安、定向障碍,甚至谵妄和错乱;少数可出现迟钝、淡漠、抗拒等。精神症状可由大脑前动脉或前交通动脉附近的动脉瘤破裂引起,大多在病后1～5天出现,但多数在数周内自行恢复。癫痫发作较少见,多发生在出血时或出血后的急性期,国外发生率为6%～26.1%,国内资料为10%～18.3%。在一项SAH的大宗病例报道中,大约有15%的动脉瘤性SAH表现为癫痫。癫痫可为局限性抽搐或全身强直-阵挛性发作,多见于脑血管畸形引起者,出血部位多在天幕上,多由于血液刺激大脑皮质所致,患者有反复发作倾向。部分患者由于血液流入脊髓蛛网膜下腔可出现神经根刺激症状,如腰背痛。

4.神经系统体征

(1)脑膜刺激征:为SAH的特征性体征,包括头痛、颈强直、Kernig征和布鲁津斯基征(Brudzinski征)阳性。常于起病后数小时至6天内出现,持续3～4周。颈强直发生率最高(6%～100%)。另外,应当注意临床上有少数患者可无脑膜刺激征,如老年患者,可能因蛛网膜下腔扩大等老年性改变和痛觉不敏感等因素,往往使脑膜刺激征不明显,但意识障碍仍可较明显,老年人的意识障碍可达90%。

(2)脑神经损害:以第Ⅱ、Ⅲ对脑神经最常见,其次为第Ⅴ、Ⅵ、Ⅶ、Ⅷ对脑神经,主要由于未破裂的动脉瘤压迫或破裂后的渗血、颅内压增高等直接或间接损害引起。少数患者有一过性肢体单瘫、偏瘫、失语,早期出现者多因出血破入脑实质和脑水肿所致;晚期多由于迟发性脑血管痉挛引起。

(3)眼症状:SAH的患者中,17%有玻璃体膜下出血,7%～35%有视盘水肿。视网膜下出血及玻璃体下出血是诊断SAH有特征性的体征。

(4)局灶性神经功能缺失:如有局灶性神经功能缺失有助于判断病变部位,如突发头痛伴眼睑下垂者,应考虑载瘤动脉可能是后交通动脉或小脑上动脉。

(二)SAH并发症

1.再出血

在脑血管疾病中,最易发生再出血的疾病是SAH,国内文献报道再出血率为24%左右。再出血临床表现严重,病死率远远高于第1次出血,一般发生在第1次出血后10～14天,2周内再发生率占再发病例的54%～80%。近期再出血病死率为41%～46%,甚至更高。再发出血多因动脉瘤破裂所致,通常在病情稳定的情况下,突然头痛加剧、呕吐、癫痫发作,并迅速陷入深昏迷,瞳孔散大,对光反射消失,呼吸困难甚至停止。神经定位体征加重或脑膜刺激征明显加重。

2.脑血管痉挛

脑血管痉挛(CVS)是SAH发生后出现的迟发性大、小动脉的痉挛狭窄,以后者更多见。典型的血管痉挛发生在出血后3～5天,于5～10天达高峰,2～3周逐渐缓解。在大多数研究中,血管痉挛发生率在25%～30%。早期可逆性CVS多在蛛网膜下腔出血后30分钟内发生,表现为短暂的意识障碍和神经功能缺失。70%的CVS在蛛网膜下腔出血后1～2周发生,尽管及时干预治疗,但仍有约50%有症状的CVS患者将会进一步发展为脑梗死。因此,CVS的治疗关键在预防。血管痉挛发作的临床表现通常是头痛加重或意识状态下降,除发热和脑膜刺激征外,也可表现局灶性的神经功能损害体征,但不常见。尽管导致血管痉挛的许多潜在危险因素已经确定,但CT扫描所见的蛛网膜下腔出血的数量和部位是最主要的危险因素。基底池内有厚层血块的患者比仅有少量出血的患者更容易发展为血管痉挛。虽然国内外均有大量的临床观察和实验数据,但是CVS的机制仍不确定。蛛网膜下腔出血本身或其降解产物中的一种或多种成分可能是导致CVS的原因。

CVS 的检查常选择 TCD 和 DSA 检查。TCD 有助于血管痉挛的诊断。TCD 血液流速峰值 >200 cm/s 和/或平均流速>120 cm/s 时能很好地与血管造影显示的严重血管痉挛相符。值得提出的是,TCD 只能测定颅内血管系统中特定深度的血管段。测得数值的准确性在一定程度上依赖于超声检查者的经验。动脉插管血管造影诊断 CVS 较 TCD 更为敏感。CVS 患者行血管造影的价值不仅用于诊断,更重要的目的是血管内治疗。动脉插管血管造影为有创检查,价格较昂贵。

3.脑积水

大约 25%的动脉瘤性蛛网膜下腔出血患者由于出血量大、速度快,血液大量涌入第三脑室、第四脑室并凝固,使第四脑室的外侧孔和正中孔受阻,可引起急性梗阻性脑积水,导致颅内压急剧升高,甚至出现脑疝而死亡。急性脑积水常发生于起病数小时至 2 周内,多数患者在 1~2 天内意识障碍呈进行性加重,神经症状迅速恶化,生命体征不稳定,瞳孔散大。颅脑 CT 检查可发现阻塞上方的脑室明显扩大等脑室系统有梗阻表现,此类患者应迅速进行脑室引流术。慢性脑积水是 SAH 后 3 周至 1 年内发生的脑积水,原因可能为蛛网膜下腔出血刺激脑膜,引起无菌性炎症反应形成粘连,阻塞蛛网膜下腔及蛛网膜绒毛而影响脑脊液的吸收与回流,以脑脊液吸收障碍为主,病理切片可见蛛网膜增厚纤维变性,室管膜破坏及脑室周围脱髓鞘改变。Johnston 认为脑脊液的吸收与蛛网膜下腔和上矢状窦的压力差以及蛛网膜绒毛颗粒的阻力有关。当脑外伤后颅内压增高时,上矢状窦的压力随之升高,使蛛网膜下腔和上矢状窦的压力差变小,从而使蛛网膜绒毛微小管系统受压甚至关闭,直接影响脑脊液的吸收。由于脑脊液的积蓄造成脑室内静水压升高,致使脑室进行性扩大。因此,慢性脑积水的初期,患者的颅内压是高于正常的,及至脑室扩大到一定程度之后,由于加大了吸收面,才渐使颅内压下降至正常范围,故临床上称之为正常颅压脑积水。但由于脑脊液的静水压已超过脑室壁所能承受的压力,使脑室不断继续扩大、脑萎缩加重而致进行性痴呆。

4.自主神经及内脏功能障碍

自主神经及内脏功能障碍常因下丘脑受出血、脑血管痉挛和颅内压增高的损伤所致,临床可并发心肌缺血或心肌梗死、急性肺水肿、应激性溃疡。这些并发症被认为是由于交感神经过度活跃或迷走神经张力过高所致。

5.低钠血症

尤其是重症 SAH 常影响下丘脑功能,而导致有关水盐代谢激素的分泌异常。目前,关于低钠血症发生的病因有两种机制,即血管升压素分泌异常综合征(syndrome of inappropriate anti-diuretic hormone,SIADH)和脑性耗盐综合征(cerebral salt-wasting syndrome,CSWS)。

SIADH 理论是 1957 年由 Bartter 等提出的,该理论认为,低钠血症产生的原因是由于各种创伤性刺激作用于下丘脑,引起血管升压素(ADH)分泌过多,或血管升压素渗透性调节异常,丧失了低渗对 ADH 分泌的抑制作用,而出现持续性 ADH 分泌。肾脏远曲小管和集合管重吸收水分的作用增强,引起水潴留、血钠被稀释及细胞外液增加等一系列病理生理变化。同时,促肾上腺皮质激素(ACTH)相对分泌不足,血浆 ACTH 降低,醛固酮分泌减少,肾小管排钾保钠功能下降,尿钠排出增多。细胞外液增加和尿、钠丢失的后果是血浆渗透压下降和稀释性低血钠,尿渗透压高于血渗透压,低钠而无脱水,中心静脉压增高的一种综合征。若进一步发展,将导致水分从细胞外向细胞内转移、细胞水肿及代谢功能异常。当血钠<120 mmol/L 时,可出现恶心、呕吐、头痛;当血钠<110 mmol/L 时可发生嗜睡、躁动、谵语、肌张力低下、腱反射减弱或

消失甚至昏迷。

但 20 世纪 70 年代末以来,越来越多的学者发现,发生低钠血症时,患者多伴有尿量增多和尿钠排泄量增多,而血中 ADH 并无明显增加。这使得脑性耗盐综合征的概念逐渐被接受。SAH 时,CSWS 的发生可能与脑钠肽(BNP)的作用有关。下丘脑受损时可释放出 BNP,脑血管痉挛也可使 BNP 升高。BNP 的生物效应类似心房钠尿肽,有较强的利钠和利尿反应。CSWS时可出现厌食、恶心、呕吐、无力、直立性低血压、皮肤无弹性、眼球内陷、心率增快等表现。诊断依据:细胞外液减少,负钠平衡,水摄入与排出率<1,肺动脉楔压<1.1 kPa(8 mmHg),中央静脉压<0.8 kPa(6 mmHg),体重减轻。Ogawasara 提出每天对 CSWS 患者定时测体重和中央静脉压是诊断 CSWS 和鉴别 SIADH 最简单和实用的方法。

四、辅助检查

(一)脑脊液检查

目前,脑脊液(CSF)检查尚不能被 CT 检查所完全取代。由于腰椎穿刺(LP)有诱发再出血和脑疝的风险,在无条件行 CT 检查和病情允许的情况下,或颅脑 CT 所见可疑时才可考虑谨慎施行 LP 检查。均匀一致的血性脑脊液是诊断 SAH 的金标准,脑脊液压力增高,蛋白含量增高,糖和氯化物水平正常。起初脑脊液中红、白细胞比例与外周血基本一致(700:1),12 小时后脑脊液开始变黄,2 天后因出现无菌性炎症反应,白细胞计数可增加,初为中性粒细胞,后为单核细胞和淋巴细胞。LP 阳性结果与穿刺损伤出血的鉴别很重要。通常是通过连续观察试管内红细胞计数逐渐减少的三管试验来证实,但采用脑脊液离心检查上清液黄变及匿血反应是更灵敏的诊断方法。脑脊液细胞学检查可见巨噬细胞内吞噬红细胞及碎片,有助于鉴别。

(二)颅脑 CT 检查

CT 检查是诊断蛛网膜下腔出血的首选常规检查方法。急性期颅脑 CT 检查快速、敏感,不但可早期确诊,还可判定出血部位、出血量、血液分布范围及动态观察病情进展和有无再出血迹象。急性期 CT 表现为脑池、脑沟及蛛网膜下腔呈高密度改变,尤以脑池局部积血有定位价值,但确定出血动脉及病变性质仍需借助于 DSA 检查。发病距 CT 检查的时间越短,显示蛛网膜下腔出血病灶部位的积血越清楚。Adams 观察发病当天 CT 检查显示阳性率为 95%,1 天后降至90%,5 天后降至 80%,7 天后降至 50%。CT 显示蛛网膜下腔高密度出血征象,多见于大脑外侧裂池、前纵裂池、后纵裂池、鞍上池、和环池等。CT 增强扫描可能显示大的动脉瘤和血管畸形。须注意 CT 阴性并不能绝对排除 SAH。

部分学者依据 CT 扫描并结合动脉瘤好发部位推测动脉瘤的发生部位,如蛛网膜下腔出血以鞍上池为中心呈不对称向外扩展,提示颈内动脉瘤;外侧裂池基底部积血提示大脑中动脉瘤;前纵裂池基底部积血提示前交通动脉瘤;出血以脚间池为中心向前纵裂池和后纵裂池基底部扩散,提示基底动脉瘤。CT 显示弥漫性出血或局限于前部的出血发生再出血的风险较大,应尽早行 DSA 检查确定动脉瘤部位并早期手术。MRA 作为初筛工具具有无创、无风险的特点,但敏感性不如 DSA 检查高。

(三)数字减影血管造影

确诊 SAH 后应尽早行 DSA 检查,以确定动脉瘤的部位、大小、形状、数量、侧支循环和脑血管痉挛等情况,并可协助除外其他病因如动静脉畸形、烟雾病和炎性血管瘤等。大且不规则、分成小腔(为责任动脉瘤典型的特点)的动脉瘤可能是出血的动脉瘤。如发病之初脑血管造影未发现病灶,应在发病 1 个月后复查脑血管造影,可能会有新发现。DSA 可显示 80% 的动脉瘤及几乎 100% 的血管畸形,而且对发现继发性脑血管痉挛有帮助。脑动脉瘤大多数在 2～3 周再次破裂出血,尤以病后 6～8 天为高峰,因此对动脉瘤应早检查、早期手术治疗,如在发病后 2～3 天,脑水肿尚未达到高峰时进行手术则手术并发症少。

(四)MRI 检查

MRI 对蛛网膜下腔出血的敏感性不及 CT。急性期 MRI 检查还可能诱发再出血。但 MRI 可检出脑干隐匿性血管畸形;对直径 3～5 mm 的动脉瘤检出率可达 84%～100%,而由于空间分辨率较差,不能清晰显示动脉瘤颈和载瘤动脉,仍需行 DSA 检查。

(五)其他检查

心电图可显示 T 波倒置、Q-T 间期延长、出现高大 U 波等异常;血常规、凝血功能和肝功能检查可排除凝血功能异常方面的出血原因。

五、诊断与鉴别诊断

(一)诊断

根据以下临床特点,诊断 SAH 一般并不困难,如突然起病,主要症状为剧烈头痛,伴呕吐;可有不同程度的意识障碍和精神症状,脑膜刺激征明显,少数伴有脑神经及轻偏瘫等局灶症状;辅助检查 LP 为血性脑脊液,脑 CT 所显示的出血部位有助于判断动脉瘤。

临床分级:一般采用 Hunt-Hess 分级法(表 2-1)或世界神经外科联盟(WFNS)分级。前者主要用于动脉瘤引起 SAH 的手术适应证及预后判断的参考,Ⅰ～Ⅲ级应尽早行 DSA,积极术前准备,争取尽早手术;对Ⅳ～Ⅴ级先行血块清除术,待症状改善后再行动脉瘤手术。后者根据 GCS 评分和有无运动障碍进行分级(表 2-2),即Ⅰ级的 SAH 患者很少发生局灶性神经功能缺损;GCS≤12 分(Ⅳ～Ⅴ级)的患者,不论是否存在局灶神经功能缺损,并不影响其预后判断;对于 GCS 13～14 分(Ⅱ～Ⅲ级)的患者,局灶神经功能缺损是判断预后的补充条件。

表 2-1　Hunt-Hess 分级法(1968 年)

分类	标准
0 级	未破裂动脉瘤
Ⅰ级	无症状或轻微头痛
Ⅱ级	中-重度头痛、脑膜刺激征、脑神经麻痹
Ⅲ级	嗜睡、意识混浊、轻度局灶性神经体征
Ⅳ级	昏迷、中或重度偏瘫,有早期去大脑强直或自主神经功能紊乱
Ⅴ级	深昏迷、去大脑强直、濒死状态

注:凡有高血压、糖尿病、高度动脉粥样硬化、慢性肺部疾病等全身性疾病,或 DSA 呈现高度脑血管痉挛的病例,则向恶化阶段提高 1 级。

表 2-2　WFNS 的 SAH 分级(1988 年)

分类	GCS	运动障碍
Ⅰ级	15	无
Ⅱ级	14～13	无
Ⅲ级	14～13	有局灶性体征

续表

分类	GCS	运动障碍
Ⅳ级	12～7	有或无
Ⅴ级	6～3	有或无

注:GCS评分。

(二)鉴别诊断

1.脑出血

脑出血深昏迷时与SAH不易鉴别,但脑出血多有局灶性神经功能缺失体征,如偏瘫、失语等,患者多有高血压病史。仔细的神经系统检查及脑CT检查有助于鉴别诊断。

2.颅内感染

颅内感染发病较SAH缓慢。各类脑膜炎起病初均先有高热,脑脊液呈炎性改变而有别于SAH。进一步脑影像学检查,脑沟、脑池无高密度增高影改变。脑炎临床表现为发热、精神症状、抽搐和意识障碍,且脑脊液多正常或只有轻度白细胞数增高,只有脑膜出血时才表现为血性脑脊液;脑CT检查有助于鉴别诊断。

3.瘤卒中

依靠详细病史(如有慢性头痛、恶心、呕吐等)、体征和脑CT检查可以鉴别。

六、治疗

主要治疗原则:①控制继续出血,预防及解除血管痉挛,去除病因,防治再出血,尽早采取措施预防、控制各种并发症。②掌握时机尽早行DSA检查,如发现动脉瘤及动静脉畸形,应尽早行血管介入、手术治疗。

(一)一般处理

绝对卧床护理4～6周,避免情绪激动和用力排便,防治剧烈咳嗽,烦躁不安时适当应用止咳剂、镇静剂;稳定血压,控制癫痫发作。对于血性脑脊液伴脑室扩大者,必要时可行脑室穿刺和体外引流,但应掌握引流速度要缓慢。发病后应密切观察GCS评分,注意心电图变化,动态观察局灶性神经体征变化和进行脑功能监测。

(二)防止再出血

二次出血是本病的常见现象,故积极进行药物干预对防治再出血十分必要。蛛网膜下腔出血急性期脑脊液纤维素溶解系统活性增高,第2周开始下降,第3周后恢复正常。因此,选用抗纤维蛋白溶解药物抑制纤溶酶原的形成,具有防治再出血的作用。

1.6-氨基己酸

6-氨基己酸为纤维蛋白溶解抑制剂,可阻止动脉瘤破裂处凝血块的溶解,又可预防再破裂和缓解脑血管痉挛。每次8～12 g加入10%葡萄糖盐水500 mL中静脉滴注,每天2次。

2.氨甲苯酸

氨甲苯酸又称抗血纤溶芳酸,能抑制纤溶酶原的激活因子,每次200～400 mg,溶于葡萄糖注射液或0.9%氯化钠注射液20 mL中缓慢静脉注射,每天2次。

3.氨甲环酸

氨甲环酸为氨甲苯酸的衍化物,抗血纤维蛋白溶酶的效价强于前两种药物,每次250～

41

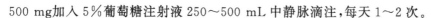

500 mg加入5%葡萄糖注射液250～500 mL中静脉滴注,每天1～2次。

但近年的一些研究显示抗纤溶药虽有一定的防止再出血作用,但同时增加了缺血事件的发生,因此不推荐常规使用此类药物,除非凝血障碍所致出血时可考虑应用。

(三)降颅压治疗

蛛网膜下腔出血可引起颅内压升高、脑水肿,严重者可出现脑疝,应积极进行脱水降颅压治疗,主要选用20%甘露醇静脉滴注,每次125～250 mL,2～4次/天;呋塞米入小壶,每次20～80 mg,2～4次/天;清蛋白10～20 g/d,静脉滴注。药物治疗效果不佳或疑有早期脑疝时,可考虑脑室引流或颞肌下减压术。

(四)防治脑血管痉挛及迟发性缺血性神经功能缺损

目前认为脑血管痉挛引起迟发性缺血性神经功能缺损(delayed ischemic neurologic deficit,DIND)是动脉瘤性SAH最常见的死亡和致残原因。钙通道阻滞剂可选择性作用于脑血管平滑肌,减轻脑血管痉挛和DIND。常用尼莫地平,每天10 mg(50 mL),以每小时2.5～5.0 mL速度泵入或缓慢静脉滴注,5～14天为1个疗程;也可选择尼莫地平,每次40 mg,每天3次,口服。国外报道高血压-高血容量-血液稀释(hypertension-hypervolemia-hemodilution,3H)疗法可使大约70%的患者临床症状得到改善。有数个报道认为与以往相比,"3H"疗法能够明显改善患者预后。增加循环血容量,提高平均动脉压,降低血细胞比容至30%～50%,被认为能够使脑灌注达到最优化。3H疗法必须排除已存在脑梗死、高颅压,并已夹闭动脉瘤后才能应用。

(五)防治急性脑积水

急性脑积水常发生于病后1周内,发生率为9%～27%。急性阻塞性脑积水患者脑CT显示脑室急速进行性扩大,意识障碍加重,有效的疗法是行脑室穿刺引流和冲洗。但应注意防止脑脊液引流过度,维持颅内压在2.0～4.0 kPa(15～30 mmHg),因过度引流会突然发生再出血。长期脑室引流要注意继发感染(脑炎、脑膜炎),感染率为5%～10%。同时常规应用抗生素防治感染。

(六)低钠血症的治疗

SIADH的治疗原则主要是纠正低血钠和防止体液容量过多。可限制液体摄入量,1天<1 000 mL,使体内水分处于负平衡以减少体液过多与尿钠丢失。注意应用利尿剂和高渗盐水,纠正低血钠与低渗血症。当血浆渗透压恢复,可给予5%葡萄糖注射液维持,也可用抑制ADH药物,地美环素1～2 g/d,口服。

CSWS的治疗主要是维持正常水盐平衡,给予补液治疗。可静脉或口服等渗或高渗盐液,根据低钠血症的严重程度和患者耐受程度单独或联合应用。高渗盐液补液速度以每小时0.7 mmol/L,24小时<20 mmol/L为宜。如果纠正低钠血症速度过快可导致脑桥脱髓鞘病,应予特别注意。

(七)外科治疗

经造影证实有动脉瘤或动静脉畸形者,应争取手术或介入治疗,根除病因防止再出血。

1.显微外科

夹闭颅内破裂的动脉瘤是消除病变并防止再出血的最好方法,而且动脉瘤被夹闭,继发性血管痉挛就能得到积极有效的治疗。一般认为Hunt-Hess分级Ⅰ～Ⅱ级的患者应在发病后48～72小时早期手术。应用现代技术,早期手术已经不再难以克服。一些神经血管中心富有经验的医师已经建议给低评分的患者早期手术,只要患者的血流动力学稳定,颅内压得以控制即可。对于神经状况分级很差和/或伴有其他内科情况,手术应该延期。对于病情不太稳定、不能承受早期手术的患者,可选择血管内治疗。

2.血管内治疗

选择适合的患者行血管内放置 Guglielmi 可脱式弹簧圈(Guglielmi detachable coils,GDCs),已经被证实是一种安全的治疗手段。近年来,一般认为治疗指征为手术风险大或手术治疗困难的动脉瘤。

七、预后与预防

(一)预后

临床常采用 Hunt 和 Kosnik(1974)修改的 Botterell 的分级方案,对预后判断有帮助。Ⅰ～Ⅱ级患者预后佳,Ⅳ～Ⅴ级患者预后差,Ⅲ级患者介于两者之间。

首次蛛网膜下腔出血的病死率为 10%～25%。病死率随着再出血递增。再出血和脑血管痉挛是导致死亡和致残的主要原因。蛛网膜下腔出血的预后与病因、年龄、动脉瘤的部位、瘤体大小、出血量、有无并发症、手术时机选择及处置是否及时、得当有关。

(二)预防

蛛网膜下腔出血病情常较危重,病死率较高,尽管不能从根本上达到预防目的,但对已知的病因应及早积极对因治疗,如控制血压、戒烟、限酒,以及尽量避免剧烈运动、情绪激动、过劳、用力排便、剧烈咳嗽等;对于长期便秘的个体应采取辨证论治思路长期用药(如麻仁润肠丸、芪蓉润肠口服液、香砂枳术丸、越鞠保和丸等);情志因素常为本病的诱发因素,对于已经存在脑动脉瘤、动脉血管夹层或烟雾病的患者,保持情绪稳定至关重要。

不少尸检材料证实,患者生前曾患动脉瘤但未曾破裂出血,说明存在危险因素并不一定完全会出血,预防动脉瘤破裂有着非常重要的意义。应当强调的是,蛛网膜下腔出血常在首次出血后2周再次发生出血且常常危及生命,故对已出血患者积极采取有效措施进行整体调节并及时给予恰当的对症治疗,对预防再次出血至关重要。

(郭道林)

第三节 腔隙性脑梗死

腔隙性脑梗死是指大脑半球深部白质和脑干等中线部位,由直径为 100～400 μm 的穿支动脉血管闭塞导致的脑梗死。所引起的病灶为 0.5～15.0 mm³ 的梗死灶。大多由大脑前动脉、大脑中动脉、前脉络膜动脉和基底动脉的穿支动脉闭塞所引起。脑深部穿动脉闭塞导致相应灌注区脑组织缺血、坏死、液化,由吞噬细胞将该处组织移走而形成小腔隙。好发于基底节、丘脑、内囊、脑桥的大脑皮质贯通动脉供血区。反复发生多个腔隙性脑梗死,称多发性腔隙性脑梗死。临床引起相应的综合征,常见的有纯运动性轻偏瘫、纯感觉性卒中、构音障碍-手笨拙综合征、共济失调性轻偏瘫和感觉运动性卒中。高血压和糖尿病是主要原因,特别是高血压尤为重要。腔隙性脑梗死占脑梗死的 20%～30%。

一、病因与发病机制

(一)病因

真正的病因和发病机制尚未完全清楚,但与下列因素有关。

1.高血压

长期高血压作用于小动脉及微小动脉壁,致脂质透明变性,管腔闭塞,产生腔隙性病变。舒张压增高是多发性腔隙性脑梗死的常见原因。

2.糖尿病

糖尿病时血浆低密度脂蛋白及极低密度脂蛋白的浓度增高,引起脂质代谢障碍,促进胆固醇合成,从而加速、加重动脉硬化的形成。

3.微栓子(无动脉病变)

各种类型小栓子阻塞小动脉导致腔隙性脑梗死,如胆固醇、红细胞增多症、纤维蛋白等。

4.血液成分异常

如红细胞增多症、血小板增多症和高凝状态,也可导致发病。

(二)发病机制

腔隙性脑梗死的发病机制还不完全清楚。微小动脉粥样硬化被认为是症状性腔隙性脑梗死常见的发病机制。在慢性高血压患者中,在粥样硬化斑为 $100\sim400\ \mu m$ 的小动脉中,也能发现动脉狭窄和闭塞。颈动脉粥样斑块,尤其是多发性斑块,可能会导致腔隙性脑梗死;脑深部穿动脉闭塞,导致相应灌注区脑组织缺血、坏死,由吞噬细胞将该处脑组织移走,遗留小腔,因而导致该部位神经功能缺损。

二、病理

腔隙性脑梗死灶呈不规则圆形、卵圆形或狭长形。累及管径为 $100\sim400\ \mu m$ 的穿动脉,梗死部位主要在基底节(特别是壳核和丘脑)、内囊和脑桥的白质。大多数腔隙性脑梗死位于豆纹动脉分支、大脑后动脉的丘脑深穿支、基底动脉的旁中央支供血区。阻塞常发生在深穿支的前半部分,因而梗死灶均较小,大多数直径为0.2~15 mm。病变血管可见透明变性、玻璃样脂肪变、玻璃样小动脉坏死、血管壁坏死和小动脉硬化等。

三、临床表现

本病常见于 40~60 岁以上的中老年人。腔隙性脑梗死患者中高血压的发病率约为 75%,糖尿病的发病率为 25%~35%,有 TIA 史者约有 20%。

(一)症状和体征

临床症状一般较轻,体征单一,一般无头痛、颅内高压症状和意识障碍。由于病灶小,又常位于脑的静区,故许多腔隙性脑梗死在临床上无症状。

(二)临床综合征

Fisher 根据病因、病理和临床表现,归纳为 21 种综合征,常见的有以下几种。

1.纯运动性轻偏瘫(pure motor hemiparesis,PMH)

PMH 最常见,约占 60%,有病灶对侧轻偏瘫,而不伴失语、感觉障碍和视野缺损,病灶多在内囊和脑干。

2.纯感觉性卒中(pure sensory stroke,PSS)

PSS约占10%,表现为病灶对侧偏身感觉障碍,也可伴有感觉异常,如麻木、烧灼和刺痛感。病灶在丘脑腹后外侧核或内囊后肢。

3.构音障碍-手笨拙综合征(dysarthric-clumsy hand syndrome,DCHS)

DCHS约占20%,表现为构音障碍、吞咽困难,病灶对侧轻度中枢性面、舌瘫,手的精细运动欠灵活,指鼻试验欠稳。病灶在脑桥基底部或内囊前肢及膝部。

4.共济失调性轻偏瘫(ataxic-hemiparesis,AH)

AH病灶同侧共济失调和病灶对侧轻偏瘫,下肢重于上肢,伴有锥体束征。病灶多在放射冠汇集至内囊处,或脑桥基底部皮质脑桥束受损所致。

5.感觉运动性卒中(sensorimotor stroke,SMS)

SMS少见,以偏身感觉障碍起病,再出现轻偏瘫,病灶位于丘脑腹后核及邻近内囊后肢。

6.腔隙状态

腔隙状态由Marie提出,由于多次腔隙性脑梗死后,有进行性加重的偏瘫、严重的精神障碍、痴呆、平衡障碍、二便失禁、假性延髓性麻痹、双侧锥体束征和类帕金森综合征等。近年由于有效控制血压及治疗的进步,现在已很少见。

四、辅助检查

(一)神经影像学检查

1.颅脑CT

非增强CT扫描显示为基底节区或丘脑呈卵圆形低密度灶,边界清楚,直径为10~15 mm。由于病灶小,占位效应轻微,一般仅为相邻脑室局部受压,多无中线移位,梗死密度随时间逐渐减低,4周后接近脑脊液密度,并出现萎缩性改变。增强扫描于梗死后3天至1个月可能发生均一或斑块性强化,以2~3周明显,待达到脑脊液密度时,则不再强化。

2.颅脑MRI

MRI显示比CT优越,尤其是对脑桥的腔隙性脑梗死和新旧腔隙性脑梗死的鉴别有意义,增强后能提高阳性率。颅脑MRI检查在T_2W像上显示高信号,是小动脉阻塞后新的或陈旧的病灶。T_1WI和T_2WI分别表现为低信号和高信号斑点状或斑片状病灶,呈圆形、椭圆形或裂隙形,最大直径常为数毫米,一般不超过1 cm。急性期T_1WI的低信号和T_2WI的高信号,常不及慢性期明显,由于水肿的存在,使病灶看起来常大于实际梗死灶。注射造影剂后,T_1WI急性期、亚急性期和慢性期病灶显示增强,呈椭圆形、圆形,也可呈环形。

3.CT血管成像、MRA

了解颈内动脉有无狭窄及闭塞程度。

(二)超声检查

TCD了解颈内动脉狭窄及闭塞程度。三维B超检查,了解颈内动脉粥样硬化斑块的大小和厚度。

(三)血液学检查

了解有无糖尿病和高脂血症等。

五、诊断与鉴别诊断

(一)诊断

(1)中老年人发病,多数患者有高血压病史,部分患者有糖尿病史或 TIA 史。

(2)急性或亚急性起病,症状比较轻,体征比较单一。

(3)临床表现符合 Fisher 描述的常见综合征之一。

(4)颅脑 CT 或 MRI 发现与临床神经功能缺损一致的病灶。

(5)预后较好,恢复较快,大多数患者不遗留后遗症状和体征。

(二)鉴别诊断

1.小量脑出血

均为中老年发病,有高血压和急起的偏瘫和偏身感觉障碍。但小量脑出血头颅 CT 显示高密度灶即可鉴别。

2.脑囊虫病

CT 均表现为低信号病灶。但是,脑囊虫病 CT 呈多灶性、小灶性和混合灶性病灶,临床表现常有头痛和癫痫发作,血和脑脊液囊虫抗体阳性,可供鉴别。

六、治疗

(一)抗血小板聚集药物

抗血小板聚集药物是预防和治疗腔隙性脑梗死的有效药物。

1.肠溶阿司匹林(或拜阿司匹林)

每次 100 mg,每天 1 次,口服,可连用 6～12 个月。

2.氯吡格雷

每次 50～75 mg,每天 1 次,口服,可连用半年。

3.西洛他唑

每次 50～100 mg,每天 2 次,口服。

4.曲克芦丁

每次 200 mg,每天 3 次,口服;或每次 400～600 mg 加入 5%葡萄糖注射液或 0.9%氯化钠注射液500 mL中静脉滴注,每天 1 次,可连用 20 天。

(二)钙通道阻滞剂

1.氟桂利嗪

每次 5～10 mg,睡前口服。

2.尼莫地平

每次 20～30 mg,每天 3 次,口服。

3.尼卡地平

每次 20 mg,每天 3 次,口服。

(三)血管扩张药

1.丁苯酞

每次 200 mg,每天 3 次,口服。偶见恶心、腹部不适,有严重出血倾向者忌用。

2.丁咯地尔

每次 200 mg 加入 5％葡萄糖注射液或 0.9％氯化钠注射液 250 mL 中静脉滴注,每天 1 次,连用10～14 天;或每次 200 mg,每天 3 次,口服。可有头痛、头晕、恶心等不良反应。

3.倍他司汀

每次 6～12 mg,每天 3 次,口服。可有恶心、呕吐等不良反应。

(四)内科病的处理

有效控制高血压、糖尿病、高脂血症等,坚持药物治疗,定期检查血压、血糖、血脂、心电图和有关血液流变学指标。

七、预后与预防

(一)预后

Marie 和 Fisher 认为腔隙性脑梗死一般预后良好,下述几种情况影响本病的预后。

(1)梗死灶的部位和大小,如腔隙性脑梗死发生在脑的重要部位——脑桥和丘脑,以及大的和多发性腔隙性脑梗死者预后不良。

(2)有反复 TIA 发作,有高血压、糖尿病和严重心脏病(缺血性心脏病、心房颤动、心脏瓣膜病等),症状没有得到很好控制者预后不良。据报道,1 年内腔隙性脑梗死的复发率为10％～18％;腔隙性脑梗死,特别是多发性腔隙性脑梗死半年后约有 23％的患者发展为血管性痴呆。

(二)预防

控制高血压、防治糖尿病和 TIA 是预防腔隙性脑梗死发生和复发的关键。

(1)积极处理危险因素。①血压的调控:长期高血压是腔隙性脑梗死主要的危险因素之一。在降血压药物方面无统一规定应用的药物。选用降血压药物的原则是既要有效和持久的降低血压,又不至于影响重要器官的血流量。可选用钙通道阻滞剂,如硝苯地平缓释片,每次20 mg,每天 2 次,口服;或尼莫地平,每次 30 mg,每天 1 次,口服。也可选用 ACEI,如卡托普利,每次12.5～25 mg,每天 3 次,口服;或贝拉普利,每次5～10 mg,每天 1 次,口服。②调控血糖:糖尿病也是腔隙性脑梗死主要的危险因素之一。要积极控制血糖,注意饮食与休息。③调控高血脂:可选用辛伐他汀,每次 10～20 mg,每天 1 次,口服;或洛伐他汀,每次 20～40 mg,每天 1～2 次,口服。④积极防治心脏病:要减轻心脏负荷,避免或慎用增加心脏负荷的药物,注意补液速度及补液量;对有心肌缺血、心肌梗死者应在心血管内科医师的协助下进行药物治疗。

(2)可以较长时期应用抗血小板聚集药物,如阿司匹林、氯吡格雷和中药活血化瘀药物。

(3)生活规律,心情舒畅,饮食清淡,适宜的体育锻炼。

(李 琳)

第四节 血栓形成性脑梗死

血栓形成性脑梗死主要是脑动脉主干或皮质支动脉粥样硬化导致血管增厚、管腔狭窄闭塞和血栓形成;还可见于动脉血管内膜炎症、先天性血管畸形、真性红细胞增多症及血液高凝状态、血流动力学异常等,均可致血栓形成,引起脑局部血流减少或供血中断,脑组织缺血、缺氧导致软化坏死,出现局灶性神经系统症状和体征,如偏瘫、偏身感觉障碍和偏盲等。大面积脑梗死还有颅内高压症状,严重者可发生昏迷和脑疝。约90%的血栓形成性脑梗死是在动脉粥样硬化的基础上发生的,因此称动脉粥样硬化性血栓形成性脑梗死。

脑梗死的发病率约为110/10万,占全部脑卒中的60%~80%;其中血栓形成性脑梗死占脑梗死的60%~80%。

一、病因与发病机制

(一)病因

1.动脉壁病变

血栓形成性脑梗死最常见的病因为动脉粥样硬化,常伴高血压,与动脉粥样硬化互为因果。其次为各种原因引起的动脉炎、血管异常(如夹层动脉瘤、先天性动脉瘤)等。

2.血液成分异常

血液黏度增高,以及真性红细胞增多症、血小板增多症、高脂血症等,都可使血液黏度增高,血液淤滞,引起血栓形成。如果没有血管壁的病变为基础,不会发生血栓。

3.血流动力学异常

在动脉粥样硬化的基础上,当血压下降、血流缓慢、脱水、严重心律失常及心功能不全时,可导致灌注压下降,有利于血栓形成。

(二)发病机制

主要是动脉内膜深层的脂肪变性和胆固醇沉积,形成粥样硬化斑块及各种继发病变,使管腔狭窄甚至阻塞。病变逐渐发展,则内膜分裂,内膜下出血和形成内膜溃疡。内膜溃疡易发生血栓形成,使管腔进一步狭窄或闭塞。由于动脉粥样硬化好发于大动脉的分叉处及拐弯处,故脑血栓的好发部位为大脑中动脉、颈内动脉的虹吸部及起始部、椎动脉及基底动脉的中下段等。由于脑动脉有丰富的侧支循环,管腔狭窄需到80%以上才会影响脑血流量。逐渐发生的动脉硬化斑块一般不会出现症状,当内膜损伤破裂形成溃疡后,血小板及纤维素等血中有形成分黏附、聚集、沉着形成血栓。当血压下降、血流缓慢、脱水等血液黏度增加,致供血减少或促进血栓形成的情况下,即出现急性缺血症状。

病理生理学研究发现,脑的耗氧量约为总耗氧量的20%,故脑组织缺血缺氧是以血栓形成性脑梗死为代表的缺血性脑血管疾病的核心发病机制。脑组织缺血缺氧将会引起神经细胞肿胀、变性、坏死、凋亡以及胶质细胞肿胀、增生等一系列继发反应。脑血流阻断1分钟后神经元活动停止,缺血缺氧4分钟即可造成神经元死亡。脑缺血的程度不同而神经元损伤的程度也不同。脑神经元损伤导致局部脑组织及其功能的损害。缺血性脑血管疾病的发病是多方面而且相当复杂的过程,脑缺血损害也是一个渐进的过程,神经功能障碍随缺血时间的延长而加重。目前的研究发现氧自由基的形成、钙离子超载、一氧化氮(NO)和一氧化氮合成酶的作用、兴奋性氨基酸毒性作用、炎症细胞因子损害、凋亡调控基因的激活、缺血半暗带功能障碍等方面参与了其发生机制。这些机制作用于多种生理、病理过程的不同环节,对脑功能演变和细胞凋亡给予调节,同时也受到多种基因的调节和制约,构成一种复杂的相互调节与制约的网络关系。

1.氧自由基损伤

脑缺血时氧供应下降和ATP减少,导致过氧化氢、羟自由基以及起主要作用的过氧化物等氧自由基的过度产生和超氧化物歧化酶等清除自由基的动态平衡状态遭到破坏,攻击膜结构和DNA,破坏内皮细胞膜,使离子转运、生物能的产生和细胞器的功能发生一系列病理生理改变,导致神经细胞、胶质细胞和血管内皮细胞损伤,增加血-脑屏障通透性。自由基损伤可加重脑缺血后的神经细胞损伤。

2.钙离子超载

研究认为,Ca^{2+}超载及其一系列有害代谢反应是导致神经细胞死亡的最后共同通路。细胞内 Ca^{2+} 超载有多种原因:①在蛋白激酶 C 等的作用下,兴奋性氨基酸、内皮素和 NO 等物质释放增加,导致受体依赖性钙通道开放使大量 Ca^{2+} 内流。②细胞内 Ca^{2+} 浓度升高可激活磷脂酶、三磷酸酯醇等物质,使细胞内储存的 Ca^{2+} 释放,导致 Ca^{2+} 超载。③ATP 合成减少,Na^+-K^+-ATP酶功能降低而不能维持正常的离子梯度,大量 Na^+ 内流和 K^+ 外流,细胞膜电位下降产生去极化,导致电压依赖性钙通道开放,大量 Ca^{2+} 内流。④自由基使细胞膜发生脂质过氧化反应,细胞膜通透性发生改变和离子运转,引起 Ca^{2+} 内流使神经细胞内 Ca^{2+} 浓度异常升高。⑤多巴胺、5-羟色胺和乙酰胆碱等水平升高,使 Ca^{2+} 内流和胞内 Ca^{2+} 释放。Ca^{2+} 内流进一步干扰了线粒体氧化磷酸化过程,且大量激活钙依赖性酶类,如磷脂酶、核酸酶及蛋白酶,以及自由基形成、能量耗竭等一系列生化反应,最终导致细胞死亡。

3.NO 和一氧化氮合成酶的作用

有研究发现,NO 作为生物体内重要的信使分子和效应分子,具有神经毒性和脑保护双重作用,即低浓度 NO 通过激活鸟苷酸环化酶使环鸟苷酸水平升高,扩张血管,抑制血小板聚集、白细胞-内皮细胞的聚集和黏附,阻断 N-甲基-D-门冬氨酸(NMDA)受体,减弱其介导的神经毒性作用起保护作用;而高浓度 NO 与超氧自由基作用形成过氧亚硝酸盐或者氧化产生亚硝酸阴离子,加强脂质过氧化,使 ATP 酶活性降低,细胞蛋白质损伤,且能使各种含铁硫的酶失活,从而阻断DNA 复制及靶细胞内的能量合成和能量衰竭,亦可通过抑制线粒体呼吸功能实现其毒性作用而加重缺血脑组织的损害。

4.兴奋性氨基酸毒性作用

兴奋性氨基酸是广泛存在于哺乳动物中枢神经系统的正常兴奋性神经递质,参与传递兴奋性信息,同时又是一种神经毒素,以谷氨酸和天冬氨酸为代表。脑缺血使物质转化(尤其是氧和葡萄糖)发生障碍,使维持离子梯度所必需的能量衰竭和生成障碍。因为能量缺乏,膜电位消失,细胞外液中谷氨酸异常增高导致神经元、血管内皮细胞和神经胶质细胞持续去极化,并有谷氨酸从突触前神经末梢释放。胶质细胞和神经元对神经递质的再摄取一般均需耗能,神经末梢释放的谷氨酸发生转运和再摄取障碍,导致细胞间隙兴奋性氨基酸异常堆积,产生神经毒性作用。兴奋性氨基酸毒性可以直接导致急性细胞死亡,也可通过其他途径导致细胞凋亡。

5.炎症细胞因子损害

脑缺血后炎症级联反应是一种缺血区内各种细胞相互作用的动态过程,是造成脑缺血后的第 2 次损伤。在脑缺血后,由于缺氧及自由基增加等因素均可通过诱导相关转录因子合成,淋巴细胞、内皮细胞、多形核白细胞和巨噬细胞、小胶质细胞以及星形胶质细胞等一些具有免疫活性的细胞均能产生细胞因子,如 TNF-α、血小板活化因子、白细胞介素(IL)系列、转化生长因子(TGF)-$β_1$ 等,细胞因子对白细胞又有趋化作用,诱导内皮细胞表达 ICAM-1、P-选择素等黏附分子,白细胞通过其毒性产物、巨噬细胞作用和免疫反应加重缺血性损伤。

6.凋亡调控基因的激活

细胞凋亡是由体内外某种信号触发细胞内预存的死亡程序而导致的以细胞DNA早期降解为特征的主动性自杀过程。细胞凋亡在形态学和生化特征上表现为细胞皱缩,细胞核染色质浓缩,DNA片段化,而细胞的膜结构和细胞器仍完整。脑缺血后,神经元生存的内外环境均发生变化,多种因素如过量的谷氨酸受体的激活、氧自由基释放和细胞内 Ca^{2+} 超载等,通过激活与调控凋亡相关基因、启动细胞死亡信号转导通路,最终导致细胞凋亡。缺血性脑损伤所致的细胞凋亡可分3个阶段:信号传递阶段、中央调控阶段和结构改变阶段。

7.缺血半暗带功能障碍

缺血半暗带(IP)是无灌注的中心(坏死区)和正常组织间的移行区。IP是不完全梗死,其组织结构存在,但有选择性神经元损伤。围绕脑梗死中心的缺血性脑组织的电活动中止,但保持正常的离子平衡和结构上的完整。假如再适当增加局部脑血流量,至少在急性阶段突触传递能完全恢复,即IP内缺血性脑组织的功能是可以恢复的。缺血半暗带是兴奋性细胞毒性、梗死周围去极化、炎症反应、细胞凋亡起作用的地方,使该区迅速发展成梗死灶。缺血半暗带的最初损害表现为功能障碍,有独特的代谢紊乱。主要表现在葡萄糖代谢和脑氧代谢这两方面:①当血流速度下降时,蛋白质合成抑制,启动无氧糖酵解、神经递质释放和能量代谢紊乱。②急性脑缺血缺氧时,神经元和神经胶质细胞由于能量缺乏、K^+ 释放和谷氨酸在细胞外积聚而去极化,缺血中心区的细胞只去极化而不复极;而缺血半暗带的细胞以能量消耗为代价可复极,如果细胞外的 K^+ 和谷氨酸增加,这些细胞也只去极化,随着去极化细胞数量的增大,梗死灶范围也不断扩大。

尽管对缺血性脑血管疾病一直进行着研究,但对其病理生理机制尚不够深入,希望随着对缺血性脑损伤治疗的研究进展,其发病机制也随之更深入地阐明,从而更好地为临床和理论研究服务。

二、病理

动脉闭塞6小时以内脑组织改变尚不明显,属可逆性,8~48小时缺血最重的中心部位发生软化,并出现脑组织肿胀、变软,灰白质界限不清。如病变范围扩大、脑组织高度肿胀时,可向对侧移位,甚至形成脑疝。镜下见组织结构不清,神经细胞及胶质细胞坏死,毛细血管轻度扩张,周围可见液体和红细胞渗出,此期为坏死期。动脉阻塞2天后,特别是7~14天,脑组织开始液化,脑组织水肿明显,病变区明显变软,神经细胞消失,吞噬细胞大量出现,星形胶质细胞增生,此期为软化期。3周后液化的坏死组织被吞噬和移走,胶质增生,小病灶形成胶质瘢痕,大病灶形成中风囊,此期称恢复期,可持续数月至1~2年。上述病理改变称白色梗死。少数梗死区,由于血管丰富,于再灌流时可继发出血,呈现出血性梗死或称红色梗死。

三、临床表现

(一)症状与体征

多在50岁以后发病,常伴有高血压;多在睡眠中发病,醒来才发现肢体偏瘫。部分患者先有头昏、头痛、眩晕、肢体麻木、无力等短暂性脑缺血发作的前驱症状,多数经数小时甚至1~2天症状达高峰,通常意识清楚,但大面积脑梗死或基底动脉闭塞可有意识障碍,甚至发生脑疝等危重症状。神经系统定位体征视脑血管闭塞的部位及梗死的范围而定。

(二)临床分型

有的根据病情程度分型,如完全性缺血性中风,是指起病 6 小时内病情即达高峰,一般较重,可有意识障碍。还有的根据病程进展分型,如进展型缺血性中风,则指局限性脑缺血逐渐进展,数天内呈阶梯式加重。

1.按病程和病情分型

(1)进展型:局限性脑缺血症状逐渐加重,呈阶梯式加重,可持续 6 小时至数天。

(2)缓慢进展型:在起病后 1～2 周症状仍逐渐加重,血栓逐渐发展,脑缺血和脑水肿的范围继续扩大,症状由轻变重,直到出现对侧偏瘫、意识障碍,甚至发生脑疝,类似颅内肿瘤,又称类脑瘤型。

(3)大块梗死型:又称爆发型,如颈内动脉或大脑中动脉主干等较大动脉的急性脑血栓形成,往往症状出现快,伴有明显脑水肿、颅内压增高,患者头痛、呕吐、病灶对侧偏瘫,常伴意识障碍,很快进入昏迷,有时发生脑疝,类似脑出血,又称类脑出血型。

(4)可逆性缺血性神经功能缺损:此型患者症状、体征持续超过 24 小时,但在 2～3 周完全恢复,不留后遗症。病灶多数发生于大脑半球半卵圆中心,可能由于该区尤其是非优势半球侧侧支循环迅速而充分地代偿,缺血尚未导致不可逆的神经细胞损害,也可能是一种较轻的梗死。

2.OCSP 分型

OCSP 分型即英国牛津郡社区脑卒中研究规划(Oxfordshire Community Stroke Project,OCSP)的分型。

(1)完全前循环梗死:表现为三联征,即完全大脑中动脉(MCA)综合征的表现。①大脑高级神经活动障碍(意识障碍、失语、失算、空间定向力障碍等);②同向偏盲;③对侧 3 个部位(面、上肢和下肢)较严重的运动和/或感觉障碍。多为 MCA 近段主干,少数为颈内动脉虹吸段闭塞引起的大面积脑梗死。

(2)部分前循环梗死:有以上三联征中的两个,或只有高级神经活动障碍,或感觉运动缺损较完全前循环梗死局限。提示是 MCA 远段主干、各级分支或大脑前动脉及分支闭塞引起的中、小梗死。

(3)后循环梗死:表现为各种不同程度的椎-基底动脉综合征——可表现为同侧脑神经瘫痪及对侧感觉运动障碍,双侧感觉运动障碍,双眼协同活动及小脑功能障碍,无长束征或视野缺损等。为椎-基底动脉及分支闭塞引起的大小不等的脑干、小脑梗死。

(4)腔隙性梗死:表现为腔隙综合征,如纯运动性偏瘫、纯感觉性脑卒中、共济失调性轻偏瘫、手笨拙-构音不良综合征等。大多是基底节或脑桥小穿支病变引起的小腔隙灶。

OCSP 分型方法简便,更加符合临床实际的需要,临床医师不必依赖影像或病理结果即可对急性脑梗死迅速分出亚型,并做出有针对性的处理。

(三)临床综合征

1.颈内动脉闭塞综合征

颈内动脉闭塞综合征指颈内动脉血栓形成,主干闭塞。病史中可有头痛、头晕、晕厥、半身感觉异常或轻偏瘫;病变对侧有偏瘫、偏身感觉障碍和偏盲;可有精神症状,严重时有意识障碍;病变侧有视力减退,有的还有视神经乳头萎缩;病灶侧有 Horner 综合征;病灶侧颈动脉搏动减弱或消失;优势半球受累可有失语,非优势半球受累可出现体象障碍。

2.大脑中动脉闭塞综合征

大脑中动脉闭塞综合征指大脑中动脉血栓形成,大脑中动脉主干闭塞,引起病灶对侧偏瘫、偏身感觉障碍和偏盲,优势半球受累还有失语。累及非优势半球可有失用、失认和体象障碍等顶叶症状。病灶广泛,可引起脑肿胀,甚至死亡。

(1)皮质支闭塞:引起病灶对侧偏瘫、偏身感觉障碍,面部及上肢重于下肢,优势半球病变有运动性失语,非优势半球病变有体象障碍。

(2)深穿支闭塞:出现对侧偏瘫和偏身感觉障碍,优势半球病变可出现运动性失语。

3.大脑前动脉闭塞综合征

大脑前动脉闭塞综合征指大脑前动脉血栓形成,大脑前动脉主干闭塞。在前交通动脉以前发生阻塞时,因为病损脑组织可通过对侧前交通动脉得到血供,故不出现临床症状;在前交通动脉分出之后阻塞时,可出现对侧中枢性偏瘫,以面瘫和下肢瘫为重,可伴轻微偏身感觉障碍;并可有排尿障碍(旁中央小叶受损)、精神障碍(额极与胼胝体受损)、强握及吸吮反射(额叶受损)等。

(1)皮质支闭塞:引起对侧下肢运动及感觉障碍;轻微共济运动障碍;排尿障碍和精神障碍。

(2)深穿支闭塞:引起对侧中枢性面、舌及上肢瘫。

4.大脑后动脉闭塞综合征

大脑后动脉闭塞综合征指大脑后动脉血栓形成。约70%的患者两条大脑后动脉来自基底动脉,并有后交通动脉与颈内动脉联系交通。有20%～25%的人一条大脑后动脉来自基底动脉,另一条来自颈内动脉;其余的人中,两条大脑后动脉均来自颈内动脉。

大脑后动脉供应颞叶的后部和基底面、枕叶的内侧及基底面,并发出丘脑膝状体及丘脑穿动脉供应丘脑血液。

(1)主干闭塞:引起对侧同向性偏盲,上部视野受损较重,黄斑回避(黄斑视觉皮质代表区为大脑中、后动脉双重血液供应,故黄斑视力不受累)。

(2)中脑水平大脑后动脉起始处闭塞:可见垂直性凝视麻痹、动眼神经麻痹、眼球垂直性歪扭斜视。

(3)双侧大脑后动脉闭塞:有皮质盲、记忆障碍(累及颞叶)、不能识别熟悉面孔(面容失认症)、幻视和行为综合征。

(4)深穿支闭塞:丘脑穿动脉闭塞则引起红核丘脑综合征,病侧有小脑性共济失调,意向性震颤。舞蹈样不自主运动和对侧感觉障碍。丘脑膝状体动脉闭塞则引起丘脑综合征,病变对侧偏身感觉障碍(深感觉障碍较浅感觉障碍为重),病变对侧偏身自发性疼痛。轻偏瘫,共济失调和舞蹈-手足徐动症。

5.椎-基底动脉闭塞综合征

椎-基底动脉闭塞综合征指椎-基底动脉血栓形成。椎-基底动脉实为一连续的脑血管干并有着共同的神经支配,无论是结构、功能还是临床病症的表现,两侧互为影响,实难予以完全分开,故常总称为"椎-基底动脉系疾病"。

(1)基底动脉主干闭塞综合征:指基底动脉主干血栓形成。发病虽然不如脑桥出血那么急,但病情常迅速恶化,出现眩晕、呕吐、四肢瘫痪、共济失调、昏迷和高热等。大多数在短期内死亡。

(2)双侧脑桥正中动脉闭塞综合征:指双侧脑桥正中动脉血栓形成,为典型的闭锁综合征,表现为四肢瘫痪、假性延髓性麻痹、双侧周围性面瘫、双眼球外展麻痹、两侧的侧视中枢麻痹。但患者意识清楚,视力、听力和眼球垂直运动正常,所以,患者通过听觉、视觉和眼球上下运动表示意识和交流。

(3)基底动脉尖综合征:基底动脉尖分出两对动脉——小脑上动脉和大脑后动脉,分支供应中脑、丘脑、小脑上部、颞叶内侧及枕叶。血栓性闭塞多发生于基底动脉中部,栓塞性病变通常发生在基底动脉尖。栓塞性病变导致眼球运动及瞳孔异常,表现为单侧或双侧动眼神经部分或完全麻痹、眼球上视不能(上丘受累)、光反射迟钝而调节反射存在(顶盖前区病损)、一过性或持续性意识障碍(中脑或丘脑网状激活系统受累)、对侧偏盲或皮质盲(枕叶受累)、严重记忆障碍(颞叶内侧受累)。如果是中老年人突发意识障碍又较快恢复,有瞳孔改变、动眼神经麻痹、垂直注视障碍、无明显肢体瘫痪和感觉障碍应想到该综合征的可能。如果还有皮质盲或偏盲、严重记忆障碍更支持本综合征的诊断,需做头部 CT 或 MRI 检查,若发现有双侧丘脑、枕叶、颞叶和中脑病灶则可确诊。

(4)中脑穿动脉综合征:指中脑穿动脉血栓形成,亦称 Weber 综合征,病变位于大脑脚底,损害锥体束及动眼神经,引起病灶侧动眼神经麻痹和对侧中枢性偏瘫。中脑穿动脉闭塞还可引起 Benedikt 综合征,累及动眼神经髓内纤维及黑质,引起病灶侧动眼神经麻痹及对侧锥体外系症状。

(5)脑桥支闭塞综合征:指脑桥支血栓形成引起的 Millard-Gubler 综合征,病变位于脑桥的腹外侧部,累及展神经核和面神经核以及锥体束,引起病灶侧眼球外直肌麻痹、周围性面神经麻痹和对侧中枢性偏瘫。

(6)内听动脉闭塞综合征:指内听动脉血栓形成(内耳卒中)。内耳的内听动脉有两个分支,较大的耳蜗动脉供应耳蜗及前庭迷路下部;较小的耳蜗动脉供应前庭迷路上部,包括水平半规管及椭圆囊斑。由于口径较小的前庭动脉缺乏侧支循环,以致前庭迷路上部对缺血选择性敏感,故迷路缺血常出现严重眩晕、恶心呕吐。若耳蜗支同时受累则有耳鸣、耳聋。耳蜗支单独梗死则会突发耳聋。

(7)小脑后下动脉闭塞综合征:指小脑后下动脉血栓形成,也称 Wallenberg 综合征。表现为急性起病的头晕、眩晕、呕吐(前庭神经核受损)、交叉性感觉障碍,即病侧面部感觉减退、对侧肢体痛觉、温度觉障碍(病侧三叉神经脊束核及对侧交叉的脊髓丘脑束受损),同侧 Horner 综合征(下行交感神经纤维受损),同侧小脑性共济失调(绳状体或小脑受损),声音嘶哑、吞咽困难(疑核受损)。小脑后下动脉常有解剖变异,常见不典型临床表现。

四、辅助检查

(一)影像学检查

1.胸部 X 线检查

了解心脏情况及肺部有无感染和癌肿等。

2.CT 检查

不仅可确定梗死的部位及范围,而且可明确是单发还是多发。在缺血性脑梗死发病12~24 小时,CT 常没有明显的阳性表现。梗死灶最初表现为不规则的稍低密度区,病变与血管分布区一致。常累及基底节区,如为多发灶,亦可连成一片。病灶大、水肿明显时可有占位效应。在发病后2~5 天,病灶边界清晰,呈楔形或扇形等。1~2 周,水肿消失,边界更清,密度更低。发病第 2 周,可出现梗死灶边界不清楚,边缘出现等密度或稍低密度,即模糊效应;在增强扫描后往往呈脑回样增强,有助于诊断。4~5 周,部分小病灶可消失,而大片状梗死灶密度进一步降低和囊变,后者 CT 值接近脑脊液。

在基底节和内囊等处的小梗死灶(一般在 15 mm 以内)称之为腔隙性脑梗死,病灶亦可发生在脑室旁深部白质、丘脑及脑干。

在 CT 排除脑出血并证实为脑梗死后,CT 血管成像对探测颈动脉及其各主干分支的狭窄准确性较高。

3.MRI 检查

对病灶较 CT 敏感性、准确性更高的一种检测方法,其无辐射、无骨伪迹、更易早期发现小脑、脑干等部位的梗死灶,并于脑梗死后 6 小时左右便可检测到由于细胞毒性水肿造成 T_1 和 T_2 加权延长引起的 MRI 信号变化。近年除常规应用 SE 法的 T_1 和 T_2 加权以影像对比度原理诊断外,更需采用功能性磁共振成像,如弥散成像(DWI)和表观弥散系数(apparent diffusion coefficient,ADC)、液体衰减反转恢复序列(FLAIR)等进行水平位和冠状位检查,往往在脑缺血发生后 1~1.5 小时便可发现脑组织水含量增加引起的 MRI 信号变化,并随即可行 MRA、CT 血管成像或 DSA 以了解梗死血管部位,为超早期施行动脉内介入溶栓治疗创造条件,有时还可发现血管畸形等非动脉硬化性血管病变。

(1)超早期:脑梗死临床发病后 1 小时内,DWI 便可描出高信号梗死灶,ADC 序列显示暗区。实际上 DWI 显示的高信号灶仅是血流低下引起的缺血灶。随着缺血的进一步进展,DWI 从高信号渐转为等信号或低信号,病灶范围渐增大;PWI、FLAIR 及 T_2WI 均显示高信号病灶区。值得注意的是,DWI 对超早期脑干缺血性病灶,在水平位不易发现,而往往在冠状位可清楚显示。

(2)急性期:血-脑屏障尚未明显破坏,缺血区有大量水分子聚集,T_1WI 和 T_2WI 明显延长,T_1WI 呈低信号,T_2WI 呈高信号。

(3)亚急性期及慢性期:由于正血红铁蛋白游离,T_1WI 呈边界清楚的低信号,T_2WI 和 FLAIR 均呈高信号;迨至病灶区水肿消除,坏死组织逐渐产生,囊性区形成,乃至脑组织萎缩,FLAIR 呈低信号或低信号与高信号混杂区,中线结构移向病侧。

(二)脑脊液检查

脑梗死患者脑脊液检查一般正常,大块梗死型患者可有压力增高和蛋白含量增高;出血性梗死时可见红细胞。

(三)经颅多普勒超声

TCD 是诊断颅内动脉狭窄和闭塞的手段之一,对脑底动脉严重狭窄(>65%)的检测有肯定的价值。局部脑血流速度改变与频谱图形异常是脑血管狭窄最基本的 TCD 改变。三维 B 超检查可协助发现颈内动脉粥样硬化斑块的大小和厚度,有没有管腔狭窄及严重程度。

(四)心电图检查

进一步了解心脏情况。

(五)血液学检查

1.血常规、血沉、抗"O"和凝血功能检查

了解有无感染征象、活动风湿和凝血功能情况。

2.血糖

了解有无糖尿病。

3.血清脂质

血清脂质包括总胆固醇和甘油三酯(甘油三酯)有无增高。

4.脂蛋白

低密度脂蛋白胆固醇(LDL-C)由极低密度脂蛋白胆固醇(VLDL-C)转化而来。通常情况

下,LDL-C从血浆中清除,其所含胆固醇酯由脂肪酸水解,当体内LDL-C显著升高时,LDL-C附着到动脉的内皮细胞与LDL受体结合,而易被巨噬细胞摄取,沉积在动脉内膜上形成动脉硬化。有一组报道正常人组LDL-C(2.051 ± 0.853)mmol/L,脑梗死患者组为(3.432 ± 1.042)mol/L。

5.载脂蛋白B

载脂蛋白B(ApoB)是血浆低密度脂蛋白(LDL)和极低密度脂蛋白(VLDL)的主要载脂蛋白,其含量能精确反映出LDL的水平,与动脉粥样硬化(AS)的发生关系密切。在AS的硬化斑块中,胆固醇并不是孤立地沉积于动脉壁上,而是以LDL整个颗粒形成沉积物;ApoB能促进沉积物与氨基多糖结合成复合物,沉积于动脉内膜上,从而加速AS形成。对总胆固醇(TC)、LDL-C均正常的脑血栓形成患者,ApoB仍然表现出较好的差别性。

ApoA-I的主要生物学作用是激活卵磷脂胆固醇转移酶,此酶在血浆胆固醇(Ch)酯化和HDL成熟(即HDL→HDL$_2$→HDL$_3$)过程中起着极为重要的作用。ApoA-I与HDL$_2$可逆结合以完成Ch从外周组织转移到肝脏。因此,ApoA-I显著下降时,可形成AS。

6.血小板聚集功能

近些年来的研究提示血小板聚集功能亢进参与体内多种病理反应过程,尤其是对缺血性脑血管疾病的发生、发展和转归起重要作用。血小板最大聚集率(PMA)、解聚型出现率(PDC)和双相曲线型出现率(PBC),发现缺血型脑血管疾病PMA显著高于对照组,PDC明显低于对照组。

7.血栓烷A$_2$和前列环素

许多文献强调花生四烯酸(AA)的代谢产物在影响脑血液循环中起着重要作用,其中血栓烷A$_2$(TXA$_2$)和前列环素(PGI$_2$)的平衡更引人注目。脑组织细胞和血小板等质膜有丰富的不饱和脂肪酸,脑缺氧时,磷脂酶A$_2$被激活,分解膜磷脂使AA释放增加。后者在环氧化酶的作用下血小板和血管内皮细胞分别生成TXA$_2$和PGI$_2$。TXA$_2$和PGI$_2$水平改变在缺血性脑血管疾病的发生上是原发还是继发的问题,目前还不清楚。TXA$_2$大量产生,PGI$_2$的生成受到抑制,使正常情况下TXA$_2$与PGI$_2$之间的动态平衡受到破坏。TXA$_2$强烈的缩血管和促进血小板聚集作用因失去对抗而占优势,对于缺血性低灌流的发生起着重要作用。

8.血液流变学

缺血性脑血管疾病全血黏度、血浆比黏度、血细胞比容升高,血小板电泳和红细胞电泳时间延长。通过对脑血管疾病进行133例CBF测定,并将黏度相关的几个变量因素与CBF做了统计学处理,发现全部患者的CBF均低于正常,证实了血液黏度因素与CBF的关系。有学者把血液流变学各项异常作为脑梗死的危险因素之一。

红细胞表面带有负电荷,其所带电荷越少,电泳速度就越慢。有一组报道示脑梗死组红细胞电泳速度明显慢于正常对照组,说明急性脑梗死患者红细胞表面电荷减少,聚集性强,可能与动脉硬化性脑梗死的发病有关。

五、诊断与鉴别诊断

(一)诊断

(1)血栓形成性脑梗死为中年以后发病。

(2)常伴有高血压。

(3)部分患者发病前有短暂性脑缺血发作(TIA)史。

(4)常在安静休息时发病,醒后发现症状。

(5)症状、体征可归为某一动脉供血区的脑功能受损,如病灶对侧偏瘫、偏身感觉障碍和偏盲,优势半球病变还有语言功能障碍。

(6)多无明显头痛、呕吐和意识障碍。

(7)大面积脑梗死有颅内高压症状,头痛、呕吐或昏迷,严重时发生脑疝。

(8)脑脊液检查多属正常。

(9)发病 12 小时后 CT 出现低密度灶。

(10)MRI 检查可更早发现梗死灶。

(二)鉴别诊断

1.脑出血

血栓形成性脑梗死和脑出血均为中老年人多见的急性起病的脑血管疾病,必须进行CT/MRI检查予以鉴别。

2.脑栓塞

血栓形成性脑梗死和脑栓塞同属脑梗死范畴,且均为急性起病,后者多有心脏病病史,或有其他肢体栓塞史,心电图检查可发现心房颤动等,以供鉴别诊断。

3.颅内占位性病变

少数颅内肿瘤、慢性硬膜下血肿和脑脓肿患者可以突然发病,表现局灶性神经功能缺失症状,而易与脑梗死相混淆。但颅内占位性病变常有颅内高压症状和逐渐加重的临床经过,颅脑CT 对鉴别诊断有确切的价值。

4.脑寄生虫病

如脑囊虫病、脑型血吸虫病,也可在癫痫发作后,急性起病偏瘫。寄生虫的有关免疫学检查和神经影像学检查可帮助鉴别。

六、治疗

《欧洲脑卒中组织(ESO)缺血性脑卒中和短暂性脑缺血发作处理指南》[欧洲脑卒中促进会(EUSI),2008 年]推荐所有急性缺血性脑卒中患者都应在卒中单元内接受以下治疗。

(一)溶栓治疗

理想的治疗方法是在缺血组织出现坏死之前,尽早清除栓子,早期使闭塞脑血管再开通和缺血区的供血重建,以减轻神经组织的损害,正因为如此,溶栓治疗脑梗死一直引起人们的广泛关注。国外早在1958 年即有溶栓治疗脑梗死的报道,由于有脑出血等并发症,益处不大,溶栓疗法一度停止使用。近年来,由于溶栓治疗急性心肌梗死的患者取得了很大的成功,大大减少了心肌梗死的范围,病死率下降20%~50%。溶栓治疗脑梗死又受到了很大的鼓舞。再者,CT 扫描能及时排除颅内出血,可在早期或超早期进行溶栓治疗,因而提高了疗效和减少脑出血等并发症。

1.病例选择

(1)临床诊断符合急性脑梗死。

(2)头颅 CT 扫描排除颅内出血和大面积脑梗死。

(3)治疗前收缩压不宜>24.0 kPa(180 mmHg),舒张压不宜>14.7 kPa(110 mmHg)。

(4)无出血素质或出血性疾病。

(5)年龄>18 岁及<75~80 岁。

(6)溶栓最佳时机为发病后 6 小时内,特别是在 3 小时内。

(7)获得患者家属的书面知情同意。

2.禁忌证

(1)病史和体检符合蛛网膜下腔出血。

(2)CT 扫描有颅内出血、肿瘤、动静脉畸形或动脉瘤。

(3)两次降压治疗后血压仍>24.0/14.7 kPa(180/110 mmHg)。

(4)过去 30 天内有手术史或外伤史,3 个月内有脑外伤史。

(5)病史有血液疾病、出血素质、凝血功能障碍或使用抗凝药物史,凝血酶原时间>15 秒,部分凝血活酶时间>40 秒,国际标准化比值>1.4,血小板计数<$100×10^9$/L。

(6)脑卒中发病时有癫痫发作的患者。

3.治疗时间窗

前循环脑卒中的治疗时间窗一般认为在发病后 6 小时内(使用阿替普酶为 3 小时内),后循环闭塞时的治疗时间窗适当放宽到12 小时。这一方面是因为脑干对缺血耐受性更强,另一方面是由于后循环闭塞后预后较差,更积极的治疗有可能挽救患者的生命。许多研究者尝试放宽治疗时限,有认为脑梗死 12～24 小时早期溶栓治疗有可能对少部分患者有效。但美国脑卒中协会(ASA)和 EUSI 都赞同选择在缺血性脑卒中发作后 3 小时内早期恢复缺血脑的血流灌注,才可获得良好的转归。两个指南也讨论了超过治疗时间窗溶栓的效果,EUSI 的结论是目前仅能作为临床试验的组成部分。对于不能可靠地确定脑卒中发病时间的患者,包括睡眠觉醒时发现脑卒中发病的病例,两个指南均不推荐进行静脉溶栓治疗。

4.溶栓药物

(1)尿激酶:是从健康人新鲜尿液中提取分离,然后再进行高度精制而得到的蛋白质,没有抗原性,不引起变态反应。其溶栓特点为不仅溶解血栓表面,而且深入栓子内部,但对陈旧性血栓则难起作用。尿激酶是非特异性溶栓药,与纤维蛋白的亲和力差,常易引起出血并发症。尿激酶的剂量和疗程目前尚无统一标准,剂量波动范围也大。

静脉滴注法:尿激酶每次(10～15)×10^5 U 溶于 0.9%氯化钠注射液 500～1 000 mL,静脉滴注,仅用1 次。另外,还可每次尿激酶(2～5)×10^5 U 溶于 0.9%氯化钠注射液 500 mL 中静脉滴注,每天 1 次,可连用 7～10 天。

动脉滴注法:选择性动脉给药有两种途径。①超选择性脑动脉注射法,即经股动脉或肘动脉穿刺后,先进行脑血管造影,明确血栓所在的部位,再将导管插至颈动脉或椎-基底动脉的分支,直接将药物注入血栓所在的动脉或直接注入血栓处,达到较准确的选择性溶栓作用。在注入溶栓药后,还可立即再进行血管造影了解溶栓的效果。②采用颈动脉注射法,常规颈动脉穿刺后,将溶栓药注入发生血栓的颈动脉,起到溶栓的效果。动脉溶栓尿激酶的剂量一般是(1～3)×10^5 U,有学者报道药物剂量还可适当加大。但急性脑梗死取得疗效的关键是掌握最佳的治疗时间窗,才会取得更好的效果,治疗时间窗比给药途径更重要。

(2)阿替普酶(rt-PA):rt-PA 是第一种获得美国食品和药品监督管理局(FDA)批准的溶栓药,特异性作用于纤溶酶原,激活血块上的纤溶酶原,而对血循环中的纤溶酶原亲和力小。因纤溶酶赖氨酸结合部位已被纤维蛋白占据,血栓表面的 $α_2$-抗纤溶酶作用很弱,但血中的纤溶酶赖氨酸结合部位未被占据,故可被 $α_2$-抗纤溶酶很快灭活。因此,rt-PA 优点为局部溶栓,很少产生全身抗凝、纤溶状态,而且无抗原性。但 rt-PA 半衰期短(3～5 分钟),而且血循环中纤维蛋白原激活抑制物的活性高于 rt-PA,会有一定的血管再闭塞,故临床溶栓必须用大剂量连续静脉滴注。rt-PA 治疗剂量是 0.85~0.90 mg/kg,总剂量<90 mg,10% 的剂量先予以静脉推注,其余 90% 的剂量在 24 小时内静脉滴注。

美国(美国脑卒中学会、美国心脏病协会分会,2007)更新的《急性缺血性脑卒中早期治疗指南》指出,早期治疗的策略性选择,发病接诊的当时第一阶段医师能做的就是 3 件事:①评价患者。②诊断、判断缺血的亚型。③分诊、介入、外科或内科,0~3 小时的治疗只有一个就是静脉溶栓,而且推荐使用 rt-PA。

《中国脑血管病防治指南》(卫健委疾病控制司、中华医学会神经病学分会,2004 年)建议:①对经过严格选择的发病 3 小时内的急性缺血性脑卒中患者,应积极采用静脉溶栓治疗,首选 rt-PA,无条件采用 rt-PA 时,可用尿激酶替代。②发病 3~6 小时的急性缺血性脑卒中患者,可应用静脉尿激酶溶栓治疗,但选择患者应更严格。③对发病 6 小时以内的急性缺血性脑卒中患者,在有经验和有条件的单位,可以考虑进行动脉内溶栓治疗研究。④基底动脉血栓形成的溶栓治疗时间窗和适应证,可以适当放宽。⑤超过时间窗溶栓,不会提高治疗效果,且会增加再灌注损伤和出血并发症,不宜溶栓,恢复期患者应禁用溶栓治疗。

美国《急性缺血性脑卒中早期处理指南》(美国脑卒中学会、美国心脏病协会分会,2007)Ⅰ级建议:MCA 梗死<6 小时的严重脑卒中患者,动脉溶栓治疗是可以选择的,或可选择静脉内滴注 rt-PA;治疗要求患者处于一个有经验、能够立刻进行脑血管造影,且提供合格的介入治疗的脑卒中中心。鼓励相关机构界定遴选能进行动脉溶栓的个人标准。Ⅱ级建议:对于具有使用静脉溶栓禁忌证,诸如近期手术的患者,动脉溶栓是合理的。Ⅲ级建议:动脉溶栓的可获得性不应该一般地排除静脉内给 rt-PA。

(二)降纤治疗

降纤治疗可以降解血栓蛋白质,增加纤溶系统的活性,抑制血栓形成或促进血栓溶解。此类药物亦应早期应用,最好是在发病后 6 小时内,但没有溶栓药物严格,特别适应于合并高纤维蛋白原血症者。目前,国内纤溶药物种类很多,现介绍下面几种。

1.巴曲酶

巴曲酶又名东菱克栓酶,能分解纤维蛋白原,抑制血栓形成,促进纤溶酶的生成,而纤溶酶是溶解血栓的重要物质。巴曲酶的剂量和用法:第 1 天 10 BU,第 3 天和第 5 天各为 5~10 BU 稀释于 100~250 mL 0.9% 氯化钠注射液中,静脉滴注 1 小时以上。对治疗前纤维蛋白原在 4 g/L 以上和突发性耳聋(内耳卒中)的患者,首次剂量为 15~20 BU,以后隔天 5 BU,疗程 1 周,必要时可增至 3 周。

2.精纯溶栓酶

精纯溶栓酶又名注射用降纤酶,是以我国尖吻蝮蛇(又名五步蛇)的蛇毒为原料,经现代生物技术分离、纯化而精制的蛇毒制剂。本品为缬氨酸蛋白水解酶,能直接作用于血中的纤维蛋白 α-链释放出肽 A。此时生成的肽 A 血纤维蛋白体的纤维系统,诱发 t-PA 的释放,增加 t-PA 的活性,促进纤溶酶的生成,使已形成的血栓得以迅速溶解。本品不含出血毒素,因此很少引起出血并发症。剂量和用法:首次 10 U 稀释于 100 mL 0.9% 氯化钠注射液中缓慢静脉滴注,第 2 天 10 U,第 3 天 5~10 U。必要时可适当延长疗程,1 次 5~10 U,隔天静脉滴注 1 次。

3.降纤酶

降纤酶曾用名蝮蛇抗栓酶、精纯抗栓酶和去纤酶。取材于东北白眉蝮蛇蛇毒,是单一成分蛋白水解酶。剂量和用法：急性缺血性脑卒中,首次 10 U 加入 0.9％氯化钠注射液 100～250 mL 中静脉滴注,以后每天或隔天 1 次,连用 2 周。

4.注射用纤溶酶

从蝮蛇蛇毒中提取纤溶酶并制成制剂,其原理是利用抗体最重要的生物学特性——抗体与抗原能特异性结合,即抗体分子只与其相应的抗原发生结合。纤溶酶单克隆抗体纯化技术,就是用纤溶酶抗体与纤溶酶进行特异性结合,从而达到分离纯化纤溶酶,同时去除蛇毒中的出血毒素和神经毒。剂量和用法：对急性脑梗死(发病后 72 小时内)第 1～3 天每次 300 U 加入 5％葡萄糖注射液或 0.9％氯化钠注射液250 mL 中静脉滴注,第 4～14 天每次 100～300 U。

5.安康乐得

安康乐得是马来西亚一种蝮蛇毒液的提纯物,是一种蛋白水解酶,能迅速有效地降低血纤维蛋白原,并可裂解纤维蛋白肽 A,导致低纤维蛋白血症。剂量和用法：2～5 AU/kg,溶于 250～500 mL 0.9％氯化钠注射液中,6～8 小时静脉滴注完,每天 1 次,连用 7 天。

《中国脑血管病防治指南》建议：①脑梗死早期(特别是 12 小时以内)可选用降纤治疗,高纤维蛋白血症更应积极降纤治疗。②应严格掌握适应证和禁忌证。

(三)抗血小板聚集药

抗血小板聚集药又称血小板功能抑制剂。随着对血栓性疾病发生机制认识的加深,发现血小板在血栓形成中起着重要的作用。近年来,抗血小板聚集药在预防和治疗脑梗死方面越来越引起人们的重视。

抗血小板聚集药主要包括血栓烷 A_2 抑制剂(阿司匹林)、二磷酸腺苷(ADP)受体拮抗剂(噻氯匹定、氯吡格雷)、磷酸二酯酶抑制剂(双嘧达莫)、糖蛋白Ⅱb/Ⅲa 受体拮抗剂和其他抗血小板药物。

1.阿司匹林

阿司匹林是一种强效的血小板聚集抑制剂。阿司匹林抗栓作用的机制,主要是基于对环氧化酶的不可逆性抑制,使血小板内花生四烯酸转化为血栓烷 A_2(TXA_2)受阻,因为 TXA_2 可使血小板聚集和血管平滑肌收缩。在脑梗死发生后,TXA_2 可增加脑血管阻力、促进脑水肿形成。小剂量阿司匹林,可以最大限度地抑制 TXA_2 和最低限度地影响前列环素(PGI_2),从而达到比较理想的效果。国际脑卒中实验协作组和急性缺血性脑卒中临床试验协作组两项非盲法随机干预研究表明,脑卒中发病后 48 小时内应用阿司匹林是安全有效的。

阿司匹林预防和治疗缺血性脑卒中效果的不恒定,可能与用药剂量有关。有些研究者认为每天给75～325 mg最为合适。有学者分别给患者口服阿司匹林每天 50 mg、100 mg、325 mg 和 1 000 mg,进行比较,发现 50 mg/d 即可完全抑制 TXA_2 生成,出血时间从5.03分钟延长到6.96 分钟,100 mg/d 出血时间7.78 分钟,但 1 000 mg/d 反而缩减至 6.88 分钟。也有人观察到口服阿司匹林 45 mg/d,尿内 TXA_2 代谢产物能被抑制 95％,而尿内 PGI_2 代谢产物基本不受影响;每天 100 mg,则尿内 TXA_2 代谢产物完全被抑制,而尿内 PGI_2 代谢产物保持基线的 25％～40％;若用 1 000 mg/d,则上述两项代谢产物完全被抑制。根据以上实验结果和临床体会提示,阿司匹林每天 100～150 mg 最为合适,既能达到预防和治疗的目的,又能避免发生不良反应。

《中国脑血管病防治指南》建议：①多数无禁忌证的未溶栓患者,应在脑卒中后尽早(最好48 小时内)开始使用阿司匹林。②溶栓患者应在溶栓 24 小时后,使用阿司匹林,或阿司匹林与双嘧达莫缓释剂的复合制剂。③阿司匹林的推荐剂量为 150～300 mg/d,分 2 次服用,2 周后改为预防剂量(50~150 mg/d)。

2.氯吡格雷

由于噻氯匹定有明显的不良反应,已基本被淘汰,被第 2 代 ADP 受体拮抗剂氯吡格雷所取代。氯吡格雷和噻氯匹定一样对 ADP 诱导的血小板聚集有较强的抑制作用,对花生四烯酸、胶原、凝血酶、肾上腺素和血小板活化因子诱导的血小板聚集也有一定的抑制作用。与阿司匹林不同的是,它们对 ADP 诱导的血小板第Ⅰ相和第Ⅱ相的聚集均有抑制作用,且有一定的解聚作用。它还可以与红细胞膜结合,降低红细胞在低渗溶液中的溶解倾向,改变红细胞的变形能力。

氯吡格雷和阿司匹林均可作为治疗缺血性脑卒中的一线药物,多项研究都说明氯吡格雷的效果优于阿司匹林。氯吡格雷与阿司匹林合用防治缺血性脑卒中,比单用效果更好。氯吡格雷可用于预防颈动脉粥样硬化高危患者急性缺血事件。有文献报道 23 例颈动脉狭窄患者,在颈动脉支架置入术前常规服用阿司匹林 100 mg/d,介入治疗前晚给予负荷剂量氯吡格雷 300 mg,术后服用氯吡格雷 75 mg/d,3 个月后经颈动脉彩超发现,新生血管内皮已完全覆盖支架,无血管闭塞和支架内再狭窄。

氯吡格雷的使用剂量为每次 50~75 mg,每天 1 次。它的不良反应与阿司匹林比较,发生胃肠道出血的风险明显降低,发生腹泻和皮疹的风险略有增加,但明显低于噻氯匹定。主要不良反应有头昏、头胀、恶心、腹泻,偶有出血倾向。氯吡格雷禁用于对本品过敏者及近期有活动性出血者。

3.双嘧达莫

双嘧达莫通过抑制磷酸二酯酶活性,阻止环腺苷酸(cAMP)的降解,提高血小板 cAMP 的水平,具有抗血小板黏附聚集的能力。双嘧达莫已作为预防和治疗冠心病、心绞痛的药物,而用于防治缺血性脑卒中的效果仍有争议。欧洲脑卒中预防研究大宗随机对照试验(RCT)研究认为双嘧达莫与阿司匹林联合防治缺血性脑卒中,疗效是单用阿司匹林或双嘧达莫的 2 倍,并不会导致更多的出血不良反应。

美国 FDA 最近批准了阿司匹林和双嘧达莫复方制剂用于预防脑卒中。这一复方制剂每片含阿司匹林 50 mg 和缓释双嘧达莫 400 mg。一项单中心大规模随机试验发现,与单用小剂量阿司匹林比较,这种复方制剂可使脑卒中发生率降低 22%,但这项资料的价值仍有争论。

双嘧达莫的不良反应轻而短暂,长期服用可有头痛、头晕、呕吐、腹泻、面红、皮疹和皮肤瘙痒等。

4.血小板糖蛋白(glycoprotein,GP)Ⅱb/Ⅲa 受体拮抗剂

GPⅡb/Ⅲa 受体拮抗剂是一种新型抗血小板药,其通过阻断 GPⅡb/Ⅲa 受体与纤维蛋白原配体的特异性结合,有效抑制各种血小板激活剂诱导的血小板聚集,进而防止血栓形成。GPⅡb/Ⅲa 受体是一种血小板膜蛋白,是血小板活化和聚集反应的最后通路。GPⅡb/Ⅲa 受体拮抗剂能完全抑制血小板聚集反应,是作用最强的抗血小板药。

GPⅡb/Ⅲa 受体拮抗剂分 3 类,即抗体类如阿昔单抗、肽类如依替巴肽和非肽类如替罗非班。这 3 种药物均获美国 FDA 批准应用。

该药还能抑制动脉粥样硬化斑块的其他成分,对预防动脉粥样硬化和修复受损血管壁起重要作用。GPⅡb/Ⅲa 受体拮抗剂在缺血性脑卒中二级预防中的剂量、给药途径、时间、监护措施以及安全性等目前仍在探讨之中。

有报道对于 rt-PA 溶栓和球囊血管成形术机械溶栓无效的大血管闭塞和急性缺血性脑卒中患者,GPⅡb/Ⅲa 受体拮抗剂能够提高治疗效果。阿昔单抗的抗原性虽已减低,但仍有部分患者可引起变态反应。

5.西洛他唑

西洛他唑又名培达,可抑制磷酸二酯酶(PDE),特别是 PDEⅢ,提高 cAMP 水平,从而起到扩张血管和抗血小板聚集的作用,常用剂量为每次 50～100 mg,每天 2 次。

为了检测西洛他唑对颅内动脉狭窄进展的影响,Kwan 进行了一项多中心双盲随机与安慰剂对照研究,将 135 例大脑中动脉 M1 段或基底动脉狭窄有急性症状者随机分为两组,一组接受西洛他唑 200 mg/d 治疗,另一组给予安慰剂治疗,所有患者均口服阿司匹林 100 mg/d,在进入试验和 6 个月后分别做 MRA 和 TCD 对颅内动脉狭窄程度进行评价。主要转归指标为 MRA 上有症状颅内动脉狭窄的进展,次要转归指标为临床事件和 TCD 的狭窄进展。西洛他唑组,45 例有症状颅内动脉狭窄者中有 3 例(6.7％)进展、11 例(24.4％)缓解;而安慰剂组 15 例(28.8％)进展、8 例(15.4％)缓解,两组差异有显著性意义。

有症状颅内动脉狭窄是一个动态变化的过程,西洛他唑有可能防止颅内动脉狭窄的进展。西洛他唑的不良反应可有皮疹、头晕、头痛、心悸、恶心、呕吐,偶有消化道出血、尿路出血等。

6.三氟柳

三氟柳的抗血栓形成作用是通过干扰血小板聚集的多种途径实现的,如不可逆性抑制环氧化酶(CoX)和 TXA_2 的形成。三氟柳抑制内皮细胞 CoX 的作用极弱,不影响前列腺素合成。另外,三氟柳及其代谢产物 2-羟基-4-三氟甲基苯甲酸可抑制磷酸二酯酶,增加血小板和内皮细胞内 cAMP 的浓度,增强血小板的抗聚集效应,该药应用于人体时不会延长出血时间。

有研究将 2 113 例 TIA 或脑卒中患者随机分组,进行三氟柳(600 mg/d)或阿司匹林(325 mg/d)治疗,平均随访 30.1 个月,主要转归指标为非致死性缺血性脑卒中、非致死性心肌梗死和血管性疾病死亡的联合终点,结果两组联合终点发生率、各个终点事件发生率和存活率均无明显差异,三氟柳组出血性事件发生率明显低于阿司匹林组。

7.沙格雷酯

沙格雷酯又名安步乐克,是 $5-HT_2$ 受体阻滞剂,具有抑制由 5-HT 增强的血小板聚集作用和由 5-HT 引起的血管收缩的作用,增加被减少的侧支循环血流量,改善周围循环障碍等。口服沙格雷酯后 1～5 小时即有抑制血小板的聚集作用,可持续 4～6 小时。口服每次 100 mg,每天 3 次。不良反应较少,可有皮疹、恶心、呕吐和胃部灼热感等。

8.曲克芦丁

曲克芦丁又名维脑路通,能抑制血小板聚集,防止血栓形成,同时能对抗 5-HT、缓激肽引起的血管损伤,增加毛细血管抵抗力,降低毛细血管通透性等。每次 200 mg,每天 3 次,口服;或每次 400～600 mg 加入 5％葡萄糖注射液或 0.9％氯化钠注射液 250～500 mL 中静脉滴注,每天 1 次,可连用 15～30 天。不良反应较少,偶有恶心和便秘。

(四)扩血管治疗

扩张血管药目前仍然是广泛应用的药物,但脑梗死急性期不宜使用,因为脑梗死病灶后的血管处于血管麻痹状态,此时应用血管扩张药,能扩张正常血管,对病灶区的血管不但不能扩张,还要从病灶区盗血,称"偷漏现象"。因此,血管扩张药应在脑梗死发病 2 周后才应用。常用的扩张血管药有以下几种。

1.丁苯酞

每次 200 mg,每天 3 次,口服。偶见恶心,腹部不适,有严重出血倾向者忌用。

2.倍他司汀

每次 20 mg 加入 5%葡萄糖注射液 500 mL 中静脉滴注,每天1次,连用 10～15 天;或每次 8 mg,每天3次,口服。有些患者会出现恶心、呕吐和皮疹等不良反应。

3.盐酸法舒地尔注射液

每次 60 mg(2 支)加入 5%葡萄糖注射液或 0.9%氯化钠注射液 250 mL 中静脉滴注,每天 1 次,连用 10～14 天。可有一过性颜面潮红、低血压和皮疹等不良反应。

4.丁咯地尔

每次 200 mg 加入 5%葡萄糖注射液或 0.9%氯化钠注射液250～500 mL 中,缓慢静脉滴注,每天 1 次,连用 10～14 天。可有头痛、头晕、肠胃道不适等不良反应。

5.银杏达莫注射液

每次 20 mL 加入 5%葡萄糖注射液或 0.9%氯化钠注射液 500 mL 中静脉滴注,每天 1 次,可连用14 天。偶有头痛、头晕、恶心等不良反应。

6.葛根素注射液

每次 500 mg 加入 5%葡萄糖注射液或 0.9%氯化钠注射液 500 mL 中静脉滴注,每天 1 次,连用14 天。少数患者可出现皮肤瘙痒、头痛、头昏、皮疹等不良反应,停药后可自行消失。

7.灯盏花素注射液

每次 20 mL(含灯盏花乙素 50 g)加入 5%葡萄糖注射液或 0.9%氯化钠注射液 250 mL 中静脉滴注,每天 1 次,连用 14 天。偶有头痛、头昏等不良反应。

(五)钙通道阻滞剂

钙通道阻滞剂是继 β 受体阻滞剂之后,脑血管疾病治疗中最重要的进展之一。正常时细胞内钙离子浓度为 10^{-9} mol/L,细胞外钙离子浓度比细胞内大 10 000 倍。在病理情况下,钙离子迅速内流到细胞内,使原有的细胞内外钙离子平衡破坏,结果造成:①由于血管平滑肌细胞内钙离子增多,导致血管痉挛,加重缺血、缺氧。②由于大量钙离子激活 ATP 酶,使 ATP 酶加速消耗,结果细胞内能量不足,多种代谢无法维持。③由于大量钙离子破坏了细胞膜的稳定性,使许多有害物质释放出来。④由于神经细胞内钙离子陡增,可加速已经衰竭的细胞死亡。使用钙通道阻滞剂的目的在于阻止钙离子内流到细胞内,阻断上述病理过程。

钙通道阻滞剂改善脑缺血和解除脑血管痉挛的机制可能是:①解除缺血灶中的血管痉挛。②抑制肾上腺素能受体介导的血管收缩,增加脑组织葡萄糖利用率,继而增加脑血流量。③有梗死的半球内血液重新分布,缺血区脑血流量增加,高血流区血流量减少,对临界区脑组织有保护作用。几种常用的钙通道阻滞剂。

1.尼莫地平

尼莫地平为选择性扩张脑血管作用最强的钙通道阻滞剂。口服,每次 40 mg,每天 3～4 次。注射液,每次24 mg,溶于 5%葡萄糖注射液 1 500 mL 中静脉滴注,开始注射时,1 mg/h,若患者能耐受,1 小时后增至2 mg/h,每天 1 次,连续用药 10 天,以后改用口服。德国 Bayer 药厂生产的尼莫同,每次口服30～60 mg,每天 3 次,可连用 1 个月。注射液开始 2 小时可按照 0.5 mg/h 静脉滴注,如果耐受性良好,尤其血压无明显下降时,可增至 1 mg/h,连用 7～10 天后改为口服。该药规格为尼莫同注射液 50 mL 含尼莫地平 10 mg,一般每天静脉滴注 10 mg。不良反应比较轻微,口服时可有一过性消化道不适、头晕、嗜睡和皮肤瘙痒等。静脉给药可有血压下降(尤其是治疗前有高血压者)、头痛、头晕、皮肤潮红、多汗、心率减慢或心率加快等。

2.尼卡地平

尼卡地平对脑血管的扩张作用强于外周血管的作用。每次口服 20 mg,每天 3～4 次,连用1～2 个月。可有胃肠道不适、皮肤潮红等不良反应。

3.氟桂利嗪

氟桂利嗪又名西比灵,每次 5～10 mg,睡前服。有嗜睡、乏力等不良反应。

4.桂利嗪

桂利嗪又名脑益嗪,每次口服 25 mg,每天 3 次。有嗜睡、乏力等不良反应。

(六)防治脑水肿

大面积脑梗死、出血性梗死的患者多有脑水肿,应给予降低颅压处理,如床头抬高 30°角,避免有害刺激、解除疼痛、适当吸氧和恢复正常体温等基本处理;有条件行颅内压测定者,脑灌注压应保持在 9.3 kPa(70 mmHg)以上;避免使用低渗和含糖溶液,如脑水肿明显者应快速给予降颅压处理。

1.甘露醇

甘露醇对缩小脑梗死面积与减轻病残有一定的作用。甘露醇除降低颅内压外,还可降低血液黏度、增加红细胞变形性、减少红细胞聚集、减少脑血管阻力、增加灌注压、提高灌注量、改善脑的微循环。同时,还可提高心排血量。每次 125～250 mL 静脉滴注,6 小时 1 次,连用 7～10 天。甘露醇治疗脑水肿疗效快、效果好。不良反应:降颅压有反跳现象,可能引起心力衰竭、肾功能损害、电解质紊乱等。

2.复方甘油注射液

能选择性脱出脑组织中的水分,可减轻脑水肿;在体内参加三羧酸循环代谢后转换成能量,供给脑组织,增加脑血流量,改善脑循环,因而有利于脑缺血病灶的恢复。每天 500 mL 静脉滴注,每天 2 次,可连用 15～30 天。静脉滴注速度应控制在 2 mL/min,以免发生溶血反应。由于要控制静脉滴速,并不能用于急救。有大面积脑梗死的患者,有明显脑水肿甚至发生脑疝,一定要应用足量的甘露醇,或甘露醇与复方甘油同时或交替用药,这样可以维持恒定的降颅压作用和减少甘露醇的用量,从而减少甘露醇的不良反应。

3.七叶皂苷钠注射液

有抗渗出、消水肿、增加静脉张力、改善微循环和促进脑功能恢复的作用。每次 25 mg 加入5％葡萄糖注射液或 0.9％氯化钠注射液 250～500 mL 中静脉滴注,每天 1 次,连用 10～14 天。

4.手术减压治疗

手术减压治疗主要适用于恶性 MCA 梗死和小脑梗死。

(七)提高血氧和辅助循环

高压氧是有价值的辅助疗法,在脑梗死的急性期和恢复期都有治疗作用。最近研究提示,脑广泛缺血后,纠正脑的乳酸中毒或脑代谢产物积聚,可恢复神经功能。高压氧向脑缺血区域弥散,可使这些区域的细胞在恢复正常灌注前得以生存,从而减轻缺血缺氧后引起的病理改变,保护受损的脑组织。

(八)神经细胞活化剂

据一些药物实验研究报告,这类药物有一定的营养神经细胞和促进神经细胞活化的作用,但确切的效果,尚待进一步大宗临床验证和评价。

1.胞磷胆碱

胞磷胆碱参与体内卵磷脂的合成,有改善脑细胞代谢的作用和促进意识的恢复。每次750 mg加入5%葡萄糖注射液250 mL中静脉滴注,每天1次,连用15～30天。

2.三磷酸胞苷二钠

三磷酸胞苷二钠主要药效成分是三磷酸胞苷,该物质不仅能直接参与磷脂与核酸的合成,而且还间接参与磷脂与核酸合成过程中的能量代谢,有神经营养、调节物质代谢和抗血管硬化的作用。每次60～120 mg加入5%葡萄糖注射液250 mL中静脉滴注,每天1次,可连用10～14天。

3.小牛血去蛋白提取物

小牛血去蛋白提取物又名爱维治,是一种小分子肽、核苷酸和寡糖类物质,不含蛋白质和致热原。爱维治可促进细胞对氧和葡萄糖的摄取和利用,使葡萄糖的无氧代谢转向为有氧代谢,使能量物质生成增多,延长细胞生存时间,促进组织细胞代谢、功能恢复和组织修复。每次1 200～1 600 mg加入5%葡萄糖注射液500 mL中静脉滴注,每天1次,可连用15～30天。

4.依达拉奉

依达拉奉是一种自由基清除剂,有抑制脂自由基的生成、抑制细胞膜脂质过氧化连锁反应及抑制自由基介导的蛋白质、核酸不可逆的破坏作用,是一种脑保护药物。每次30 mg加入5%葡萄糖注射液250 mL中静脉滴注,每天2次,连用14天。

(九)其他内科治疗

1.调节和稳定血压

急性脑梗死患者的血压检测和治疗是一个存在争议的领域。因为血压偏低会减少脑血流灌注,加重脑梗死。在急性期,患者会出现不同程度的血压升高。原因是多方面的,如脑卒中后的应激反应、膀胱充盈、疼痛及机体对脑缺氧和颅内压升高的代偿反应等,且其升高的程度与脑梗死病灶大小和部位、疾病前是否患高血压有关。脑梗死早期的高血压处理取决于血压升高的程度及患者的整体情况。ASA和EUSI都赞同:收缩压超过29.3 kPa(220 mmHg)或舒张压超过16.0 kPa(120 mmHg)以上,则应给予谨慎缓慢降压治疗,并严密观察血压变化,防止血压降得过低。然而有一些脑血管治疗中心,主张只有在出现下列情况才考虑降压治疗,如合并夹层动脉瘤、肾衰竭、心脏衰竭及高血压脑病时。但在溶栓治疗时,需及时降压治疗,应避免收缩压>24.0 kPa(185 mmHg),以防止继发性出血。降压推荐使用微输液泵静脉注射硝普钠,可迅速、平稳地降低血压至所需水平,也可用利喜定(压宁定)、卡维地洛等。血压过低对脑梗死不利,应适当提高血压。

2.控制血糖

糖尿病是脑卒中的危险因素之一,并可加重急性脑梗死和局灶性缺血再灌注损伤。ESO《缺血性脑卒中和短暂性脑缺血发作处理指南》(EUSI,2008年)指出,已证实急性脑卒中后高血糖与大面积脑梗死、皮质受累及其功能转归不良有关,但积极降低血糖能否改善患者的临床转归,尚缺乏足够证据。如果过去没有糖尿病史,只是急性脑卒中后血糖应激性升高,则不必应用降糖措施,只需输液中尽量不用葡萄糖注射液似可降低血糖水平;有糖尿病史的患者必须同时应用降糖药适当控制高血糖;血糖超过10 mmol/L(180 mg/dL)时需降糖处理。

3.心脏疾病的防治

对并发心脏疾病的患者要采取相应防治措施,如果要应用甘露醇脱水治疗,则必须加用呋塞米以减少心脏负荷。

4.防治感染

对有吞咽困难或意识障碍的脑梗死患者,常常容易合并肺部感染,应给予相应抗生素和止咳化痰药物,必要时行气管切开,有利吸痰。

5.保证营养和水、电解质的平衡

特别是对有吞咽困难和意识障碍的患者,应采用鼻饲,保证营养、水与电解质的补充。

6.体温管理

在实验室脑卒中模型中,发热与脑梗死体积增大和转归不良有关。体温升高可能是中枢性高热或继发感染的结果,均与临床转归不良有关。应积极迅速找出感染灶并予以适当治疗,并可使用乙酰氨基酚进行退热治疗。

(十)康复治疗

脑梗死患者只要生命体征稳定,应尽早开始康复治疗,主要目的是促进神经功能的恢复。早期进行瘫痪肢体的功能锻炼和语言训练,防止关节挛缩和足下垂,可采用针灸、按摩、理疗和被动运动等措施。

七、预后与预防

(一)预后

(1)如果得到及时的治疗,特别是能及时在卒中单元获得早期溶栓疗法等系统规范的中西医结合治疗,可提高疗效,减少致残率,30%～50%的患者能自理生活,甚至恢复工作能力。

(2)脑梗死国外病死率为 6.9%～20%,其中颈内动脉系梗死为 17%,椎-基底动脉系梗死为 18%。秦震等观察随访经 CT 证实的脑梗死 1～7 年的预后,发现:①累计生存率,6 个月为 96.8%,12 个月为 91%,2 年为 81.7%,3 年为 81.7%,4 年为 76.5%,5 年为76.5%,6 年为 71%,7 年为 71%。急性期病死率为22.3%,其中颈内动脉系 22%,椎-基底动脉系 25%。意识障碍、肢体瘫痪和继发肺部感染是影响预后的主要因素。②累计病死率在开始半年内迅速上升,一年半达高峰。说明发病后一年半不能恢复自理者,继续恢复的可能性较小。

(二)预防

1.一级预防

一级预防是指发病前的预防,即通过早期改变不健康的生活方式,积极主动地控制危险因素,从而达到使脑血管疾病不发生或发病年龄推迟的目的。从流行病学角度看,只有一级预防才能降低人群发病率,所以对于病死率及致残率很高的脑血管疾病来说,重视并加强开展一级预防的意义远远大于二级预防。

对血栓形成性脑梗死的危险因素及其干预管理有下述几方面:服用降血压药物,有效控制高血压,防治心脏病,冠心病患者应服用小剂量阿司匹林,定期监测血糖和血脂,合理饮食和应用降糖药物和降脂药物,不抽烟、不酗酒,对动脉狭窄患者及无症状颈内动脉狭窄患者一般不推荐手术治疗或血管内介入治疗,对重度颈动脉狭窄(≥70%)的患者在有条件的医院可以考虑行颈动脉内膜切除术或血管内介入治疗。

2.二级预防

脑卒中首次发病后应尽早开展二级预防工作,可预防或降低再次发生率。二级预防有下述几个方面:首先要对第1次发病机制正确评估,管理和控制血压、血糖、血脂和心脏病,应用抗血小板聚集药物,颈内动脉狭窄的干预同一级预防,有效降低同型半胱氨酸水平等。

(李　琳)

第五节　短暂性脑缺血发作

短暂性脑缺血发作(transient ischemic attack,TIA)是指因脑血管病变引起的短暂性、局限性脑功能缺失或视网膜功能障碍。临床症状一般持续10~20分钟,多在1小时内缓解,最长不超过24小时,不遗留神经功能缺失症状,结构性影像学(CT、MRI)检查无责任病灶。凡临床症状持续超过1小时且神经影像学检查有明确病灶者不宜称为TIA。

1975年,曾将TIA定义限定为24小时,这是基于时间的定义。2002年,美国TIA工作组提出了新的定义,即由于局部脑或视网膜缺血引起的短暂性神经功能缺损发作,典型临床症状持续不超过1小时,且无急性脑梗死的证据。TIA新的基于组织学的定义以脑组织有无损伤为基础,更有利于临床医师及时进行评价,使急性脑缺血能得到迅速干预。

流行病学统计表明,15%的脑卒中患者曾发生过TIA。不包括未就诊的患者,美国每年TIA发作人数估计为20万~50万人。TIA发生脑卒中率明显高于一般人群,TIA后第1个月内发生脑梗死者占4%~8%;1年内12%~13%;5年内增至24%~29%。TIA患者发生脑卒中在第1年内较一般人群高13~16倍,是最严重的"卒中预警"事件,也是治疗干预的最佳时机,频发TIA更应以急诊处理。

一、病因与发病机制

(一)病因

TIA病因各有不同,主要是动脉粥样硬化和心源性栓子。多数学者认为微栓塞或血流动力学障碍是TIA发病的主要原因,90%左右的微栓子来源于心脏和动脉系统,动脉粥样硬化是50岁以上患者TIA的最常见原因。

(二)发病机制

TIA的真正发病机制至今尚未完全阐明。主要有血流动力学改变学说和微栓子学说。

1.血流动力学改变学说

TIA的主要原因是血管本身病变。动脉粥样硬化造成大血管的严重狭窄,由于病变血管自身调节能力下降,当一些因素引起灌注压降低时,病变血管支配区域的血流就会显著下降,同时又可能存在全血黏度增高、红细胞变形能力下降和血小板功能亢进等血液流变学改变,促进了微循环障碍的发生,而使局部血管无法保持血流量的恒定,导致相应供血区域TIA的发生。血流动力学型TIA在大动脉严重狭窄基础上合并血压下降,导致远端一过性脑供血不足症状,当血压回升时症状可缓解。

2.微栓子学说

大动脉的不稳定粥样硬化斑块破裂,脱落的栓子随血流移动,阻塞远端动脉,随后栓子很快发生自溶,临床表现为一过性缺血发作。动脉的微栓子来源最常见的部位是颈内动脉系统。心源性栓子为微栓子的另一来源,多见于心房颤动、心瓣膜疾病及左心室血栓形成。

3.其他学说

脑动脉痉挛、受压学说,如脑血管受到各种刺激造成的痉挛或由于颈椎骨质增生压迫椎动脉造成缺血;颅外血管盗血学说,如锁骨下动脉严重狭窄、椎动脉脑血流逆行、导致颅内灌注不足等。

TIA 常见的危险因素包括高龄、高血压、抽烟、心脏病(冠心病、心律失常、充血性心力衰竭、心脏瓣膜病)、高血脂、糖尿病和糖耐量异常、肥胖、不健康饮食、体力活动过少、过度饮酒、口服避孕药或绝经后雌激素的应用、高同型半胱氨酸血症、抗心磷脂抗体综合征、蛋白 C/蛋白 S 缺乏症等。

二、病理

发生缺血部位的脑组织常无病理改变,但部分患者可见脑深部小动脉发生闭塞而形成的微小梗死灶,其直径常<1.5 mm。主动脉弓发出的大动脉、颈动脉可见动脉粥样硬化性改变、狭窄或闭塞。颅内动脉也可有动脉粥样硬化性改变,或可见动脉炎性浸润。另外可有颈动脉或椎动脉过长或扭曲。

三、临床表现

TIA 多发于老年人,男性多于女性。发病突然,恢复完全,不遗留神经功能缺损的症状和体征,多有反复发作的病史。持续时间短暂,一般为 10~15 分钟,颈内动脉系统平均为 14 分钟,椎-基底动脉系统平均为 8 分钟,每天可有数次发作,发作间期无神经系统症状及阳性体征。颈内动脉系统 TIA 与椎-基底动脉系统 TIA 相比,发作频率较少,但更容易进展为脑梗死。

TIA 神经功能缺损的临床表现依据受累的血管供血范围而不同,临床常见的神经功能缺损有以下两种。

(一)颈动脉系统 TIA

最常见的症状为对侧面部或肢体的一过性无力和感觉障碍、偏盲,偏侧肢体或单肢的发作性轻瘫最常见,通常以上肢和面部较重,优势半球受累可出现语言障碍。单眼视力障碍为颈内动脉系统 TIA 所特有,短暂的单眼黑矇是颈内动脉分支——眼动脉缺血的特征性症状,表现为短暂性视物模糊、眼前灰暗感或云雾状。

(二)椎-基底动脉系统 TIA

常见症状为眩晕、头晕、平衡障碍、复视、构音障碍、吞咽困难、皮质性盲和视野缺损、共济失调、交叉性肢体瘫痪或感觉障碍。脑干网状结构缺血可能由于双下肢突然失张力,造成跌倒发作。颞叶、海马、边缘系统等部位缺血可能出现短暂性全面性遗忘症,表现为突发的一过性记忆丧失,时间、空间定向力障碍,患者有自知力,无意识障碍,对话、书写、计算能力保留,症状可持续数分钟至数小时。

血流动力学型 TIA 与微栓塞型 TIA 在临床表现上也有所区别(表 2-3)。

表 2-3　血流动力学型 TIA 与微栓塞型 TIA 的临床鉴别要点

临床表现	血流动力学型	微栓塞型
发作频率	密集	稀疏
持续时间	短暂	较长
临床特点	刻板	多变

四、辅助检查

治疗的结果与确定病因直接相关,辅助检查的目的就在于确定病因及危险因素。

(一)TIA 的神经影像学表现

普通 CT 和 MRI 扫描正常。MRI 灌注成像(PWI)表现可有局部脑血流减低,但不出现 DWI 的影像异常。TIA 作为临床常见的脑缺血急症,要进行快速的综合评估,尤其是 MRI 检查(包括 DWI 和 PWI),以便鉴别脑卒中、确定半暗带、制订治疗方案和判断预后。CT 检查可以排除脑出血、硬膜下血肿、脑肿瘤、动静脉畸形和动脉瘤等临床表现与 TIA 相似的疾病,必要时需行腰椎穿刺以排除蛛网膜下腔出血。CT 血管成像、MRA 有助于了解血管情况。梗死型 TIA 的概念是指临床表现为 TIA,但影像学上有脑梗死的证据,早期的 MRI 弥散成像检查发现,20%～40%临床上表现为 TIA 的患者存在梗死灶。但实际上根据 TIA 的新概念,只要出现了梗死灶就不能诊断为 TIA。

(二)血浆同型半胱氨酸检查

血浆同型半胱氨酸浓度与动脉粥样硬化程度密切相关,血浆同型半胱氨酸水平升高是全身性动脉硬化的独立危险因素。

(三)其他检查

TCD 检查可发现颅内动脉狭窄,并且可进行血流状况评估和微栓子检测。血常规和生化检查也是必要的,神经心理学检查可能发现轻微的脑功能损害。双侧肱动脉压、桡动脉搏动、双侧颈动脉及心脏有无杂音、全血和血小板检查、血脂、空腹血糖及糖耐量、纤维蛋白原、凝血功能、抗心磷脂抗体、心电图、心脏及颈动脉超声、TCD、DSA 等,有助于发现 TIA 的病因和危险因素、评判动脉狭窄程度、评估侧支循环建立程度和进行微栓子的检测;有条件时应考虑经食管超声心动图检查,可能发现卵圆孔未闭等心源性栓子的来源。

五、诊断与鉴别诊断

(一)诊断

诊断只能依靠病史,根据血管分布区内急性短暂神经功能障碍与可逆性发作特点,结合 CT 排除出血性疾病可考虑 TIA。确立 TIA 诊断后应进一步进行病因、发病机制的诊断和危险因素分析。TIA 和脑梗死之间并没有截然的区别,两者应被视为一个疾病动态演变过程的不同阶段,应尽可能采用"组织学损害"的标准界定两者。

(二)鉴别诊断

鉴别需要考虑其他可以导致短暂性神经功能障碍发作的疾病。

1.局灶性癫痫后出现的 Todd 麻痹

局限性运动性发作后可能遗留短暂的肢体无力或轻偏瘫,持续 0.5～36 小时后可消除。患者有明确的癫痫病史,EEG 可见局限性异常,CT 或 MRI 可能发现脑内病灶。

2.偏瘫型偏头痛

偏瘫型偏头痛多于青年期发病,女性多见,可有家族史,头痛发作的同时或过后出现同侧或对侧肢体不同程度瘫痪,并可在头痛消退后持续一段时间。

3.晕厥

晕厥为短暂性弥漫性脑缺血、缺氧所致,表现为短暂性意识丧失,常伴有面色苍白、大汗、血压下降,EEG 多数正常。

4.梅尼埃病

发病年龄较轻,发作性眩晕、恶心、呕吐可与椎-基底动脉系统 TIA 相似,反复发作常合并耳鸣及听力减退,症状可持续数小时至数天,但缺乏中枢神经系统定位体征。

5.其他

血糖异常、血压异常、颅内结构性损伤(如肿瘤、血管畸形、硬膜下血肿、动脉瘤等)、多发性硬化等,也可能出现类似 TIA 的临床症状。临床上可以依靠影像学资料和实验室检查进行鉴别诊断。

六、治疗

TIA 是缺血性血管病变的重要部分。TIA 既是急症,也是预防缺血性血管病变的最佳和最重要时机。TIA 的治疗与二级预防密切结合,可减少脑卒中及其他缺血性血管事件发生。TIA 症状持续 1 小时以上,应按照急性脑卒中流程进行处理。根据 TIA 病因和发病机制的不同,应采取不同的治疗策略。

(一)控制危险因素

TIA 需要严格控制危险因素,包括调整血压、血糖、血脂、同型半胱氨酸,以及戒烟、治疗心脏疾病、避免大量饮酒、有规律的体育锻炼、控制体重等。已经发生 TIA 的患者或高危人群可长期服用抗血小板药物。肠溶阿司匹林为目前最主要的预防性用药之一。

(二)药物治疗

1.抗血小板聚集药物

阻止血小板活化、黏附和聚集,防止血栓形成,减少动脉-动脉微栓子。常用药物如下。

(1)阿司匹林肠溶片:通过抑制环氧化酶减少血小板内花生四烯酸转化为 TXA_2 防止血小板聚集,各国指南推荐的标准剂量不同,我国指南的推荐剂量为 75～150 mg/d。

(2)氯吡格雷(75 mg/d):也是被广泛采用的抗血小板药,通过抑制血小板表面的 ADP 受体阻止血小板积聚。

(3)双嘧达莫:为血小板磷酸二酯酶抑制剂,缓释剂可与阿司匹林联合使用,效果优于单用阿司匹林。

2.抗凝治疗

考虑存在心源性栓子的患者应予抗凝治疗。抗凝剂种类很多,肝素、低分子量肝素、口服抗凝剂(如华法林、香豆素)等均可选用,但除低分子量肝素外,其他抗凝剂如肝素、华法林等应用过程中应注意检测凝血功能,以避免发生出血不良反应。低分子量肝素,每次 4 000～5 000 U,腹部皮下注射,每天 2 次,连用7～10 天,与普通肝素比较,生物利用度好,使用安全。口服华法林 6～12 mg/d,3～5 天后改为 2～6 mg/d维持,目标国际标准化比值范围为2.0～3.0。

3.降压治疗

血流动力学型 TIA 的治疗以改善脑供血为主,慎用血管扩张药物,除抗血小板聚集、降脂治疗外,需慎重管理血压,避免降压过度,必要时可给予扩容治疗。在大动脉狭窄解除后,可考虑将血压控制在目标值以下。

4.生化治疗

防治动脉硬化及其引起的动脉狭窄和痉挛以及斑块脱落的微栓子栓塞造成 TIA。主要用药有:维生素 B_1,每次 10 mg,3 次/天;维生素 B_2,每次 5 mg,3 次/天;维生素 B_6,每次 10 mg,3 次/天;复合维生素 B,每次 10 mg,3 次/天;维生素 C,每次 100 mg,3 次/天;叶酸片,每次 5 mg,3 次/天。

(三)手术治疗

颈动脉剥脱术(CEA)和颈动脉支架治疗(CAS)适用于症状性颈动脉狭窄 70% 以上的患者,实际操作上应从严掌握适应证。仅为预防脑卒中而让无症状的颈动脉狭窄患者冒险手术不是正确的选择。

七、预后与预防

(一)预后

TIA 可使发生缺血性脑卒中的危险性增加。传统观点认为,未经治疗的 TIA 患者约 1/3 发展成脑梗死,1/3 可反复发作,另 1/3 可自行缓解。但如果经过认真细致的中西医结合治疗应会减少脑梗死的发生比例。一般第一次 TIA 后,10%~20% 的患者在其后90 天出现缺血性脑卒中,其中 50% 发生在第 1 次 TIA 发作后 24~28 小时。预示脑卒中发生率增高的危险因素包括高龄、糖尿病、发作时间超过 10 分钟、颈内动脉系统 TIA 症状(如无力和语言障碍);椎-基底动脉系统 TIA 发生脑梗死的比例较少。

(二)预防

近年来以中西医结合治疗本病的临床研究证明,在注重整体调节的前提下,病证结合,中医学辨证论治能有效减少 TIA 发作的频率及程度并降低形成脑梗死的危险因素,从而起到预防脑血管病事件发生的作用。

（宋伟慧）

第六节　脑动脉硬化症

脑动脉硬化症是指在全身动脉硬化的基础上,脑部血管的弥漫性硬化、管腔狭窄及小动脉闭塞,供应脑实质的血流减少,神经细胞变性而引起的一系列神经与精神症状。本病发病年龄大多在 50 岁以上。脑动脉硬化的好发部位多位于颈动脉分叉水平,而颈总动脉的起始部很少发生。

一、病因及发病机制

该病病因尚未完全明了,大多数学者认为与下列因素有关。

（一）脂质代谢障碍和内膜损伤

脂质代谢障碍和内膜损伤是导致动脉粥样硬化最早和最主要的原因。早期病变发生于内膜，大量中性脂肪、胆固醇由血浆中移出而沉积于血管壁的内膜上形成粥样硬化斑块。

（二）血流动力学因素的作用

脂质进入和移出内膜的速度经常处于动态的平衡。但在动脉分叉处、弯曲处、动脉成角、转向处或内膜表面不规则时，可影响血液的流层，使血液汹涌而形成旋涡流、湍流，由于高切应力和湍流的机械性损伤，致使内膜进一步损伤。血浆中的脂质向损伤的内膜移动占优势，致使高浓度的乳糜微粒及脂蛋白多聚在这一区域，加速动脉粥样硬化的发生及发展。

（三）血小板聚集作用

近年来应用扫描电子显微镜的研究发现，血小板易在动脉分叉处聚集，血小板与内皮细胞的相互作用而使内膜发生损伤，血小板在内皮细胞损伤处容易黏附，继而聚集，其结果是血小板血栓形成。

（四）高密度脂蛋白与动脉粥样硬化

高密度脂蛋白（HDL）与乳糜微粒（CM）及极低密度脂蛋白（VLDL）的代谢途径有密切关系。现已发现动脉粥样硬化患者血清高密度脂蛋白降低，故认为高密度脂蛋白降低可导致动脉粥样硬化。

（五）高血压与动脉粥样硬化

高血压是动脉粥样硬化的重要因素，患有高血压时，由于血流冲击，使动脉壁承受很强的机械压力，可促进动脉粥样硬化的发生和发展。

二、病理生理

动脉硬化早期，在动脉的内膜上出现数毫米大小的黄色脂点或出现数厘米长的黄色脂肪条。病变进一步发展则形成纤维斑块，斑块表面可破溃形成溃疡出血，亦可形成附壁血栓，可使动脉管腔变细甚至闭塞。

三、临床表现

（一）早期

脑动脉粥样硬化发展缓慢，呈进行性加重，早期表现类似神经衰弱，患者有头痛、头胀、头部压紧感，还可有耳鸣、眼花、心悸、失眠、记忆力减退、烦躁以及易疲倦等症状，头晕、头昏、嗜睡以及精神状态的改变。逐渐出现对各种刺激的感觉过敏，情绪易波动，有时激动、焦虑、紧张、恐惧、多疑，有时又出现对周围事物无兴趣、淡漠及颓丧、伤感，对任何事情感到无能为力、不果断。并常伴有自主神经功能障碍，如手足发冷、局部出汗，皮肤划纹征阳性。脑动脉粥样硬化时可引起脑出血，临床上可发生眩晕、昏厥等症状，并可有短暂性脑缺血发作。

（二）进展期

随着病情的进展，患者可出现许多严重的神经精神症状及体征，其临床表现有以下几类。

1.动脉硬化性帕金森病

患者面部缺乏表情，发音低而急促，直立时身体向前弯，四肢强直而肘关节略屈曲，手指震颤而呈搓丸样，步伐小而身体向前冲，称为"慌张步态"。其他症状尚有出汗多，皮脂溢出多，言语障碍、流口水多、吞咽费力等。少数患者晚期可出现痴呆。

2.脑动脉硬化痴呆

患者缓慢起病,呈阶梯性智能减退,早期患者可出现神经衰弱综合征,逐渐出现近记忆力明显减退,而人格、远记忆力、判断、计算力尚能在一段时间内保持完整。患者情绪不稳、易激惹、喜怒无常、夜间可出现谵妄或失眠,有时出现强哭、强笑或情绪淡漠,最后发展为痴呆。

3.假性延髓性麻痹

其临床特征为构音障碍、吞咽困难,饮水呛咳,面无表情,轻度情绪刺激表现为反应过敏以及不能控制的强哭、强笑或哭笑相似而不易分清,这种情感障碍为病变侵犯皮质丘脑阻塞所致。

4.脑神经损害

脑动脉硬化后僵硬的动脉可压迫脑底部的脑神经而使其功能发生障碍,如双鼻侧偏盲、三叉神经痛性抽搐、双侧展或面神经瘫痪,或引起一侧面肌痉挛等症状。

5.脑动脉硬化

神经系统所出现的体征临床上可出现一些原始反射,如强握反射、口舌动作等。同时可伴有皮质高级功能的障碍,如语言障碍、吐词困难,对词的短暂记忆丧失,命名不能、失用,亦出现体像障碍、皮质感觉障碍,锥体束损害以及脑干、脊髓损害的症状。另外,还可出现括约肌功能障碍,如尿潴留或失禁,大便失禁等。脑动脉硬化症还可引起癫痫发作,其发作形式可为杰克森(Jackson)发作、钩回发作或全身性大发作。

四、辅助检查

(一)血生化测定

患者血胆固醇增高,低密度脂蛋白增高,高密度脂蛋白降低,血甘油三酯增高,血 β-脂蛋白增高,90%以上的患者表现为Ⅱ或Ⅳ型高脂血症。

(二)数字减影

动脉造影可显示脑动脉粥样硬化所造成的动脉管腔狭窄或动脉瘤病变。脑动脉造影显示动脉异常弯曲和伸长。动脉内膜存在有动脉粥样硬化斑,使动脉管腔变的不规则,呈锯齿状,最常见于颈内动脉虹吸部,亦可见于大脑中、前、后动脉。

(三)经颅多普勒检查

根据所测颅内血管的血流速度、峰值、频宽、流向,判断出血管有无狭窄和闭塞。

(四)CT 扫描及 MRI 检查

CT 及 MRI 可显示脑萎缩及多发性腔隙性梗死(图 2-1、图 2-2)。

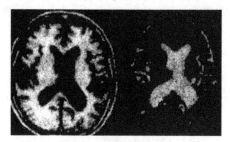

图 2-1　弥漫性脑萎缩

T₁ 及 T₂ 加权像,脑室系统扩大脑沟池增宽,左侧明显

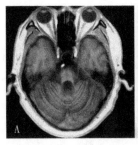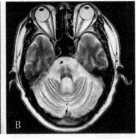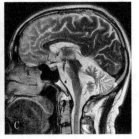

图 2-2 脑桥小脑萎缩

$T_1WI(A)$ 和 $T_2WI(B)$ 为横断位，$T_2W(C)$ 为矢状位，脑桥、橄榄、小脑萎缩，
脑桥、橄榄腹侧变平，桥前池扩大，四脑室扩张；脑桥见"十字"征(B)

（五）眼底检查

40%左右的患者有视网膜动脉硬化症，表现为动脉迂曲，动脉直径变细不均，动脉反光增强，呈银丝样改变以及动静脉交叉压迹等。

五、诊断

（1）年龄在 45 岁以上。

（2）初发高级神经活动不稳定的症状或脑弥漫性损害症状。

（3）有全身动脉硬化，如眼底动脉硬化Ⅱ级以上或主动脉弓增宽及颞动脉或桡动脉较硬以及冠心病等。

（4）神经系统阳性体征如腱反射不对称，掌颌反射阳性及吸吮反射阳性等。

（5）血清胆固醇增高。

（6）排除其他脑病。

上述 6 项为诊断脑动脉硬化的最低标准。可根据身体任何部位的动脉硬化症状，如头部动脉的硬化，精神、神经症状呈缓慢进展，伴以短暂性脑卒中样发作，或有轻重不等的较广泛的神经系统异常。有脑神经、锥体束和锥体外系损害，并除外颅内占位性病变，结合实验室检查可以作出临床诊断。

六、鉴别诊断

本病应与以下疾病相鉴别。

（一）神经衰弱综合征

脑动脉硬化发病多在 50 岁以后，没有明显的精神因素，临床表现以情感脆弱、近记忆减退为突出症状。此外，表现为思维活动迟钝，工作能力下降，眼底动脉硬化及血脂明显增高均可与神经衰弱鉴别。

（二）老年痴呆

脑动脉硬化症晚期可出现痴呆，故应与老年痴呆相鉴别（表 2-4）。

表 2-4 脑动脉硬化性痴呆与老年痴呆的鉴别

项目	脑动脉硬化性痴呆	老年痴呆
发病年龄	50～75 岁	70～75 岁
病理改变	多发性脑微梗死灶	脑组织中老年斑与神经纤维缠结

续表

项目	脑动脉硬化性痴呆	老年痴呆
高血压动脉硬化	常有,病起决定性作用	或无,不起决定性作用
情感障碍	脆弱,哭笑无常	淡漠,反应迟钝
人格改变	有,相对较完整	迅速衰退
记忆力	有,近事遗忘	十分突出,远近事记忆均障碍
定向力	有	时间、地点、人物定向均差
智能障碍	选择性或镶嵌性衰退	全面衰退
自知力	保持较久	早期丧失
定位特征	常有,明显	无特异性
进展情况	阶梯或进展	迅速加重而死亡

(三)颅内占位性病变

颅内占位性病变如脑瘤、转移瘤、硬脑膜下血肿。颅内占位性病变常缺乏血管硬化的体征,多伴有进行性颅内压增高及脑脊液蛋白高的表现。CT 扫描或 MRI 检查可加以鉴别。

(四)躯体性疾病

躯体性疾病如营养障碍、严重贫血、内分泌疾病、心肺疾病伴缺氧和二氧化碳潴留、肾脏疾病伴尿毒症、慢性充血性心力衰竭、低血糖、脑积水等,均应加以鉴别。以上各种疾病可根据临床特征、辅助检查加以鉴别。

七、治疗

(一)一般防治措施

(1)合理饮食:食用低胆固醇、低动物性脂肪食物,如瘦肉、鱼类、低脂奶类。提倡饮食清淡,多食富含维生素 C(新鲜蔬菜、瓜果)和植物蛋白(豆类及其制品)的食物。

(2)适当的体力劳动和体育锻炼:对预防肥胖,改善循环系统的功能和调整血脂的代谢有一定的帮助,是预防本病的一项积极措施。

(3)生活要有规律:合理安排工作和生活,保持乐观,避免情绪激动和过度劳累,要有充分的休息和睡眠,在生活中不吸烟、不饮酒。

(4)积极治疗有关疾病,如高血压、糖尿病、高脂血症、肝肾及内分泌疾病等。

(二)降低血脂

高脂血症经用体育疗法、饮食疗法仍不降低者,可选用降脂药物治疗。

(1)氯贝丁酯(安妥明):0.25～0.5 g,3 次/天,口服。病情稳定后应酌情减量维持。其能降低甘油三酯,升高高密度脂蛋白。少数患者可出现荨麻疹或肝、肾功能变化,需定期检查肝肾功能。

(2)二甲苯氧庚酸(吉非罗齐,诺衡):300 mg,3 次/天,口服。其效果优于氯贝丁酯,有降低甘油三酯、胆固醇,升高高密度脂蛋白的作用。不良反应同氯贝丁酯。

(3)非诺贝特(普鲁脂芬):0.1 g,3 次/天,口服。它是氯贝丁酯的衍生物,血尿半衰期较长,作用较氯贝丁酯强,能显著降低甘油三酯和血浆胆固醇,显著升高血浆高密度脂蛋白。不良反应较轻,少数病例出现血清谷丙转氨酶及血尿素氮暂时性轻度增高,停药后即恢复正常。原有肝肾功能减退者慎用,孕妇禁用。

(4)普罗布考(丙丁酚):500 mg,3 次/天,口服。能阻止肝脏中胆固醇的乙酰乙酸生物合成,降低血胆固醇。

(5)亚油酸:300 mg,3 次/天,口服,或亚油酸乙酯 1.5～2 g,3 次/天,口服。其为不饱和脂肪酸,能抑制脂质在小肠的吸收与合成,影响血浆胆固醇的分布,使其较多地向血管壁外的组织中沉积,降低血管中胆固醇的含量。

(6)考来烯胺(消胆胺):4～5 g,3 次/天,口服。因其是阴离子交换树脂,服后与胆汁酸结合,断绝胆酸与肠-肝循环,促使肝中胆固醇分解成胆酸,与肠内胆酸一同排出体外,使血胆固醇下降。

(7)弹性酶(胰肽酶):每片 150～200 U,1～2 片,3 次/天,口服。服 1 周后见效,8 周达高峰。它能水解弹性蛋白及糖蛋白等,能阻止胆固醇沉积在动脉壁上,并能提高脂蛋白脂酶活性,能分解乳糜微粒,降低血浆胆固醇。无不良反应。

(8)冠心舒(脑心舒):20 mg,3 次/天,口服。其是从猪十二指肠提取的糖胺多糖类药物,能显著地降低血浆胆固醇和甘油三酯,促进纤维蛋白溶解,抗血栓形成。对短暂性脑缺血发作、脑血栓、椎-基底动脉供血不足等有明显疗效。

(9)吡卡酯(安吉宁,吡醇氨酯):250～500 mg,3 次/天,口服。6 个月为 1 个疗程。能减少血管壁上胆固醇的沉积,减少血管内皮损伤,防止血小板聚集。不良反应较大,有胃肠道反应,少数病例有肝功能损害。

(10)月见草油:1.2～2 g,3 次/天,口服。本品是含亚油酸的新药,为前列腺素前体,具有降血脂,降胆固醇,抗血栓作用。不良反应小,偶见胃肠道反应。

(11)多烯康胶丸:每丸 0.3 g 或 0.45 g,每次 1.2～1.5 g,3 次/天,口服。为我国首创的富含二十碳五烯酸(EPA)和二十二碳六烯酸(DAH)的浓缩鱼油。其含 EPA 和 DAH 达 70% 以上,降低血甘油三酯总有效率为 86.5%,降低血胆固醇总有效率为 68.6%,并能显著抑制血小板聚集和阻止血栓形成,长期服用无毒副反应,而且疗效显著。

(12)甘露醇烟酸酯片:400 mg,3 次/天,口服。是我国生产的降血脂、降血压的新药。降血甘油三酯的有效率达 75%,降舒张压的有效率达 93%,使头痛、头晕、烦躁等症状得到改善。

(13)其他维生素 C、B 族维生素、维生素 E、烟酸等药物。

(三)扩血管药物

扩血管药物可解除血管运动障碍,改善血循环,主要作用于血管平滑肌。

(1)盐酸罂粟碱:可改善脑血流,60～90 mg,加入 5% 葡萄糖液或右旋糖酐-40 500 mL 中静脉滴注,1 次/天,7～10 天为 1 个疗程。或 30～60 mg,1～2 次/天,肌内注射。

(2)己酮可可碱:0.1 g,3 次/天,口服。除扩张毛细血管外,还增进纤溶活性,降低红细胞上的脂类及黏度,改善红细胞的变形性。

(3)盐酸倍他啶、烟酸、山莨菪碱、血管舒缓素等均属常用扩血管药物。

(四)钙通道阻滞剂

其作用机制有:①扩张血管,增加脑血流量,阻滞 Ca^{2+} 跨膜内流。②抗动脉粥样硬化,降低胆固醇。③抗血小板聚集,减低血黏度,改善微循环。④保护细胞,避免脑缺血后神经元细胞膜发生去极化。⑤维持红细胞变形能力,是影响微循环中血黏度的重要因素。

1.尼莫地平

30 mg,2～3 次/天,口服。

2.尼卡地平

20 mg,3 次/天,口服,3 天后渐增到每天 60~120 mg,不良反应为少数人思睡、头晕、倦怠、恶心、腹胀等,减量后即可消失,一般不影响用药。而肝肾功能差和低血压者慎用,颅内出血急性期、妊娠、哺乳期患者禁用。

3.地尔硫草(硫氮草酮)

30 mg,3 次/天,口服。不良反应为面红、头痛、心动过速、恶心、便秘、个别患者有转氨酶暂时升高。孕妇慎用,心房颤动、心房扑动者禁用。注意不可嚼碎药片。

4.氟桂利嗪

5~10 mg 或 6~12 mg,1 次/天,顿服。不良反应为乏力、头晕、嗜睡、脑脊液压力增高,故颅内压增高者禁用。

5.桂利嗪(脑益嗪)

25 mg,3 次/天,口服。

(五)抗血小板聚集药物

因为血小板在动脉粥样硬化者体内活性增高,并释放平滑肌增生因子使血管内膜增生。升高血中半胱氨酸,导致血管内皮损伤,脂质易侵入内膜,吞噬大量的低密度脂蛋白的单核巨噬细胞,在血管壁内转化为泡沫细胞,而形成动脉粥样硬化病变,因此抗血小板治疗是防治脑血管病的重要措施。

1.肠溶阿司匹林(乙酰水杨酸)

50~300 mg,1 次/天,口服,是花生四烯酸代谢中环氧化酶抑制剂,能减少环内过氧化物,降低血栓素 Az 合成。

2.二十碳五烯酸

1.4~1.8 g,3 次/天,口服。它在海鱼中含量较高,是一种多烯脂肪酸。在代谢中可与花生四烯酸竞争环氧化酶,减少血栓烷 A 的合成。

3.银杏叶胶囊(或银杏口服液)

能扩张脑膜动脉和冠状动脉,使脑血流量和冠脉流量增加,并能抗血小板聚集,降血脂及降低血浆黏稠度,达到改善心脑血循环的功能。银杏叶胶囊 2 丸,3 次/天,口服。银杏口服液 10 mL,3 次/天,口服。

4.双嘧达莫(潘生丁)

50 mg,3 次/天,口服。能使血小板环磷腺苷增高,延长血小板的寿命,抑制血小板聚集,扩张心脑血管等。

5.藻酸双酯钠

0.1 g,3 次/天,口服。也可 0.1~0.2 g 静脉滴注。具有显著的抗凝血、降血脂、降低血黏度及改善微循环的作用。

(六)脑细胞活化剂

脑动脉硬化时,可引起脑代谢障碍,导致脑功能低下,为了恢复脑功能和改善临床症状,常用以下药物。

1.胞磷胆碱

0.2~0.5 g,静脉注射或加用 5%~10% 葡萄糖后静脉滴注,5~10 天为 1 个疗程。或 0.1~0.3 g/d,分 1~2 次肌内注射。它能增强与意识有关的脑干网状结构功能,兴奋锥体束,促进受伤的运动功能的恢复,还能增强脑血管的张力及增加脑血流量,增强细胞膜的功能,改善脑代谢。

2.甲磺双氢麦角胺(舒脑宁)

1次1片(0.3 mg),1次/天,肌内注射,或1片(2.5 mg),2次/天,口服。其为最新脑细胞代谢机能改善剂。它能作用于血管运动中枢,抑制血管紧张,促进循环功能,能使脑神经细胞的机能再恢复,促使星状细胞摄取充足的营养素,使氧、葡萄糖等能量输送到脑神经细胞,从而改善脑神经细胞新陈代谢。

3.素高捷疗

0.2~0.4 g,1次/天,静脉注射,或加入5%葡萄糖中静脉滴注,15天为1个疗程。可激发及加快修复过程。在供氧不足的状态下,改善氧的利用率,并促进养分穿透入细胞。提高与能量调节有关的代谢率。

4.艾地苯醌(维伴)

30 mg,3次/天,口服。能改善脑缺血的脑能量代谢(包括激活脑线粒体、呼吸活性、改善脑内葡萄糖利用率),改善脑功能障碍。

(宋伟慧)

第七节 脑血管畸形

脑血管畸形是一种先天性脑血管发育异常,由胚胎期脑血管芽胚演化而成的一种血管畸形,有多种类型(最常见的是脑动静脉畸形)。

一、脑动静脉畸形

本病是引起自发性蛛网膜下腔出血的另一常见原因,仅次于颅内动脉瘤。

(一)临床表现

(1)出血:可表现为蛛网膜下腔出血,脑内出血或硬脑膜下出血,一般多发生于年龄较小的病例。

(2)抽搐:多见于较大的,有大量"脑盗血"的动静脉畸形患者。

(3)进行性神经功能障碍:主要表现为运动或感觉性瘫痪。

(4)头痛:常局限于一侧,类似偏头痛。

(5)智力减退:见于巨大型动静脉畸形由于"脑盗血"严重或癫痫频繁发作所致。

(6)颅内血管杂音。

(7)眼球突出。

(二)辅助检查

1.头颅X平片检查

一般无异常。

2.头颅CT检查

可见局部不规则低密度区,用造影剂增强后在病变部位出现不规则高密度区。

3.头颅 MRI 检查

在 T_1 加权和 T_2 加权像上均表现为低或无信号暗区(流空现象),此为动静脉畸形的特征性表现。

4.头颅核磁血管显像

MRA 显示血管畸形优于 MRI,两者可互相补充。

5.数字减影血管造影

在动脉期摄片中可见到一堆不规则的扭曲血管团,有一根或数根粗大而显影较深的供血动脉,引流静脉早期出现于动脉期摄片上,扭曲扩张,导入颅内静脉窦。病变远侧的脑动脉充盈不良或不充盈。

(三)诊断

青年人有自发蛛网膜下腔出血或脑内出血史时,应想到本病可能,如病史中还有局限性或全身性癫痫发作则更应该怀疑本病,可结合头颅 CT、脑血管造影、MRI、TCD、头颅平片等,其中脑血管造影是诊断动静脉畸形最可靠、最重要的方法。

(四)鉴别诊断

(1)颅内动脉瘤:该病发病高峰多在 40～60 岁,症状较重。头颅 CT 增强扫描前后阴性较多,与动静脉畸形头颅 CT 见颅内有不规则低密度区不同,可以鉴别。

(2)胶质瘤:患者常表现为神经功能障碍进行性加重,疾病进展快,病程较短。头颅 CT、MRI 检查可见明显的占位。

(3)成血管细胞脑膜瘤和成血管细胞瘤:前者占位效应明显,CT 可见增强的肿瘤。后者很少发生在幕上,周边平滑,多位于缺乏血管的中线位置或中线偏心位置。这些区域通常表现为一个囊状结构拥有正常的血液循环,与占位效应不相称。

(4)颅内转移瘤:该类患者常可发现原发灶,病情进展快,头颅 CT 及 MRI 检查可见明显的占位征象。

(5)后颅窝肿瘤。

(6)其他类型的颅内血管畸形。

(7)烟雾病:脑血管造影可显示颈内动脉和大脑中动脉有闭塞,大脑前、后动脉可有逆流现象,脑底部有异常血管网,没有早期出现的扩张扭曲的静脉。

(五)治疗

(1)避免剧烈的情绪波动,禁烟酒,防止便秘,如已出血,则按蛛网膜下腔出血或脑出血处理。

(2)控制癫痫。

(3)对症治疗。

(4)防止再出血。

二、其他类型脑血管畸形

(一)海绵状血管瘤

本病好发于 20～40 岁成人。临床症状隐袭,最常见的起病症状为抽搐发作,另外有头痛、颅内出血、局部神经功能障碍。CT 和 MRI 是诊断颅内海绵状血管瘤的较好手段。以手术治疗为主。

(二)静脉血管畸形

静脉血管畸形多见于 30～40 岁的成人,常见症状有癫痫发作,局灶性神经功能障碍和头痛,出血很少见。可依靠 CT、MRI、血管造影。静脉畸形的预后较好,故主张内科治疗,发生严重出血者可考虑手术治疗。

(三)毛细血管扩张症

CT 及 MRI 检查通常不能显示病灶,血管造影时也不能显示扩张的毛细血管,并发出血时上述检查可显示相应的血肿。一般给予对症治疗,若发生严重出血,则可考虑手术治疗。

(四)大脑大静脉畸形

随年龄不同,症状有所不同。新生儿患者的常见症状为心力衰竭,有心动过速、呼吸困难、发绀、肺水肿、肝大及周围性水肿。幼儿患者的常见症状为脑积水,头围增大,颅缝分裂,头部可闻及颅内杂音,并有抽搐发作,患儿心脏可有扩大,有时伴有心力衰竭。对较大儿童及青年,除引起癫痫发作外,尚可引起蛛网膜下腔出血、头痛、智力发育迟钝,也可有发作性昏迷、眩晕、视力障碍、肢体无力等。新生儿及婴幼儿出现心力衰竭、心脏扩大、头颅增大、颅内可闻及杂音,应想到本病的可能,进一步确诊可行头颅 CT、MRI 和/或脑血管造影检查。

(宋伟慧)

第八节 颅内动脉瘤

颅内动脉瘤是引起自发性蛛网膜下腔出血最常见的原因。

一、临床表现

(一)发病年龄

多在 40~60 岁,女多于男,约为 3:2。

(二)症状

1.动脉瘤破裂出血

主要表现为蛛网膜下腔出血,但少数出血可发生于脑内或积存于硬脑膜下,分别形成脑内血肿或硬膜下血肿,引起颅内压增高和局灶性脑损害的症状。颅内动脉瘤一旦出血以后将会反复出血,每出一次血,病情也加重一些,病死率也相应增加。

2.疼痛

常伴有不同程度的眶周疼痛,成为颅内动脉瘤最常见的首发症状;部分患者表现为三叉神经痛,偏头痛并不多见。

3.抽搐

比较少见。

4.下丘脑症状

如尿崩症、体温调节障碍及脂肪代谢紊乱。

(三)体征

1.动眼神经麻痹

动眼神经麻痹是颅内动脉瘤所引起的最常见的症状。可以是不完全的,以眼睑下垂的表现最为突出。

2.三叉神经的部分麻痹

较常见于海绵窦后部及颈内动脉管内的动脉瘤。

3.眼球突出

常见于海绵窦部位的颈内动脉瘤。

4.视野缺损

视野缺损是由于动脉瘤压迫视觉通路的结果。

5.颅内血管杂音

不多见,一般都限于动脉瘤的同侧,声音很微弱,为收缩期吹风样杂音。

二、辅助检查

(一)腰穿
腰穿用于检查有潜在出血的患者,或临床怀疑出血而头颅 CT 蛛网膜下腔未见高密度影患者。

(二)影像学检查
1.头颅 CT 检查

在急性患者,CT 平扫可诊断 90% 以上的出血,并可发现颅内血肿、水肿,脑积水。

2.头颅 MRI 和 MRA 检查

其可提供动脉瘤更多的资料,可作为脑血管造影前的无创伤筛选方法。

(三)脑血管造影检查
脑血管造影在诊断动脉瘤上占据绝对优势,可明确动脉瘤的部位和形状,评价对侧循环情况,发现先天性异常以及诊断和治疗血管痉挛有重要价值。

三、诊断

既往无明确高血压病史,突然出现自发性蛛网膜下腔出血症状时,均应首先怀疑有颅内动脉瘤的可能,如患者还有下列情况时,则更应考虑颅内动脉瘤可能。

(1)有一侧动眼神经麻痹症状。

(2)有一侧海绵窦或眶上裂综合征(即有一侧第Ⅲ、Ⅳ、Ⅵ对脑神经麻痹症状),并有反复大量鼻出血。

(3)有明显视野缺损,但又不属于垂体腺瘤中所见的典型的双颞侧偏盲,且蝶鞍的改变不明显者,应考虑颅内动脉瘤的可能,应积极行血管造影检查,以明确诊断。

四、鉴别诊断

(一)颅内动脉瘤与脑动静脉畸形的鉴别
其鉴别如表 2-5 所示。

表 2-5 颅内动脉瘤与脑动静脉畸形的鉴别

	颅内动脉瘤	脑动静脉畸形
年龄	较大,20 岁以下,70 岁以上少见,发病高峰为 40~60 岁	较小,50 岁以上少见,发病高峰 20~30 岁
性别	女多于男,约 3∶2	男多于女 2∶1

	颅内动脉瘤	脑动静脉畸形
出血症状	蛛网膜下腔出血为主,出血量多,症状较重,昏迷深、持续久,病死率高。	蛛网膜下腔出血及脑内出血均较多,脑脊液含血量相对较少,症状稍轻,昏迷较浅而短,病死率稍低。
癫痫发作	少见	多见
动眼神经麻痹	多见	少见或无
神经功能障碍	偏瘫、失语较少	偏瘫、失语较多
再出血	相对较多,间隔时间短	较少,间隔时间长
颅内杂音	少见	相对较多
CT 扫描	增强前后阴性者较多,只有在适当层面可见动脉瘤影	未增强时多数可见不规则低密度区,增强后可见不规则高密度区,伴粗大的引流静脉及供血动脉

(二)有动眼神经麻痹的颅内动脉瘤

应与糖尿病、重症肌无力、鼻咽癌、蝶窦炎或蝶窦囊肿、眼肌麻痹性偏头痛、蝶骨嵴内侧或鞍结节脑膜瘤及 Tolosa-Hunt 综合征鉴别。

(三)有视觉及视野缺损的颅内动脉瘤

应与垂体腺瘤、颅咽管瘤、鞍结节脑膜瘤和视神经胶质瘤鉴别。

(四)后循环上的颅内动脉瘤

应与桥小脑角的肿瘤,小脑肿瘤及脑干肿瘤做鉴别。

五、治疗

(一)手术治疗

首选手术治疗,由于外科手术技术的不断进步,特别是显微神经外科的发展,及各种动脉瘤夹的不断完善,使其手术效果大为提高,手术的病残率与病死率都降至比其自然病残率及病死率远为低的程度。因此,只要手术能达到,都可较安全的采用不同的手术治疗。

(二)非手术治疗

颅内动脉瘤的非手术治疗适用于急性蛛网膜下腔出血早期,病情的趋向尚未能明确时;病情严重不允许做开颅手术,或手术需要延迟进行者;动脉瘤位于手术不能达到的部位;拒绝手术治疗或等待手术治疗的病例。

1.一般治疗

卧床应持续 4 周。

2.脱水药物

主要选择甘露醇、呋塞米(速尿)等。

3.降压治疗

药物降压须谨慎使用。

4.抗纤溶治疗

可选择 6-氨基己酸,但对于卧床患者应注意深静脉栓塞的发生。

(刘伟丽)

第三章

自主神经疾病

第一节 间脑疾病

间脑由丘脑、丘脑底、下丘脑、膝状体及第三脑室周围结构所组成,是大脑皮质与各低级部位联系的重要结构。"间脑疾病"一词一般用于与间脑有关的自主神经功能障碍,精神症状,体质量变化、水分潴留、体温调节、睡眠-觉醒节律、性功能、皮肤等异常和反复发作性的综合征,脑电图中可有特征性变化。

一、病因和病理

引起间脑疾病最主要的原因为肿瘤,如颅咽管瘤、垂体瘤或丘脑肿瘤。其次是感染、损伤、中毒和血管疾病等。据文献报道160例的综合性统计中,肿瘤占52%,炎症(如脑膜炎、脑炎、蛛网膜炎)占20%,再次为血管病变、颅脑损伤等。少数病因不明。

在动物试验中,破坏第三脑室的底部达1/4可不发生任何症状;破坏下丘脑后部达2/3,则可引起恶病质而导致死亡。

二、临床表现

间脑疾病的临床表现极为复杂,基本可分为定位性症状和发作性症状两大方面。

(一)定位性症状

1.睡眠障碍

睡眠障碍是间脑疾病的突出症状之一。下丘脑后部病变时,大部分患者有睡眠过多现象,即嗜睡,但少数患者失眠。当下丘脑后区大脑脚受累时,则表现为发作性嗜睡病和猝倒症等。常见的临床类型如下。

(1)发作性睡病:表现为发作性的不分场合的睡眠,持续数分钟至数小时,睡眠性质与正常人相似。这是间脑特别是下丘脑病变中最常见的一种表现形式。

(2)异常睡眠症:发作性睡眠过多,每次发作时可持续睡眠数天至数周,但在睡眠发作期,患者常可被喊醒吃饭、小便等,饭后又睡,其睡眠状态与正常相同。

(3)发作性嗜睡-强食症:患者不可控制地出现发作性睡眠,每次睡眠持续数小时至数天,醒后暴饮暴食,食量数倍于常量,且极易饥饿。患者多数肥胖,但无明显的内分泌异常。数月至数年反复发作一次,发作间并无异常。起病多在 10~20 岁,男性较多,成年后可自愈。

2.体温调节障碍

下丘脑病变产生的体温变化,可表现如下特征。

(1)低热:体温一般维持于 37.3~37.8 ℃,很少超过 39 ℃。如连续测量几天体温,有时可发现体温的曲线是多变性的。这种 24 小时体温曲线有助于了解温度调节障碍。

(2)体温过低:下丘脑的前部和邻近的隔区可能与身体的散热有关,体温主要通过皮肤血管扩张和排汗(副交感神经)调节,而下丘脑的后侧部则可能与保热和产热有关。故当下丘脑前部或灰结节区病变时,散热发生障碍,这时很容易使体温过高;而下丘脑后侧部病变时产热机制减弱或消失,常可引起体温过低。

(3)高热:下丘脑视前区两侧急性病变常有体温很快升高,甚至死亡后仍然有很高体温。神经外科手术或急性颅脑损伤影响该区域时,往往在 12 小时内出现高热,但肢体是冰冷的,躯干温暖,有些患者甚至心率及呼吸保持正常。高热时服解热剂无效,体表冷敷及给氯丙嗪降温反应良好。但是下丘脑占位性病变,可因破坏区域极广而没有体温的明显变化;可因下丘脑肿瘤选择性地破坏而引起体温持久升高,脑桥中脑血管性病变也可出现高热。

3.尿崩症

下丘脑的病变损害视上核、室旁核或视上核-垂体束,均常发生血管升压素分泌过少,可引起尿崩症。各种年龄均可得病,但以 10~20 岁多见,男性稍多于女性。起病可骤可缓。主要症状有多尿(失水)、口渴、多饮。每昼夜排尿总量常在 6 L 以上,可超过 10 L,尿比重低(<1.006),但不含糖。每天饮水也多,总量与尿量相接近,如限制喝水,尿量往往仍多而引起失水。患者有头痛、疲乏、肌肉疼痛、体温降低、心动过速、体质量减轻。久病者常因烦渴多饮,日夜不宁,发生失眠、焦虑、烦躁等神经情绪症状。若下丘脑前部核群功能亢进或双侧视交叉上核损害,偶尔亦发生少饮及乏尿症。

4.善饥

下丘脑病变引起过分饥饿较烦渴症状为少见。善饥症状出现于额叶双侧病变(包括大脑皮质弥散性疾病及双侧前额叶切除)后。轻度善饥症状见于接受激素治疗的及少数精神分裂症患者。这些患者不能估计食欲。在强食症中,表现过分饥饿,伴周期性发作性睡眠过度等症状,常归因于下丘脑病变。双额叶病变时,偶亦发生善饥,表现为贪食、吃不可食的东西,同时有视觉辨别功能丧失、攻击行为及性活动增加等症状。

5.性功能和激素代谢障碍性功能异常

患者表现出性欲减退,儿童病例有发育迟缓或早熟,青春期后女性则月经周期改变或闭经,男性有精子形成障碍甚至勃起功能障碍。Bauer 分析 60 例下丘脑病变,有 24 例发育早熟,19 例为性功能减退。常用下丘脑脊髓纤维及下丘脑垂体纤维通过神经体液的调节紊乱来解释此种障碍。若下丘脑的乳头体、灰结节部附近患有肿瘤,则来自结节漏斗核的下丘脑垂体纤维受阻,能影响腺垂体的促性腺激素的释放,使内分泌发生异常。下丘脑的脊髓纤维可调节脊髓各中枢活动,改变性功能。成人脑底部肿瘤刺激下丘脑前方或腹内侧区时,偶亦发生性欲过旺。

闭经-溢乳综合征的主要机制是催乳素分泌过多,高催乳素血症抑制下丘脑促性腺激素释放激素的分泌。该病常由肿瘤(垂体肿瘤等)、下丘脑与垂体功能障碍或服用多巴胺受体阻滞剂等因素所致。有间脑病时激素代谢的改变以 17-酮类固醇类最明显。因 17-酮类固醇类是许多肾上腺皮质激素和性激素的中间代谢产物,正常人每昼夜排出量为10~20 mg,某些患者可升高到20~40 mg。17-羟皮质固醇的测定结果同样也可有很大的波动性,排出量可以升高达 14 mg。

6.脂肪代谢障碍

肥胖是由下丘脑后方病变累及腹内侧核或结节附近所致,常伴有性器官发育不良症,称肥胖性生殖不能性营养不良综合征。继发性肥胖者常为下丘脑部肿瘤或垂体腺瘤压迫下丘脑所致,其次为下丘脑部炎症所致。原发性肥胖者多为男性儿童,起病往往颇早,有肥胖和第二性征发育不良,但无垂体功能障碍。肥胖为逐渐进展性,后期表现极其明显,脂肪分布以面部、颈及躯干最显著,其次为肢体的近端。皮肤细软,手指细尖,常伴有骨骼过长现象。

消瘦在婴儿多见,往往由下丘脑肿瘤或其他病变引起,如肿瘤破坏双侧视交叉上核、下丘脑外侧区或前方,均可发生厌食症,吞咽不能,体质量减轻。成人有轻度体质量下降,乏力,极端恶病质常提示有垂体损害。垂体性恶病质(Simmond 综合征)的特征为体质量减轻、厌食、皮肤萎缩、毛发脱落、肌肉软弱、怕冷、心跳缓慢、基础代谢率降低等。该综合征亦发生于急性垂体病变,例如头颅外伤、肿瘤、垂体切除术后。垂体性恶病质反映腺垂体促甲状腺素、促肾上腺皮质激素及促性腺激素的损失。近年来研究发现,下丘脑还能分泌多种释放因子(主要是由蛋白质或多肽组成的)调节腺垂体各种内分泌激素的分泌功能,因此单纯下丘脑损伤时,可以出现许多代谢过程的紊乱。

7.糖、蛋白质代谢及血液其他成分的改变

下丘脑受损时,血糖往往升高或降低。当下丘脑受急性损伤或刺激时,可产生高血糖,但血清及小便中的酮体往往是阴性。在动物试验中,损伤下丘脑视上核或破坏室旁核时,能引起低血糖及增加胰岛素敏感性。蛋白质代谢障碍表现为血浆蛋白中清蛋白减少,球蛋白增多。用电泳法观察,发现球蛋白中 α_2 球蛋白含量的上升比较明显,β 部分降低。有间脑疾病时血中钠含量一般都处于较低水平,血溴测定结果常升高。也可以发生真性红细胞增多症,在无感染情况下也可出现中性粒细胞增多的情况。

8.胃、十二指肠溃疡和出血

在人及动物的急性下丘脑病变中,可伴有胃、十二指肠溃疡及出血。在下丘脑的前方及下行至延髓中的自主神经纤维径路上的任何部位有急性刺激性病变,均可引起胃和十二指肠黏膜出血和溃疡形成。对产生黏膜病变的原理有两种意见,一种认为交感神经血管收缩纤维麻痹,可发生血管扩张,而导致黏膜出血;另一种认为是迷走神经活动过度,使胃肠道肌肉发生收缩,引起局部缺血与溃疡形成。

消化性溃疡常发生于副交感神经过度紧张的人。颅内手术后并发胃十二指肠溃疡的发生率不高。根据颅内病变(脑瘤、血管病变)352 例尸检病例报告,有上消化道出血及溃疡的占12.5%,内科病例(循环、呼吸系统病变等)中非颅内病变的 1 580 例,伴上消化道出血及溃疡的占 6%,显然以颅内病变合并上消化道出血的比率为高。上海市仁济医院神经科对 298 例脑出血、鞍旁及鞍内肿瘤病例进行统计,有上消化道出血的仅占 6%,发病率偏低。

9.情绪改变

动物试验中见到多数双侧性下丘脑病损的动物,都有较为重要的不正常行为。研究指出,下丘脑的情绪反应不仅决定于丘脑与皮质关系,当皮质完整时,刺激乳头体、破坏下丘脑的后腹外核及视前核有病变均可引起下丘脑的情绪反应。主要的精神症状包括兴奋、病理性哭笑、定向力障碍、幻觉及激怒等。

10.自主神经功能症状

下丘脑前部及灰结节区为副交感神经调节,下丘脑后侧部为交感神经调节。下丘脑病变时自主神经是极不稳定的,心血管方面的症状常是波动性的,患者血压大多偏低,或有位置性低血压,但较少有血压升高现象。一般下丘脑后方及腹内核病变或有刺激时,血压升高,心率加快,呼吸加快,胃肠蠕动和分泌抑制,瞳孔扩大;下丘脑前方或灰结节区发生刺激性病变,则血压降低,心率减慢,胃肠蠕动及分泌增加,瞳孔缩小。但新的研究指出,在视上核及室旁核或视前区类似的神经垂体,有较高浓度的血管升压素及催产素,说明下丘脑前方也可引起高血压。若整个下丘脑有病变则血压的改变更为复杂、不稳。伴有心率、脉搏减慢,有时出现冠状动脉供血不足,呼吸浅而慢,两侧瞳孔大小不对称,偶可引起排尿障碍,常有心脏、胃肠、膀胱区的不适感,因结肠功能紊乱,偶有大便溏薄,便秘与腹泻交替出现的情况。

(二)发作性症状

常以间脑癫痫为主要表现。所谓间脑性癫痫发作,实为下丘脑疾病所引起的阵发性自主神经系统功能紊乱综合征。发作前患者多先有情绪波动、食欲改变(增加或减退)、头痛、打呵欠、恐惧不安和心前区不适。发作时面色潮红或苍白,流涎,流泪,多汗,战栗,血压骤然升高,瞳孔散大或缩小,眼球突出,体温上升或下降,脉速,呼吸变慢,有尿意感及各种内脏不适感,间或有意识障碍和精神改变等。发作后全身无力、嗜睡或伴有呃逆。每次发作持续数分钟到数小时。有的则突然出现昏迷,甚至心脏停搏而猝死。总之,每个患者的发作有固定症状和刻板的顺序,而患者之间很少相同。

三、检查

(一)脑脊液检查

除占位病变有压力升高及炎性病变,有白细胞增多外,一般均属正常。

(二)X线头颅正侧位摄片

偶有鞍上钙化点,蝶鞍扩大,有后床突破坏情况,必要时行血管造影及CT脑扫描。

(三)脑电图

在脑电图上能见到14 Hz的单向正相棘波或弥散性异常,阵发性发放的、左右交替的高波幅放电有助于诊断。

四、诊断

下丘脑病变的病因较多,临床症状表现不一,诊断较难,必须注意详细询问病史,并结合神经系统检查及辅助检查,细致地分析考虑。时常发现下丘脑病理的改变很严重,而临床症状不明显;亦有下丘脑病理改变不明显,而临床症状很严重。必须指出,在亚急性或慢性的病变中,自主神经系统具有较强的代偿作用。因此不要忽略详细的自主神经系统检查,如出汗试验、皮肤划痕试验、皮肤温度测定、眼心反射、直立和卧倒试验及药物肾上腺素试验,以测定自主神经的功能状况。脑电图的特征性改变有助于确定诊断。

五、治疗

(一)病因治疗

首先要区别肿瘤或炎症。肿瘤引起者应根据手术指征进行开颅切除或深度X线治疗。若为炎症,应先鉴别炎症性质为细菌性还是病毒性,然后选用适当的抗生素、激素及中药等治疗。若为损伤和血管性病变所致,则应根据具体情况,采用手术、止血或一般支持治疗。对非炎症性的慢性退行性的下丘脑病变,一般以对症治疗、健脑和锻炼身体为主。

(二)特殊治疗

(1)下丘脑病变,若以嗜睡现象为主,则让患者口服中枢兴奋药物,如苯丙胺、哌甲酯、甲氯芬酯。

(2)对尿崩症采用血管升压素替代治疗。常用的神经垂体制剂有下列三种:①垂体加压素以鞣酸盐油剂的作用时间为最长,肌内注射,0.5～1毫升/次,可维持7～10天;②神经垂体粉剂,可由鼻道给药,成人30～40毫克/次,作用时间为6～8小时,颇为方便;③氢氯噻嗪,若患者对鞣酸类药物有抗药性、过敏性或不能耐受注射,可以该药代替。

(3)对病变引起腺垂体功能减退者,可补偿周围内分泌腺(肾上腺、甲状腺、性腺)分泌不足,用合并激素疗法。若有电解质紊乱可考虑合用去氧皮质酮或甘草。

(4)间脑性癫痫发作,可采用苯妥英钠、地西泮或氯氮䓬等口服治疗。精神症状较明显的患者可口服氯丙嗪。对有垂体功能低下的患者,须注意出现危象。

(5)若颅内压升高,用脱水剂,如氨苯蝶啶50 mg,3次/天,口服;氢氯噻嗪25 mg,3次/天,口服;20%甘露醇250 mL,静脉滴注。

(三)对症治疗

如果患者的血压偶有升高,心跳快,可给适量降压剂,必要时让其口服适量普萘洛尔。对发热者可用阿司匹林、氯丙嗪、苯巴比妥、地西泮、甲丙氨酯等或物理降温。如果患者合并胃及十二指肠出血,可应用适量的止血剂,如酚磺乙胺及氨甲苯酸。对神经症状明显者,应采取综合疗法,患者要增强体质锻炼,如做广播操、打太极拳,适当地休息,适量服用吡拉西坦康或健脑合剂等。对失眠者晚间用适量的催眠剂,白天也可用适量的镇静剂,对头痛严重者也可用镇痛剂。

(李　琳)

第二节　雷　诺　病

雷诺病是由肢端小血管痉挛性或功能性闭塞引起的局部缺血现象,常见于青年女性,多由局部受寒或情绪激动所诱发,以阵发性四肢末端(以手指为主)对称性间歇发白与发绀、感觉异常为临床特征,伴有指(趾)疼痛。

继发于其他疾病的肢端动脉痉挛现象,称为雷诺现象。它常见于自体免疫性疾病,如硬皮病、皮肌炎、系统性红斑狼疮、类风湿关节炎、结节性动脉炎,亦可见于脊髓空洞症、前斜角肌综合征、铅或砷中毒性周围神经病患者。

一、临床表现

大多数患者仅累及手指,近1/2的患者可同时累及足趾,仅累及足趾的病例极少。某些病例可累及鼻尖、外耳、面颊、胸部、舌、口唇及乳头。

临床表现有间歇性的肢端血管痉挛伴有疼痛及感觉障碍,典型临床发作可分为3期。

（一）缺血期

当环境温度降低或情绪激动时,两侧手指或足趾、鼻尖、外耳突然变白、僵冷。在肢端温度降低的同时,皮肤出冷汗,常伴有蚁走感、麻木感或疼痛感,每次发作的频率及时限各异,常持续数分钟至数小时。

（二）缺氧期

在缺氧期有感觉障碍及皮肤温度降低,但肢端青紫或呈蜡状,有疼痛,延续数小时至数天,然后消退或转入充血期。

（三）充血期

动脉充血,温度上升,皮肤潮红,然后恢复正常。也可开始发作即出现青紫而无苍白或苍白后即转为潮红。某些病例在苍白或青紫之后即代之以正常色泽。经过多次发作,晚期指尖偶有溃疡或坏疽,肌肉及骨质可有轻度萎缩。

体格检查除指（趾）发凉,有时可发现手部多汗外,其余正常。桡动脉、尺动脉、足背动脉及胫后动脉搏动均存在。

临床上常用 Taylor-Pelmear 分期来表示雷诺现象发作的频率、程度和累及的范围（表 3-1）。在疾病早期,仅有 1~2 个手指受累,后期可有多个手指受累并累及足趾。拇指因血供丰富常不受累。

表 3-1　雷诺现象的 Taylor-Pelmear 分期

分期	程度	表现
0		无发作
1	轻	偶发,累及一个或多个指尖
2	中	偶发,累及一个或多个指尖及指中部（极少累及指底部）
3	重	常发,累及大多数手指的全部
4	极重	与第 3 期相同,伴指尖皮肤损害和可能的坏疽

二、实验室检查

（一）激发试验

(1)冷水试验:把指（趾）浸入 4 ℃冷水中 1 分钟,3/4 的患者可诱发颜色变化。

(2)握拳试验:两手握拳 90 秒后,于弯曲状态松开手指,部分患者可出现发作时的颜色改变。

(3)将全身暴露于寒冷环境,同时将手浸于 10~15 ℃水中,发作的阳性率更高。

（二）血管无创性检查

应用激光多普勒血流测定、应变计体积描记法等测定在寒冷刺激时手指的收缩压等。

（三）指动脉造影

分别在冷刺激前后做指动脉造影,如发现血管痉挛,可于动脉内注射盐酸妥拉唑林后再次造影,了解血管痉挛是否缓解。造影可以显示动脉管腔变小,严重者可见动脉内膜粗糙,管腔狭窄,偶见动脉闭塞。

（四）微循环检查

可用显微镜或检眼镜观察甲皱毛细血管。雷诺病患者的甲皱毛细血管正常。继发性雷诺现象者可见毛细血管数减少,管径及形态均异常。此项检查异常者提示继发性雷诺现象,对雷诺病无诊断意义。

（五）其他

红细胞沉降率应作为常规检查，如异常则支持继发性雷诺现象。

三、诊断

雷诺病的诊断标准：①发作由寒冷或情感刺激诱发；②双侧受累；③一般无坏疽，即使仅限于指尖皮肤；④无其他引起血管痉挛发作疾病的证据；⑤病史超过 2 年。

四、治疗

尽量减少肢体暴露在寒冷中，加强锻炼，提高机体的耐寒能力，避免精神紧张，树立治疗信心。

（一）一般治疗

保持患部的温暖，不仅限于手足，注意全身保暖，冬季外出和取冷冻物品时应戴手套，最好戴并指手套，穿保暖厚袜，进行温水浴。保护皮肤，用乳膏防止皮肤干裂。在使用去污剂或刺激性化学品时应戴手套。避免指、趾损伤及引起溃疡。由于尼古丁可使血管收缩，吸烟者应绝对戒烟。避免精神紧张、情绪激动和操作振动机器等诱因。尽量避免去海拔较高处。

（二）药物治疗

在一般治疗无效，血管痉挛发作影响患者的日常生活或工作，出现指（趾）营养性病变时，应考虑药物治疗。雷诺病和雷诺现象的治疗以血管痉挛期治疗为主。

1.钙通道阻滞剂

此类药物能使血管扩张，增加血流量，为目前最常用的药物。

(1)硝苯地平：为治疗的首选药物，主要作用为扩张周围血管，抗血小板，可使指端血管痉挛的发作次数明显减少。个别患者发作可完全消失。用法：每次 10～20 mg，每天 3 次，口服。常见的不良反应是面部发红、发热、头痛、踝部水肿、心动过速。可使用缓释剂以减轻不良反应。因不良反应停药者，在严重血管痉挛发作时可临时舌下含服硝苯地平。因不良反应不能使用硝苯地平缓释剂时，可用伊拉地平和氨氯地平，但维拉帕米无效。因不良反应必须减少药量时，可联合使用钙通道阻滞剂和一般血管扩张药，可使用较小剂量，疗效较好。

(2)地尔硫䓬：每次 30～120 mg，每天 3 次，口服，连用 2 周。不良反应轻，但疗效不显著。

(3)尼莫地平：每次 40 mg，每天 3 次，口服。

(4)氟桂利嗪：每次 5 mg，每天 1 次，睡前口服。

2.血管扩张药

此类药物长期以来作为治疗用药的主要选择，疗效尚好，对病情严重的患者疗效不甚理想。

(1)草酸萘呋胺：为 5-羟色胺受体阻滞剂，具有较轻的周围血管扩张作用，可缩短发作持续时间及减轻疼痛。用法：每次 0.2 g，每天 3 次，口服。

(2)烟酸肌醇：可缩短发作持续时间及减少发作次数，但服药 3 个月后疗效才明显。用法：每次 0.6 g，每天 3 次，口服。

(3)利血平：为儿茶酚胺耗竭剂，每次 0.25 mg，每天 1 次，口服；也可动脉内给药，但疗效并不优于口服。

(4)盐酸妥拉唑林：每次 25～50 mg，每天 3 次，口服。若局部疼痛或溃疡形成，用药后无不良反应,可加量至每次 100 mg,每天 3 次,口服,或 25～100 mg,每天 1 次肌内注射。

(5)盐酸胍乙啶:每天 10～50 mg,每天 1 次,口服。

(6)盐酸酚苄明:每次 10～30 mg,每天 3～4 次,口服。

(7)己酮可可碱:每次 0.4 g,每天 3 次,口服。该药具有改善血液流变学的作用,可改善继发性雷诺现象,不作为常规治疗用药。

(8)哌唑嗪:每天 2～8 mg,口服。

(9)甲基多巴:可用于痉挛明显或踝部水肿者,从小剂量开始,成人每次 0.25 g,每天 2～3 次,口服。

(10)罂粟碱:每次 30～60 mg,每天 3 次口服,或把 60～90 mg 罂粟碱加入 250～500 mL 6%的羟乙基淀粉或右旋糖酐-40,静脉滴注,每天 1 次,7～10 次为 1 个疗程。

(11)氧化麦角碱:0.5 mg 舌下含服,每天 3～4 次,或 0.3～0.6 mg,每天 1 次肌内注射。

(12)硝酸甘油软膏:局部应用。

不论对雷诺病还是雷诺现象,β 受体阻滞剂、可乐定、麦角制剂均为禁止使用的药物,因为这些药物可使血管收缩,并可诱发或加重症状。

3.前列腺素

前列环素(PGI$_2$)和前列地尔(PGE$_1$)具有较强的血管扩张和抗血小板聚集的作用,对难治者疗效较好,缺点是需静脉用药且不稳定。

(1)伊洛前列素:每分钟每千克体质量 1～2 ng,间歇滴注。每次静脉滴注5～12 小时,每天 1 次,3～5 天为 1 个疗程;对大多数患者疗效可持续 6 周到半年。此药目前作为治疗的次选用药。

(2)前列地尔:1～2 mL(5～10 μg)+10 mL 生理盐水(或 5%的葡萄糖注射液),缓慢静脉推注,或直接入小壶,缓慢静脉滴注。

4.其他

严重坏疽继发感染者应配合抗生素治疗。巴比妥类镇静药及甲状腺素能减轻动脉痉挛。对伴发硬皮病的严重患者可静脉输入右旋糖酐-40。

(三)充血期治疗

此期主要通过调整自主神经药物及中药来治疗,常用药物有 B 族维生素、谷维素等。

(四)手术治疗

对病情严重、难治性病例,可考虑交感神经切除术。对上肢病变者行上胸交感神经切除术,有效率为 50%～60%,但常于 6 个月到 2 年复发,由于疗效较差及少汗等不良反应,目前已不主张用此法治疗。对下肢病变者行腰交感神经切除术,有效率超过 80%,疗效持续更长,值得推荐。另外,还可行指(趾)交感神经切除术,疗效尚待观察。

(五)条件反射和生物反馈治疗

患者双手置于 43 ℃水中,身体暴露于 0 ℃的环境下,每天约 30 分钟。治疗后,患者在暴露于寒冷环境时的手指温度明显高于正常人,并且主观感觉症状改善,疗效持续 9～12 个月。有多种生物反馈疗法可用于治疗雷诺现象,一般情况下病情都有改善,且无不良反应,值得试用。

(六)血浆置换

对严重病例可以考虑进行血浆置换治疗。

(七)预防发作

应注意手足保暖,防止受寒,常做手部按摩,促进血液循环和改善肢端营养状况。有条件可做理疗,冷、热水交替治疗,光疗,直流电按摩等。

(八)其他治疗

其他治疗如肢体负压治疗,原理为负压使肢体血管扩张,克服了血管平滑肌收缩,动脉出现持续扩张。

五、预后

预后相对良好,约15％的患者自然缓解,30％的患者逐渐加重。长期持续动脉痉挛可致动脉器质性狭窄而不可逆,但极少(低于1％)需要截指(趾)。

(李　琳)

第三节　面偏侧萎缩症

面偏侧萎缩症为一种单侧面部组织的营养障碍性疾病,其临床特征是一侧面部各种组织慢性进行性萎缩。

一、病因

该病的原因尚未明了。由于部分患者伴有包括霍纳综合征在内的颈交感神经障碍的症状,一般认为该病和自主神经系统的中枢性或周围性损害有关。其他关于该病病因的学说涉及局部或全身性感染、三叉神经炎、结缔组织病、遗传等。起病多在儿童、少年期,一般在10～20岁,但无绝对年限。女性患者较多。

二、病理

面部病变部位的皮下脂肪和结缔组织最先受累,然后牵涉皮肤、皮下组织、毛发和皮脂腺,病变最重者侵犯软骨和骨骼。受损部位的肌肉因所含的结缔组织与脂肪消失而缩小,但肌纤维并不受累,且保存其收缩能力。面部以外的皮肤和皮下组织、舌部、软腭、声带、内脏等也偶被涉及。同侧颈交感神经可有小圆细胞浸润。部分患者伴有大脑半球的萎缩,可能是同侧、对侧或双侧的。个别患者伴发偏身萎缩症。

三、临床表现

起病隐袭。萎缩过程可以在面部任何部位开始,以眼眶上部、颧部较为多见。起始点常呈条状,略与中线平行,皮肤皱缩,毛发脱落,称为"刀痕"。病变缓慢地发展到半个面部,偶然波及头盖部、颈部、肩部、对侧面部,甚至身体的其他部分。病区皮肤萎缩、皱褶,常伴脱发,色素沉着,毛细血管扩张,汗分泌增加或减少,唾液分泌减少,颧骨、额骨等下陷,与健区皮肤界限分明。部分患者呈现瞳孔变化,虹膜色素减少,眼球内陷或突出,有眼球炎症、继发性青光眼、面部疼痛、轻度病侧感觉减退、内分泌障碍等。面偏侧萎缩症患者常伴有身体某部位的皮肤硬化。仅少数伴有临床癫痫发作或偏头痛,约半数的脑电图记录有阵发性活动。

四、病程

发展的速度不定。大多数病例在进行数年至十余年趋向缓解,但伴发的癫痫可能继续。

五、诊断

当患者出现典型的单侧面部萎缩,而肌力量不受影响时,不难诊断。仅在最初期可能和局限性硬皮病混淆。头面部并非后者的好发部位,面偏侧萎缩症的"刀痕"式分布也可帮助鉴别。

六、治疗

目前的治疗尚限于对症处理。有人用 5 mg 氢溴酸樟柳碱与 10 mL 生理盐水混合,做面部穴位注射,对轻症有一定疗效。还可采取针灸、理疗、推拿等。对有癫痫、偏头痛、三叉神经痛、眼部炎症的患者应给予相应的治疗。

(李 琳)

第四节 自发性多汗症

正常人在生理情况下排汗过多,可见于运动、处于高温环境、情绪激动及进食辛辣食物时。另一类排汗过多可为自发性,在炎热季节可加重,这种出汗多常呈对称性,且以头颈部、手掌、足底处为明显。

一、病因

多数自发性多汗症的病因不明,临床常见到下列情况。

(1)局限性及全身性多汗症:常发生于神经系统的某些器质性疾病,例如,丘脑、内囊、纹状体、脑干等处损害时,可见偏身多汗。某些偏头痛、脑炎后遗症亦可见之。此外,小脑、延髓、脊髓、神经节、神经干的损伤、炎症及交感神经系统的疾病,均可引起全身或局部多汗。头部一侧多汗,一般是因为炎症、肿瘤、动脉瘤等刺激一侧颈交感神经节。神经官能症患者因大脑皮质兴奋与抑制过程的平衡失调,亦可表现自主神经系统的不稳定性,而有全身或一侧性过多出汗。

(2)先天性多汗症:往往局限于腋部、手掌、足趾等处,皮肤经常处于湿冷状态,可能与遗传因素有关。该症见于一些遗传性综合征,如脱发-多汗-舌状角膜浑浊综合征(Spanlang-Tappeiner综合征)、家族性自主神经失调症(Riley-Day综合征)。

(3)多种内科疾病有促使全身汗液分泌过多的情况,如结核病、伤寒、甲状腺功能亢进、糖尿病、肢端肥大症、肥胖症及铅的慢性中毒。

二、临床表现

多数病例表现为阵发性、局限性多汗,亦有泛发性、全身性多汗,或偏侧性及两侧对称性多汗。汗液分泌量不定,常在皮肤表面结成汗珠。气候炎热、剧烈运动或情感激动时排汗加剧。依多汗的形式可有以下几种。

（一）全身性多汗

全身性多汗表现周身易出汗,在外界或内在因素刺激时加剧。患者的皮肤因汗液多,容易发生汗疹及毛囊炎等并发症。全身性多汗见于甲状腺功能亢进、脑炎后遗症、下丘脑损害后等。

（二）局限性多汗

局限性多汗好发于头、颈、腋部及肢体的远端,尤以掌、跖部易发生,通常对称地发生于两侧,有的仅发生于一侧或身体的某一小片部位。有些患者的手部及足底经常流冷汗,尤其在情绪紧张时,汗珠不停地渗流。有些患者的手、足部皮肤除湿冷以外,又呈苍白色或青紫色,偶尔发生水疱及湿疹样皮炎。有些患者仅有过多的足汗,汗液分解放出臭味,有时起泡或脱屑、角化层增厚。腋部、阴部也容易多汗,可同时发生臭汗症。多汗患者的帽子及枕头,可以经常被汗水中的油脂所污染。截瘫患者在病变水平以上常有出汗过多,颈交感神经刺激产生局部头面部多汗。

（三）偏身多汗

偏身多汗表现为身体一侧多汗,除临床常遇到卒中后遗偏瘫患者有偏瘫侧肢体多汗外,常无明显的神经体征。自主神经系统检查可见多汗侧皮温偏低,皮肤划痕试验可呈阳性。

（四）耳颞综合征

一侧脸的颞部发红,伴局限性多汗症。患者进食酸的、辛辣的食物刺激味觉后,引起反射性出汗。某些患者伴流泪。这些刺激味觉所致的出汗情况同样见于颈交感神经丛、耳大神经和舌神经的支配范围。颈交感性味觉性出汗常见于胸出口部位病变手术后。上肢交感神经切除后数周或数年,约 1/3 患者发生味觉性出汗。

三、诊断

根据临床病史,症状及客观检查,诊断并不困难。

四、治疗

治疗以去除病因为主。有时根据患者情况,可以应用下列方法。

（一）局部用药

对局部性多汗,特别是以四肢远端或颈部多汗为主者,可用 3%～5%甲醛溶液局部擦拭,或用 0.5%醋酸铝溶液浸泡,1 次/天,每次 15～20 分钟。全身性多汗者可口服抗胆碱能药物,如阿托品、颠茄合剂、溴丙胺太林。对情绪紧张的患者,可给氯丙嗪、地西泮等。有人采用 5%～10%的硫酸锌等收敛剂局部外搽,亦有暂时效果。足部多汗患者,应该每天洗脚及换袜,必要时擦干皮肤后用 25%氯化铝溶液擦拭,疗效较好。

（二）物理疗法

可应用自来水做离子透入法,2～3 次/周,有效果后每月 1～2 次维持,可获得疗效。有人曾提出对严重的掌、跖多汗症患者,可试用深部 X 线照射局部皮肤,每次 1 Gy,1～2 次/周,总量为 8～10 Gy。

（三）手术疗法

对经过综合内科治疗而无效的局部性顽固性多汗症患者,可考虑交感神经切除术。术前应先做普鲁卡因交感神经节封闭,以测试疗效。封闭后未见效果者,一般不宜手术。

（李　琳）

第五节　进行性脂肪营养不良

　　进行性脂肪营养不良是一种罕见的脂肪组织代谢障碍性疾病。主要临床表现为进行性的皮下脂肪组织消失或消瘦，起病于脸部，继而之影响颈、肩、臂及躯干。该病进展缓慢。多数患者于5～10岁起病，女性较为常见。

一、病因

　　病因尚不明，且无家族因素。一般认为该病是自主神经的节后交感神经障碍，可能与下丘脑的病变有关，因下丘脑对促性腺激素、促甲状腺激素及其他内分泌腺有调节作用，并与节后交感神经纤维及皮下脂肪细胞在解剖学联系上极为密切。起病前可有急性发热病史、内分泌缺陷，如甲状腺功能亢进症、垂体功能不足、间脑炎。而损伤、精神因素、月经及妊娠可为诱因。

二、临床表现

　　患者面部消瘦，面部表现为两侧颊部及颞颥部凹入，眼眶深陷，皮肤松弛，失去正常弹性，以后发展到颈、肩、臂、胸、腹部，常呈对称性。有些患者脂肪组织的进行性消失仅局限于面部，或半侧面部、半侧躯体。有时可合并局限的脂肪组织增生、肥大。臀部、髋部仍有丰富的脂肪沉着，表现特殊肥胖。但手、足部常不受影响。

　　可并发其他病变，如自主神经系统功能的异常，表现为血管性头痛、神经过敏、出汗异常、皮温异常、心动过速、腹痛、呕吐、精神及性格改变等。该病也可并发其他障碍，如糖尿病、高脂血症、肝脾肿大、肾脏病变。个别患者合并内分泌功能障碍，如生殖器发育不全、甲状腺功能异常、女性月经异常及多尿症。基础代谢大都正常。多数患者在1～2年病情进展较快，6年后进展自行停止，保持原状不变，少数达10年而后静止。肌肉、骨质、毛发、乳腺及汗腺均正常。患者无肌力障碍，多数患者的体力不受影响。活组织检查显示皮下脂肪组织消失。也有部分患者的血脂低于正常值。

三、诊断

　　依据脂肪组织消失而肌肉、纤维、皮、骨质正常，即可诊断。

四、鉴别诊断

(一)面偏侧萎缩症
该病表现为一侧面部进行性萎缩，皮肤、皮下组织及骨质全部受累。
(二)局限型肌营养不良(面-肩-肱型)
面肌消瘦伴肌力软弱，而皮下脂肪仍有保留。

五、治疗

　　目前，对进行性脂肪营养不良尚无特殊治疗。若把纯胰岛素针剂直接注入萎缩区，有些患者的局部脂肪组织逐渐增长,恢复正常形态。有些患者在适当注意休息和营养,并做按摩和体疗后可重新获得失去的脂肪。可试用一般强壮剂、各种维生素。如病变比较局限或由于职业上的需要,可以进行局部脂肪埋植或注射填充剂等整形手术。

(李 琳)

第六节 神经源性直立性低血压

神经源性直立性低血压是一组原因未明的周围交感神经或中枢神经系统变性病变,直立性晕厥为其最突出的表现。

一、诊断

直立性低血压是直立耐受不良的主要原因之一。临床表现主要由器官低血流灌注引起。脑血流灌注不足表现(头晕、眩晕、视物模糊、眼前发黑、无力、恶心、站立不稳、步态蹒跚、面色苍白、出冷汗、意识水平下降或丧失等)最为突出和常见,可合并肌肉灌注不足表现(枕、颈、肩、臂部疼痛或不适),心脏灌注不足表现(心绞痛),脊髓灌注不足表现(跛行或跌跤),肾脏灌注不足表现(少尿)等。虚弱、嗜睡和疲倦亦为其常见表现症状。神经源性直立性低血压通常在患者从平卧位改为站立位后 30～60 秒出现,部分患者可在站立后 15 秒内出现或延迟至 30 分钟后出现;一般持续短暂时间,然后消失,亦可迅速发展为晕厥;一般在晨间较为严重;体位突然改变、摄入过多食物、环境温度高、洗热水澡、用力排便或排尿、饮酒、服用扩血管药物等常可诱发或加重直立性低血压。

有关诊断直立性低血压的标准尚未完全统一,目前采用较多的直立性低血压的诊断标准如下:患者从平卧位改为站立位后,动脉收缩压下降 2.7 kPa(20 mmHg)以上,或舒张压下降 1.3 kPa(10 mmHg)以上,且伴有脑血流灌注不足的表现。

如果症状提示直立性低血压,但初步检查不能确诊,应在患者早晨离床站立时或进食后测量血压。一次测量直立时血压没有明显下降并不足以排除直立性低血压。

临床上对诊断直立性低血压最有帮助的检查是倾斜试验,患者平卧于电动试验床上,双足固定,待心血管功能稳定后,升高床头 45°～60°或使床直立,适时测量患者的心率和血压,可以比较准确地反映患者对体位改变的代偿功能。

直立耐受不良指站立时出现脑血流灌注不足或自主神经过度活动的表现(心悸、震颤、恶心、晕厥等),转为卧位后相应症状减轻或消失。血管迷走性晕厥、体位性心动过速综合征、直立性低血压等均以直立耐受不良为主要表现,因此诊断神经源性直立性低血压首先应与血管迷走性晕厥和体位性心动过速综合征等区别。与神经源性直立性低血压患者比较,体位性心动过速综合征患者的交感神经过度活动表现(震颤、焦虑、恶心、出汗、肢端血管收缩等)突出,卧位变直立位时心率明显增加,而血压下降不明显。

需把神经源性直立性低血压与继发性直立性低血压相区别。神经源性直立性低血压常见于中年男性,起病隐匿,早期患者症状较轻,直立相当长的时间后才出现症状,且较轻微;直立时不伴明显心率增加和血浆去甲肾上腺素的改变;随着病情发展,症状逐渐加重以致不能连续站立

1～2小时;严重者于直立位时立即出现晕厥,需长期卧床。直立性低血压亦可继发于糖尿病性自主神经病变、血容量不足等。继发性直立性低血压患者除有相应原发疾病的表现外,头晕、晕厥等脑供血不足症状出现较急,伴有直立时心率明显加快,随着原发疾病的好转,脑供血不足等症状亦随着好转。一种或多种继发性直立性低血压的因素可同时存在于神经源性直立性低血压患者身上,使低血压症状加重。

二、病理生理

人体全身静脉有70%的血容量,心、肺有15%的血容量,全身动脉有10%的血容量,而毛细血管只有5%的血容量。因此,体内绝大部分血容量是在低压系统内,包括全身静脉、肺循环等。当人体从卧位变为直立位时,由于重力的效应及循环调节作用,500～700 mL(7～10 mL/kg)的血液快速转移至盆部和双下肢。血液的重新分布通常在2～3分钟完成。静脉回流减少导致心室充盈减少,可使心排血量下降约20%,每搏输出量下降20%～50%,导致动脉血压下降。

正常情况下,动脉血压的急剧改变会启动体内心血管系统的代偿机制,可分别刺激心肺的容量感受器及位于主动脉弓与颈动脉窦的压力感受器。冲动经迷走神经及舌咽神经传至延髓的血压调节中枢,经中枢整合后,提高交感神经的兴奋性并降低副交感神经的兴奋性,效应器部位的去甲肾上腺素及肾上腺素水平提高,引起静脉及小血管收缩,心率加快,心脏收缩力提高以及肾脏水钠潴留,同时激活肾上腺素-血管紧张素-醛固酮系统。当这些代偿机制健全时,一般直立后收缩压有轻度下降(0.7～1.3 kPa),而舒张压有轻微提高(0.4～0.7 kPa),心率加快,可达5～20次/分钟。下肢的骨骼肌与单向静脉瓣的共同作用阻止血液反流,驱使血液回流至心脏。下肢骨骼肌收缩可产生12.0 kPa的驱动力,在站立或运动时可以保证血液回流。

以上代偿机制的任何一个环节出现功能紊乱,都可以导致直立后血压明显下降。根据引起直立性低血压的不同病理生理机制,直立性低血压可分为以下类型:①慢性、进行性、不可逆的直立性低血压,通常是中枢或外周神经系统的进行性、退化性的病变引起的,这一类直立性低血压的病理主要是中枢性血管的进行性、不可逆的损害,或者是部分或全部交感神经受到损害,此型直立性低血压最常见的原因是自主神经功能紊乱或衰竭。②急性、一过性、可逆性的直立性低血压,通常有短暂的外源性因素作用,如低血容量、麻醉、外科手术、制动、药物影响。在直立性低血压患者中,此类患者占大多数。对于此类型直立性低血压患者,尽管交感神经系统未受损害,但有功能上的失调,如下肢静脉α肾上腺素能受体功能下降,而β肾上腺素能受体的功能正常,导致被动性血管扩张。

由交感神经节后神经元病变引起者,副交感神经系统相对完整,中枢神经系统亦不受影响,临床表现性为单纯自主神经功能衰竭(pure autonomic failure,FAF),其特点为直立时头昏、头晕、晕厥、视物模糊、全身无力、发音含糊及共济失调。患者采取卧位时血压正常,但站立时则收缩压及舒张压较快地下降2.7～5.3 kPa(20～40 mmHg)。在昏厥发作时,除早期患者偶有心率代偿性加快外,一般发作时无心率的变化,也无苍白、出汗和恶心等先兆表现。可伴有无汗、勃起功能障碍、大小便障碍。血浆去甲肾上腺素水平在患者平卧时低于正常,站立时升高不明显。

由胸段脊髓侧角细胞变性引起者,病变常波及基底核、橄榄核、脑桥和小脑。其自主神经功能障碍表现与由交感神经节后神经元病变引起者无差别,但随时间推移,该病变患者常有帕金森综合征、小脑症状和锥体束征等出现,此时称为多系统萎缩(multiple system atrophy,MSA)。安静时,该病变患者的血浆去甲肾上腺素水平正常,但站立时不升高,对注射去甲肾上腺素的敏感性反应正常。

三、治疗

直立性低血压的治疗目的并非一定要使血压恢复正常,而是要减轻因血流灌注不足而出现的症状。因此,原则上只有在有症状时才有必要治疗。通过病因治疗,继发性直立性低血压患者多可自行恢复。原发性直立性低血压因无明确病因,以对症支持等综合治疗为主,而疾病的发展进程则由其存在的基础疾病来决定。通过教育让患者了解疾病及其治疗措施,对争取患者配合、达到治疗效果最大化有重要作用。

认识和去除可加重原发性直立性低血压症状的因素是首要步骤。引起继发性直立性低血压的原因均可合并存在于原发性直立性低血压,因此对明确诊断的原发性直立性低血压患者,应注意搜寻和去除这些可加重直立性低血压的因素。

物理治疗是直立性低血压的基础治疗,维持或恢复血容量、使用拟交感性药物促进血管收缩为一线治疗措施,使用血管升压素类似物、重组促红细胞生成素、咖啡因等为一线治疗措施的补充。α肾上腺素受体阻滞剂、β肾上腺素受体阻滞剂、生长抑素及其类似物、双羟苯丝氨酸、双氢麦角碱、多巴胺拮抗剂、乙酰胆碱酯酶抑制剂等对直立性低血压可能有效,临床研究结果尚未一致。

(一)物理治疗

物理治疗的目标是提高循环血容量和防止静脉淤血。提高患者对体位改变的耐受性。常见措施:①改善饮食习惯,应少食多餐。患者进餐后2小时以内避免进行过度活动,进餐后最好坐或躺一会儿,尤其是在早餐后(因更易诱发直立性低血压)。避免喝浓茶,戒酒。②加强肢体活动或锻炼。在床上进行双下肢锻炼,可防止下肢肌肉丧失适应性。当患者的双下肢垂于床边时,应间歇运动双下肢。③促进静脉回流。站立时,间歇踮脚尖或双下肢交替负重,通过肌肉收缩,可促进静脉回流。穿高至腰部的下肢弹力袜,以利于静脉回流,站立时使用,平卧后则取下。鼓励患者进行深而慢的呼吸运动,避免过度用力,因为过度用力可增加胸腔压力而影响静脉回流。④从卧位到坐位和立位时缓慢变换体位,减轻相应的症状。⑤夜间睡眠时,抬高上身(15°～30°)睡眠可激活肾素-血管紧张素-醛固酮系统,减少夜尿,保持血容量,并降低夜间高血压。⑥保持病室温度,不宜过高。避免直接日晒、洗热水澡、睡眠时用电热毯等。

独立按治疗计划训练和用生物反馈增强的行为训练,可以减少症状出现的次数和减轻症状。对病情严重者,可以在药物治疗的同时附加倾斜训练,这样通过有规律的训练直立体位性适应过程,可以完善和改善自主性反射。

(二)增加血容量

适度增加血容量有助于缓解症状,但有时可促发卧位高血压。除有充血性心力衰竭外,均不应限制钠盐的摄入,此类患者在低钠饮食时,体内保留钠的能力不足,若无禁忌,高盐饮食(每天12～14 g)和增加饮水量(每天2～5 L)有一定效果。

口服肾上腺皮质激素类药——α-氟氢可的松可增加水钠潴留,有一定治疗效果。开始每天0.1～0.3 mg,口服,之后可根据血压调整剂量,每天的剂量可达1.0 mg。有卧位高血压、心肾功能不全者慎用。

吲哚美辛每天75～150 mg,分3次口服,可抑制肾上腺髓质前列腺素(PGA_2和PGE_2)合成,减少血液在外周血管的积聚。使用时注意保护胃黏膜。

（三）促血管收缩

米多君亦名甲氧胺福林，为 α 受体激动剂，每次口服 10 mg，每天 3 次，可增加站立时的收缩压，明显改善起立时头昏、头晕、晕厥等症状，是目前治疗直立性低血压效果最好的药物。不良反应有立毛反应、尿潴留和卧位时高血压等。

口服盐酸麻黄碱，每次 25 mg，每天 3～4 次；或服用苯异丙胺，每次 10～20 mg，每天 2～3 次，有一定效果。服用单胺氧化酶抑制剂（如异烟肼、呋哺唑酮）可促使交感神经末梢释放去甲肾上腺素，并抑制其重吸收，常使血压升高，病情严重者可同时应用酪胺治疗，但治疗期间，必须每天早、晚测量血压。L-DOPS 为去甲肾上腺素的前体，每次口服 100 mg，每天 3 次，可提高平均动脉压、舒张压及局部血流量，但有高热的患者禁用。

合并低血浆去甲肾上腺素的重症患者可口服肾上腺素，剂量从 15 mg、每天 3 次开始，逐渐增加剂量到 30～45 mg，每天 3 次。剂量大时常见不良反应有失眠、食欲降低、肢体震颤、快速心律失常等。

（四）其他治疗

对伴有贫血的患者，使用重组促红细胞生成素 50 U/kg，每周 3 次，连用 6～10 周，可明显改善起立时头昏、头晕、晕厥等症状和贫血。使用血管升压素类似物——去氨加脒素乙酸盐 5～40 μg，经鼻喷雾或口服 100～800 μg 可防止夜尿、体质量丧失和减轻夜间体位性血压下降。咖啡因可以通过阻滞血管扩张性腺苷受体减轻直立性低血压患者的餐后低血压，用量为每天100～250 mg，口服。

卧位高血压常伴随原发性直立性低血压，给治疗带来困难。大多数直立性低血压患者耐受连续的卧位高血压而无不良效应，高血压导致的器官损害亦不常见。用短效降压药物可以降低卧位高血压。

盐酸哌甲酯（利他林）10～20 mg，早晨及中午各服 1 次，可提高大脑的兴奋性。复方左旋多巴可改善锥体外系症状，开始剂量为每次 125 mg，每天 2 次，逐渐增加到每次 250 mg，每天 3～4 次，随时根据患者的反应调整剂量。

（李　琳）

第七节　血管迷走性晕厥

晕厥是指突然发作的短暂的意识丧失，同时伴有肌张力的降低或消失，持续几秒至几分钟自行恢复，其实质是脑血流量的暂时减少。晕厥可由心血管疾病、神经系统疾病及代谢性疾病等引起，但临床根据病史、体格检查、辅助检查，还有晕厥不能找到原因。血管迷走性晕厥是多发于青少年时期不明原因晕厥中最常见的，据统计，有 40％以上的晕厥属于此类。

血管迷走性晕厥是指各种刺激通过迷走神经介导反射，导致内脏和肌肉小血管扩张及心动过缓，表现为动脉低血压伴有短暂的意识丧失，能自行恢复，而无神经定位体征的一种综合征。

一、发病机制

虽然 Lewis 提出血管迷走性晕厥这一诊断已近 70 年，但至今人们对其病因及发病机制尚未完全阐明。目前多数学者认为,其基本病理生理机制是由于自主神经系统的代偿性反射受到抑制,而不能对长时间的直立体位保持心血管的代偿反应。正常人直立时,由于重力的作用,血液聚集在肢体较低的部位,头部和胸部的血液减少,静脉回流减少,使心室充盈,位于心室内的压力感受器失去负荷,向脑干中枢传入冲动减少,反射性地引起交感神经兴奋性增加和副交感神经活动减弱。通常表现为心率加快,收缩压轻微降低和舒张压升高。而血管迷走性晕厥的患者对长时间的直立体位不能维持代偿性的心血管反应。有研究报道,血管迷走性晕厥患者的循环血液中儿茶酚胺的水平和心脏肾上腺素能神经的张力持续增加,导致心室相对排空的高收缩状态,进而过度刺激左心室下后壁的机械感受器,使向脑干发出的迷走冲动突然增加,诱发与正常人相反的反射性心动过缓和外周血管扩张,导致严重的低血压和心动过缓,引起脑灌注不足、脑低氧和晕厥。

另外,人们研究还发现,神经内分泌调节也参与了血管迷走性晕厥的发病机制,包括肾素-血管紧张素-醛固酮系统、儿茶酚胺、5-羟色胺、内啡肽以及一氧化氮等,但其确切机制还不清楚。

二、临床表现

血管迷走性晕厥多见于学龄期儿童,女孩多于男孩,通常表现为立位或从坐位起立时突然发生晕厥。起病前患者可有短暂的头晕、注意力不集中、面色苍白、视觉和听觉下降、恶心、呕吐、出大汗、站立不稳等先兆症状,严重者可有 10～20 秒的先兆。如能警觉此先兆而及时躺下,症状可缓解或消失。初时心跳常加快,血压尚可维持,以后心跳减慢,血压逐渐下降,收缩压较舒张压下降明显,故脉压缩小,当收缩压下降至 10.7 kPa(80 mmHg)时,可出现意识丧失数秒或数分钟,少数患者可伴有尿失禁,醒后可有乏力、头昏等不适,严重者醒后可有遗忘、精神恍惚、头痛等症状,持续 1～2 天症状消失。发作时查体可见血压下降、心跳缓慢、瞳孔扩大等体征。发作间期常无阳性体征。有研究发现,血管迷走性晕厥可诱发张力性阵挛样运动,可被误诊为癫痫。高温、通风不良、劳累及各种慢性疾病可诱发该病。

三、辅助检查

长期以来,明确神经介导的血管迷走性晕厥的诊断一直是间接、费时而且昂贵的,并且常常没有明确的结果。直立倾斜试验是近年来发展起来的一种新型检查方法,对血管迷走性晕厥的诊断起到决定性的作用。其阳性反应为试验中患者由卧位改为倾斜位后发生晕厥并伴血压明显下降或心率下降。

直立倾斜试验对血管迷走性晕厥的诊断机制尚未完全明确。正常人在直立位、倾斜位时,由于回心血量减少,心室充盈不足,有效搏出量减少,从动脉窦和主动脉弓压力感受器传入血管运动中枢的抑制性冲动减弱,交感神经张力升高,引起心率加快,使血压维持在正常水平。血管迷走性晕厥患者的此种自主神经代偿性反射受到抑制,不能维持正常的心率和血压,加上处于直立位、倾斜位时心室容量减少,交感神经张力增加,特别是在伴有异丙肾上腺素的正性肌力作用时,充盈不足的心室收缩明显增强,此时,刺激左心室后壁的感受器,激活迷走神经传入纤维,冲动传入中枢,引起缩血管中枢抑制,而舒血管中枢兴奋,导致心动过缓和/或血压降低,使脑血流量减少,引起晕厥。有人认为抑制性反射引起的心动过缓是由迷走神经介导的,而阻力血管扩张和容量血管收缩引起的低血压是交感神经受到抑制的结果。此外,Fish 认为血管迷走性晕厥是激活 Bezold-Jarisch 反射所致。

直立倾斜试验的方法尚无一致标准,归纳起来有以下 3 种常用方法。

(一)基础倾斜试验

试验前 3 天停用一切影响自主神经功能的药物,试验前 12 小时禁食。患者仰卧 5 分钟,记录动脉血压、心率及心电图,然后站立于倾斜板床(倾斜角度为 60°)上,直至出现阳性反应或完成 45 分钟试验。在试验过程中,从试验开始即刻及每 5 分钟测量血压、心率及 Ⅱ 导联心电图 1 次,若患者有不适症状,可随时监测。对于阳性反应患者立即终止试验,并置患者于仰卧位,直至阳性反应消失,并准备好急救药物。

(二)多阶段异丙肾上腺素倾斜试验

试验前的准备及监测指标与基础倾斜试验相同。试验分 3 个阶段进行,每阶段患者先平卧 5 分钟,进行药物注射(异丙肾上腺素),待药物作用稳定后,再倾斜到 60°,持续 10 分钟或至出现阳性反应。上一阶段若为阴性,则依次递增异丙肾上腺素的浓度,其顺序为 0.02～0.04 μg/(kg·min)、0.05～0.06 μg/(kg·min)及 0.07～0.10 μg/(kg·min)。

(三)单阶段异丙肾上腺素倾斜试验

实验方法与多阶段异丙肾上腺素倾斜试验相同,但仅从第三阶段开始。

直立倾斜试验阳性结果的判断标准如下。

患者在倾斜过程中出现晕厥或晕厥先兆(头晕并经常伴有以下一种或一种以上症状,包括视觉、听觉下降,恶心,呕吐,出大汗,站立不稳)的同时伴有以下情况之一:①舒张压＜6.7 kPa(50 mmHg)和/或收缩压＜10.7 kPa(80 mmHg)或平均压下降 25％以上;②窦性心动过缓(4～6 岁:心率＜75 次/分钟;6～8 岁:心率＜65 次/分;8 岁以上:心率＜60 次/分钟)或窦性停搏＞3 秒;③一过性Ⅱ度或Ⅱ度以上房室传导阻滞;④出现交界性心律。

四、诊断及鉴别诊断

对于反复晕厥发作的患者,经过详细地询问病史,了解发作时的症状与体征,再通过必要的辅助检查(如心电图、脑电图、生化检查和直立倾斜试验)不难诊断,但要与以下疾病进行区别。

(一)心源性晕厥

该病是由心脏疾病引起的心排血量突然降低或排血暂停,导致脑缺血所引起的。该病多见于严重的主动脉瓣或肺动脉瓣狭窄、心房黏液瘤、急性心肌梗死、严重的心律失常、Q-T 间期延长综合征等疾病。通过仔细询问病史、体格检查、心电图改变等易于鉴别。

(二)过度换气综合征

过度焦虑和癔症发作可引起过度换气,导致二氧化碳减少,肾上腺素释放,呼吸性碱中毒,脑血管阻力增加,脑血流量减少。发作之初,患者有胸前区压迫感、气闷、头晕、四肢麻木、发冷、手足抽搐、神志模糊等。症状可持续 10～15 分钟,发作与体位无关,血压稍降,心率加快,不伴有面色苍白,亦不因躺下而缓解。当患者安静后发作即终止,并可因过度换气而诱发。

(三)低血糖症晕厥

该病常有饥饿史或使用降糖药的病史,主要表现为乏力、出汗、有饥饿感,进而出现晕厥和神志不清。晕厥发作缓慢,发作时血压和心率多无改变,可无意识障碍,化验结果显示血糖降低,静脉注射葡萄糖可迅速缓解症状。

(四)癫痫

对于表现为惊厥样晕厥发作的血管迷走性晕厥患者要注意与癫痫区别,通过做脑电图、直立倾斜试验的检查不难区别。

（五）直立调节障碍

该病患者表现为由卧位到直立位的瞬间或直立时间稍长可出现头晕、眼花、胸闷不适等症状，严重者可有恶心、呕吐，甚至晕倒，不需要治疗就能迅速清醒，恢复正常。可通过直立试验、直立倾斜试验等加以鉴别。

（六）癔症性晕厥

该病发作前有明显的精神因素。发作时患者神志清楚，有屏气或过度换气，四肢挣扎乱动，双目紧闭，面色潮红。脉搏、血压均正常，无病理性神经体征，发作持续数分钟至数小时，发作后情绪不稳，会晕倒，但缓慢进行，不会受伤。患者常有类似发作史，易于与血管迷走性晕厥区别。

五、治疗

血管迷走性晕厥的治疗有多种方法，要因人而异。

（1）一般治疗：医务人员要耐心、细致地告诉患者及其家属要正确认识该病的性质，并要求患者避免可能诱发血管迷走性晕厥的因素（如过热的环境和脱水），告诉患者在有发作先兆时要立即坐下或躺倒，对于只有一次或少数几次发病的患者可进行观察治疗。

（2）药物治疗：对于反复发作且发作前无任何先兆症状和症状严重的患者，可选用下列药物治疗。①β受体阻滞剂（如美托洛尔）已用于预防并被认为有效，因为其负性变力作用可阻缓突然的机械受体的激活，美托洛尔的剂量为 $1\sim4$ mg/（kg·d），分 2 次口服；②丙吡胺因其具有负性变力作用和抗迷走作用而常常有效，剂量一般为 $3\sim6$ mg/（kg·d），分 4 次口服；③氢溴酸东莨菪碱剂量为每次 0.006 mg/kg，口服。

（3）对于心脏抑制型、混合型表现的患者，可考虑心脏起搏治疗。

（李　琳）

第八节　家族性自主神经功能失调

家族性自主神经功能失调是以神经功能障碍，特别是自主神经功能失调为特征的一种先天性疾病，于 1949 年由 Riley-Day 等首先报道，因此又被称为 Riley-Day 综合征。它是主要发生于犹太人的一种少见的常染色体隐性遗传病。

一、病因和机制

该病的确切病因不明。该病系常染色体隐性遗传，具有家族性，其发病可能与儿茶酚胺代谢异常有关，由于多巴胺-β-羟化酶的活力降低，使多巴胺转变为去甲肾上腺素的过程发生障碍。研究指出，患者尿中的去甲肾上腺素、肾上腺素代谢产物香草酰扁桃酸（VMA）降低，高香草酸（HVA）大量增多，这可能是由于体内儿茶酚胺代谢异常，去甲肾上腺素及其衍生物形成有障碍。此外，副交感神经有去神经现象，患者表现无泪液，静脉内注射醋甲胆碱反应降低。病理变化主要表现为丘脑背内侧核、颈髓与胸髓侧灰质细胞、背根神经节及交感神经节的异常改变，脑干网状结构变性，蝶腭神经节、睫状神经节的神经细胞异常；此外，脊髓脊柱、脊根、脊丘束等有脱髓鞘改变,少数患者有脊髓交感神经节的色素变性。

二、临床表现

该病为一种少见的家族性疾病,男女均可罹患,出生后即有自主神经系统功能障碍。

(一)血压不稳定

情感刺激可诱发血压显著升高,易发生直立性低血压,血压经常突然变动。

(二)消化系统症状

患者出生后不会吸奶,年龄大些可有吞咽困难、食物反流、周期性呕吐、发作性腹痛。

(三)神经精神方面

患者说话晚,有构音障碍,情绪不稳,感情呆滞,运动性共济失调,反射消失,有时有神经病性关节病,脊柱后凸,有进行性半侧颜面萎缩症。

(四)泪液缺乏

患者反射性泪液减少,50%的患者有角膜溃疡,角膜知觉消失。

(五)呼吸道症状

3/4的患者有呼吸道反复感染和肺炎(可为大叶性或散在性),单侧或双侧,皆由咽部吸入感染所致。

(六)舌

患者缺乏味蕾和蕈状乳头,流涎。

(七)体温调节异常

患者常有原因不明发热、出汗。

(八)皮肤

患者的皮疹及皮色异常。

(九)躯体

患者发育缓慢,身材矮小,体质量较轻,常合并脊柱侧弯和足外翻。

(十)对交感及副交感药物反应异常

注射组胺后常无疼痛及皮肤潮红。患者对醋甲胆碱和去甲肾上腺素过度反应。醋甲胆碱滴于球结膜后可引起瞳孔缩小。

(十一)实验室检查

尿中 HVA 和香草扁桃酸比例升高,尿中 VMA 和 HMPG(3-甲氧基-4 羟基苯乙二醇)减少,尿中和脑脊液中 HVA 增加,血清中多巴胺-β-羟化酶活性降低。

三、诊断

根据上述植物性神经功能紊乱的症状及体征,结合实验室检查可诊断。脑电图、骨关节X线检查等可能有助于诊断。

四、鉴别诊断

(一)急性自主神经病

急性起病,临床表现为视力模糊,瞳孔对光及调节反射异常,出汗少,无泪液,直立性低血压,尿潴留等。多数病例在数月或数周后自行恢复。2.5%醋甲胆碱滴液常引起瞳孔缩小,而皮内注射组胺后反应正常。

(二)Sjögren 综合征

主要特征为泪液、唾液分泌明显减少,表现为干燥性角膜炎,口腔干燥,黏膜干裂,腮腺肿大,伴有类风湿关节炎,皮肤干燥无汗,胃酸缺乏,肝、脾肿大等。

五、治疗

该病无有效的治疗方法。主要为对症处理和预防感染,可行缝睑术,但应注意麻醉有高度危险。

六、预后

总体预后较差。因肺炎、呕吐发作、脱水、癫痫、小儿尿毒症、肺水肿等,患者多在儿童期死亡。若早期诊断,及时预防并发症,不少患者可以生存至成年期。

(李宛真)

第四章

周围神经疾病

第一节　脑神经疾病

一、面神经炎

面神经炎也称特发性面神经麻痹或 Bell 麻痹,是最常见面神经疾病,可能由茎乳孔内面神经非特异性炎症导致周围性面瘫。年发病率 23/10 万,男、女发病率相近,任何年龄均可发病,无明显季节性。

(一)病因及病理

面神经炎的病因未完全阐明。骨性面神经管仅能容纳面神经通过,面神经一旦发生缺血、水肿,必然导致面神经受压。诱发因素可为风寒,病毒感染(单纯疱疹病毒、水痘带状疱疹病毒、巨细胞病毒、EB 病毒、腮腺炎病毒与人类疱疹病毒 6 型)及自主神经功能不稳。局部神经营养血管痉挛导致神经缺血水肿,可为吉兰-巴雷综合征的体征之一。单侧的、临床的、免疫学的、血清学的和组织病理学的发现通常提示在膝状神经节内的单纯疱疹病毒(herpes simplex virus,HSV)再活化是面神经炎的主要病因。Murakami 等在 14 例面神经炎患者的神经减压术中,抽取面神经的神经内膜液,用聚合酶链反应(PCR)扩增病毒基因组序列,在 11 例患者面神经及膝状神经节中鉴定出 HSV-I 抗原,并在小鼠耳和舌上接种 HSV 产生面瘫。因此,有的学者建议,特发性面神经麻痹应称为单纯疱疹性面神经麻痹或疱疹性面神经麻痹。

有学者发现女性妊娠 7~9 个月时易发面神经炎,特别是产前、产后 2 周发病率可增加 3 倍,有些面神经麻痹女性患者每次妊娠都可复发,但许多学者未发现妊娠对该病的影响。也有学者认为,糖尿病和高血压患者可能较正常人群易感。

目前资料显示,面神经炎早期病理改变为神经水肿和脱髓鞘,严重者可出现轴索变性。

(二)临床表现

(1)该病通常急性起病,约半数病例面神经麻痹在 48 小时内达到严重程度,所有病例 5 天内达到高峰。部分患者麻痹前 1~2 天患侧耳后持续疼痛,有乳突部压痛,主要表现患侧面部表情肌瘫痪,额纹消失,不能皱额蹙眉,眼裂不能闭合或闭合不全,闭眼时眼球向上外方转动,显露白色巩膜,称为 Bell 征;鼻唇沟变浅,口角下垂,露齿时口角偏向健侧,口轮匝肌瘫痪,鼓气或吹口

103

哨时漏气,颊肌瘫痪,食物滞留于患侧齿颊间;少数患者出现三叉神经的 1～2 个分支感觉减退。该病多为单侧性,双侧性多见于吉兰-巴雷综合征。

(2)鼓索以上面神经病变,出现同侧舌前 2/3 味觉丧失;镫骨肌支以上受损时出现同侧舌前 2/3 味觉丧失和听觉过敏;膝状神经节病变除周围性面瘫、舌前 2/3 味觉障碍和听觉过敏,可有患侧乳突部疼痛、耳郭和外耳道感觉减退、外耳道或鼓膜疱疹等,称亨特综合征。

(三)诊断及鉴别诊断

1.诊断

根据急性起病周围性面瘫,伴舌前 2/3 味觉障碍、听觉过敏、耳郭及外耳道感觉减退、患侧乳突部疼痛等诊断。

2.鉴别诊断

须注意区别面神经炎与下列疾病。①吉兰-巴雷综合征:多为双侧性周围性面瘫,伴四肢对称性弛缓性瘫、蛋白-细胞分离等;②耳源性面神经麻痹:常继发于中耳炎、迷路炎及乳突炎等,或由腮腺炎、颌面部肿瘤、下颌化脓性淋巴结炎等引起,常有明确的原发病史及症状;③莱姆病:常见单侧或双侧面神经麻痹,但可累及其他脑神经;④颅后窝肿瘤或脑膜炎:周围性面瘫多起病缓慢,有原发病史及其他脑神经受损表现;⑤核上性面瘫:核上性面瘫患者的额肌和眼轮匝肌不受累或受累较轻,可有情感性和自主性面部运动分离,常伴肢体瘫或失语。

(四)辅助检查

脑脊液检查单核细胞(MNC)可轻度增加。Gd-DTPA 增强 MRI 可显示面神经炎患者的面神经。肌电图检查可有效鉴别暂时神经传导障碍与病理阻断,如 10 天后出现去神经支配证据,可预测恢复过程时间较长(平均 3 个月)。神经恢复常需 2 年或更长时间,且常恢复不完全。

(五)治疗

治疗原则是改善局部血液循环,减轻面神经水肿,缓解神经受压,促进神经功能恢复。

(1)急性期尽早应用皮质类固醇,如地塞米松 10～20 mg/d,7～10 天为 1 个疗程;或泼尼松 1 mg/(kg·d),1 次服或分 2 次口服,连续 5 天,之后 7～10 天逐渐减量。

(2)亨特综合征患者可口服阿昔洛韦 5 mg/kg,每天 5～6 次,连服 7～10 天。

(3)B 族维生素可促进神经髓鞘恢复,维生素 B_1 100 mg、维生素 B_{12} 500 μg,肌内注射。

(4)巴氯芬可使肌张力减小,改善局部循环,从小剂量 5 mg 开始口服,每天2～3 次,逐渐增量至 30～40 mg/d。个别患者不能耐受恶心、呕吐和嗜睡等不良反应。

(5)急性期在茎乳孔附近可行超短波透热疗法、红外线照射或局部热敷等,以改善局部循环,消除神经水肿。恢复期可用碘离子透入疗法、针刺或电针治疗等。

(6)患侧面肌稍能活动,应尽早开始功能训练和康复治疗患者可以对着镜子皱眉、闭眼、露齿、鼓腮和吹口哨等,每天数次,每次 10～15 分钟,辅以面肌按摩。

(7)手术疗法适应于 2 年未恢复的面神经炎患者,可行面神经-副神经、面神经-舌下神经或面神经-膈神经吻合术,因尚难肯定疗效,故以上疗法只适宜严重病例。严重面瘫患者可做整容手术。

(8)患者不能闭眼、瞬目,使角膜长期暴露,易发生感染,可戴眼罩防护,用左氧氟沙星眼药水及重组牛碱性成纤维细胞生长因子(贝复舒)滴眼剂等预防感染和保护眼角膜。

(六)预后

约80%的该病患者可在1～2个月恢复,味觉常先于运动功能恢复,1周内味觉恢复提示预后良好,表情肌运动功能恢复则预后很好。不完全性面瘫1~2个月可恢复或痊愈,年轻患者预后好。轻度面瘫无论治疗与否,痊愈率超过92%。老年患者发病时伴乳突疼痛,合并糖尿病、高血压、动脉硬化、心绞痛或心肌梗死预后较差。水痘带状疱疹病毒感染再活化所致者或镫骨反射丧失的患者相对预后不良。病后10天面神经出现失神经电位通常需3个月恢复。完全性面瘫病后1周检查面神经传导速度可判定预后,患侧诱发动作电位M波幅为健侧的30%或以上,可以在2个月内恢复;如为10%~30%,需2~8个月恢复,可出现并发症;如为10%或以下,需6~12个月恢复,可伴面肌痉挛等并发症。

二、三叉神经痛

三叉神经痛是原因不明的三叉神经分布区短暂反复发作性剧痛,又称特发性三叉神经痛,Cushing称其为痛性抽搐。根据病因可分为特发性和继发性,继发性病因包括桥小脑角肿瘤、胆脂瘤、听神经瘤、脑膜瘤和动脉瘤、三叉神经节肿瘤、脊索瘤、颅底恶性肿瘤、血管畸形、蛛网膜炎和多发性硬化等。该病的年发病率为4.3/10万,女性高于男性(3:2),该病在成年及老年人中多见,40岁以上患病占70%~80%;特发性发病年龄为52~58岁,症状性发病年龄为30~35岁。

(一)病因及发病机制

该病的病因和发病机制尚不清楚,研究人员根据临床观察及动物试验认为有两种病因。

1.中枢性病因

Penfield等认为,三叉神经痛是周围性痫性放电,为一种感觉性癫痫样发作,发放部位可能在三叉神经脊束核。也有人认为病因可能在脑干,轻微刺激面部触发点,刺激可在脑干内迅速"叠加",引起一次疼痛发作。该病突然发作,持续时间短,有触发点。抗癫痫药治疗有效。疼痛发作时在中脑可记录到局灶性痫性放电等特征,均支持中枢性病因理论。但尚不能解释许多临床现象,例如,大多数患者仅单侧疼痛,疼痛发作仅局限于一支或两支,范围长期不发展,脑干病变(如肿瘤)并不产生三叉神经痛,长期发作而无神经体征。

2.周围性病因

周围性病因是半月神经节到脑桥间后根部分病变。1920年Cushing发现肿瘤压迫后根产生三叉神经痛,后来许多神经外科医师手术时发现各种压迫性病因,胆脂瘤、脑膜瘤、听神经瘤、血管畸形、患侧岩嵴较高、蛛网膜炎等均可促发三叉神经痛。Jennetta提出,90%以上的该病患者在三叉神经脑桥入口处有扭曲血管压迫三叉神经根,引起局部脱髓鞘。85%的压迫血管为动脉,如小脑上动脉、小脑前下动脉,少数为静脉,也有动脉与静脉共同受压。Gardner等推测脱髓鞘局部可能产生异位冲动,相邻纤维间产生"短路"或伪突触形成和传递,轻微触觉刺激通过"短路"传入中枢,中枢传出冲动亦通过"短路"传入,如此很快叠加导致三叉神经痛发作。近年来三叉神经血管减压术获得良好效果,使人们普遍接受周围性病因理论。Kerr认为,中枢性与周围性因素并存,病变在周围部,发病机制在中枢部。

(二)病理

以往研究人员认为特发性三叉神经痛无特殊病理改变,近年来开展三叉神经感觉根切断术,活检发现神经节细胞消失、炎性细胞浸润、神经纤维脱髓鞘或髓鞘增厚、轴突变细或消失等,发现部分患者的颅后窝小异常血管团压迫三叉神经根或延髓外侧面,手术解除压迫可缓解或治愈。病理变化表现节细胞轴突有不规则球状茎块,常沿神经束分布,发生在相邻束上。受损髓鞘明显增厚,失去原有层次结构。外层神经鞘膜破裂,髓鞘自破裂口挤出,有的碎裂成椭圆形颗粒,甚至呈粉末状。轴突扭曲不规则,节段性断裂或完全消失,轴浆改变可见 Ranvier 结附近集结大量线粒体。无髓鞘纤维也退行性病变,但神经鞘膜细胞外层保持正常,神经节细胞附近卫星细胞胞质内常有空泡出现。

(三)临床表现

1.一般表现

三叉神经痛在高龄患者中较为常见,女多于男,右多于左。

该病通常限于一或两支分布区。发作多为一侧性,仅少数(5%以下)为双侧性,先从一侧开始。疼痛多自上颌支或下颌支开始,以后可扩散为两支。眼支起病少见,两支同时发病时以第二、第三支常见,三支同时受累罕见。下颌支受累最多(约 60%),多由下颌犬齿部开始,向后上放射至耳深部或下颌关节处,少数可呈相反方向放射,局限于下颌支范围内;上颌支次之(约30%),由鼻孔处开始,放射至眼眶内、外缘,有时扩散至眼支区产生眼部疼痛。

2.发作特点

(1)常无预兆,骤然发生,突然停止,每次发作数秒或 1~2 分钟,面颊、上颌、下颌及舌部最明显,口角、鼻翼、颊部和舌部为敏感区,轻触可诱发。

(2)患者常述剧烈电击样、针刺样、刀割样或撕裂样疼痛,发作时常以手掌或毛巾紧按患侧面部或用力擦面部减轻疼痛,极少数病例发作前或发作时伴咀嚼动作,严重者伴偏侧面肌痉挛。

(3)通常早期发作次数较少,间歇期较长,可数天一次,以后发作逐渐频繁,甚至数分钟发作1次,终日不止。

(4)病程可呈周期性,发作期可为数天、数周或数月;缓解期如常人,可达数年;少数有烧灼感,夜间发作较轻或停止,严重者昼夜发作,夜不成寐或睡后痛醒;病程愈长,通常发作愈频繁愈重,很少自愈;部分病例的发作周期似与气候有关,春、冬季易发病。

(5)可有扳机点或触发点,唇、鼻翼、口角、门齿、犬齿、齿根、颊和舌等部位特别敏感,稍触及即可诱发疼痛,刺激上唇外 1/3、鼻翼、上门齿和颊部等扳机点可诱发上颌支发作,饮冷水或热水、擤鼻涕、刷牙、洗脸和剃须可诱发,严重影响患者的生活,患者常不敢进食、大声说话或洗脸;咀嚼、打呵欠、讲话、冷水或热水刺激下犬齿可诱发下颌支发作;可合并舌咽神经痛,发作时间为数秒或 1~2 分钟。

(6)有时伴面部发红、皮温升高、结膜充血、流泪、唾液分泌增多、鼻黏膜充血及流涕等。

3.神经系统检查

一般无阳性体征,患者因恐惧疼痛发作而不敢洗脸、剃须、刷牙和进食,表现面部、口腔卫生很差,全身营养不良,面色憔悴,精神抑郁及情绪低落等。慢性患者可发生面部营养障碍,如局部皮肤粗糙、眉毛脱落、角膜水肿混浊、麻痹性角膜炎、虹膜脱出、白内障、咬肌萎缩等。局部触痛觉轻度减退。封闭治疗者面部感觉可减退。

4.前三叉神经痛

前三叉神经痛偶发,最终发展为三叉神经痛的患者可能有牙痛或鼻窦炎的前驱性疼痛,持续数小时。疼痛可被下颌运动、饮冷或热饮料所诱发,然后在数天甚至数年后在同一区域发生典型的三叉神经痛。

(四)诊断及鉴别诊断

1.诊断

典型特发性三叉神经痛诊断根据疼痛发作部位、性质、面部扳机点及神经系统无阳性体征等,多数病例以卡马西平或苯妥英钠治疗有效,有助于确诊。

2.鉴别诊断

须注意区别该病与以下疾病。

(1)继发性三叉神经痛:发作特点与特发性三叉神经痛相似,发病年龄较小,表现三叉神经麻痹,如面部感觉减退、角膜反射迟钝,伴持续性疼痛;常合并其他脑神经麻痹,可由多发性硬化、延髓空洞症、原发性或转移性颅底肿瘤所致。

(2)牙痛:牙痛一般呈持续钝痛,局限于牙龈部,进食冷、热食物时加剧。X线检查可发现龋齿等牙病、埋伏牙及肿瘤等,有的患者拔牙后仍然疼痛才确诊。

(3)舌咽神经痛:较少见,常见于年轻妇女,性质与三叉神经痛相似,每次持续数秒至1分钟,吞咽、讲话、打呵欠和咳嗽常可诱发。咽喉、舌根和扁桃体窝有触发点,用4%可卡因、1%丁卡因喷涂,如能止痛可确诊。

(4)蝶腭神经痛:较少见,疼痛呈剧烈烧灼样、刀割样或钻样,疼痛处位于鼻根后方、颧部、上颌、上腭及牙龈部,常累及同侧眼眶,疼痛向额、颞、枕和耳部等处放射,可伴患侧鼻黏膜充血、鼻塞、流泪。每天发作数次至数十次,每次持续数分钟至数小时,无扳机点。蝶腭神经节封闭有效。

(5)三叉神经炎:可因流感、上颌窦炎、额窦炎、下颌骨髓炎、伤寒、疟疾、糖尿病、痛风、酒精中毒、铅中毒、食物中毒等引起,疼痛呈持续性,压迫时可加剧。三叉神经区可有感觉减退或过敏,可伴运动支功能障碍。

(6)鼻窦炎:局部持续钝痛,可有发热、流脓涕、白细胞计数升高和局部压痛等炎症表现。鼻腔检查及X线摄片可确诊。

(7)非典型性面痛:见于抑郁症、疑病及人格障碍患者,疼痛部位模糊不定,深在、弥散和不易定位,常为双侧痛,无触痛点。情绪是唯一加重疼痛的因素。

(8)颞下颌关节病:咀嚼时疼痛,颞下颌关节局部压痛明显。

(五)治疗

特发性三叉神经痛首选药物治疗,无效或失效时考虑其他疗法。继发性三叉神经痛应针对病因治疗。

1.药物治疗

(1)卡马西平:为首选药物,作用于网状结构-丘脑系统,抑制三叉神经脊束核-丘脑系统病理性多神经元反射,有效率为70%～80%。首次剂量0.1 g,每天2次,每天增加0.1 g,至疼痛停止,最大剂量为1.2 g/d;减轻后可试验逐渐减量,用最小有效维持量,通常为0.6～0.8 g/d。妊娠妇女忌用。不良反应有头晕、嗜睡、口干、恶心、消化不良及步态不稳等,多可消失,偶有皮疹、血白细胞计数一过性减少,停药后可恢复。出现共济失调、复视、再生障碍性贫血、肝功能损害、心绞痛及精神症状等,须立即停药。用此药无效者将此药与苯妥英钠合用可能有效。

(2)苯妥英钠:显著抑制突触传导,可提高痛阈。每次口服0.1 g,每天3次,无效时可每天加量0.05 g,数天后加至0.6 g/d,疗效达54%～70%。疗效不显著时可辅用氯普芬、苯巴比妥、氯氮草等。

(3)氯硝西泮:以上两种药无效时可试用氯硝西泮,6～8 mg/d,口服,40%～50%的患者可完全控制发作,25%患者的症状明显缓解。不良反应为嗜睡、步态不稳,老年患者偶见短暂精神错乱,停药后可消失。

(4)七叶莲：每次口服 0.4 g，每天 3 次；或肌内注射 2 mL，每天 1～2 次。可先用针剂，疼痛减轻后改口服。无严重不良反应，少数患者口干、腹部不适、食欲减退、轻微头昏等，停药可恢复。与苯妥英钠、卡马西平合用可提高疗效。

(5)巴氯芬：可试用，有效率约 70%，其余 30%不能耐受不良反应。自每次 5 mg 开始，每天 2 次，用量达 20～30 mg/d。不良反应有恶心、呕吐和嗜睡等。

(6)大剂量维生素 B_{12}：1 000 μg，肌内注射，每周 2～3 次，4～8 周为 1 个疗程，部分患者的症状可缓解，机制不清。无不良反应，偶有一过性头晕、全身瘙痒及复视等。患者复发时可给予其以前的疗效剂量。可试用三叉神经分支注射，注射前先行普鲁卡因局部麻醉，于眼支注射眶上神经，于上颌支注射眶下神经，于下颌支注射下颌神经，剂量为 250 g。

(7)匹莫齐特：文献报道，48 例药物治疗无效的难治性三叉神经痛患者，用匹莫齐特治疗有效。通常第 1～4 天剂量为 4 mg/d，第 5～9 天剂量为 6 mg/d，第 10～14 天剂量为 8 mg/d，第 14 天后剂量为 12 mg/d，均分 2 次口服。不良反应包括手颤、记忆力减退、睡眠中出现肢体不随意抖动等，多发生于治疗后 4～6 周。

2.无水乙醇或甘油封闭疗法

适应于服药无效者，在神经分支或半月神经节注药阻断传导，无水乙醇注射疗效较短，甘油注射疗效较长。甘油是高黏度神经化学破坏剂，注射后逐渐破坏感觉神经细胞，数小时至数天方能止痛。不良反应为注射区感觉缺失。可采取以下方式。①周围支封闭：在眶下、眶上、上颌、下颌神经分支处局部麻醉，注入无水乙醇 0.3～0.5 mL，疗效期短（一般为 1～6 个月），除眶上神经封闭现已少用；②半月神经节封闭：注射药物破坏节内感觉神经细胞，疗效较持久，但注射技术较难，CT 监视下注射可提高成功率。

3.经皮半月神经节射频电凝疗法

在 X 线监视或 CT 导向将射频电极针经皮插入半月神经节，通电加热至 65～75 ℃，维持 1 分钟，选择性破坏半月节后无髓鞘痛觉、温度觉传导 A″和 C 细纤维，保留有髓鞘触觉传导 Aα、β 粗纤维，疗效超过 90%；适于年老患者及有系统疾病不能耐受手术患者；约 20%的患者出现并发症，如面部感觉异常、角膜炎、咬肌无力、复视、带状疱疹等；长期随访复发率为 21%～28%，重复应用有效。

4.手术治疗

手术治疗方法如下。①周围支切除术：疗效较短，仅限对第 1 支疼痛者有效，术后该病可因神经再生复发；②三叉神经感觉根部分切断术：为首选治疗方法。手术途径包括经颞、经枕下入路，经颞入路适于第 2、3 支疼痛，危险性小，死亡率为 0.77%～2.3%，术后反应较小，缺点是不能保留面部感觉，可产生周围性面瘫或损伤运动根，使咀嚼无力，复发率约为 7.5%；经枕下入路适于各种三叉神经痛（包括三叉支痛）病例，优点是可发现血管异常、移位等，保留运动支及面部、角膜和舌部的部分触觉；缺点是风险较大，可有面神经、听神经及小脑损伤并发症，可见角膜炎，死亡率达 3.4%；③三叉神经脊束切断术：经颅后窝入路在延髓闩部平面离中线 8～10 mm 处切断三叉神经脊束，适于伴第 1 支疼痛或双侧三叉神经痛，一侧眼已失明，术后期望保留健侧角膜反射的患者，可防止角膜炎和失明，并发症为咽喉麻痹、上肢共济失调、呃逆等，为暂时性的，死亡率为 2.4%，由于复发率可高达约 30%，目前较少采用；④三叉神经显微血管减压术：Janneta 提出，三叉神经感觉根在脑桥入处受异常走行血管压迫常是引起神经痛的病因，手术解压可以止痛，不产生感觉或运动障碍，术前面部感觉异常、麻木等亦可消失。三叉神经显微血管减压术是目前广泛应用的安全、有效的手术方法。将神经与血管分开,在两者间垫入不吸收的海绵片、涤纶片,或用涤纶、筋膜条吊开血管,解除血管对神经的压迫,近期疗效达 80%～95%,疼痛显著减轻达 4%～15%,可辅以药物治疗,长期随访复发率＜5%;可合并听力减退,面部痛觉减退,气栓,带状疱疹,滑车神经、展神经及面神经暂时麻痹等。

三、面肌痉挛

(一)定义

面肌痉挛又称面肌抽搐,以一侧面肌阵发性、不自主抽动为表现。

(二)病因

病因未明,可能面神经通路的某个部位受到压迫而发生水肿、脱髓鞘等改变,病变处纤维"短路"形成异常兴奋,产生异常神经冲动而导致面肌痉挛。部分患者的面神经近脑干部分受邻近血管的压迫,以小脑后下动脉和小脑前下动脉最多见。该病还可因为邻近面神经的肿瘤、颅内感染、血管瘤等累及面神经而引起。少数病例是面神经炎的后遗症。

(三)临床表现

在中年以后发病,女性患者多于男性患者。痉挛多是先从一侧眼轮匝肌的阵发性抽搐开始,逐渐向口角、整个面肌扩展,重者眼轮匝肌抽动,使睁眼困难。每次抽动数秒至数分钟。随病程延长,抽搐持续的时间逐渐延长,间歇期缩短。说话、进食、精神紧张、情绪激动可诱发症状加剧,入睡后抽搐停止。不经治疗很少自发缓解。神经系统检查,原发性者无阳性体征。但继发于肿瘤、炎症、血管瘤的多伴有其他神经症状和体征。

(四)辅助检查

肌电图于受累侧面肌可记录到同步阵发性高频率发放的动作电位。伴有其他神经系统受累表现者应做头部 X 线摄片、CT 或 MRI 检查,以明确病因。与局部性癫痫发作区别困难时应做脑电图检查。

(五)诊断与鉴别诊断

以单侧发作性面部表情的同步性痉挛为特点,神经系统检查无其他阳性体征,可诊断。但应排除以下疾病。

1.习惯性眼睑痉挛

其为习惯性面肌抽动的一种表现形式,多见于儿童及青壮年,为短暂的眼睑或面部肌肉收缩,常为双侧,可由意志暂时控制。其发病与精神因素有关。脑电图、肌电图均正常,抽动时肌电图的波形与正常的肌肉主动收缩的波形一致。

2.局限性运动性癫痫

面肌抽搐幅度较大,多同时伴有颈部肌肉、上肢或偏身的抽搐。脑电图可有癫痫波发放,CT 或 MRI 检查可有阳性发现。

3.癔症性眼睑痉挛

该病常见于女性患者,多局限于双侧眼睑肌,下部面肌不受累。可伴有其他癔症症状,其发生、消失与暗示有关。

4.颅内肿瘤、炎症、血管瘤

伴有同侧面部感觉障碍、听力障碍、偏身或四肢肌力减小、锥体束征阳性等体征时,应考虑由颅内肿瘤、炎症、血管瘤所致。

（六）治疗

1.病因治疗

对病因明确者应针对病因积极治疗。

2.药物治疗

（1）可用抗癫痫药、镇静药，如卡马西平 0.1 g，每天 2 次，逐渐增量至 0.2 g，每天 3 次；苯妥英 0.1 g，每天 3 次；地西泮 2.5 mg，每天 3 次。也可口服巴氯芬和加巴喷丁。

（2）A 型肉毒毒素（botulinum toxin type A，BTX）的作用机制是选择性作用于外周胆碱能神经末梢的突触前膜，抑制乙酰胆碱囊泡的量子性释放，使肌肉收缩力减弱，缓解肌肉痉挛，注射部位常为眼轮匝肌、颊肌、颧大小肌和颏肌。多数报道有效率在 90% 以上，并发症主要是面瘫和暴露性角膜炎，效果可维持 3～6 个月，可重复注射。

3.理疗

可选用直流电钙离子透入疗法、红外线疗法、平流电刺激等。

4.面神经干阻滞

以 50% 乙醇封闭面神经分支或茎乳孔内面神经主干。也有报道用地西泮在上述部位进行面神经封闭者。接受这种治疗后，患者均有不同程度的面瘫，需要 3～5 个月才恢复。

5.显微神经血管减压术

自乳突后开颅，在手术显微镜下将血管与神经分开并垫入涤纶片、吸收性明胶海绵或筋膜等，多能收到较好的疗效。少数患者可并发面瘫、听力下降及眩晕等。

四、多发性脑神经损害

多发性脑神经损害是指一侧或双侧多个脑神经同时受病变累及，出现功能障碍或结构破坏。单侧受累者的常见病因多为颅底特定部位的炎症，外伤，占位性病变（如肿瘤、血管畸形、动脉瘤）。双侧受累者可见于吉兰-巴雷综合征、肉毒中毒及重症肌无力等。颅底不同的病变部位可导致临床上形成特定的综合征。

（一）眶上裂综合征

眶上裂综合征主要损害第Ⅲ、Ⅳ、Ⅵ、Ⅴ对脑神经，临床表现包括：①第Ⅲ、Ⅳ、Ⅵ对脑神经麻痹引起全部眼肌麻痹，表现出上睑下垂，眼球固定于正中位，瞳孔散大，对光反射消失，伴调节反应丧失；②三叉神经眼支损害，眼裂以上面部皮肤感觉障碍，角膜反射迟钝或消失；③眼的交感神经与三叉神经眼支一同经眶上裂进入眶内，故表现为霍纳综合征。常见病因有眶上裂骨折、骨膜炎、鼻窦炎蔓延、蝶骨嵴脑膜瘤、垂体瘤、动脉瘤等。

（二）眶尖综合征

眶尖部病变损害第Ⅱ、Ⅲ、Ⅳ、Ⅵ、Ⅴ对脑神经，临床表现包括：①视神经损害可表现中心暗点与周边视野缺损；②急性或进行性全部眼肌麻痹；③三叉神经眼支受刺激而在其支配区出现自发疼痛伴痛觉减退，角膜反射减弱或丧失。简言之，眶上裂综合征的表现加上视力障碍即构成眶尖综合征。常见病因主要包括眶尖部位的外伤、炎症、肿瘤和血管病。

（三）海绵窦综合征

海绵窦综合征主要损害第Ⅲ、Ⅳ、Ⅵ、Ⅴ对脑神经，临床表现包括：①动眼神经、滑车神经、展神经麻痹而致眼球固定，眼睑下垂，瞳孔散大，光反射和调节反射消失；②三叉神经眼支受累而有同侧眼及额部疼痛、麻木，角膜反射减弱或消失；③眼部静脉回流障碍导致眼睑、结膜水肿及眼球突出。海绵窦综合征的病因多为继发于蝶窦或面部感染后的感染性海绵窦血栓形成,外伤性海绵窦动静脉瘘,邻近部位的肿瘤,如鼻咽癌、垂体瘤或颅咽管瘤。

(四)岩尖综合征

岩尖综合征主要损害第Ⅵ、Ⅴ对脑神经,临床表现:①病侧展神经麻痹,出现眼球内斜及复视;②三叉神经受损而出现三叉神经痛,部位常在眼球后部、额部及面颊中部,可有上述区域的感觉减退;③常有乳突炎、中耳炎病史,也可见于岩尖部肿瘤或外伤。

(五)脑桥小脑角综合征

临床表现以第Ⅴ、Ⅶ、Ⅷ对脑神经损害的症状、体征为主,有耳鸣、耳聋、眼震、眩晕与平衡障碍,有面部感觉障碍,角膜反射减弱或消失,出现周围性面瘫。病变范围更大时可累及脑干、小脑及舌咽神经、迷走神经、副神经及舌下神经。脑桥小脑角综合征的病因以听神经瘤最常见,也包括局部炎症、肿瘤及其他占位病变、动脉瘤与血管畸形等。

(六)后组脑神经的联合损害

后组脑神经即第Ⅸ、Ⅹ、Ⅺ、和Ⅻ对脑神经,无论在颅内还是颅外,部位邻近,易于合并损害。颈静脉孔有颈静脉、舌咽神经、迷走神经、副神经也由此通过。后颅窝底部颈静脉孔附近病变导致颈静脉孔综合征,出现同侧声带麻痹而声音嘶哑,咽部肌肉麻痹而咽下困难,同侧咽反射消失,向对侧转颈无力,同侧耸肩不能。如果病变进一步扩展,侵及舌下神经,则出现病侧舌肌瘫痪,伸舌偏向患侧及舌肌萎缩,为枕髁-颈静脉孔综合征(Collet-Sicard 综合征)。病因以局部肿瘤、炎症居多。

(王丰红)

第二节　脊神经疾病

脊神经疾病是指各种原因引起的脊神经支配区的疾病。主要临床表现是按照受损神经支配区分布的运动、感觉和自主神经功能障碍。根据病因分为外伤、卡压、感染、中毒、营养障碍、遗传等;根据损伤范围分为单神经病、多发性神经病等。

一、单神经病

(一)定义

单神经病是单一神经受损产生与该神经分布一致的运动、感觉功能缺失症状和体征。

(二)病因和发病机制

单神经病可由局部性原因或全身性原因引起。局部性原因主要有急性创伤、缺血、机械性卡压、高温、电击和射线损伤等。全身性原因可为代谢性疾病和中毒,在这种情况下,神经对局部压迫更为敏感,受压后更易出现神经损害。

周围神经卡压综合征是指周围神经经过某些解剖上的特定部位受到卡压,如经过肌肉的腱性起点、穿过肌肉、绕过骨性隆起、经过骨纤维鞘管及异常纤维束带处,因这些部位较硬韧,神经在这些部位反复摩擦造成局部水肿等炎症反应,引起血液循环障碍,发生髓鞘脱失,造成不同程度的感觉及运动功能障碍。

(三)临床表现及治疗

1.正中神经麻痹

正中神经由来自 $C_5 \sim T_1$ 的纤维组成,沿肱二头肌内侧沟伴肱动脉下降至前臂之后分支,支配旋前圆肌、桡侧腕屈肌、各指屈肌、掌长肌、拇对掌肌及拇短展肌。

正中神经的常见损伤原因是肘前区静脉注射时,药物外渗引起软组织损伤。正中神经受损部位不同,表现不同:①正中神经受损部位在上臂时,前臂不能旋前,桡侧对应的3个手指屈曲功能丧失,握拳无力,拇指不能对掌、外展。鱼际肌出现萎缩后手掌平坦,拇指紧靠示指而状如猿手。掌心、鱼际、桡侧3个半手指掌面和示指、中指末节背面的皮肤感觉减退或丧失。由于正中神经富含自主神经纤维,损害后常出现灼性神经痛。②当损伤位于前臂中下部时,运动障碍仅有拇指的外展、屈曲与对指功能丧失。③腕管综合征是临床上最常见的正中神经损害。正中神经在腕部经由腕骨与腕横韧带围成的骨纤维通道——腕管,到达手部。手和腕长期过度使用引起腕横韧带及肌腱慢性损伤性炎症,使管腔狭窄,导致正中神经受压,产生桡侧手掌及桡侧3个半指的疼痛、麻木、感觉减退、手指运动无力、鱼际肌麻痹和萎缩。腕管掌侧卡压点有压痛及放射痛,疼痛可放射到前臂甚至肩部。甩手后疼痛减轻或消失是其特点,有鉴别诊断的价值。治疗轻症,用局部夹板固定制动,服用非甾体抗炎药,配合腕管内注射泼尼松龙;严重者需手术离断腕横韧带以解除正中神经受压。

2.尺神经麻痹

尺神经由 $C_7 \sim T_1$ 的纤维组成,初在肱动脉内侧下行,继而向后下进入尺神经沟,再沿前臂掌面尺侧下行,主要支配尺侧腕屈肌、指深屈肌尺侧半、小鱼际肌、拇收肌与骨间肌,还支配手掌面1个半指,背面2个半指的皮肤感觉。

尺神经损伤可由腕部外伤、肘部外伤、尺骨鹰嘴部骨折、肘部受压等所致。尺神经损伤的主要表现如下。①运动障碍,手部小肌肉的运动丧失,精细动作困难;屈腕能力减弱并向桡侧偏斜;拇指不能内收,其余各指不能内收和外展;多数手肌萎缩,小鱼际平坦,骨间肌萎缩,骨间隙加深;拇指以外各掌指关节过伸,环指、小指的指间关节弯曲,形成"爪形手";②感觉障碍:小指的感觉减退或丧失明显。

尺神经在肘管内受压的临床表现称为肘管综合征。肘管是由肱骨内上髁、尺骨鹰嘴和肘内侧韧带构成的纤维-骨性管道,其管腔狭窄,屈肘时内容积更小,加之位置表浅,尺神经易于此处受到嵌压。主要表现为小指及环指尺侧感觉障碍、小肌肉萎缩、肘关节活动受限、肘部尺神经增粗以及肘内侧压痛等。

腕部尺管内有尺神经、尺动脉、尺静脉通过,尺神经在其内受压引起尺管综合征。病因以腱鞘囊肿最多见。该病常见于需要长期用手根部尺侧重压或叩击工具的职业人员和长时间手持鼠标操作者。尺神经浅支受累可引起尺神经支配区感觉障碍;深支卡压可致手的内侧肌萎缩、无力,手深部胀痛和灼痛,夜间痛显著,拇指内收及其他四指收展无力,环指、小指可表现为爪形畸形,夹纸试验呈阳性。以上症状极易与肘部尺管综合征相混淆,可检查小指掌背侧的感觉,如小指背侧的感觉正常,可以排除肘部尺神经压迫,因为手背皮支是在尺神经进入腕部尺管之前分出的。治疗主要包括关节制动、应用非甾体抗炎药及手术减压。

3.桡神经麻痹

桡神经源自 $C_5 \sim C_8$ 神经根,行于腋动脉后方,继而与肱深动脉伴行,入桡神经沟,转向外下至肱骨外上髁上方,于肱桡肌与肱肌间分为浅、深两终支而分布于前臂及手背。桡神经所支配各肌的主要功能是伸肘、伸腕及伸指。由于桡神经的位置表浅,它是臂丛神经中最易受损的神经。

桡神经损伤的常见病因是骨折、外伤、炎症、睡眠时以手代枕、手术中上肢长时间外展和受压、上肢被缚过紧等。近年来,醉酒深睡导致的桡神经受压损伤发病率有所增加。桡神经损伤的典型表现是腕下垂,但受损伤部位不同,症状亦有差异:①高位损伤时上肢所有伸肌瘫痪,肘关节、腕关节和掌指关节均不能伸直;上肢伸直的情况下前臂不能旋后,手呈旋前位,垂腕至腕关节不能固定,因而握力减弱;②在上臂的下 1/3 损伤时,伸肘功能保留;③在前臂上部损伤时伸肘、伸腕功能保留;④前臂的下 1/3 损伤时,仅出现伸指功能丧失而无垂腕;⑤腕关节部损伤时仅出现感觉障碍。桡神经损伤的感觉障碍一般轻微,多仅限于手的虎口区,其他部位因邻近神经的重叠支配而无明显症状。

4.腓总神经麻痹

腓总神经源自 $L_4 \sim S_3$ 神经根,在大腿下 1/3 从坐骨神经分出,是坐骨神经的两个主要分支之一。其下行至腓骨头处,转向前方,分出腓肠外侧皮神经(支配小腿外侧面感觉),在腓骨颈前分为腓深神经和腓浅神经,前者支配胫骨前肌、拇长伸肌、拇短伸肌和趾短伸肌,后者支配腓骨长肌和腓骨短肌及足 2～5 趾的背面皮肤。在腓骨颈外侧,腓总神经位置表浅,又贴近骨面,因而最易受损。

腓总神经麻痹的最常见原因为压迫,腓总神经麻痹可因腓骨头或腓骨颈部外伤、骨折等引起;糖尿病、感染、酒精中毒和铅中毒也是致病的原因。临床表现包括足与足趾不能背屈,足下垂并稍内翻,行走时为使下垂的足尖抬离地面而用力抬高患肢,并以足尖先着地,呈跨阈步态。不能用足跟站立和行走,感觉障碍在小腿前外侧和足背。

5.胫神经麻痹

胫神经由 $L_4 \sim S_3$ 神经根组成。在腘窝上角自坐骨神经分出,在小腿后方下行达内踝后方,在屈肌支持带深面踝管内,分为足底内、外侧两终末支,支配腓肠肌、比目鱼肌、腘肌、跖肌、趾长屈肌和拇长屈肌以及足底的所有短肌。其感觉分支分布于小腿下 1/3 后侧与足底皮肤。

胫神经麻痹多为药物、酒精中毒,糖尿病等引起,也见于局部囊肿压迫及小腿损伤。主要表现是足与足趾不能屈曲,不能用足尖站立和行走,感觉障碍主要在足底。胫神经及其终末支在踝管处受压可引起特征性表现——足与踝部疼痛及足底部感觉减退,称为踝管综合征。其病因包括穿鞋不当、石膏固定过紧、局部损伤后继发创伤性纤维化以及腱鞘囊肿等。

6.臂丛神经痛

臂丛由 $C_5 \sim T_1$ 脊神经的前支组成,包含运动、感觉和自主神经纤维,主要支配上肢的运动和感觉。臂丛神经痛是由多种病因引起的臂丛支配区的以疼痛、肌无力和肌萎缩为主要表现的综合征。常见的病因是臂丛神经炎、神经根型颈椎病、颈椎间盘突出、颈椎及椎管内肿瘤、胸廓出口综合征、肺尖部肿瘤以及臂丛神经外伤。

(1)臂丛神经炎:也称为原发性臂丛神经病或神经痛性肌萎缩,多见于成人,男性多于女性。约半数患者有前驱感染史(如上呼吸道感染、流感样症状),一些患者接受过免疫治疗或接受过外科手术。因而多数学者认为该病是一种变态反应性疾病。该病的少数患者有家族史。

起病呈急性或亚急性,主要是肩胛部和上肢剧烈疼痛,常持续数小时至2周,肩与上肢的活动可明显加重疼痛,而后逐渐减轻,但肌肉无力逐渐加重,在2～3周达高峰。肌无力多限于肩胛带区和上臂近端,臂丛完全损害者少见。数周后肌肉有不同程度的萎缩,有皮肤感觉障碍。部分患者双侧臂丛受累。急性期治疗可用糖皮质激素,如口服泼尼松 20～40 mg/d,连用 1～2 周,也可以静脉滴注地塞米松 5～10 mg/d,待病情好转后逐渐减量。可口服非甾体类解热止痛剂,也可应用物理疗法或局部封闭疗法止痛。恢复期注意对患肢的功能锻炼,给予促进神经细胞代谢药物以及针灸等。约 90％的患者在 3 年内康复。

(2)神经根型颈椎病:是继发性臂丛神经病最常见的病因,椎间盘退行性病变及椎体骨质增生性病变压迫颈神经根和/或脊髓而导致临床综合征,表现出颈痛及强迫头位、臂丛神经痛及脊髓压迫症状,可单独或先后合并出现,其中臂丛神经痛最常见。

颈椎病多在 40～50 岁起病,男性较多见,病程缓慢,常反复发作,表现为 C_5～C_7 神经根受压,引起臂丛神经痛,压迫运动神经根产生肌痛性疼痛。根性痛表现发麻或触电样疼痛,位于上肢远端,与神经根支配节段分布一致,相应区域可有感觉减退。肌痛性疼痛常在上肢近端、肩部和/或肩胛等区域,表现持续性钝痛和/或短暂的深部钻刺样不适感,许多患者因疼痛引起肩部运动受限,病程较长,可导致凝肩,肩部附近常有肌腱压痛,肱二头肌、肱三头肌反射可减少。颈椎 X 线侧位片可见生理前凸消失,椎间隙变窄,斜位片可见椎间孔变小、狭窄。颈椎 CT 或 MR(磁共振成像)可较清晰地显示神经根与周围解剖结构的关系,可为诊断与鉴别诊断提供重要依据。肌电图检查有助于确定根性受损的诊断,同侧椎旁肌可出现失神经支配现象。根据以上临床表现和辅助检查,神经根型颈椎病不难诊断,但需注意与周围神经卡压综合征鉴别。

对于颈椎病引起的神经根损害,大多采用非手术综合治疗。患者须注意平卧时枕头不宜过高,避免颈部过伸过屈,不宜使头位固定在某一位置时间太久。局部理疗、针灸、颈椎牵引、用颈托支架或吊带牵引以减少颈部活动,均有助于减轻病情及促进功能恢复。药物治疗可以口服非甾体抗炎药。对疼痛较重者,可用局部麻醉剂,例如,醋酸泼尼松龙 25 mg,在压痛点局部注射。有以下情况可考虑手术治疗:①临床与放射学证据提示伴有脊髓病变;②经适当的综合治疗疼痛不缓解;③受损神经根支配的肌群呈进行性无力。

(3)胸廓出口综合征:是指一组臂丛和锁骨下血管在由第一肋骨所形成的胸腔出口处遭受压迫所致的综合征,是臂丛神经受卡压的常见原因。在此部位可能产生致压作用的既有骨性的,如颈肋、第 1 肋;也有软组织性的,如前斜角肌、中斜角肌、锁骨下肌以及联结颈肋和第 1 肋的纤维束带。主要表现为患侧颈肩部疼痛不适,由于臂丛下干受压,出现尺神经分布区麻木、疼痛,并向前臂及手部尺侧放射,小鱼际肌及骨间肌萎缩或瘫痪,有时累及正中神经,可致动作失调、持物易落等;当同时伴锁骨下动脉受压时,可出现肢体怕冷、发凉,上举时苍白,脉细而触摸不到等表现。检查发现患侧锁骨上区饱满,可触及前斜角肌紧张。存在颈肋时锁骨上窝可消失,触之有隆起感,并出现压痛及放射痛。过度外展试验呈阳性。必须注意将此征与颈椎疾病相区别。

7.肋间神经痛

肋间神经痛是肋间神经支配区的疼痛。原发性者罕见,继发性者可见于邻近组织感染(如胸椎结核、胸膜炎、肺炎),外伤,肿瘤(如肺癌、纵隔肿瘤、脊髓肿瘤),胸椎退行性病变,肋骨骨折等。带状疱疹病毒感染也是常见原因。临床特点:①有由后向前沿一个或多个肋间呈半环形的放射性疼痛;②呼吸、打咳嗽、打喷嚏、打哈欠或脊柱活动时疼痛加剧;③有相应肋骨边缘压痛;④局部皮肤感觉减退或过敏。带状疱疹病毒引起者发病数天内在患处出现带状疱疹。胸部与胸椎影像学检查、腰穿检查结果可提示继发性肋间神经痛的部分病因。

治疗原则如下。①病因治疗:对继发于带状疱疹者给予抗病毒治疗,例如,用阿昔洛韦 5～10 mg/kg,静脉滴注,8 小时 1 次;对肿瘤、骨折等病因者按其治疗原则行手术、化学药物治疗及放射治疗(简称放疗);②镇静止痛:可用地西泮类药物、布洛芬、双氯芬酸、曲马朵等;③用 B 族维生素与血管扩张药物治疗,如用维生素 B_1、维生素 B_{12}、烟酸、地巴唑;④理疗:可改善局部血液循环,促进病变组织恢复,但结核和肿瘤患者不宜使用理疗;⑤用局部麻醉药行相应神经的封闭治疗。

8.股外侧皮神经病

股外侧皮神经病也称为感觉异常性股痛,是临床最常见的皮神经炎。股外侧皮神经由 $L_2 \sim L_3$ 脊神经后根组成,是纯感觉神经,分布于股前外侧皮肤。

股外侧皮神经病的主要病因是受压与外伤,长期系硬质腰带、盆腔肿瘤等是可能的因素。感染、糖尿病、酒精及药物中毒以及动脉硬化等也是常见病因。临床表现:患该病的男性多于女性,起病可急可缓,多为单侧;大腿前外侧面皮肤感觉异常,包括麻木、针刺样疼痛、烧灼感,可有局部感觉过敏。行走、站立时症状加重。查体可有髂前上棘内侧或其下方的压痛点,股外侧皮肤可有局限性感觉减退或缺失。对症状持续者应结合专业的检查及盆腔 X 线检查,以明确病因。

治疗除针对病因外,可给予口服 B 族维生素,也可给予止痛药物。局部理疗、封闭也有疗效。对疼痛严重者可手术,切开压迫神经的阔筋膜或腹股沟韧带。

9.坐骨神经痛

坐骨神经痛是沿着坐骨神经通路及其分布区域内以疼痛为主的综合征。坐骨神经是人体中最长的神经,由 $L_4 \sim S_3$ 的脊神经前支组成,在腘窝上角附近分为胫神经和腓总神经,支配大腿后侧和小腿肌群,并传递小腿与足部的皮肤感觉。

坐骨神经痛有原发性和继发性两类,原发性坐骨神经痛也称为坐骨神经炎,为感染或中毒等原因损害坐骨神经引起的。继发性者在临床上更为多见,是由坐骨神经通路受病变的压迫或刺激所致。根据发病部位可分为根性、丛性和干性。根性坐骨神经痛的病变主要在椎管内以及脊椎,病变如腰椎间盘突出、椎管内肿瘤、脊椎骨结核、骨肿瘤,腰椎黄韧带肥厚、粘连性脊髓蛛网膜炎;丛性、干性坐骨神经痛的病变主要在椎管外,常为腰骶神经丛及神经干邻近组织病变,如骶髂关节炎、盆腔疾病、妊娠子宫压迫、梨状肌病变造成的坐骨神经卡压等。

临床表现:①青壮年男性多见,急性或亚急性起病。②沿坐骨神经走行区的疼痛,自腰部、臀部向大腿后侧、小腿后外侧和足部放射,呈持续性钝痛并阵发性加剧,也有呈刀割样或烧灼样疼痛者,夜间疼痛加剧。③患者为减轻疼痛,常采取特殊姿势:卧位时卧向健侧,患侧下肢屈曲;从平卧位欲坐起时先使患侧下肢屈曲;坐下时以健侧臀部着力;站立时腰部屈曲,患侧屈髋、屈膝,足尖着地;俯身拾物时,先屈曲患侧膝关节。以上动作均是为避免坐骨神经受牵拉而诱发疼痛加重所采取的强迫姿势。④直腿抬高试验呈阳性。⑤根性坐骨神经痛以腰骶部疼痛明显,在咳嗽、打喷嚏和排便用力时疼痛加重。在 L_4、L_5 棘突旁有明显的压痛,于坐骨神经干走行区的臀点、股后点、腓点及踝点可有轻压痛。丛性坐骨神经痛的骶部疼痛明显,疼痛除沿坐骨神经放射,还可放射至股前及会阴部,坐骨神经干走行区各点压痛明显。干性坐骨神经痛以臀部以下疼痛为特点,沿坐骨神经干走行区各点压痛明显。⑥神经系统检查可有轻微体征,如患侧臀肌松弛、小腿轻度肌萎缩,踝反射减弱或消失。小腿外侧与足背外侧可有轻微感觉减退。辅助检查的主要目的是寻找病因。辅助检查包括腰骶部 X 线片、腰部脊柱 CT、MRI、脑脊液常规、生化及动力学检查、肌电图与神经传导速度测定等。

坐骨神经痛的诊断根据疼痛的分布区域、加重的诱因、减痛的姿势、压痛部位、直腿抬高试验呈阳性及踝反射改变,同时应注意区分是神经根还是神经干受损。诊断中的重点是明确病因,应详细询问病史,全面进行体格检查,注意体内是否存在感染病灶,重点检查脊柱、骶髂关节、髋关节及盆腔内组织的情况,有针对性地进行有关辅助检查。鉴别诊断主要区别局部软组织病变引起的腰、臀及下肢疼痛,如腰肌劳损、急性肌纤维组织炎、髋关节病变引起的局部疼痛。

治疗首先应针对病因。对局部占位病变者,应尽早手术治疗。结核感染者需抗结核治疗,大多数腰椎间盘突出引起者的症状经非手术治疗可缓解。对症处理包括:①卧硬板床休息;②应用消炎止痛药物,如布洛芬;③服用 B 族维生素;④局部封闭;⑤局部理疗,可用于肺结核、肿瘤患者;⑥在无禁忌的前提下可短期口服或静脉应用糖皮质激素治疗。

二、多发性神经病

(一)定义

多发性神经病曾称作末梢神经炎,是由不同病因引起的,以四肢末端对称性感觉、运动和自主神经功能障碍为主要表现的临床综合征。

(二)病因及病理

引起该病的病因都是全身性的。

1.代谢障碍与营养缺乏

糖尿病、尿毒症、血卟啉病、淀粉样变性等疾病由于代谢产物在体内的异常蓄积或神经滋养血管受损,引起神经功能障碍;妊娠期妇女,慢性胃肠道疾病患者,胃肠切除术后、长期酗酒、营养不良者可因维持神经功能所需的营养物质缺乏而致病。

2.各类毒物中毒

(1)药物,包括呋喃唑酮、呋喃西林、异烟肼、乙胺丁醇、甲硝唑、氯霉素、链霉素、胺碘酮、甲巯咪唑、丙米嗪、长春新碱、顺铂等。

(2)工业毒物,包括丙烯酰胺、四氯化碳、三氯乙烯、二硫化碳、正己烷、有机磷农药、有机氯农药、砷制剂、菊酯类农药等。

(3)重金属,包括铅、汞、铊、铂、锑等。

(4)生物毒素。

3.遗传性疾病

遗传性运动感觉性神经病(hereditary motor sensory neuropathy,HMSN)、遗传性共济失调性多发性神经病(Refsum 病)、遗传性淀粉样变性神经病、异染色性脑白质营养不良等。

4.结缔组织病

在系统性红斑狼疮、结节性多动脉炎、类风湿关节炎、硬皮病和结节病中,多发性神经病是疾病表现的一部分,多因血管炎而致病。

5.其他

恶性肿瘤、麻风病、莱姆病与克罗-深濑综合征等出现多发性神经病的机制与致病因子引起自身免疫反应有关。

病理改变无病因特异性,主要为轴突变性与节段性脱髓鞘,以轴突变性更为多见。通常轴突变性从远端开始,向近端发展。

(三)临床表现

多发性神经病可发生于任何年龄。由于病因不同,起病可表现为急性和慢性过程,部分患者呈复发-缓解的病程。常在数周至数月达高峰。主要症状、体征如下。

1.感觉障碍

感觉障碍为肢体远端对称性感觉异常和深浅感觉缺失,呈手套、袜子样分布。感觉异常可表现为刺痛、灼痛、蚁走感、麻木感等,常有感觉过敏。

2.运动障碍

肢体远端有不同程度的肌力减弱,呈对称性分布,肌张力减小。病程长者可有肌肉萎缩,常发生于骨间肌、蚓状肌、鱼际肌、小鱼际肌、胫前肌和腓骨肌。可有垂腕、垂足和跨阈步态。

3.腱反射减弱或消失

踝反射明显且较膝反射减弱出现得更早。上肢的桡骨膜、肱二头肌、肱三头肌反射也可减弱或消失。

4.自主神经功能障碍

肢体远端皮肤变薄、干燥、苍白或青紫,皮温低。

由于病因不同,临床表现也略有不同,后面将分述部分常见的多发性神经病。

(四)辅助检查

1.电生理检查

肌电图与神经传导速度测定可鉴别神经源性损害与肌源性损害,鉴别轴突病变与节段性脱髓鞘,也可用于疗效观察及随访。轴突变性主要表现为运动诱发波幅的降低。脱髓鞘则主要表现为神经传导速度减慢。

2.血生化检测

注意重点检查血糖、尿素氮、肌酐、维生素 B_{12} 及激素水平。对可疑毒物中毒者需做相应的毒理学测定。

3.免疫检查

对疑有自身免疫性疾病者可做自身抗体系列检查,对疑有生物性致病因子感染者,应做病原体或相应抗体测定。

4.脑脊液常规与生化检查

大多正常,偶有蛋白增多。

5.神经活组织检查

疑为遗传性疾病者可行周围神经活组织检查,其结果可提供重要的诊断证据。

(五)诊断与鉴别诊断

根据四肢远端对称性运动障碍、感觉障碍和自主神经功能障碍可诊断,但应进一步寻找病因,这主要依靠详细的病史、病程特点、伴随症状和辅助检查结果。亚急性联合变性的发病早期表现该病相似,应注意鉴别。该病的早期症状为四肢末端对称性感觉异常,感觉减退呈手套、袜子样分布,随病情进展逐渐出现双下肢软弱无力,步态不稳,双手动作笨拙等。早期巴宾斯基征可为阴性,随病情进展转为阳性。深感觉性共济失调是其临床特点之一。肌张力增大、腱反射亢进、锥体束征呈阳性及深感觉性共济失调是区别于其他疾病的主要的点。

(六)治疗

1.病因治疗

(1)中毒性多发性神经病治疗原则:应尽快停止与毒物的接触,补液,应用解毒剂,促进体内毒物的清除;药物引起者应停药,异烟肼引起者如神经病变不重,可在应用大量维生素 B_6 治疗时继续使用异烟肼。对砷中毒者可应用二巯丙醇 3 mg/kg,肌内注射,4～6 小时 1 次,2～3 天后改为 2 次/天,连用 10 天;对铅中毒者用二巯丁二钠 1 g/d,加入 500 mL 5% 的葡萄糖注射液静脉滴注,5～7 天为 1 个疗程,可重复 2～3 个疗程。

（2）营养缺乏与代谢性多发性神经病治疗原则：积极治疗原发病。对糖尿病患者应严格控制血糖，对尿毒症患者做血液透析或肾移植，对黏液性水肿者用甲状腺素，对肿瘤所致者可用手术、化学药物治疗、放疗等手段治疗，对麻风性神经病患者可用砜类药物治疗，对与自身免疫性疾病相关者需采用激素、免疫球蛋白治疗或血浆置换疗法。

2.药物治疗

（1）糖皮质激素：泼尼松 10 mg，3 次/天，口服；地塞米松 0.75 mg，3 次/天，口服，7～14 天逐渐减量，1 个月为 1 个疗程。对重症病例也可用地塞米松 10～20 mg/d，静脉滴注，连续 2～3 周后，改为口服。

（2）B 族维生素药物及其他营养神经药物：补充水溶性维生素，如维生素 B_1、甲钴胺或氰钴胺、维生素 B_6，适用于 B 族维生素缺乏及大部分原因引起的周围神经病，对重症病例可合用辅酶 A、ATP 及神经生长因子等。

3.一般治疗

患者处于急性期，应卧床休息，加强营养，调节饮食，多摄入富含维生素的蔬菜、水果、奶类、豆制品等。疼痛明显者可用止痛剂，严重者可用卡马西平或苯妥英钠。对重症患者须加强护理。四肢瘫痪的患者应定期翻身，维持肢体的功能，预防瘫痪肢体挛缩和畸形。患者在恢复期可增加理疗、康复训练及针灸等综合治疗手段。

（七）几种常见多发性神经病的临床表现

1.糖尿病性周围神经病

糖尿病性周围神经病是糖尿病的代谢障碍导致的周围神经病，此组病变是糖尿病最常见和最复杂的并发症。超过 50％的糖尿病患者有糖尿病神经病变，最常见的是慢性感觉运动性的对称性糖尿病性周围神经病和糖尿病自主神经病变。本部分主要介绍慢性感觉运动性的对称性糖尿病周围神经病变。

（1）临床分类：美国糖尿病学会（ADA）推荐将糖尿病神经病变分为以下几类。

全身对称性多发神经病变。①急性感觉性神经病变：少见，主要见于急性并发症（如酮症酸中毒）或血糖急剧波动，在胰岛素治疗时因血糖变化过大引起的特殊情况称为胰岛素性神经病变。急性感觉性神经病变的特点是症状严重，但往往无阳性的客观检查指标和体征。②慢性感觉运动性糖尿病性周围神经病：是糖尿病神经病变的最常见类型。常见症状有烧灼样疼痛、电击痛、刀刺痛、麻木、感觉过敏和深部肌肉痛等，下肢多见，夜间加剧。

局灶或多局灶神经病变：或称为单神经病变，主要累及正中神经、尺神经、桡神经和第Ⅲ、Ⅳ、Ⅵ和Ⅶ对脑神经。病因为微小血管梗死，大多数会在数月后自愈。

糖尿病自主神经病变：常见症状有静息时心动过速、运动耐受降低、直立性低血压、勃起功能障碍、低血糖时缺乏自主神经反应等，有较高的致死率。

（2）病因及发病机制如下。

微血管病变学说：血糖过高及代谢障碍可能导致神经小动脉内膜及毛细血管基底膜增厚，血管内皮细胞增生。管壁内脂肪和多糖类沉积使管腔狭窄，血液黏滞度升高使血管易被纤维蛋白与血小板聚集堵塞，引起神经纤维缺血、营养障碍及神经变性等。

生化和代谢异常学说：①糖尿病患者体内持续高血糖抑制钠依赖性肌醇转运，使神经组织磷脂酰肌醇和神经磷酸肌醇代谢紊乱，磷酸肌醇减少，Na^+，K^+-ATP 酶活性降低，引起轴索变性，运动神经传导速度减慢；②在胰岛素不足的情况下，葡萄糖在醛糖还原酶的作用下转化为山梨醇和果糖,神经组织内山梨醇、果糖含量升高,二者大量沉积,使细胞内渗透压升高,导致神经节段性脱髓鞘;③髓鞘蛋白合成障碍,轴索内逆向转运的减少导致周围神经远端轴索变性。

(3)临床表现:该病表现为感觉、运动、自主神经功能障碍,通常感觉障碍较突出,出现四肢末端自发性疼痛,呈隐痛、刺痛、灼痛,可伴有麻木、蚁走感,夜间症状更重,影响睡眠。下肢的症状更多见。也可出现肢体远端对称性感觉消失、营养不良性足趾溃疡、夏科关节病。肢体无力通常较轻。查体可有手套、袜子样痛觉障碍,部分患者振动觉与关节位置觉消失。瞳孔和泪腺功能异常、瞳孔缩小及光反射减弱、瞳孔光反射潜伏期延长可作为糖尿病性自主神经病的早期诊断指标。发汗和血管反射异常,常见腰部以下少汗或无汗,足底皮肤干燥无汗,头部、躯干上部大汗淋漓,可出现胃肠蠕动减慢、恶心、呕吐、尿失禁、大便失禁、勃起功能障碍、弛缓性膀胱。逼尿肌无力和残余尿增多易导致尿路感染。50%慢性患者无症状,10%～20%的患者存在轻微的症状。诊断该病不能单凭一个简单的症状、体征,至少需要两项不正常表现(症状、体征、神经传导异常,感觉和自主神经的定量检查异常)。

(4)治疗方法如下。

控制血糖:用胰岛素严格控制血糖可以延迟发生糖尿病神经病变,但过量应用胰岛素可引起反复低血糖及痛性神经病。近年来研究发现,长期慢性高血糖的患者,当血糖急剧下降且伴有糖化血红蛋白突然降低时,患者会出现糖尿病神经病变,或原有症状加重,应该寻找最佳的血糖控制速度,在合理的时间窗内以适当的速度降低糖化血红蛋白。

病因治疗。①营养神经药物:甲钴胺是蛋氨酸合成酶辅酶,促进细胞内核酸、蛋白质和脂质的合成,从而修复受损的神经组织,并促进髓鞘形成和轴突再生,临床证实可改善该病的症状。轻者可口服,每次500 mg,3次/天;对重者肌内注射,500 μg/d,2周为1个疗程。神经节苷脂是神经细胞膜的正常组分,每天肌内注射40 mg,每周注射5天,共6周。②改善神经血液微循环药物:前列腺素 E_1 及其类似物可增加神经内膜的血流,例如,前列地尔 10 μg,静脉注射,2次/天,10天为1个疗程。血管紧张素转化酶抑制剂和钙通道阻滞剂可增加神经血流量及神经内毛细血管密度,改善神经缺血、缺氧。阿司匹林、噻氯匹定具有抗血小板聚集及血管扩张作用。③抗氧化药物:α-硫辛酸可增加周围神经的血流量,改善血供;清除自由基,减少自由基对神经的损伤;减少山梨醇,避免神经纤维水肿、坏死;促进神经元生长,减少神经功能病变。④中药:有很多具有抗凝、扩血管、降低血小板黏附性作用的活血化瘀类中药,如川芎嗪、复方丹参、葛根素、刺五加。

疼痛治疗:①抗惊厥药物主要有苯妥英和卡马西平,但疗效不理想。目前广泛应用的是加巴喷丁,需注意不良反应的发生。拉莫三嗪是谷氨酸受体阻滞剂,起始剂量为 25 mg/d,逐渐加至最大维持剂量 400 mg/d,可有效改善该病的症状,且不良反应少,安全性好。②三环类抗抑郁药,如丙米嗪、阿米替林通常有效,常规剂量为 50～150 mg/d,但可加重直立性低血压;5-羟色胺再摄取抑制剂舍曲林、氟西汀等耐受性较好。

预防糖尿病性神经病并发症——糖尿病足要给予足部护理,对感觉缺失的患者应注意保护,以防发生足部无痛性溃疡。

2.尿毒症性多发性神经病

尿毒症性多发性神经病是慢性肾衰竭常见的并发症。其病因尚不清楚,可能与甲基胍嘧啶、肌醇等毒素聚集有关。表现为无痛性、进展性和对称性感觉运动麻痹,通常先累及下肢,然后累及上肢。有些患者最初出现足部烧灼样感觉障碍或下肢蚁走感、瘙痒感,症状在夜间加重,活动时减轻,颇似不安腿综合征。病情继续进展,则出现双下肢麻木、感觉缺失、肌力减弱,严重者可有四肢远端肌肉萎缩。神经病变通常在数月内缓慢进展,偶可为亚急性。经长期血液透析后,神经病变的症状和体征可趋于稳定,但仍有少数患者病情进展。患者成功接受肾脏移植后,通常经6～12个月周围神经功能可望得到完全恢复。

3.营养缺乏性多发性神经病

患者可因消化系统疾病引起的吸收功能障碍、长期酗酒、剧烈的妊娠呕吐、慢性消耗性疾病、甲状腺功能亢进症而营养缺乏,主要是维生素 B_1 的缺乏。表现为两腿沉重感、腓肠肌压痛或痛性痉挛。可有双足踝部刺痛、灼痛及蚁走感,呈袜套样改变。病情进展可出现小腿肌肉无力,表现垂足,行走时呈跨阈步态。腱反射早期亢进,后期减弱或消失。

乙醇营养障碍性神经病是长期大量酗酒导致营养障碍,引起的慢性对称性感觉运动性多发性神经病,与B族维生素,尤其是维生素 B_1 的缺乏有关。慢性酒精中毒患者起病缓慢,下肢的症状及体征较上肢重,以感觉障碍为主,深感觉常常受累,表现为双足踝部灼痛、刺痛及蚁走感,呈袜套样改变,部分病例腓肠肌压痛较明显,下肢位置觉、振动觉减退或消失,出现走路踩棉花感和共济失调等。传导深感觉的神经纤维对慢性酒精毒性较敏感,其受累引起的振动觉的改变可出现在没有临床症状的长期饮酒的人群中。运动神经受累较晚,表现为下肢末端无力,腱反射减弱或消失,跟腱反射改变比膝反射改变早,病变严重者可有肌萎缩。偶有患者出现脑神经受损,如动眼神经、外展神经及前庭神经损害,也可有自主神经调节功能异常。该病患者应在戒酒的同时补充大剂量 B 族维生素,可缓解症状、体征。

4.呋喃类药物中毒

常见的呋喃类药物有呋喃唑酮(痢特灵)、呋喃妥因等。肾功能障碍者可因血药浓度升高而发病。症状常在用药后 5～14 天出现,首先表现为肢体远端感觉异常、感觉减退和肢端疼痛。肢端皮肤多汗,可有色素沉着。肌肉无力与肌萎缩相对轻微。应用此类药物时应密切观察周围神经症状。尤应注意不可超过正常剂量及长时间使用此类药物。

5.异烟肼中毒

异烟肼中毒多发生于长期服用异烟肼的患者。临床表现以双下肢远端感觉异常和感觉缺失为主,可有肌力减弱与腱反射消失。其发病机制与异烟肼干扰维生素 B_6 的正常代谢有关。病情严重应停药,服用维生素 B_6。异烟肼引起者如神经病变不重,可在应用维生素 B_6 治疗时继续用异烟肼治疗。

6.正己烷中毒性周围神经病

正己烷是一种常用工业有机溶剂,用于工业黏胶配制、油脂萃取、制鞋等多个行业。作业人员长期接触低浓度正己烷且缺乏有效的防护可诱发正己烷中毒性周围神经病。其发病机制可能与能量代谢障碍以及神经生长因子信号转导通路等有关。

潜伏期约 8 个月,与正乙烷接触程度高时潜伏期较短。前驱症状有头痛、头昏、食欲缺乏、体质量减轻等,然后四肢远端缓慢出现上行性的感觉障碍和运动障碍,表现为四肢末端麻木、蚁走感"胀大变厚"感觉,肢体远端痛觉、触觉减弱或消失、振动觉减弱或消失。多数患者出现肌腱反射减弱或消失,跟腱反射异常出现最早。肌力减退多见于下肢,患者行走呈跨阈步态。可以出现肌萎缩,以鱼际肌和掌骨间肌萎缩常见,部分患者伴小腿及前臂肌群萎缩。可伴有自主神经功能障碍,如心率加快和手足湿冷。偶有患者出现眼底异常和视力障碍。神经肌电图检查可显示神经源性损害,波幅下降、运动及感觉传导速度减慢,可呈典型失神经支配现象,表明损伤主要在轴索。病理检查也发现损害以轴索肿胀和轴索变性为特征。

正己烷在体内的主要代谢产物之一为 2,5-己二酮,其尿中浓度只反映人体近期接触正己烷的程度,不能作为慢性正己烷中毒的诊断依据。慢性正己烷中毒的诊断应结合接触史、临床表现和神经肌电图的结果。治疗应用 B 族维生素、神经生长因子,辅以理疗和四肢运动功能锻炼等,多数患者可以痊愈。部分患者脱离接触后 3~4 个月病情仍继续恶化,然后进入恢复期。该病病程长达数月或超过 1 年。

7.POEMS 综合征

POEMS 综合征是一组以多发性周围神经病和单克隆浆细胞增生为主要表现的临床综合征。病名由 5 种常见临床表现的英文单词或词组的首字母组成,5 种临床表现为多发性神经病(polyneuropathy)、脏器肿大(organmegaly)、内分泌病(endocrinopathy)、M 蛋白(M-protein)和皮肤损害(skin changes)。多中年以后起病,男性较多见。起病隐袭、进展慢。该病可有下列表现。①慢性进行性感觉运动性多神经病,脑脊液蛋白含量升高;②皮肤改变:因色素沉着而变黑,并有皮肤增厚与多毛;③内分泌改变:男性出现勃起功能障碍、女性化乳房,女性出现闭经、痛性乳房增大和溢乳,可合并糖尿病;④内脏肿大:肝、脾肿大,周围淋巴结肿大;⑤水肿:视盘水肿,有胸腔积液、腹水、下肢指凹性水肿;⑥异常球蛋白血症:血清蛋白电泳出现 M 蛋白,尿检可有本-周蛋白;⑦骨骼改变:可在脊柱、骨盆、肋骨及肢体近端发现骨硬化性改变,为该病的影像学特征,也可有溶骨性病变,骨髓检查可见浆细胞增多或骨髓瘤;⑧出现低热、多汗、杵状指。治疗用皮质激素、免疫抑制剂,对水肿、内脏肿大、内分泌改变等效果较好,但周围神经损害改善不明显。对骨髓瘤进行化学治疗(简称化疗)+放疗、手术切除,各症状可有所改善。

三、吉兰-巴雷综合征

(一)定义

吉兰-巴雷综合征(Guillain-Barré syndrome,GBS)是一组急性或亚急性发病,以四肢对称性、弛缓性瘫痪为主要临床特征的自身免疫性疾病,以往多译为格林-巴利综合征。目前临床上将 GBS 分为以下几个类型。①急性炎症性脱髓鞘性多发性神经病(acute inflammatory demyelinating polyneuropathy,AIDP):即经典的 GBS;②急性运动性轴突性神经病(acute motor axonal neuropathy,AMAN):为纯运动型 GBS,病情较严重;③急性运动感觉轴突性神经病(acute motor sensory axonal neuropathy,AMSAN):与 AMAN 相似,病情严重,预后差;④Miller-Fisher 综合征(MFS):表现为眼外肌麻痹、共济失调和腱反射减弱或消失的三联征,可有轻度四肢肌力减弱;⑤不能分类的 GBS:包括自主神经功能不全、复发型 GBS 等亚型。

(二)流行病学

GBS 的年发病率为(0.6~2.4)/10 万,男性略多于女性,各年龄组均可发病。欧美的发病年龄在 16~25 岁和 45~60 岁出现两个高峰,我国尚缺乏系统的流行病学资料,但对住院患者的年龄资料分析显示,GBS 以儿童和青壮年多见。在北美与欧洲发病无明显的季节倾向,但亚洲及墨西哥以夏、秋季节发病较多。丛集性发病的现象在国内外均有报道,国外的研究表明丛集性发病的可能诱发因素包括注射流感疫苗、腹泻、肝炎和伤寒等。

(三)病因及发病机制

虽然 GBS 的病因尚未确定,但大多认为是多因素的。可从机体内、外两个方面探讨。

1.外在致病因素

超过 2/3 的患者发病前 4 周内有呼吸道或胃肠道感染症状。曾发现的前驱感染病原体包括空肠弯曲菌、巨细胞病毒、EB 病毒、肺炎支原体、乙型肝炎病毒和人类免疫缺陷病毒等。研究发现在许多国家和地区空肠弯曲菌感染是最常见的 GBS 发病前驱因素,特别是以腹泻症状为前驱感染的 GBS 患者有空肠弯曲菌感染证据者高达 85%,从 AMAN 型 GBS 患者肠道分离出空肠弯曲菌的更多见。我国以 19 型空肠弯曲菌最常见,研究发现其与人类神经组织中富含的神经节苷脂(GM_1、GD_{1a}、GT_{1a} 和 GD_3)有相同的抗原决定簇,这为以分子模拟学说解释 GBS 的发病机制奠定了重要的实验基础。分子模拟学说认为外来致病因子因具有与机体某组织结构相同或相似的抗原决定簇,在刺激机体免疫系统产生抗体后,这种抗体既与外来抗原物质结合,又可发生错误识别,与体内具有相同抗原决定簇的自身组织发生免疫反应,从而导致自身组织的免疫损伤。

2.机体因素

目前尚无公认的 GBS 易感基因被发现。虽然 GBS 的确切发病机制仍不明确,但 GBS 是由细胞免疫和体液免疫共同介导的自身免疫性疾病这一观点已得到公认。证据如下。

(1)AIDP 的典型病变中存在大量淋巴细胞浸润,巨噬细胞也参与了病变的形成。

(2)电子显微镜观察 AMAN 患者的周围神经,可见巨噬细胞自郎飞结处攻击裸露的轴突,进而继续移行至相对完整的髓鞘内,直接破坏轴突。

(3)早在光学显微镜下没有可见的病理改变时,免疫电镜即可发现 AMAN 患者周围神经的郎飞结部位出现抗原抗体复合物及补体的沉积。

(4)GBS 患者的血中存在特异的循环抗体,部分患者的循环抗体与 GM_1 等神经节苷脂产生抗原抗体结合反应或与空肠弯曲菌的抗原成分有交叉反应;Fisher 综合征常有 GQ_{1b} 抗体存在并与空肠弯曲菌感染关系密切。

(5)将患者或动物模型的血清被动转移至健康动物的周围神经可引起与患者或动物模型相似的病变,而将上述血清用空肠弯曲菌的抗原吸附后再转移至健康动物则不再产生病变。

(四)病理

AIDP 的主要病理改变是周围神经组织中小血管周围淋巴细胞与巨噬细胞浸润以及神经纤维的节段性脱髓鞘,严重病例出现继发轴突变性。施万细胞于病后 1~2 周开始增殖以修复受损的髓鞘,此时致病因素对髓鞘的破坏可能尚未停止。

AMAN 型 GBS 的主要病变是脊神经前根和周围神经运动纤维的轴突变性及继发的髓鞘崩解,崩解的髓鞘形成圆形、卵圆形小体,病变区内少见淋巴细胞浸润。对早期病变组织的电子显微镜观察可见巨噬细胞自郎飞结处移行至相对完整的髓鞘内而破坏轴突。

AMSAN 的病理特点与 AMAN 相似,但脊神经前后根及周围神经纤维的轴突均可受累。

(五)临床表现

多数患者起病前 4 周内有胃肠道或呼吸道感染症状,少数有疫苗接种史。患者呈急性或亚急性起病。首发症状为始于下肢、上肢或四肢同时出现的瘫痪,两侧相对对称。瘫痪可自肢体远端向近端发展或相反,瘫痪呈弛缓性,腱反射减弱或消失。约 25% 的病情严重者出现呼吸肌麻痹,需要辅助呼吸。发病时多有肢体远端感觉异常如刺痛、麻木、烧灼感等,呈手套、袜子样分布的感觉缺失较少见,振动觉和关节运动觉障碍更少见。约 1/3 患者出现颈后部或四肢肌肉疼痛,有的出现脑膜刺激征。儿童患者的肌肉疼痛更为常见,并且常为儿童患者的首发症状。成人脑神经损害可为首发症状,以双侧周围性面瘫最常见,其次为咽喉部肌肉瘫痪。眼球运动、舌肌及咬肌的瘫痪少见。偶有视盘水肿。自主神经症状可有多汗、皮肤潮红,严重病例出现心动过速、期前收缩等心律失常,高血压或直立性低血压,一过性尿潴留。

起病后症状迅速进展,半数患者在 2 周内达高峰,约 90% 的患者病后 4 周症状不再进展。患者多在症状稳定 1~4 周后开始恢复,肢体无力一般从近端向远端恢复,往往需要数周到数月的时间。该病的主要危险是呼吸肌麻痹。肺部感染、严重心律失常及心力衰竭等并发症也是致死的重要因素。

为评估 GBS 患者的临床状况,GBS 肢体残疾量表评分(Hughes 评分)将 GBS 分为 7 级。0 级:正常;1 级:有轻微神经系统症状,但能从事日常工作;2 级:不能从事日常工作,但能自己行走;3 级:需要人搀扶或拄拐才能行走;4 级:不能行走,卧床或坐在轮椅上;5 级:呼吸肌麻痹,需要辅助呼吸;6 级:死亡。

(六)辅助检查

(1)脑脊液改变常在发病 1 周后出现,典型的表现是蛋白-细胞分离现象,即蛋白含量升高而白细胞计数正常。蛋白含量升高常在起病后第 3 周末达高峰。

(2)神经传导速度(nerve conduction velocity,NCV)和肌电图检查对 GBS 的诊断很有价值。早期可能仅有 F 波或 H 反射的延迟或消失。F 波的改变代表神经近端或神经根损害,对诊断有重要意义。AIDP 的电生理特征是 NCV 减慢、末端运动潜伏期延长,继发轴索损害时则有波幅的降低;AMAN 和 AMSAN 表现 NCV 正常或仅轻度减慢,达不到脱髓鞘病变的电生理标准,而波幅有明显减小。

(3)严重病例:可有心电图改变,以窦性心动过速和 ST-T 改变最常见。

(七)诊断

1.GBS 诊断

可根据病前 4 周内的感染史、急性或亚急性起病、四肢对称性弛缓性瘫痪,可伴感觉异常和末梢型感觉障碍,可有脑神经损害,有脑脊液蛋白-细胞分离现象,神经电生理异常表现等诊断。

2.国际上广泛采用的阿斯伯里(Asbury)修订诊断标准

(1)GBS 必备诊断标准:①肢体出现进行性肌无力,从轻度下肢力弱,伴或不伴共济失调,到四肢及躯干完全性瘫痪、假性延髓性麻痹、面肌无力和眼外肌麻痹等;②腱反射完全消失,如具备其他特征,例如,远端腱反射丧失,肱二头肌反射及膝腱反射减弱,诊断也可成立。

(2)高度支持诊断标准:按重要性排序的临床特征如下。①症状和体征迅速出现,至 4 周时停止进展,约 50% 的病例在 2 周、80% 在 3 周、90% 在 4 周时达到高峰;②肢体瘫痪较对称,但并非绝对,常见双侧肢体受累;③感觉症状、体征轻微;④脑神经受累,50% 的病例出现面神经麻痹,常为双侧性,可出现延髓性麻痹及眼外肌麻痹;约 5% 的病例最早表现眼外肌麻痹或其他脑神经损害;⑤通常在病程进展停止后 2~4 周开始恢复,也有经过数月后开始恢复的,大部分患者可恢复正常;⑥可出现自主神经功能紊乱,如心动过速、心律失常、直立性低血压、高血压及血管运动障碍等,症状可为波动性,应排除肺栓塞等可能性;⑦发生神经症状时无发热。

变异表现(不按重要性排序):①发生神经症状时伴发热;②有伴疼痛的严重感觉障碍;③进展超过 4 周,个别患者可有轻微反复;④进展停止但未恢复或遗留永久性功能缺损;⑤括约肌通常不受累,但疾病开始时可有一过性膀胱括约肌障碍;⑥偶有中枢神经系统受累,包括不能用感觉障碍解释的严重共济失调、构音障碍、病理反射、不确切的感觉平面等,但其他症状符合 GBS,

不能否定 GBS 诊断。

(3)高度支持诊断的脑脊液特征:①主要表现为脑脊液蛋白含量在发病第 1 周升高,以后连续测定均升高,脑脊液单核细胞数<10×10^6/L;②变异表现为发病后 1～10 周蛋白含量不升高,单核细胞数为(11～50)×10^6/L。

(4)高度支持诊断的电生理特征:约 80% 的患者显示 NCV 减慢或神经传导阻滞,通常 NCV 低于正常的 60%,但因斑片样受累,并非所有神经均受累。远端潜伏期延长可达正常的 3 倍,F 波是神经干近端和神经根传导减慢的良好指标;约 20% 的患者传导正常,有时发病后数周才出现传导异常。

(5)怀疑诊断的特征:①明显的持续不对称性力弱;②严重的膀胱或直肠功能障碍;③发病时就有膀胱或直肠功能障碍;④单核细胞数超过 50×10^6/L;⑤脑脊液出现多形核白细胞;⑥出现明显感觉平面。

(6)排除诊断的特征:①患者有有机物接触史;②有急性发作性卟啉病;③有近期白喉感染史或证据,伴或不伴心肌损害;④临床上符合铅中毒或有铅中毒证据;⑤表现单纯感觉症状;⑥有肯定的脊髓灰质炎、肉毒中毒、癔症性瘫痪或中毒性神经病诊断依据。

由上述标准可见,GBS 诊断仍以临床为主,有了支持 GBS 诊断的实验室证据,还需具备必要的临床特征才能诊断。变异表现是在符合临床标准的 GBS 中偶尔出现特殊症状,如出现两个以上变异表现应高度怀疑 GBS 诊断。HIV 感染患者单核细胞平均数为 23×10^6/L,多于 50×10^6/L 才视为升高,临床疑诊 GBS 患者的单核细胞数升高时检测 HIV 十分必要。

(八)鉴别诊断

1.低钾血症性周期性瘫痪

该病为急性起病的两侧对称性肢体瘫痪,病前常有过饱、饮酒或过度劳累病史,常有既往发作史,无感觉障碍及脑神经损害,发作时血钾低,心电图呈低钾样改变,脑脊液正常。补钾治疗有效,症状可迅速缓解。

2.重症肌无力全身型

该病可表现两侧对称性四肢弛缓性瘫痪,但多有症状波动,如休息后减轻,劳累后加重即所谓"晨轻暮重"现象,疲劳试验及新斯的明试验呈阳性,脑脊液正常。重复电刺激低频时呈递减反应,高频时正常或呈递减反应,血清抗乙酰胆碱受体抗体呈阳性。

3.脊髓灰质炎

起病时常有发热,肌力减弱常不对称,多仅累及一个侧下肢的一个或数个肌群,呈节段性分布,无感觉障碍,肌萎缩出现早。脑脊液蛋白与细胞数在发病早期均可升高,细胞数较早恢复正常,病后 3 周左右也可呈蛋白-细胞分离现象。确诊常需病毒学证据。

4.急性脊髓炎

病变部位在颈髓时可表现四肢瘫痪,早期肌张力减弱,呈弛缓性,但有水平面型深、浅感觉消失,伴大小便潴留。脊髓休克期过后四肢肌张力增强,腱反射亢进,病理反射呈阳性。

(九)治疗

1.病因治疗

病因治疗以抑制免疫反应、清除致病因子、阻止病情发展为目标。

(1)静脉注射免疫球蛋白(intravenous immunoglobulin,IVIG):适用于病情进展,有出现呼吸肌麻痹可能的病例,应尽早使用。成人常用量为 0.4 mL/(kg·d),静脉滴注连用 5 天。治疗作用的机制包括中和致病性自身抗体、抑制炎性细胞因子(如白细胞介素-1 和肿瘤坏死因子-α)、抑制补体结合、干扰和下调 T 细胞功能等。该疗法的有效率为 50%～70%。不良反应轻微且发生率低,包括发热、面红等,可通过减慢滴速来预防与消除。个别患者发生无菌性脑膜炎、急性肾小管坏死和脑梗死。

(2)血浆交换(plasma exchange,PE):适用于体质情况较好的成年人及大龄儿童,血浆交换量每次 30～40 mL/kg,3～5 次为 1 个疗程。治疗作用机制主要是清除血液循环中的致病性抗体。有效率与 IVIG 相当,二者同时使用疗效并不增加,故应选择单一方法治疗。可能出现的不良反应有枸橼酸盐中毒、一过性低血压、心律失常等。

(3)糖皮质激素:曾经是治疗 GBS 的主要药物,近 10 多年来存在争议。国外的研究结论多认为激素治疗无效,但也有人认为就目前证据下结论为时尚早。

2.对呼吸肌麻痹的处理

呼吸肌麻痹是该病最主要的危险,当患者表现呼吸浅快、心动过速、出汗以及口唇由红润转为苍白或发绀时,经鼻导管给氧及清理呼吸道后,短时间内仍无改善,提示呼吸功能已不能满足机体需要,可行气管插管或气管切开术,给予机械通气;肺活量降低至 20 mL/kg 体质量以下,血气分析动脉氧分压低于 9.3 kPa(70 mmHg)也是施行机械通气的指征。如果患者合并第Ⅸ、Ⅹ对脑神经麻痹,表现吞咽困难或呛咳,会有发生窒息或吸入性肺炎的危险,应尽早考虑行气管插管或气管切开术。

气管切开术后护理的关键是维持气道的通畅,措施包括为患者定时翻身拍背,及时吸除气管内分泌物,定期清洗套管内管,保持适宜的室温及空气湿度,定时在套管内滴入含抗生素及 α-糜蛋白酶的生理盐水,保持颈部切口清洁。此外,还应经常检查套管缚带的松紧程度并及时调整,防止套管意外脱出。

3.辅助治疗

主要注意维持患者水、电解质与酸碱平衡,常规使用水溶性维生素并着重增加维生素 B_1、维生素 B_{12}。可应用神经生长因子等促进神经修复。

4.预防与治疗并发症

预防与治疗并发症的措施如下:①对重症患者应进行连续心电监护直至恢复期开始。窦性心动过速一般不需治疗,如症状明显或心率过快,可用小量速效洋地黄制剂适当控制,心动过缓可由吸痰操作引起,可用山莨菪碱、阿托品治疗。严重心律失常少见,可会同心血管专业医师解决。②可用小剂量 β 受体阻滞剂治疗高血压,对低血压者可补充胶体液或置头低体位。③对坠积性肺炎与吸入性肺炎及由此引发的败血症、脓毒血症应早使用广谱抗生素治疗,可根据痰病原体培养与药敏试验结果调整抗生素。④为预防下肢深静脉血栓形成及由此引发的肺栓塞,应让患者经常被动活动双下肢或穿弹力长袜,对有高凝倾向的病例可给予低分子肝素 5 000 U 腹部皮下注射,每天 1～2 次。⑤对不能吞咽者应尽早鼻饲以维持肠道营养供给,但若有麻痹性肠梗阻迹象,则应停止鼻饲,给予胃肠动力药物来促进肠蠕动恢复。⑥许多患者出现四肢或全身肌肉疼痛与皮肤痛觉过敏,可适当应用止痛镇痛药物。⑦应用润肠药与缓泻药以保持大便通畅。⑧保持床面清洁、平整,定期为患者翻身以防止生压疮,也可使用电动防压疮气垫。⑨对有尿潴留者可做下腹部按摩来促进排尿,无效时应留置尿管导尿。⑩重视患者的焦虑与抑郁状态,做好心理疏导工作,保持对患者鼓励的态度,经常安慰患者,告知虽然恢复较慢,但最后多可完全恢复。症状严重者也可配合抗焦虑与抗抑郁药物治疗。

5.康复治疗

患者瘫痪严重时应注意肢体功能位摆放并经常被动活动肢体,肌力开始恢复时应将主动与被动活动相结合,可进行按摩、理疗等配合治疗。

(十)预后

85%的患者在1～3年完全恢复,约10%的患者留有长期后遗症。死亡率约为5%,常见死因为严重全身性感染、肺栓塞、心肌梗死、心力衰竭、心律失常、成人呼吸窘迫综合征等。老年患者、有严重神经轴突变性者、辅助呼吸时间超过1个月或进展快且伴有严重自主神经功能障碍者预后不良。约3%的患者可能出现1次以上的复发。复发间隔可为数月至数十年。

四、慢性炎症性脱髓鞘性多发性神经病

(一)定义

慢性炎症性脱髓鞘性多发性神经病(chronic inflammatory demyelinating polyneuropathy,CIDP),是一种慢性复发性炎性周围神经病,曾被称为慢性吉兰-巴雷综合征。虽然CIDP在病理上与AIDP有相似之处,但二者的临床表现及对治疗的反应截然不同,目前认为它们是两组不同的疾病。

(二)病因与病理

CIDP的病因不明,研究人员多认为免疫机制参与了发病。病理改变主要是脊神经根与周围神经节段性脱髓鞘和髓鞘再生并存,呈"洋葱头样"改变。少有炎性细胞浸润,浸润的细胞主要是单核细胞。在少数患者中可见神经轴突变性。

(三)临床表现

CIDP可发生于任何年龄,男女均可发病。起病隐袭,多无前驱因素。根据病程特点,可分稳定进展型、阶梯式进展型和复发-缓解型,未经治疗的病例神经功能缺损进行加重常超过8周。各种类型共同的临床表现如下。

1.运动障碍

出现对称性肢体无力,主要为肢体近端(如肩胛、上臂、大腿及骨盆带)的肌肉无力。某些患者肢体远端亦出现无力。肌张力低,腱反射减弱或消失。肌肉萎缩相对较轻,无肌肉自发性疼痛或痛性痉挛。躯干肌及呼吸肌很少受累。

2.感觉障碍

感觉障碍呈对称性,表现为肢体远端的针刺样疼痛、麻木、烧灼感,检查可见深、浅感觉均减退或丧失,可出现感觉性共济失调。

3.脑神经障碍

表现面肌无力、复视及吞咽困难,偶见视盘水肿。

4.自主神经功能障碍

主要是肢体皮肤营养改变,如变薄、少汗,霍纳征及括约肌功能障碍少见。

(四)辅助检查

1.脑脊液检查

呈蛋白-细胞分离,在复发期蛋白升高较明显。鞘内IgG合成率升高,部分患者寡克隆带呈阳性。

2.电生理检查

肌电图可有纤颤、正锐波,NCV、末端潜伏期、F 波等神经传导指标的减慢较 AIDP 严重。

3.病理检查

腓肠神经活检可见炎症性节段性脱髓鞘及髓鞘再生,形成"洋葱头样"改变等典型表现,但也有以轴突变性为主的病例。

(五)诊断

(1)病程至少 2 个月。

(2)有进展或反复发作的对称性肢体运动感觉障碍,可有脑神经受累,单纯运动或感觉受累为少见情况。

(3)反射减弱或消失。

(4)神经电生理检查表现 NCV 减慢、末端潜伏期和 F 波延长。

(5)脑脊液蛋白-细胞分离。

(6)诊断困难时可行神经活检,表现出明确的脱髓鞘和髓鞘再生、"洋葱头"样肥大神经形成等。

(7)糖皮质激素治疗有效。

(六)鉴别诊断

1.AIDP

AIDP 急性起病,多在 1 个月内进展至高峰,而后逐渐恢复,常有脑神经和呼吸肌受累。CIDP 则病情持续进展超过 2 个月,甚至达数年,恢复常不完全,激素治疗的效果明显。

2.中毒与代谢性疾病引起的神经病

患者有应用异烟肼、呋喃类等药物的历史或毒物接触史,或可明确诊断糖尿病、尿毒症、肢端肥大症、甲状腺功能减退等疾病。

3.副肿瘤性神经病

感觉损害的症状较明显,表现出肢体远端向近端发展的疼痛,深、浅感觉减退或消失,可出现感觉性共济失调,少数患者有脑脊液蛋白-细胞分离。血清可检出与肿瘤有关的自身抗体(Hu 抗体),部分患者经肿瘤治疗好转后,其神经病也出现好转,也可因抗肿瘤药物的毒性作用无好转或恶化。对中年以上多发性神经病患者需详细检查,排除肿瘤。

4.多灶性运动神经病(multifocal motor neuropathy,MMN)

多灶性运动神经病也称为伴有多灶传导阻滞的运动神经病(motor neuropathy with multifocal conduction block),是一种仅累及运动神经的不对称性脱髓鞘性神经病,表现不对称性分布的肌无力、肌萎缩,反射减弱或消失,少数患者有脑神经受累、电生理有传导阻滞和 F 波异常。发病机制与自身免疫有关,激素治疗无效,环磷酰胺或 IVIG 治疗有效。

5.结缔组织病引起的多发性神经病

该病表现四肢运动、感觉障碍,尚伴有原发病表现:发热、面部蝶形红斑、关节疼痛。辅助检查提示脏器损害,血中自身抗体阳性。

(七)治疗

(1)皮质激素:泼尼松最为常用,每次 100 mg,每天早晨服用 1 次,3~4 周视病情改为隔天用药并逐渐减量维持,如果症状恶化,可以重复应用大剂量。缓解期也应低剂量维持。

(2)免疫抑制剂:激素治疗失败者可用环磷酰胺,每天 2 mg/kg,或用硫唑嘌呤 3 mg/kg,对部分患者有效,需注意对骨髓造血功能的影响。

(3)IVIG 0.4 mg/(kg·d),连用 5 天。与小剂量激素合用可维持更长时间的疗效。

(4)PE 为 CIDP 的首选治疗,疗程为 6 周,前 3 周每周 2 次,后 3 周每周 1～2 次,之后可定期进行 PE 治疗。

(八)预后

有关该病的死亡率文献报道不一,Dyck 等对 53 例 CIDP 的长期随访研究显示,患者发病后 2～19 年有 6 例(11%)因并发症死亡,3 例死于其他疾病。截至研究的最后观察日期,将已死亡病例按死前神经功能状态计算,完全恢复的占 4%,可行走、能工作但留有轻至中度神经损害的占 60%,可行走但不能工作的占 8%,困于轮椅及长期卧床的占 28%。

(王丰红)

第五章

脊 髓 疾 病

第一节 急性脊髓炎

急性脊髓炎通常指急性非特异性脊髓炎,是局限于数个脊髓节段的急性非特异性炎症,为横贯性脊髓损害。病因多为病毒性感染或疫苗接种后的自身免疫反应。病理上以病变区域神经元坏死、变性、缺失和血管周围神经髓鞘脱失,炎性细胞浸润,胶质细胞增生等为主要变化。而由外伤、压迫、血管、放射、代谢、营养、遗传等非生物源性引起的脊髓损害称为脊髓病。

一、病因与发病机制

病因未明,可能大部分病例是病毒感染或疫苗接种后引起的自身免疫反应。1957年在亚洲流感流行后,世界各地的急性脊髓炎的发病率均有增高,故有人推测本病与流感病毒感染有关。但研究发现,患者脑脊液中抗体正常,神经组织中亦未能分离出病毒。不少研究资料提示,许多患者病前有上呼吸道不适、发热和腹泻等病毒感染史或疫苗接种史。故也有可能是病毒感染后或疫苗接种后所诱发的一种自身免疫性疾病。

二、病理

脊髓炎症可累及脊髓全长的任何节段,但以胸段为主(74.5%),其次为颈段(12.7%)和腰段(11.7%),以 $T_{3\sim5}$ 段最常受累。受累脊髓肿胀、质地变软,软脊膜充血或有炎性渗出物,脊髓断面可见病变脊髓软化,边缘不光整,变为灰色或红黄色,灰、白质间分界不清。显微镜下可见软膜和脊髓血管扩张、充血,血管周围是以淋巴细胞和浆细胞为主的炎症细胞浸润;灰质内神经细胞肿胀,尼氏小体溶解,甚至细胞溶解、消失;白质内髓鞘脱失,轴突变性,大量吞噬细胞和神经胶质细胞增生。若脊髓严重破坏时,可软化形成空腔。轻症或者早期患者,病变仅累及血管周围,出现血管周围的炎性细胞渗出和髓鞘脱失,小胶质细胞增生并吞噬类脂质而成为格子细胞,散在于病灶之中。病情严重和晚期者,常可见溶解区的星形胶质细胞增生,并随病程延长逐渐形成纤维瘢痕,脊髓萎缩。

三、临床表现

（1）任何年龄均可发病，但好发于青壮年，无性别差异。

（2）各种职业均可发病，以农民居多。

（3）全年可散在发病，以冬春及秋冬相交时较多。

（4）病前 1～2 周常有上呼吸道感染症状，或有疫苗接种史。以劳累、受凉、外伤等为诱因。

（5）本病起病较急，半数以上的患者在 2～3 天内症状发展到高峰。

（6）首发症状为双下肢麻木、无力，病变相应部位的背痛，病变节段的束带感，以及病变以下的肢体瘫痪，感觉缺失和尿便障碍。

（7）病变可累及脊髓的几个节段，最常侵犯胸段，尤其是 $T_{3\sim5}$ 段，颈髓、腰髓次之。也有部分病例受累的脊髓节段呈上升性过程，可累及颈段或延髓，出现呼吸困难，为病变的严重状态。

（8）病变平面以下无汗，出现皮肤水肿、干燥和指甲松脆等自主神经症状。

（9）急性脊髓炎急性期表现为脊髓休克。休克期一般为 2～4 周。表现为瘫痪肢体肌张力降低，腱反射消失，病理反射引不出，尿潴留（无张力性神经性膀胱）。休克期后肌张力增高，腱反射亢进，肌力开始恢复，病理反射出现，感觉平面逐渐下降，膀胱充盈 300～400 mL 即自动排尿（反射性神经性膀胱）。

四、辅助检查

（1）急性期周围血中白细胞总数正常或轻度升高。

（2）脑脊液动力学检查提示椎管通畅，少数病例因脊髓严重水肿，蛛网膜下腔部分梗阻。脑脊液外观无色、透明，白细胞数正常或有不同程度的增高，以淋巴细胞为主。蛋白质正常或轻度增高，脊髓严重水肿出现明显椎管梗阻时蛋白质含量可明显增高（高达 2 g/L 以上）。糖与氯化物含量正常。

（3）影像学检查，如脊柱 X 线检查、脊髓 CT 或 MRI 检查通常无特异性改变。若脊髓严重肿胀，MRI 可见病变部位脊髓增粗等改变。

（4）视觉诱发电位、脑干诱发电位检查有助于排除脑干和视神经早期损害的证据。MRI 能早期区别脊髓病变性质范围、数量，是确诊急性脊髓炎最可靠的措施，亦是早期诊断多发性硬化的可靠手段。

五、诊断和鉴别诊断

根据起病急、病前有感染史或疫苗接种史及有截瘫、传导束型感觉障碍和大小便功能障碍等症状，结合脑脊液检查，一般不难诊断。但需要与下列疾病鉴别。

（一）视神经脊髓炎

为多发性硬化的一种特殊类型。除有脊髓炎的表现外，还有视力下降等视神经炎的表现或视觉诱发电位的异常。视神经症状可在脊髓炎的表现之前或之后出现。有些多发性硬化的首发症状为横贯性脊髓损害，但病情通常有缓解及复发，并可相继出现其他多灶性体征，如复视、眼球震颤和共济失调等可鉴别。

（二）感染性多发性神经根炎

病前常有呼吸道感染，全身症状轻，起病急，逐渐进展，数天至数周疾病达到高峰，无背痛，无脊柱压痛,表现为对称性的下肢或四肢软瘫,反射消失,近端重于远端,感觉障碍为末梢样感觉障碍,呈手套、袜套样,无感觉平面,无膀胱直肠功能障碍,脑脊液蛋白-细胞分离,脊髓造影正常。

(三)脊髓出血

多由外伤或脊髓血管畸形引起。起病急骤并伴有剧烈背痛,出现肢体瘫痪和括约肌障碍,可呈血性脑脊液。MRI 有助于诊断,脊髓血管造影可发现血管畸形。

(四)梅毒性脊髓炎

通常伴视神经萎缩和阿-罗瞳孔。疼痛是本病患者常见的主诉。血清和脑脊液梅毒检查可确定诊断。

(五)周期性瘫痪

有多次发作史,且多在饱食后发病,表现为对称弛缓性瘫痪,无感觉和括约肌障碍,短时间内(数小时至数天)可自行缓解,部分病例发病时血钾降低,心电图有低钾改变,补钾后症状缓解。

(六)急性脊髓压迫症

脊柱结核、脊柱转移性癌等,可由于病变椎体被破坏后突然塌陷而出现急性症状。其表现为有原发病史,局部脊椎压迫或有变形,椎管阻塞,脑脊液蛋白明显增高,CT 或 MRI 或脊柱 X 线检查均有助于鉴别。

(七)急性硬脊膜外脓肿

有身体其他部位化脓性感染史,如细菌性心内膜炎、皮肤疖肿、扁桃体化脓等;有根痛、发热等感染征象;有局限性脊柱压痛、椎管阻塞、脑脊液蛋白质增多等表现。影像学检查如 MRI 有助于诊断。

六、治疗

(一)药物治疗

1.激素治疗

急性期应用激素治疗对减轻水肿有帮助,可短程使用糖皮质激素,如甲泼尼龙 0.5～1.0 g、氢化可的松 100～300 mg 或地塞米松 10～20 mg 静脉滴注,每天 1 次,10～20 天为 1 个疗程,如病情稳定,在逐渐减量的同时给予促肾上腺皮质激素(ACTH)12.5～25 U/d 静脉滴注,连用 3～5 天,或者可改为泼尼松 40～60 mg/d,顿服,每周减量 1 次,5～6 周内逐渐停用。同时,应注意给予适当的抗生素预防感染,补充足够的钾盐和钙剂,加强支持疗法以保证足够的水和热能的供应,预防各种并发症。

2.20%甘露醇

有报道可使病变早期脊髓水肿减轻,并可清除自由基,减轻脊髓损害,对脊髓炎治疗有效。20%甘露醇每次 1～2 g/kg,每天 2 或 3 次,连用 4～6 天。

3.细胞活化剂和维生素的应用

辅酶 A、三磷酸腺苷、肌苷、胰岛素、氯化钾等加入葡萄糖溶液内组成能量合剂,静脉滴注,每天 1 次,10～20 天为 1 个疗程;大剂量 B 族维生素如维生素 B_1、维生素 B_6、维生素 B_{12} 及维生素 C 等,能加速周围神经的增生,促进神经功能的恢复,多被常规应用。胞磷胆碱、醋谷胺也有类似作用,也可用来促进脊髓功能的恢复。

4.抗生素的应用

应根据感染部位和可能的感染菌选择足量有效的抗生素,尽快控制感染,以免加重病情。

5.其他药物

干扰素、转移因子、聚肌胞可调节机体免疫力,伴有神经痛者可给予卡马西平等对症治疗。

(二)并发症的处理

(1)高颈位脊髓炎有呼吸困难者应尽早行气管切开或人工辅助呼吸。

(2)注意及时治疗泌尿系统或呼吸道感染,以免加重病情。

(三)血液疗法

1.全血输入疗法

目前很少应用,适合于合并贫血的患者。

2.血浆输入疗法

将健康人血浆 200～300 mL 静脉输入,每周 2 或 3 次,可提高患者免疫力,改善脊髓血液供应,改善营养状态及减轻肌肉萎缩。

3.血浆交换疗法

使用血浆分离机,将患者的血浆分离出来弃除,再选择健康人的血浆、清蛋白、代血浆及生理盐水等替换液予以补充,可减轻免疫反应,促进神经肌肉功能的恢复。每天 1 次,7 天为 1 个疗程。可用于应用激素治疗无效的患者,亦可用于危重患者的抢救。

4.紫外线照射充氧自体血回输疗法(光量子疗法)

将患者自体血经紫外线照射后回输,可提高血氧含量,利于脊髓功能的恢复,增强机体的免疫功能。但是否有效尚有争议。

(四)高压氧治疗

高压氧可提高血氧张力,增加血氧含量,改善和纠正病变脊髓缺氧性损害,促进有氧代谢和侧支循环的建立,有利于病变组织的再生和康复。每天 1 次,20～30 天为 1 个疗程。

(五)康复治疗

早期宜进行被动活动、按摩等康复治疗。部分肌力恢复时,应鼓励患者主动活动,加强肢体锻炼,促进肌力恢复。瘫痪肢体应尽早保持功能位置,如仰卧、下肢伸直、略外展,以防止肢体屈曲挛缩,纠正足下垂。

七、预后

本病的预后与下列因素有关。

(1)病前有否先驱症状:凡有发热等上呼吸道感染等先驱症状的患者,预后较好。

(2)脊髓受损程度:部分性或单一横贯损害的患者,预后较好;上升性和弥漫性脊髓受累者预后较差。

(3)并发压疮、尿路感染或肺部感染者预后较差。这 3 种并发症不仅影响预后,而且还常常是脊髓炎致命的主要原因。

(4)若无严重并发症,患者通常在 3～6 个月内恢复生活自理。其中 1/3 的患者基本恢复,只遗留轻微的感觉运动障碍;另有 1/3 的患者能行走,但步态异常,有尿频、便秘,有明显感觉障碍;还有 1/3 的患者将持续瘫痪,伴有尿失禁。

（王丰红）

第二节 脊髓蛛网膜炎

脊髓蛛网膜炎是蛛网膜的一种慢性炎症过程,在某些因素的作用下蛛网膜增厚,与脊髓、脊神经根粘连(或形成囊肿)阻塞椎管,或通过影响脊髓血液循环而导致脊髓功能障碍。发病率较高,与椎管内肿瘤发病率相接近。发病年龄在30~60岁多见,男性多于女性,受累部位以胸段多见,颈段及腰骶段少见。

一、病因和发病机制

继发于某些致病因素的反应性非化脓性炎症。

(一)感染性

有原发于脊柱附近或椎管内的疾病如脊柱结核、硬膜外脓肿和脑脊髓膜炎等,也有继发于全身疾病如流感、伤寒、结核和产褥感染等。有报道,结核性脑膜炎引起者最多见。

(二)外伤性

如脊柱外伤、脊髓损伤、反复腰椎穿刺。

(三)化学性

如神经鞘内注入药物(抗癌药、链霉素等)、脊髓造影使用的碘油、麻醉药及其他化学药剂。

(四)脊柱或者脊髓本身的病变

如椎管内肿瘤、蛛网膜下腔出血、椎间盘突出以及脊椎病等均可合并脊髓蛛网膜炎。

(五)其他

如脊髓空洞症、脊柱脊髓的先天性畸形。

二、病理

蛛网膜位于硬脊膜与软脊膜之间,本身无血管供应,故缺乏炎症反应能力。但在病原刺激下,血管丰富的硬脊膜和软脊膜发生活跃的炎症反应,进入慢性期后,引起蛛网膜的纤维增厚,并使蛛网膜与硬脊膜和软脊膜发生粘连。

虽可发生于脊髓任何节段,但以胸腰段多见,病变部位的蛛网膜呈乳白色、浑浊,并有不规则不对称增厚,以后成为坚韧的瘢痕组织,可与脊髓、软膜、神经根和血管发生粘连伴有血管增生。根据病变发展情况分为3种类型:局限型(仅局限于1~2个节段),弥漫型(有多个节段呈散在分布),囊肿型(粘连及增厚的蛛网膜形成囊肿)。

三、临床表现

(1)发病前约45.6%有感染及外伤史。

(2)多为慢性起病且逐渐缓慢进展,但也有少数是迅速或亚急性起病。

(3)病程由数月至数年不等,最长者10年,症状常有缓解,故病情可有波动。

(4)由于蛛网膜的增厚和粘连及形成囊肿对脊髓、神经根和血管的压迫也为不对称和不规则,以及不同病变部位的临床表现呈多样性,可有单发或多发的神经根痛,感觉障碍多呈神经根型、节段型或斑块状不规则分布,两侧不对称。运动障碍为不对称的截瘫、单瘫或四肢瘫,一般以局限型症状较轻,弥漫型症状则较重,囊肿型类似于脊髓占位的压迫症表现。括约肌功能障碍出现较晚,症状不明显。

四、实验室检查

(一)腰椎穿刺

脑脊液压力正常或者低于正常。弥漫型和囊肿型可引起椎管阻塞,奎肯试验可表现为完全阻塞、不完全阻塞、通畅或时而阻塞时而通畅。脑脊液淡黄色或无色透明;脑脊液蛋白含量增高,甚至脑脊液流出后可自动凝固,称弗洛因综合征,蛋白增高的程度与椎管内阻塞的程度不一致,与病变节段无明显关系;细胞数接近正常或增高(以淋巴细胞为主);往往呈现蛋白细胞分离现象。

(二)X线检查

脊柱平片多无异常,或同时存在增生性脊椎炎及腰椎横突退化等改变。

(三)椎管造影

见椎管腔呈不规则狭窄,碘水呈点滴和斑块状分布,囊肿型则显示杯口状缺损。碘油造影因其不能被吸收而本身就是造成脊髓蛛网膜炎的病因之一,故不宜使用。

(四)MRI

能明确囊肿性质、部位、大小,并能了解病灶对周围重要组织的损害情况。

五、诊断

引起脊髓蛛网膜炎的病因较多,临床上对能够明确病因的不再作出脊髓蛛网膜炎的诊断,仅对难以明确病因,符合神经症状和病理表现的才作出该诊断。但该类病变临床诊断比较困难,误诊率也较高。脊髓蛛网膜炎的主要有以下特点。

(1)发病前有感冒、受凉、轻伤或劳累病史,在上述情况下出现症状或者症状加重。

(2)脊髓后根激惹症状。单侧或双侧上肢根痛明显,手或前臂可有轻度肌肉萎缩及病理反射。

(3)病程中症状有缓解和加重,呈波动性表现。该特点有助于和椎管内肿瘤鉴别。

(4)脊髓症状多样:病变侵犯范围广而不规则,病变水平的确定往往比较困难,且病变平面以下感觉障碍的分布不规律,如果病变不完全局限于椎管内,可出现脑神经损害的表现,有时可有助于诊断脊髓蛛网膜炎。

(5)脑脊液检查:蛋白含量增高,脑脊液呈现蛋白细胞分离现象,以及奎肯试验中椎管通畅性的变化支持脊髓蛛网膜炎的诊断。

(6)脊髓碘水造影:往往有椎管腔呈不规则狭窄,碘水呈点滴和斑状分布,囊肿型则显示杯口状缺损的特征性改变。

六、治疗

(一)非手术治疗

确定诊断后,首先考虑非手术治疗,但目前的治疗方法效果仍不十分理想。对早期、轻症病例,经过治疗可以使症状消失或减轻。保守治疗可选用:肾上腺皮质激素(静脉滴注或口服)、血管扩张药、B族维生素等,积极治疗原发病(抗感染或抗结核治疗等)及对于神经功能损害给予康复治疗。

(1)激素:虽然认为椎管内注射皮质激素能治疗蛛网膜炎,但由于其本身也是引起蛛网膜炎的原因之一,临床上多采用口服或静脉滴注的方法给予。氢化可的松每天100～200 mg或地塞米松10～20 mg,2～4周后逐渐减量、停药。必要时重复使用。

(2)抗生素:有急性感染症状如发热使症状加重时可考虑使用。

(3)40%乌洛托品液静脉注射,5 mL,每天1次,10～20天为1个疗程。10%碘化钾溶液口服或10%碘化钾溶液静脉注射,10 mL,每天1次,8～10天为1个疗程。

(4)维生素:如维生素B_1、维生素B_{12}、烟酸等。

(5)玻璃酸酶(透明质酸酶):玻璃酸酶的作用可能是由于它能溶解组织的渗出物及粘连,因而有利于改善了脑脊液的吸收和循环;有利于抗结核药物的渗出液;解除了对血管的牵拉使其更有效的输送营养。每次用玻璃酸酶500 U,稀释于1 mL注射用水中,鞘内注射,每周1次。对结核性脑膜炎患者当脑脊液蛋白>3 g/L,疑有椎管梗阻者则用氢化可的松25～50 mg或地塞米松0.5～1 mg,玻璃酸酶750～1 500 U,鞘内注射,每2周1次,10次为1个疗程。

(6)理疗:如碘离子导入疗法。

(7)放射疗法:此法对新生物的纤维组织有效应,对陈旧的纤维组织作用较小。一般使用小剂量放射线照射,不容许使用大到足以引起正常组织任何损害的剂量,并须注意照射面积的大小及其蓄积量。

(8)蛛网膜下腔注气:有人认为此法有一定疗效。每次注气10～20 mL,最多50 mL,每隔5～14天注气1次,8次为1个疗程。

(9)针刺、按摩、功能锻炼。

(二)手术治疗

多数学者指出,手术治疗仅限于局限性粘连及有囊肿形成的病例。有急性感染征象或脑脊液细胞明显增多时,则不宜手术。手术中切除椎板后,应首先观察硬脊膜搏动是否正常,有无肥厚。切开硬脊膜时应注意保持蛛网膜的完整,根据观察所得病变情况,进行手术操作。术后强调采用综合治疗,加强护理,防止并发症的发生,并积极促进神经功能的恢复。诊断为囊肿型者可行囊肿摘除术,弥漫性或脑脊液细胞增多明显者不宜行手术治疗,因可加重蛛网膜的粘连。

(王谦懋)

第三节 脊髓空洞症

脊髓空洞症是一种慢性进行性的脊髓变性疾病,是由于不同原因导致在脊髓中央管附近或后角底部有胶质增生或空洞形成的疾病。空洞常见于颈段,某些病例,空洞向上扩展到延髓和脑桥(称为延髓空洞症),或向下延伸至胸髓甚至腰髓。由于空洞侵及周围的神经组织而引起受损节段的分离性感觉障碍、下运动神经元瘫痪,以及长传导束功能障碍与营养障碍。

一、病因和发病机制

脊髓空洞症与延髓空洞症的病因和发病机制目前尚未完全明确,概括起来有以下4种学说。

（一）脑脊液动力学异常

早在 1965 年，由 Gardner 等人认为由于第四脑室出口区先天异常，使正常脑脊液循环受阻，从而使得由脉络膜丛的收缩搏动产生的脑脊液压力搏动波通过第四脑室向下不断冲击，导致脊髓中央管逐渐扩大，最终形成空洞。支持这一学说的证据是脊髓空洞症常伴发颅颈交界畸形。其他影响正常脑脊液循环的病损如第四脑室顶部四周软脑膜的粘连也可伴发脊髓空洞症。通过手术解决颅颈交界处先天性病变后，脊髓空洞症所引起的某些症状可以获得改善。但是这种理论不能解释某些无第四脑室出口处阻塞或无颅颈交界畸形的脊髓空洞症，也不能解释空洞与中央管之间并无相互连接的病例。也有人认为传送到脊髓的搏动压力波太小，难以形成空洞。因此，他们认为空洞的形成是由于压力的影响，脑脊液从蛛网膜下腔沿着血管周围间隙（Virchow-Robin 间隙）或其他软脊膜下通道进入脊髓内所造成。

（二）先天发育异常

由于胚胎期神经管闭合不全或脊髓中央管形成障碍，在脊髓实质内残留的胚胎上皮细胞缺血、坏死而形成空洞。支持这一学说的证据是脊髓空洞症常伴发其他先天性异常，如颈肋、脊柱后侧突、脊椎裂、脑积水、Klippel-Feil 二联征（两个以上颈椎先天性融合）、先天性延髓下疝（Arnold-Chiari畸形）、弓形足等。临床方面也不断有家族发病的报道。但该学说的一个最大缺陷在于空洞壁上从未发现过胚胎组织，故难以形成定论。

（三）血液循环异常

该学说认为脊髓空洞症是继发于血管畸形、脊髓肿瘤囊性变、脊髓损伤、脊髓炎伴中央软化、蛛网膜炎等而发生的。引起脊髓血液循环异常，产生髓内组织缺血、坏死、液化，形成空洞。

（四）继发于其他疾病

临床上屡有报道，脊髓空洞症继发于脊柱或脊髓外伤、脊髓内肿瘤、脊髓蛛网膜炎、脊髓炎以及脑膜炎等疾病。因脊髓中央区是脊髓前后动脉的交界区，侧支循环差，外伤后该区易坏死软化形成空洞，常由受伤部的脊髓中央区（后柱的腹侧，后角的内后方）起始并向上延伸。脊髓内肿瘤囊性变可造成脊髓空洞症。继发性脊髓蛛网膜炎患者，可能由于炎症粘连、局部缺血和脑脊液循环障碍，脑脊液从蛛网膜下腔沿血管周围间隙进入脊髓内，使中央管扩大形成空洞。脊髓炎时由于炎症区脱髓鞘、软化、坏死，严重时坏死区有空洞形成。

目前，多数学者认为脊（延）髓空洞症不是单一病因所造成的一个独立病种，而是由多种致病因素造成的综合征。

二、病理

空洞较大时病变节段的脊髓外形可增大，但软膜并不增厚。空洞内有清亮液体填充，其成分多与脑脊液相似。有的空洞内含黄色液体，其蛋白增高，连续切片观察，空洞最常见于颈膨大，常向胸髓扩展，腰髓较少受累。偶见多发空洞，但互不相通。典型的颈膨大空洞多先累及灰质前连合，然后向后角扩展，呈"U"字形分布。可对称或不对称地侵及前角，继而压迫脊髓白质。空洞在各平面的范围可不相同，组织学改变在空洞形成早期，其囊壁常不规则，有退变的神经胶质和神经组织。如空洞形成较久，其周围有胶质增生及肥大星形细胞，形成致密的囊壁（1～2 mm 厚。部分有薄层胶原组织包绕）。当空洞与中央管交通时，部分空洞内壁可见室管膜细胞覆盖。

空洞亦可发生在延髓，通常呈纵裂状，有时仅为胶质瘢痕而无空洞。延髓空洞有下列 3 种类型：①裂隙从第四脑室底部舌下神经核外侧向前侧方伸展，破坏三叉神经脊束核、孤束核及其纤维。②裂隙从第四脑室中缝扩展,累及内侧纵束。③空洞发生在锥体和下橄榄核之间,破坏舌下神经纤维。上述改变以①、②型多见,③型罕见。延髓空洞多为单侧,伸入脑桥者较多,伸入中脑者罕见。延髓空洞尚可侵犯网状结构,第Ⅹ、Ⅺ、Ⅻ脑神经及核,前庭神经下核至内侧纵束的纤维,脊髓丘系以及锥体束等。

脑桥空洞常位于顶盖区,可侵犯第Ⅵ、Ⅶ脑神经核和中央顶盖束。

Barnett 等根据脊髓空洞症的病理改变及可能机制,将其分为 4 型。

(1)脊髓空洞伴孟氏孔阻塞和中央管扩大:①伴Ⅰ型 Chiari 畸形;②伴颅后窝囊肿、肿瘤、蛛网膜炎等造成孟氏孔阻塞。

(2)脊髓空洞不伴孟氏孔阻塞(自发型)。

(3)继发性脊髓空洞:脊髓肿瘤(常为髓内)、脊髓外伤、脊蛛网膜炎、硬脊膜炎、脊髓压迫致继发性脊髓软化。

(4)真性脊髓积水,常伴脑积水。

三、临床表现

发病年龄通常为 20～30 岁,偶尔发生于儿童期或成年以后,文献中最小年龄为 3 岁,最大为 70 岁。男性与女性比例为 3：1。

(一)脊髓空洞症

病程进行缓慢,最早出现的症状常呈节段性分布,首先影响上肢。当空洞逐渐扩大时,由于压力或胶质增生的作用,脊髓白质内的长传导束也被累及,在空洞水平以下出现传导束型功能障碍。两个阶段之间可以间隔数年。

1.感觉症状

由于空洞时常始于中央管背侧灰质的一侧或双侧后角底部,最早症状常是单侧的痛觉、温度觉障碍。如病变侵及前连合时可有双侧的手部、臂部尺侧或一部分颈部、胸部的痛、温觉丧失,而触觉及深感觉完整或相对地正常,称为分离性感觉障碍。患者常在手部发生灼伤或刺、割伤后才发现痛、温觉的缺损。以后痛、温觉丧失范围可以扩大到两侧上肢、胸、背部,呈短上衣样分布。如向上影响到三叉丘脑束交叉处,可以造成面部痛、温觉减退或消失,包括角膜反射消失。许多患者在痛、温觉消失区域内有自发性的中枢痛。晚期后柱及脊髓丘脑束也被累及,造成病变水平以下痛、温、触觉及深感觉的感觉异常及不同程度的障碍。

2.运动障碍

前角细胞受累后,手部小肌肉及前臂尺侧肌肉萎缩,软弱无力,且可有肌束颤动,逐渐波及上肢其他肌肉、肩胛肌以及一部分肋间肌。腱反射及肌张力减低。以后在空洞水平以下出现锥体束征、肌张力增高及腱反射亢进、腹壁反射消失、Babinskin 征呈阳性。空洞内如果发生出血,病情可突然恶化。空洞如果在腰骶部,则在下肢部位出现上述的运动及感觉症状。

3.营养性障碍及其他症状

关节的痛觉缺失引起关节磨损、萎缩和畸形,关节肿大,活动度增加,运动时有摩擦音而无痛觉,称为夏科(Charcot)关节。在痛觉消失区域,表皮的烫伤及其他损伤可以造成顽固性溃疡及瘢痕形成。如果皮下组织增厚、肿胀及异样发软,伴有局部溃疡及感觉缺失时,甚至指、趾末端发生无痛性坏死、脱失,称为 Mervan 综合征。颈胸段病变损害交感神经通路时,可产生颈交感神经麻痹(Horner)综合征。病损节段可有出汗功能障碍,出汗过多或出汗减少。晚期可以有神经源性膀胱以及大便失禁现象。其他如脊柱侧突、后突畸形、脊柱裂、弓形足等亦属常见。

（二）延髓空洞症

由于延髓空洞常不对称，症状和体征通常为单侧型。累及疑核可造成吞咽困难及口吃、软腭与咽喉肌无力、悬雍垂偏斜；舌下神经核受影响时造成伸舌偏向患侧，同侧舌肌萎缩伴有肌束颤动；如面神经核被累及时可出现下运动神经元型面瘫；三叉神经下行束受累时造成同侧面部感觉呈中枢型痛、温觉障碍；侵及内侧弓状纤维则出现半身触觉、深感觉缺失；如果前庭小脑通路被阻断可引起眩晕，可能伴有步态不稳及眼球震颤；有时也可能出现其他长传导束征象，但后者常与脊髓空洞症同时存在。

四、辅助检查

（一）腰椎穿刺及奎肯试验

一般无异常发现。如空洞较大则偶可导致脊腔部分梗阻引起脑脊液蛋白含量增高。

（二）X 线检查

可发现骨骼 Charcot 关节、颈枕区畸形及其他畸形。

（三）延迟脊髓 CT 扫描（DMCT）

即在蛛网膜下腔注入水溶性阳性造影剂，延迟一定时间，分别在注射后 6 小时、12 小时、18 小时和24 小时再行脊髓 CT 检查，可显示出高密度的空洞影像。

（四）磁共振成像（MRI）

MRI 是诊断本病最准确的方法。不仅因为其为无创伤检查，更因其能多平面、分节段获得全椎管轮廓，可在纵、横断面上清楚显示出空洞的位置及大小、累及范围、与脊髓的对应关系等，以及是否合并 Arnol-Chiari 畸形，以鉴别空洞是继发性还是原发性，有助于选择手术适应证和设计手术方案。

（五）肌电图

上肢萎缩肌肉有失神经表现，但在麻木的手部，感觉传导速度仍正常，是因病变位于后根神经节的近端之故。

五、诊断与鉴别诊断

（一）诊断

成年期发病，起病隐袭，缓慢发展，临床表现为节段性分布的分离性感觉障碍，手部和上肢的肌肉萎缩，以及皮肤和关节的营养障碍。如合并有其他先天性缺陷存在，则不难作出诊断。MRI 检查可确诊。

（二）鉴别诊断

本病须与下列疾病鉴别。

1.脊髓内肿瘤

可以类似脊髓空洞症，尤其是位于下颈髓时。但肿瘤病变节段短，进展较快，膀胱功能障碍出现较早，而营养性障碍少见，脑脊液蛋白含量增高，可以与本病相区别。对疑难病例可做脊髓造影和 MRI 鉴别之。

2.颈椎骨关节病

可出现手部及上肢的肌肉萎缩，但根痛常见，感觉障碍为呈根性分布而非节段性分布的分离性感觉障碍。可行颈椎摄片,必要时做 CT 和 MRI 检查可明确诊断。

3.肌萎缩性侧索硬化症

不容易与脊髓空洞症相混淆,因为它不引起感觉异常或感觉缺失。

4.脑干肿瘤

脊髓空洞症合并延髓空洞症时,需要与脑干肿瘤鉴别。脑干肿瘤好发于 5～15 岁儿童,病程较短,开始常为脑桥下段症状而不是延髓症状,临床表现为展神经、三叉神经麻痹,且可有眼球震颤等;其后随肿瘤长大而有更多的脑神经麻痹症状,出现交叉性瘫痪。如双侧脑干肿瘤则出现双侧脑神经麻痹及四肢瘫。疾病后期可出现颅内压力增高等,可与延髓空洞症相鉴别。

5.麻风

虽可有上肢肌萎缩与麻木,但无分离性感觉障碍,所有深浅感觉均消失,且常可摸到粗大的周围神经(如尺神经、桡神经及臂丛神经干),有时可见到躯干上有散在的脱色素斑、手指溃疡等,不难鉴别。

六、治疗

本病目前尚无特殊疗法,可从以下几方面着手。

(一)支持治疗

一般对症处理,如给予镇痛药、B 族维生素、三磷酸腺苷、辅酶 A、肌苷等。痛觉消失者应防止烫伤或冻伤。加强护理,辅助按摩、被动运动、针刺治疗等,防止关节挛缩。

(二)放疗

对脊髓病变部位进行照射,可缓解疼痛,可用深部 X 线疗法或放射性核素^{131}碘疗法,以后者较好。方法有以下几种。

1.口服法

先用复方碘溶液封闭甲状腺,然后空腹口服钠^{131}碘溶液 50～200 μCi,每周服 2 次,总量 500 μCi为1 个疗程,2～3 个月后重复疗程。

2.椎管注射法

按常规做腰椎穿刺,取头低位 15°,穿刺针头倾向头部,注射无菌钠^{131}碘溶液0.4～1.0 μCi/mL,每15 天1 次,共 3 或 4 次。

(三)手术治疗

对 Chairi 畸形、扁平颅底、第四脑室正中孔闭锁等情况可采用手术矫治。凡空洞/脊髓的比值超过 30%者,有手术指征。手术的目的如下。

(1)纠正伴同存在的颅骨及神经组织畸形。

(2)椎板及枕骨下减压。

(3)对张力性空洞,可行脊髓切开和空洞-蛛网膜下腔分流术或空洞-腹膜腔分流术。

七、预后

本病进展缓慢,如能早期治疗,部分患者症状可有不同程度缓解。少数患者可停止进展,迁延数年至数十年无明显进展。部分患者进展至瘫痪而卧床不起,易发生并发症,预后不良。

(王丰红)

第四节　脊髓压迫症

脊髓压迫症是一组椎管内或椎骨占位性病变引起的脊髓受压综合征,随病变进展出现脊髓半切综合征和横贯性损害及椎管梗阻,脊神经根和血管可不同程度受累。

一、病因及发病机制

常见病因为肿瘤(起源于脊髓组织或邻近结构)、炎症(脊髓非特异性炎症、脊柱结核、椎管内结核瘤、硬脊膜内外的脓肿、寄生虫肉芽肿、脊髓蛛网膜炎形成的脓肿)、脊髓外伤(脊柱骨折、脱位、椎管内血肿形成)、脊柱退行性病变(椎间盘突出)、先天性疾病(颅底凹陷)。

脊髓压迫症的症状可有机械压迫、血液供应障碍及占位病变直接浸润破坏等引起。机械压迫是指由于肿瘤或其他占位性结构急性或慢性压迫脊髓及其血管所致。脊髓受压后,脊髓表面静脉怒张,血液中蛋白质渗出,脑脊液蛋白质含量增高。

二、临床表现

脊髓肿瘤是脊髓压迫症最常见的原因。一般起病隐袭,进展缓慢,逐渐出现神经根刺激症状到脊髓部分受压,再到脊髓横贯性损害的表现。急性压迫较少见。

(一)神经根症状

通常为髓外压迫的最早症状,表现为刺痛、灼烧或刀割样疼痛。后根受累时,相应的皮肤分布区会表现感觉过敏,可有束带感。前根受累时则可出现相应节段性肌萎缩、肌束颤动及反射消失。

(二)感觉障碍

病变对侧水平以下痛温觉减退或缺失。晚期表现为脊髓横贯性损害。

(三)运动障碍

一侧锥体束受压,引起病变以下同侧肢体痉挛性瘫痪;两侧锥体束受压,则两侧肢体痉挛性截瘫。

(四)反射异常

受压节段因前根、前角或后根受损害而出现相应节段的腱反射减弱或消失。脊髓休克期时,各种反射均消失,病理反射也不出现。

(五)自主神经功能障碍

大小便障碍在髓内肿瘤早期出现,髓外肿瘤多在后期才发生。

(六)脊膜刺激症状

脊柱局部自发痛、叩击痛,活动受限。

三、诊断

首先明确脊髓损害为压迫性或非压迫性;再确定脊髓受压部位及平面,进而分析压迫是位于髓内、髓外硬膜内还是硬膜外及压迫的程度;最后研究压迫性病变的病因及性质。

四、治疗

本病治疗原则是尽早除去压迫脊髓的病因,故手术治疗常是唯一有效的方法。急性压迫者更应抓紧时机,力争在起病 6 小时内减压。硬脊膜外脓肿应紧急手术,并给予足量抗生素。脊柱结核在根治术的同时进行抗结核治疗。良性肿瘤一般可经手术彻底切除。恶性肿瘤难以完全切除者,椎板减压术可获得短期症状缓解,晚期或转移瘤可做放、化疗。脊髓出血以支持治疗为主,一般不采取手术治疗,如果由于血管畸形所致的出血,可选择行血管造影明确部位,考虑外科手术或介入治疗。

瘫痪肢体应积极进行康复治疗及功能训练,长期卧床者应防止泌尿系统感染、压疮、肺炎和肢体挛缩等并发症。

(张艳洁)

第五节 脊髓血管疾病

脊髓血管疾病远较脑血管疾病少见,但脊髓内结构紧密,很小的血管损害就可出现明显的症状。脊髓血管疾病包括脊髓缺血、椎管内出血及脊髓血管畸形等。

一、病因和发病机制

缺血性脊髓血管的病因很多(表 5-1),既有原发性的脊髓血管病变,也有继发性的脊髓血管病变,还有全身疾病所致的等。脊髓梗死通常发生在脊髓前动脉供血区,以中胸段或下颈段多见。病损水平出现根痛,短时间内即可发生截瘫,痛、温觉缺失,大、小便障碍,而深感觉保留,称为脊髓前动脉综合征。脊髓后动脉左、右各一支,极少闭塞。

表 5-1 缺血性脊髓血管病的病因

病因类型	常见疾病
原发性血管病变	动脉硬化、血栓形成、血管炎、胶原病等
继发性血管压迫	椎间盘突出、椎管狭窄、硬膜外脓肿、硬膜外肿瘤、脊髓内肿瘤、结核性脊膜炎等
脊髓血管栓塞	心脏病、潜水病、脂肪栓塞
全身性血液循环障碍	低血压、心力衰竭、恶性贫血、心肌梗死、阿-斯综合征、心搏骤停
静脉系统闭塞	静脉瘤、血栓性静脉炎
医源性因素	大动静脉畸形手术、大动脉血管造影

椎管内出血包括硬膜外出血、硬膜下出血、脊髓内出血和脊髓蛛网膜下腔出血。病因包括外伤、血液病、抗凝治疗、急性感染中毒缺氧可造成脊髓点状出血、血管畸形、脊髓肿瘤内的出血等。

脊髓血管畸形很少见,可引起脊髓受压、脊髓出血或椎管内出血,侵犯髓内、硬膜下或硬膜外。脊髓血管畸形常伴同节段的其他血管畸形,如皮肤血管瘤、椎体血管畸形等。

二、病理

脊髓对缺血的耐受性较大,轻度间歇性供血不足不会对脊髓造成明显的病理改变。脊髓动脉血栓形成早期可见病灶处充血水肿。以后可发生脊髓前部或后部的梗死,范围可涉及几个甚至十几个脊髓节段。脊髓梗死后大体所见:脊髓前动脉呈节段性或区域性闭塞,动脉颜色变浅。早期脊髓充血水肿,晚期皱缩变小,色素沉着。镜下所见:脊髓软化灶中心部坏死,周围有胶质细胞增生。神经细胞变性,髓鞘崩溃。脊髓软化的类型有单侧前角软化;双侧前角软化;单侧前、侧索软化;脊髓前动脉区软化。

脊髓出血可形成血肿压迫脊髓。

三、临床表现

(一)缺血性病变

1.脊髓短暂性缺血发作

与短暂性脑缺血发作相同,脊髓也可发生短暂性缺血发作,其发病机制和脑相同。表现为脊髓间歇性跛行,又分典型间歇性跛行和非典型间歇性跛行。典型间歇性跛行即行走一段距离后出现单侧或双侧下肢沉重、乏力甚至瘫痪,休息后可缓解,有的还伴轻度锥体束征和括约肌功能障碍,间歇期上述症状消失。非典型间歇性跛行,其表现为非行走诱发的发作性肢体无力或瘫痪,反复发作,可自行缓解。在运动和饱食后容易诱发,这是因为脊髓的血液过多的进入肌肉和内脏血管所致。

2.脊髓梗死

正常发生在脊髓前动脉供血区,以中胸段或下颈段多见,病损水平的相应部位出现根痛,短时间内即发生截瘫,痛、温觉缺失,大、小便障碍,深感觉保留,称脊髓前动脉综合征。脊髓后动脉左右各一支,极少闭塞,即使发生,因有良好的侧支循环而症状较轻且恢复较快。其临床表现为急性根痛,病变水平以下同侧肢体深感觉缺失,痛、温觉和肌力保存。

3.脊髓血管栓塞

亦不常见,与脑血管栓塞有相同病因,临床症状有根痛、下肢单瘫或截瘫和括约肌功能障碍等,有的如转移性肿瘤所致的脊髓血管栓塞,由于伴脊髓和椎管内广泛转移,病程进展较迅速。此外,脊髓血管栓塞由于常与脑栓塞同时发生,故临床症状易被脑部症状所掩盖。

(二)椎管内出血

硬膜外出血、硬膜下出血、脊髓内出血均可表现为骤起剧烈的局部背痛和急性横贯性损害。硬膜下血肿比硬膜外血肿少见。脊髓蛛网膜下腔出血表现为急剧的颈、背痛,脑膜刺激征和截瘫等。如仅为脊髓表面的血管破裂所致则可能只有背痛而无脊髓受压表现。脊髓实质内出血的临床症状极为严重,患者有些可在数小时至数天内死亡,存活者的病情也比脊髓梗死严重。

(三)脊髓血管畸形

分为动脉性、静脉性和动静脉性3种,前两者是很罕见的,多数为动静脉畸形。病变多见于胸膜段,其次为中胸段,颈段少见。临床特点是突然发病与症状反复出现,多数患者以急性疼痛发病,有40%~50%的患者以躯干或下肢的某个部位的疼痛为首发症状。约1/3的患者有感觉障碍。疼痛和感觉障碍均呈根性分布。此外,还有不同程度的截瘫,括约肌功能障碍,也有少数患者以脊蛛网膜下腔出血为首发症状。动静脉畸形症状的周期性加剧与妊娠有关,可能因为妊娠期内分泌改变或静脉压增高所致。

四、辅助检查

(一)腰椎穿刺和奎肯试验

对脊髓血管病的诊断非常重要,椎管内出血者脑脊液压力增高,血肿形成可造成椎管不同程度的阻塞,蛛网膜下腔出血则脑脊液呈均匀血性。

(二)脊髓影像学检查

椎管造影、CT 和 MRI 可显示血肿的部位及范围。选择性脊髓血管造影可显示血管畸形的部位和类型或闭塞的血管。

五、诊断和鉴别诊断

诊断较困难,尤其是缺血性病变。依据临床表现,出血者多有外伤史,缺血者与血压波动有密切关系。脑脊液、脊髓影像等检查有助于明确病因和病变程度。

脊髓间歇性跛行应与马尾性间歇性跛行和血管性间歇性跛行病鉴别。

(1)马尾性间歇性跛行是由腰椎管狭窄所致,故常有腰骶区疼痛,行走后症状加重,休息后减轻或消失,腰前屈时症状可减轻,后仰时则加重,感觉症状比运动症状重,有间歇性垂足等。

(2)血管性间歇性跛行系由下肢动脉发生血栓性脉管炎或微栓子反复栓塞所致,其临床症状为下肢间歇性疼痛、无力苍白,表面皮肤温度低、足背动脉搏动减弱或消失,彩色超声多普勒检查有助鉴别。

六、治疗

(1)缺血性脊髓血管病的治疗原则与缺血性脑血管病相似,但应注意对因治疗,低血压者应予纠正血压,占位及压迫性病变应予行手术切除或减压性手术治疗,对各种结缔组织病的血管炎所致的脊髓梗死的治疗,应使用糖皮质激素治疗。加强护理和康复也很重要。

(2)各种类型的椎管内出血的一般治疗和脑内出血相同。患者需要绝对卧床休息和使用各种止血药(同脑蛛网膜下腔出血)。发现椎管完全梗阻时应紧急做椎板切除术,以减轻脊髓压力,恢复脊髓功能,如硬膜外或硬膜下血肿应紧急手术以清除血肿,如脊髓蛛网膜下腔出血有大量血块聚积时,应急诊行椎板减压,彻底清除血块。对脊髓血管畸形导致的脊髓出血应尽快手术治疗。对各种导致出血倾向的内科疾病所致的脊髓出血需要积极治疗原发病。

(3)脊髓动静脉畸形如果已经影响脊髓功能,是进行显微外科手术的适应证,显微外科手术可切除畸形血管。但是本病预后差,应尽可能早期诊断,早期手术。也可以通过动脉导管进行高选择性放射介入治疗,将血管畸形进行栓塞治疗。

(4)一般治疗:截瘫患者应注意防治并发症,如压疮和尿路感染。

(楚珍珍)

143

第六章

运动障碍性疾病

第一节 帕 金 森 病

帕金森病(Parkinson disease,PD)也称为震颤麻痹(paralysis agitans,shaking palsy),是一种常见的神经系统变性疾病,临床上特征性表现为静止性震颤、运动迟缓、肌强直及姿势步态异常。病理特征是黑质多巴胺能神经元变性缺失和路易(Lewy)小体形成。

一、研究史

本病的研究已有 190 多年的历史。1817 年,英国医师 James Parkinson 发表了经典之作《震颤麻痹的论述》(*An Essay on the Shaking Palsy*),报告了 6 例患者,首次提出震颤麻痹一词。在此之前也有零散资料介绍过多种类型瘫痪性震颤疾病,但未确切描述过 PD 的特点。中国医学对本病早已有过具体描述,但由于传播上的障碍,未被世人所知。在 Parkinson 之后,Marshall Hall 在《神经系统讲座》一书中报道一例患病 28 年的偏侧 PD 患者尸检结果,提出病变位于四叠体区。随后 Trousseau 描述了被 Parkinson 忽视的体征肌强直,还发现随疾病进展可出现智能障碍、记忆力下降和思维迟缓等。Charcot(1877)详细描述 PD 患者的语言障碍、步态改变及智力受损等特点。Lewy(1913)发现 PD 患者黑质细胞有奇特的内含物,后称为 Lewy 体,认为是 PD 的重要病理特征。

瑞典 Arvid Carlsson(1958)确定兔脑内含有 DA,而且纹状体内 DA 占脑内 70%,提出 DA 是脑内独立存在的神经递质。他因发现 DA 信号转导在运动控制中作用,成为 2000 年诺贝尔生理学或医学奖的得主之一。奥地利 Hornykiewicz(1963)发现 6 例 PD 患者纹状体和黑质部 DA 含量显著减少,认为 PD 可能由于 DA 缺乏所致,推动了抗帕金森病药物左旋多巴(L-dopa)的研制。Cotzias 等(1967)首次用 L-dopa 口服治疗本病获得良好疗效。Birkmayer 和 Cotzia(1969)又分别将苄丝肼和卡比多巴与左旋多巴合用治疗 PD,使左旋多巴用量减少 90%,不良反应明显减轻。到 1975 年 Sinemet 和 Madopar 两种左旋多巴复方制剂上市,逐渐取代了左旋多巴,成为当今治疗 PD 最有效的药物之一。

Davis 等(1979)发现,注射非法合成的麻醉药品能产生持久性帕金森病。美国 Langston 等(1983)证明化学物质 1-甲基-4-苯基-1,2,3,6-四氢吡啶(MPTP)引起的 PD。1996 年,意大利 PD

大家系研究发现致病基因 α-突触核蛋白(α-synuclein,α-SYN)突变,20 世纪 90 年代末美国和德国两个研究组先后报道α-SYN基因 2 个点突变(A53T,A30P)与某些家族性常染色体显性遗传PD(ADPD)连锁,推动了遗传、环境因素、氧化应激等与 PD 发病机制的相关性研究。

二、流行病学

世界各国 PD 的流行病学资料表明,从年龄分布上看,大部分国家帕金森患者群发病率及患病率随年龄增长而增加,50 岁以上约为 500/100 000,60 岁以上约为 1 000/100 000;白种人发病率高于黄种人,黄种人高于黑种人。

我国进行的 PD 流行病学研究,选择北京、西安及上海 3 个相隔甚远的地区,在 79 个乡村和58 个城镇,通过分层、多级、群体抽样选择 29 454 个年龄≥55 岁的老年人样本,应用横断层面模式进行帕金森病患病率调查。依据标准化的诊断方案,确认 277 人罹患 PD,显示 65 岁或以上的老人PD 患病率为 1.7%,估计中国年龄在 55 岁或以上的老年人中约有 170 万人患有帕金森病。这一研究提示,中国 PD 患病率相当于发达国家的水平,修正了中国是世界上 PD 患病率最低的国家的结论。预计随着我国人口的老龄化,未来我国正面临着大量的 PD 病例,将承受更大的 PD 负担。

三、病因及发病机制

特发性帕金森病的病因未明。研究显示,农业环境如杀虫剂和除草剂使用,以及遗传因素等是 PD 较确定的危险因素。居住农村或橡胶厂附近、饮用井水、从事田间劳动、在工业化学品厂工作等也可能是危险因素。吸烟与 PD 发病间存在负相关,被认为是保护因素,但吸烟有众多危害性,不能因 PD 的"保护因素"而提倡吸烟。饮茶和喝咖啡者患病率也较低。

本病的发病机制复杂,可能与下列因素有关。

(一)环境因素

例如,20 世纪 80 年代初美国加州一些吸毒者因误用 MPTP,出现酷似原发性 PD 的某些病理变化、生化改变、症状和药物治疗反应,给猴注射 MPTP 也出现相似效应。鱼藤酮为脂溶性,可穿过血-脑屏障,研究表明鱼藤酮可抑制线粒体复合体 I 活性,导致大量氧自由基和凋亡诱导因子产生,使 DA 能神经元变性。与 MPP^+ 结构相似的百草枯(paraquat)及其他吡啶类化合物,也被证明与帕金森病发病相关。利用 MPTP 和鱼藤酮制作的动物模型已成为帕金森病实验研究的有效工具。锰剂和铁剂等也被报道参与了帕金森病的发病。

(二)遗传因素

流行病学资料显示,10%～15% 的 PD 患者有家族史,呈不完全外显的常染色体显性或隐性遗传,其余为散发性 PD。目前已定位 13 个 PD 的基因位点,分别被命名为 PARK1-13,其中9 个致病基因已被克隆。

1.常染色体显性遗传性帕金森病致病基因

常染色体显性遗传性帕金森病致病基因包括 α-突触核蛋白基因(PARK1/PARK4)、UCH-L1 基因(PARK5)、LRRK2 基因(PARK8)、GIGYF2 基因(PARK11)和 HTRA2/Omi 基因(PARK13)。

(1)α-突触核蛋白(PARK1)基因定位于 4 号染色体长臂 4q21～23,α-突触核蛋白可能增高DA 能神经细胞对神经毒素的敏感性,α-突触核蛋白基因 A la53Thr 和 A la39Pro 突变导致 α-突触核蛋白异常沉积,最终形成路易小体。

(2)富亮氨酸重复序列激酶2(LRRK2)基因(PARK8),是目前为止帕金森病患者中突变频率最高的常染色体显性帕金森病致病基因,与晚发性帕金森病相关。

(3)HTRA2也与晚发性PD相关。

(4)泛素蛋白C末端羟化酶-L1(UCH-L1)为PARK5基因突变,定位于4号染色体短臂4p14。

2.常染色体隐性遗传性帕金森病致病基因

常染色体隐性遗传性帕金森病致病基因包括Parkin基因(PARK2)、PINK1基因(PARK6)、DJ-1基因(PARK7)和ATP13A2基因(PARK9)。

(1)Parkin基因定位于6号染色体长臂6q25.2~27,基因突变常导致Parkin蛋白功能障碍,酶活性减弱或消失,造成细胞内异常蛋白质沉积,最终导致DA能神经元变性。Parkin基因突变是早发性常染色体隐性家族性帕金森病的主要病因之一。

(2)ATP13A2基因突变在亚洲人群中较为多见,与常染色体隐性遗传性早发性帕金森病相关,该基因定位在1号染色体,包含29个编码外显子,编码1 180个氨基酸的蛋白质,属于三磷腺苷酶的P型超家族,主要利用水解三磷腺苷释能驱动物质跨膜转运,ATP13A2蛋白的降解途径主要有2个:溶酶体通路和蛋白酶体通路。蛋白酶体通路的功能障碍是导致神经退行性病变的因素之一,蛋白酶体通路E3连接酶Parkin蛋白的突变可以导致PD的发生。

(3)PINK1基因最早在3个欧洲帕金森病家系中发现,该基因突变分布广泛,在北美、亚洲及中国台湾地区均有报道,该基因与线粒体的融合、分裂密切相关,且与Parkin、DJ-1和Htra2等帕金森病致病基因间存在相互作用,提示其在帕金森病发病机制中发挥重要作用。

(4)DJ-1蛋白是氢过氧化物反应蛋白,参与机体氧化应激。DJ-1基因突变后DJ-1蛋白功能受损,增加氧化应激反应对神经元的损害。DJ-1基因突变与散发性早发性帕金森病的发病有关。

3.细胞色素P4502D6基因和某些线粒体DNA突变

细胞色素P4502D6基因和某些线粒体DNA突变可能是PD发病易感因素之一,可能使P450酶活性下降,使肝脏解毒功能受损,易造成MPTP等毒素对黑质纹状体损害。

(三)氧化应激与线粒体功能缺陷

氧化应激是PD发病机制的研究热点。自由基可使不饱和脂肪酸发生脂质过氧化(LPO),后者可氧化损伤蛋白质和DNA,导致细胞变性死亡。PD患者由于B型单胺氧化酶(MAO-B)活性增高,可产生过量OH·,破坏细胞膜。在氧化的同时,黑质细胞内DA氧化产物聚合形成神经黑色素,与铁结合产生Fenton反应可形成OH·。在正常情况下细胞内有足够的抗氧化物质,如脑内的谷胱甘肽(GSH)、谷胱甘肽过氧化物酶(GSH-PX)和超氧化物歧化酶(SOD)等,因而DA氧化产生自由基不会产生氧化应激,保证免遭自由基损伤。PD患者黑质部还原型GSH降低和LPO增加,铁离子(Fe^{2+})浓度增高和铁蛋白含量降低,使黑质成为易受氧化应激侵袭的部位。近年发现线粒体功能缺陷在PD发病中起重要作用。对PD患者线粒体功能缺陷认识源于对MPTP作用机制研究,MPTP通过抑制黑质线粒体呼吸链复合物Ⅰ活性导致PD。体外实验证实MPTP活性成分MPP^+能造成MES 23.5细胞线粒体膜电势($\Delta\Psi m$)下降,氧自由基生成增加。PD患者黑质线粒体复合物Ⅰ活性可降低32%~38%,复合物Ⅰ活性降低使黑质细胞对自由基损伤敏感性显著增加。在多系统萎缩及进行性核上性麻痹患者黑质中未发现复合物Ⅰ活性改变,表明PD黑质复合物Ⅰ活性降低可能是PD相对特异性改变。PD患者存在线粒体功能缺陷可能与遗传和环境因素有关,研究提示PD患者存在线粒体DNA突变,复合物Ⅰ是由细胞核和线粒体两个基因组编码翻译,两组基因任何片段缺损都可影响复合物Ⅰ功能。近年来PARK1基因突变受到普遍重视,它的编码蛋白就位于线粒体内。

(四)免疫及炎性机制

Abramsky(1978)提出PD发病与免疫/炎性机制有关。研究发现PD患者细胞免疫功能降低,白细胞介素-1(IL-1)活性降低明显。PD患者脑脊液(CSF)中存在抗DA能神经元抗体。细胞培养发现,PD患者的血浆及CSF中的成分可抑制大鼠中脑DA能神经元的功能及生长。采用立体定向技术将PD患者血IgG注入大鼠一侧黑质,黑质酪氨酸羟化酶(TH)及DA能神经元明显减少,提示可能有免疫介导性黑质细胞损伤。许多环境因素如MPTP、鱼藤酮、百草枯、铁剂等诱导的DA能神经元变性与小胶质细胞激活有关,小胶质细胞是脑组织主要的免疫细胞,在神经变性疾病发生中小胶质细胞不仅是简单的"反应性增生",而且参与了整个病理过程。小胶质细胞活化后可通过产生氧自由基等促炎因子,对神经元产生毒性作用。DA能神经元对氧化应激十分敏感,而活化的小胶质细胞是氧自由基产生的主要来源。此外,中脑黑质是小胶质细胞分布最为密集的区域,决定了小胶质细胞的活化在帕金森病发生发展中有重要作用。

(五)年龄因素

PD主要发生于中老年,40岁以前很少发病。研究发现自30岁后黑质DA能神经元、酪氨酸羟化酶(TH)和多巴脱羧酶(DDC)活力,以及纹状体DA递质逐年减少,DA的D_1和D_2受体密度减低。然而,罹患PD的老年人毕竟是少数,说明生理性DA能神经元退变不足以引起PD。只有黑质DA能神经元减少50%以上,纹状体DA递质减少80%以上,临床才会出现PD症状,老龄只是PD的促发因素。

(六)泛素-蛋白酶体系统功能异常

泛素-蛋白酶体系统(ubiquitin-proteasome system,UPS)可选择性降低细胞内的蛋白质,在细胞周期性增殖及凋亡相关蛋白的降解中发挥重要作用。Parkin基因突变常导致UPS功能障碍,不能降解错误折叠的蛋白,错误折叠蛋白的过多异常聚集则对细胞有毒性作用,引起氧化应激增强和线粒体功能损伤。应用蛋白酶体抑制剂已经构建成模拟PD的细胞模型。

(七)兴奋性毒性作用

应用微透析及高压液相色谱(HPLC)检测发现,由MPTP制备的PD猴模型纹状体中兴奋性氨基酸(谷氨酸、天门冬氨酸)含量明显增高。若细胞外间隙谷氨酸浓度异常增高,过度刺激受体可对CNS产生明显毒性作用。动物试验发现,脑内注射微量谷氨酸可导致大片神经元坏死,谷氨酸兴奋性神经毒作用是通过N-甲基-D-天冬氨酸受体(N-methyl-D-aspartic acid receptor,NMDA)介导的,与DA能神经元变性有关。谷氨酸可通过激活NMDA受体产生一氧化氮(NO)损伤神经细胞,并释放更多的兴奋性氨基酸,进一步加重神经元损伤。

(八)细胞凋亡

PD发病过程存在细胞凋亡及神经营养因子缺乏等。细胞凋亡是帕金森病患者DA能神经元变性的基本形式,许多基因及其产物通过多种机制参与DA能神经元变性的凋亡过程。此外,多种迹象表明多巴胺转运体和囊泡转运体的异常表达与DA能神经元的变性直接相关。其他如神经细胞自噬、钙稳态失衡可能也参与帕金森病的发病。

目前,大多数学者认同帕金森病并非单一因素引起,是由遗传、环境因素、免疫/炎性因素、线粒体功能衰竭、兴奋性氨基酸毒性、神经细胞自噬及老化等多种因素通过多种机制共同作用所致。

四、病理及生化病理

(一)病理

PD主要病理改变是含色素神经元变性、缺失,黑质致密部DA能神经元最显著。镜下可见神经细胞减少,黑质细胞黑色素消失,黑色素颗粒游离散布于组织和巨噬细胞内,伴不同程度神经胶质增生。正常人黑质细胞随年龄增长而减少,黑质细胞80岁时从原有42.5万减至20万个,PD患者少于10万个,出现症状时DA能神经元丢失50%以上,蓝斑、中缝核、迷走神经背核、苍白球、壳核、尾状核及丘脑底核等也可见轻度改变。

残留神经元胞浆中出现嗜酸性包涵体路易小体(Lewy body)是本病重要的病理特点,Lewy小体是细胞质蛋白质组成的玻璃样团块,中央有致密核心,周围有细丝状晕圈。一个细胞有时可见多个大小不同的Lewy小体,见于约10%的残存细胞,黑质明显,苍白球、纹状体及蓝斑等亦可见,α-突触核蛋白和泛素是Lewy小体的重要组分。α-突触核蛋白在许多脑区含量丰富,多集中于神经元突触前末梢。在小鼠或果蝇体内过量表达α-突触核蛋白可产生典型的帕金森病症状。尽管α-突触核蛋白基因突变仅出现在小部分家族性帕金森病患者中,但该基因表达的蛋白是路易小体的主要成分,提示它在帕金森病发病过程中起重要作用。

(二)生化病理

PD最显著的生物化学特征是脑内DA含量减少。DA和乙酰胆碱(ACh)作为纹状体两种重要神经递质,功能相互拮抗,两者平衡对基底核环路活动起重要的调节作用。脑内DA递质通路主要为黑质-纹状体系,黑质致密部DA能神经元自血流摄入左旋酪氨酸,在细胞内酪氨酸羟化酶(TH)作用下形成左旋多巴(L-dopa)→经多巴胺脱羧酶(DDC)→DA→通过黑质-纹状体束,DA作用于壳核、尾状核突触后神经元,最后被分解成高香草酸(HVA)。由于特发性帕金森病TH和DDC减少,使DA生成减少。单胺氧化酶B(MAO-B)抑制剂减少神经元内DA分解代谢,增加脑内DA含量。儿茶酚-氧位-甲基转移酶(COMT)抑制剂减少L-dopa外周代谢,维持L-dopa稳定血浆浓度(图6-1),可用于PD治疗。

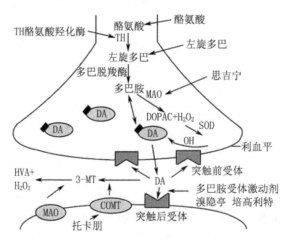

图6-1 多巴胺的合成和代谢

PD患者黑质DA能神经元变性丢失,黑质-纹状体DA通路变性,纹状体DA含量显著降低(>80%),使ACh系统功能相对亢进,是导致肌张力增高、动作减少等运动症状的生化基础。此外,中脑-边缘系统和中脑-皮质系统 DA 含量亦显著减少,可能导致智能减退、行为情感异常、言语错乱等高级神经活动障碍。DA 递质减少程度与患者症状严重度一致,病变早期通过 DA 更新率增加(突触前代偿)和 DA 受体失神经后超敏现象(突触后代偿),临床症状可能不明显(代偿期),随疾病的进展可出现典型 PD 症状(失代偿期)。基底核其他递质或神经肽如去甲肾上腺素(NE)、5-羟色胺(5-HT)、P 物质(SP)、脑啡肽(ENK)、生长抑素(SS)等也有变化。

五、临床表现

帕金森病通常在 40～70 岁发病,60 岁后发病率增高,在 30 多岁前发病者少见,男性略多。起病隐袭,发展缓慢,主要表现静止性震颤、肌张力增高、运动迟缓和姿势步态异常等,症状出现孰先孰后可因人而异。首发症状以震颤最多见(60%～70%),其次为步行障碍(12%)、肌强直(10%)和运动迟缓(10%)。症状常自一侧上肢开始,逐渐波及同侧下肢、对侧上肢与下肢,呈 N 字形的进展顺序(65%～70%);25%～30% 的病例可自一侧的下肢开始,两侧下肢同时开始极少见,不少病例疾病晚期症状仍存在左右差异。

(一)静止性震颤

常为 PD 的首发症状,多由一侧上肢远端(手指)开始,逐渐扩展到同侧下肢及对侧肢体,上肢震颤幅度较下肢明显,下颌、口唇、舌及头部常最后受累。典型表现静止性震颤,拇指与屈曲示指呈搓丸样动作,节律 4～6 Hz,静止时出现,精神紧张时加重,随意动作时减轻,睡眠时消失;常伴交替旋前与旋后、屈曲与伸展运动。令患者活动一侧肢体如握拳或松拳,可引起另侧肢体出现震颤,该试验有助于发现早期轻微震颤。少数患者尤其 70 岁以上发病者可能不出现震颤。部分患者可合并姿势性震颤。

(二)肌强直

锥体外系病变导致屈肌与伸肌张力同时增高,关节被动运动时始终保持阻力增高,似弯曲软铅管,称为铅管样强直,如患者伴有震颤,检查者感觉在均匀阻力中出现断续停顿,如同转动齿轮,称为齿轮样强直,是肌强直与静止性震颤叠加所致。这两种强直与锥体束受损的折刀样强直不同,后者可伴腱反射亢进及病理征。

以下的临床试验有助于发现轻微的肌强直:①令患者运动对侧肢体,被检肢体肌强直可更明显;②头坠落试验:患者仰卧位,快速撤离头下枕头时头常缓慢落下,而非迅速落下;③令患者把双肘置于桌上,使前臂与桌面成垂直位,两臂及腕部肌肉尽量放松,正常人此时腕关节与前臂约成 90°屈曲,PD 患者腕关节或多或少保持伸直,好像竖立的路标,称为"路标现象"。老年患者肌强直可能引起关节疼痛,是肌张力增高使关节血供受阻所致。

(三)运动迟缓

表现为随意动作减少,包括始动困难和运动迟缓,因肌张力增高、姿势反射障碍出现一系列特征性运动障碍症状,如起床、翻身、步行和变换方向时运动迟缓,面部表情肌活动减少,常双眼凝视,瞬目减少,呈面具脸;以及手指精细动作如扣纽扣、系鞋带等困难,书写时字愈写愈小,称为写字过小征等。口、咽、腭肌运动障碍,使讲话缓慢,语音低沉单调,流涎等,严重时吞咽困难。

(四)姿势步态异常

患者四肢、躯干和颈部肌强直呈特殊屈曲体姿,头部前倾,躯干俯屈,上肢肘关节屈曲,腕关节伸直,前臂内收,指间关节伸直,拇指对掌。下肢髋关节与膝关节均略呈弯曲,随疾病进展姿势障碍加重,晚期自坐位、卧位起立困难。早期下肢拖曳,逐渐变为小步态,起步困难,起步后前冲,越走越快,不能及时停步或转弯,称慌张步态,行走时上肢摆动减少或消失;因躯干僵硬,转弯时躯干与头部连带小步转弯,与姿势平衡障碍导致重心不稳有关。患者害怕跌倒,遇小障碍物也要停步不前。

(五)非运动症状

PD 的非运动症状包括疾病早期常出现的嗅觉减退、快动眼期睡眠行为障碍、便秘等症状。

(1)嗅觉缺失经常出现在运动症状前,是 PD 的早期特征,嗅觉检测作为一种可能的生物学标记物,有助于将来对 PD 高危人群的识别。

(2)抑郁症在 PD 患者中常见,约占患者的 50%,多为疾病本身的表现,患者可能同时伴有 5-羟色胺递质功能减低;通常应用 5-羟色胺再摄取抑制剂,如舍曲林 50 mg、西酞普兰 20 mg 等治疗可改善。运动症状好转常可使抑郁症状缓解。

(3)快动眼期睡眠行为障碍(RBD)可见于 30% 的 PD 患者,20%~38% 的 RBD 患者可能发展为 PD。与正常人相比,RBD 患者存在明显的嗅觉障碍、颜色辨别力及运动速度受损。功能影像学显示特发性 RBD 患者纹状体内存在多巴胺转运体减少,RBD 同样可能是 PD 的早期标志物,其确切的病理基础尚不清楚,可能与蓝斑下核及桥脚核等下位脑干病变有关。

(4)便秘是 PD 患者的常见症状,具有顽固性、反复性、波动性及难治性等特点。可能与肠系膜神经丛的神经元变性导致胆碱能功能降低,胃肠道蠕动减弱有关,此外,抗胆碱药等抗帕金森病药物可使蠕动功能下降,加重便秘。

(5)其他症状:诸如皮脂腺、汗腺分泌亢进引起脂颜、多汗,交感神经功能障碍导致直立性低血压等;部分患者晚期出现轻度认知功能减退或痴呆、视幻觉等,通常不严重。

(六)辅助检查

(1)PD 患者的 CT、MRI 检查通常无特征性异常。

(2)生化检测:高效液相色谱-电化学法(HPLC-EC)检测患者 CSF 和尿中高香草酸(HVA)含量降低,放射免疫法检测 CSF 中生长抑素含量降低。血及脑脊液常规检查无异常。

(3)基因及生物标志物:家族性 PD 患者可采用 DNA 印迹技术、PCR、DNA 序列分析等检测基因突变。采用蛋白组学等技术检测血清、CSF、唾液中 α-突触核蛋白、DJ-1 等潜在的早期 PD 生物学标志物。

(4)超声检查可见对侧中脑黑质的高回声(图 6-2)。

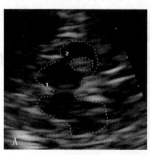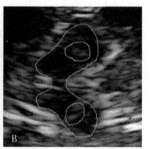

图 6-2 帕金森的超声表现

A.偏侧帕金森病对侧中脑黑质出现高回声;

B.双侧帕金森病两侧中脑黑质出现高回声

(5)功能影像学检测:①DA 受体功能显像,PD 纹状体 DA 受体,主要是 D_2 受体功能发生改变,PET 和 SPECT 可动态观察 DA 受体,SPECT 较简便经济,特异性 D_2 受体标记物 [123] I Iodo-benzamide(^{123}I-IBZM)合成使 SPECT 应用广泛。②DA 转运体(dopa-mine transporter,DAT)

功能显像,纹状体突触前膜 DAT 可调控突触间隙中 DA 有效浓度,使 DA 对突触前和突触后受体发生时间依赖性激动,早期 PD 患者 DAT 功能较正常下降 31%～65%,应用[123]I-β-CIT PET 或[99m]Tc-TRODAT-1 SPECT 可检测 DAT 功能,用于 PD 早期和亚临床诊断(图 6-3)。③神经递质功能显像,[18]F-dopa 透过血-脑屏障入脑,多巴脱羧酶将[18]F-dopa 转化为[18]F-DA,PD 患者纹状体区[18]F-dopa 放射性聚集较正常人明显减低,提示多巴脱羧酶活性降低。

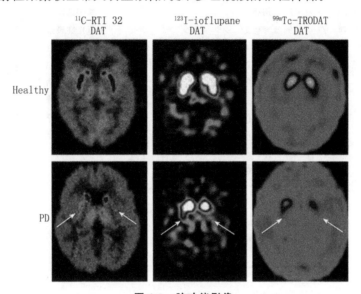

图 6-3　脑功能影像

显示帕金森病患者的纹状体区 DAT 活性降低

(6)药物试验:目前临床已很少采用。

左旋多巴试验:①试验前 24 小时停用左旋多巴、多巴胺受体激动剂、抗胆碱能药、抗组胺药;②试验前 30 分钟和试验开始前各进行 1 次临床评分;③早 8～9 时患者排尿便,然后口服 375～500 mg 多巴丝肼;④服药45～150 分钟按 UPDRS-Ⅲ量表测试患者的运动功能;⑤病情减轻为阳性反应。

多巴丝肼弥散剂试验:药物吸收快,很快达到有效浓度,代谢快,用药量较小,可短时间(10～30 分钟)内确定患者对左旋多巴反应。对 PD 诊断、鉴别诊断及药物选择等有价值。

阿扑吗啡试验:①②项同左旋多巴试验;③皮下注射阿扑吗啡 2 mg;④用药后 30～120 分钟,测试患者的运动功能,病情减轻为阳性反应,如阴性可分别隔 4 小时用 3 mg、5 mg 或 10 mg 阿扑吗啡重复试验。

六、诊断及鉴别诊断

(一)诊断

英国帕金森病协会脑库(UKPDBB)诊断标准以及中国帕金森病诊断标准均依据中老年发病,缓慢进展性病程,必备运动迟缓及至少具备静止性震颤、肌强直或姿势步态障碍中的一项,结合对左旋多巴治疗敏感即可作出临床诊断(表 6-1)。联合嗅觉、经颅多普勒超声及功能影像(PET/SPECT)检查有助于早期发现临床前帕金森病。帕金森病的临床与病理诊断符合率约为 80%。

表 6-1 英国 PD 协会脑库(UKPDBB)临床诊断标准

包括标准	排除标准	支持标准
· 运动迟缓(随意运动启动缓慢,伴随重复动作的速度和幅度进行性减少)	· 反复卒中病史,伴随阶梯形进展的 PD 症状	确诊 PD 需具备以下 3 个或 3 个以上的条件
· 并至少具备以下中的一项:肌强直;4~6 Hz 静止性震颤;不是由于视力、前庭或本体感觉障碍导致的姿势不稳	· 反复脑创伤病史 · 明确的脑炎病史 · 动眼危象 · 在服用抗精神病类药物过程中出现症状 · 一个以上的亲属发病 · 病情持续好转 · 起病 3 年后仍仅表现单侧症状 · 核上性凝视麻痹 · 小脑病变体征 · 疾病早期严重的自主神经功能紊乱 · 早期严重的记忆、语言和行为习惯紊乱的痴呆 · Batinski 征阳性 · CT 扫描显示脑肿瘤或交通性脑积水 · 大剂量左旋多巴治疗无效(排除吸收不良导致的无效) · MPTP 接触史	· 单侧起病 · 静止性震颤 · 疾病逐渐进展 · 持久性的症状不对称,以患侧受累更重 · 左旋多巴治疗有明显疗效(70%~100%) · 严重的左旋多巴诱导的舞蹈症 · 左旋多巴疗效持续 5 年或更长时间 · 临床病程 10 年或更长时间

(二)鉴别诊断

PD 主要须与其他原因引起的帕金森综合征鉴别(表 6-2)。在所有帕金森综合征中,约 75%为原发性帕金森病,约 25%为其他原因引起的帕金森综合征。

表 6-2 帕金森病与帕金森综合征的分类

1.原发性
  · 原发性帕金森病
  · 少年型帕金森综合征
2.继发性(后天性、症状性)帕金森综合征
  · 感染:脑炎后、慢病毒感染
  · 药物:神经安定剂(吩噻嗪类及丁酰苯类)、利血平、甲氧氯普胺、α-甲基多巴、锂剂、氟桂利嗪、桂利嗪
  · 毒物:MPTP 及其结构类似的杀虫剂和除草剂、一氧化碳、锰、汞、二硫化碳、甲醇、乙醇
  · 血管性:多发性脑梗死、低血压性休克
  · 创伤:拳击性脑病
  · 其他:甲状旁腺功能异常、甲状腺功能减退、肝脑变性、脑瘤、正压性脑积水
3.遗传变性帕金森综合征
  · 常染色体显性遗传路易小体病、亨廷顿病、肝豆状核变性、Hallervorden-Spatz 病、橄榄脑桥小脑萎缩、脊髓小脑变性、家族性基底核钙化、家族性帕金森综合征伴周围神经病、神经棘红细胞增多症、苍白球黑质变性
4.多系统变性(帕金森叠加征群)
  · 进行性核上性麻痹、Shy-Drager 综合征、纹状体黑质变性、帕金森综合征-痴呆-肌萎缩性侧索硬化复合征、皮质基底核变性、阿尔茨海默病、偏侧萎缩-偏侧帕金森综合征

1.继发性帕金森综合征

有明确的病因可寻,如感染、药物、中毒、脑动脉硬化、创伤等。继发于甲型脑炎(即昏睡性脑炎)后的帕金森综合征,目前已罕见。多种药物均可导致药物性帕金森综合征,一般是可逆的。在拳击手中偶见头部创伤引起的帕金森综合征。老年人基底核区多发性腔隙性梗死可引起血管性帕金森综合征,患者有高血压、动脉硬化及卒中史,步态障碍较明显,震颤少见,常伴锥体束征。

2.伴发于其他神经变性疾病的帕金森综合征

不少神经变性疾病具有帕金森综合征表现。这些神经变性疾病各有其特点,有些为遗传性,有些为散发的,除程度不一的帕金森症状外,还有其他症状,如不自主运动、垂直性眼球凝视障碍(见于进行性核上性麻痹)、直立性低血压(Shy-Drager 综合征)、小脑性共济失调(橄榄脑桥小脑萎缩)、出现较早且严重的痴呆(路易体痴呆)、角膜色素环(肝豆状核变性)、皮质复合感觉缺失、锥体束征和失用、失语(皮质基底核变性)等。此外,所伴发的帕金森病症状,经常以强直、少动为主,静止性震颤很少见,对左旋多巴治疗不敏感。

3.早期患者须与原发性震颤、抑郁症、脑血管病鉴别

(1)原发性震颤较常见,约 1/3 的患者有家族史,在各年龄期均可发病,姿势性或动作性震颤为唯一的表现,无肌强直和运动迟缓,饮酒或用普萘洛而后震颤可显著减轻。

(2)抑郁症可伴表情贫乏、言语单调、随意运动减少,但无肌强直和震颤,抗抑郁剂治疗有效。

(3)早期帕金森病症状限于一侧肢体,患者常主诉一侧肢体无力或不灵活,若无震颤,易误诊为脑血管病,询问原发病和仔细体检易于鉴别。

七、治疗原则

帕金森病的治疗原则是采取综合治疗,包括药物治疗、手术治疗、康复治疗、心理治疗等,目前应用的所有治疗手段,只能改善症状,不能阻止病情发展。其中药物治疗是首选的主要的治疗手段。

八、药物治疗

(一)药物治疗原则

应从小剂量开始,缓慢递增,以较小剂量达到较满意的疗效。治疗应考虑个体化特点,用药选择不仅要考虑病情特点,而且要考虑患者的年龄、就业状况、经济承受能力等因素。药物治疗目标是延缓疾病进展、控制症状,并尽可能延长症状控制的年限,同时尽量减少药物不良反应和并发症。

(二)保护性治疗

目的是延缓疾病发展,改善患者症状。原则上,帕金森病一旦被诊断就应及早进行保护性治疗。目前临床应用的保护性治疗药物主要是单胺氧化酶 B 型(MAO-B)抑制剂。曾报道司来吉兰＋维生素 E 疗法(deprenyl and tocopherol an-tioxidation therapy of parkinsonism,DATATOP)可推迟使用左旋多巴、延缓疾病发展约 9 个月,可用于早期轻症 PD 患者;但司来吉兰的神经保护作用仍未定论。多巴胺受体激动剂和辅酶 Q_{10} 也可能有神经保护作用。

(三)症状性治疗

选择药物的原则如下。

(1)老年前期(年龄＜65 岁)患者,且不伴智能减退,可以选择:①多巴胺受体激动剂;②MAO-B抑制剂司来吉兰,或加用维生素 E;③复方左旋多巴＋儿茶酚-氧位-甲基转移酶(COMT)

抑制剂;④金刚烷胺和/或抗胆碱能药:震颤明显而其他抗帕金森病药物效果不佳时,可试用抗胆碱能药;⑤复方左旋多巴:一般在①、②、④方案治疗效果不佳时加用。在某些患者,如果出现认知功能减退,或因特殊工作之需,需要显著改善运动症状,复方左旋多巴也可作为首选。

(2)老年期(年龄≥65岁)患者或伴智能减退:首选复方左旋多巴,必要时可加用多巴胺受体激动剂、MAO-B抑制剂或COMT抑制剂。尽可能不用苯海索,尤其老年男性患者,除非有严重震颤,并明显影响患者的日常生活或工作能力时。

(四)治疗药物

1.抗胆碱能药

抑制ACh的活力,可提高脑内DA的效应和调整纹状体内的递质平衡,临床常用盐酸苯海索。对震颤和强直有效,对运动迟缓疗效较差,适于震颤明显年龄较轻的患者。常用1~2 mg口服,每天3次。该药改善症状短期效果较明显,但常见口干、便秘和视物模糊等不良反应,偶可见神经精神症状。闭角型青光眼及前列腺肥大患者禁用。中国指南建议苯海索由于有较多的不良反应,尽可能不用,尤其老年男性患者。

2.金刚烷胺

促进神经末梢DA释放,阻止再摄取,可轻度改善少动、强直和震颤等。起始剂量50 mg,每天2~3次,1周后增至100 mg,每天2~3次,一般不超过300 mg/d,老年人不超过200 mg/d。药效可维持数月至一年。不良反应较少,如不安、意识模糊、下肢网状青斑、踝部水肿和心律失常等,肾功能不全、癫痫、严重胃溃疡和肝病患者慎用,哺乳期妇女禁用。

3.左旋多巴(L-dopa)及复方左旋多巴

PD患者迟早要用到L-dopa治疗。L-dopa可透过血-脑屏障,被脑DA能神经元摄取后脱羧变为DA,改善症状,对震颤、强直、运动迟缓等运动症状均有效。由于95%以上的L-dopa在外周脱羧成为DA,仅约1%通过血-脑屏障进入脑内,为减少外周不良反应,增强疗效,多用L-dopa与外周多巴脱羧酶抑制剂(DCI)按4:1制成的复方左旋多巴制剂,用量较L-dopa减少3/4。

(1)复方左旋多巴剂型:包括标准片、控释片、水溶片等。

1)标准片:多巴丝肼(Madopar)由L-dopa与苄丝肼按4:1组成,多巴丝肼250为L-dopa 200 mg加苄丝肼50 mg,多巴丝肼125为L-dopa 100 mg加苄丝肼25 mg;国产多巴丝肼胶囊成分与多巴丝肼相同。息宁(Sinemet)250和Sinemet 125是由L-dopa与卡比多巴按4:1组成。

2)控释片:有多巴丝肼液体动力平衡系统(madopar-HBS)和息宁控释片(sinemet CR)。①多巴丝肼-HBS:剂量为125 mg,由L-dopa100 mg加苄丝肼25 mg及适量特殊赋形剂组成。口服后药物在胃内停留时间较长,药物基质表面先形成水化层,通过弥散作用逐渐释放,在小肠pH较高的环境中逐渐被吸收。多种因素可影响药物的吸收,如药物溶解度、胃液与肠液的pH、胃排空时间等。本品不应与制酸药同时服用。②息宁控释片(sinemet CR):L-dopa 200 mg加卡比多巴50 mg,制剂中加用单层分子基质结构,药物不断溶释,达到缓释效果,口服后120~150分钟达到血浆峰值浓度;片中间有刻痕,可分为半片服用。

3)水溶片:弥散型多巴丝肼(madopar dispersible),剂量为125 mg,由L-dopa 100 mg加苄丝肼25 mg组成。其特点是易在水中溶解,吸收迅速,很快达到治疗阈值浓度。

(2)用药时机:何时开始复方左旋多巴治疗尚有争议,长期用药会产生疗效减退、症状波动及异动症等运动并发症。一般应根据患者年龄、工作性质、症状类型等决定用药。年轻患者可适当推迟使用,患者因职业要求不得不用L-dopa时应与其他药物合用,减少复方左旋多巴剂量。年老患者可早期选用 L-dopa,因发生运动并发症机会较少,对合并用药耐受性差。

(3)用药方法:从小剂量开始,根据病情逐渐增量,用最低有效量维持。①标准片:复方左旋多巴开始用 62.5 mg(1/4 片),每天 2～4 次,根据需要逐渐增至125 mg,每天3～4 次;最大剂量一般不超过 250 mg,每天 3～4 次;空腹(餐前 1 小时或餐后 2 小时)用药疗效好。②控释片:优点是减少服药次数,有效血药浓度稳定,作用时间长,可控制症状波动;缺点是生物利用度较低,起效缓慢,标准片转换成为控释片时每天剂量应相应增加并提前服用;适于症状波动或早期轻症患者。③水溶片:易在水中溶解,吸收迅速,10 分钟起效,作用维持时间与标准片相同,该剂型适用于有吞咽障碍或置鼻饲管、清晨运动不能、"开-关"现象和剂末肌张力障碍患者。

(4)运动并发症及其他药物不良反应:主要有周围性和中枢性两类,前者为恶心、呕吐、低血压、心律失常(偶见);后者有症状波动、异动症和精神症状等。前者的不良反应可以通过小剂量开始渐增剂量、餐后服药、加用多潘立酮等可避免或减轻上述症状。后者的不良反应都在长期用药后发生,一般经过 5 年治疗后,约 50％患者会出现症状波动或异动症等运动并发症。具体处理详见本节运动并发症的治疗。

4.DA 受体激动剂

DA 受体包括 5 种类型,D_1 受体和 D_2 受体亚型与 PD 治疗关系密切。DA 受体激动剂可:①直接刺激纹状体突触后 DA 受体,不依赖于多巴脱羧酶将 L-dopa 转化为 DA 发挥效应;②血浆半衰期(较复方左旋多巴)长;③推测可持续而非波动性刺激 DA 受体,预防或延迟运动并发症发生;PD 早期单用 DA 受体激动剂有效,若与复方左旋多巴合用,可提高疗效,减少复方左旋多巴用量,且可减少或避免症状波动或异动症的发生。

(1)适应证:PD 后期患者用复方左旋多巴治疗产生症状波动或异动症,加用 DA 受体激动剂可减轻或消除症状,减少复方左旋多巴用量。疾病后期黑质纹状体 DA 能系统缺乏多巴脱羧酶,不能把外源性L-dopa脱羧转化为 DA,用复方左旋多巴无效,用 DA 受体激动剂可能有效。发病年纪轻的早期患者可单独应用,应从小剂量开始,渐增量至获得满意疗效。不良反应与复方左旋多巴相似,症状波动和异动症发生率低,直立性低血压和精神症状发生率较高。

(2)该类药物有两种类型:麦角类和非麦角类。目前大多推荐非麦角类 DA 受体激动剂,尤其是年轻患者病程初期。这类长半衰期制剂能避免对纹状体突触后膜 DA 受体产生"脉冲"样刺激,从而预防或减少运动并发症的发生。麦角类 DA 受体激动剂可导致心脏瓣膜病和肺胸膜纤维化,多不主张使用。

1)麦角类:①溴隐亭为 D_2 受体激动剂,开始 0.625 mg/d,每隔 3～5 天增加0.625 mg,通常治疗剂量 7.5～15 mg/d,分 3 次口服;不良反应与左旋多巴类似,错觉和幻觉常见,精神病病史患者禁用,相对禁忌证包括近期心肌梗死、严重周围血管病和活动性消化性溃疡等。②α-二氢麦角隐亭,2.5 mg,每天 2 次,每隔 5 天增加 2.5 mg,有效剂量 30～50 mg/d,分 3 次口服。上述四种药物之间的参考剂量转换为:吡贝地尔：普拉克索：溴隐亭：α-二氢麦角隐亭为100：1：10：60。③卡麦角林是所有 DA 受体激动剂中半衰期最长(70 小时),作用时间最长,适于 PD 后期长期应用复方左旋多巴产生症状波动和异动症患者,有效剂量 2～10 mg/d,平均4 mg/d,只需每天 1 次,较方便。④利舒脲具有较强的选择性 D_2 受体激动作用,对 D_1 受体作用很弱。按作用剂量比,其作用较溴隐亭强 10～20 倍,但作用时间短于溴隐亭;其 $t_{1/2}$ 短(平均2.2 小时),该药为水溶性,可静脉或皮下输注泵应用,主要用于因复方左旋多巴治疗出现明显的"开-关"现象者;治疗须从小剂量开始,0.05～0.1 mg/d,逐渐增量,平均有效剂量为2.4～4.8 mg/d。

2)非麦角类:被美国神经病学学会、运动障碍学会,以及我国帕金森病治疗指南推荐为一线治疗药物。①普拉克索:为新一代选择性 D_2、D_3 受体激动剂,开始 0.125 mg,每天 3 次,每周增加 0.125 mg,逐渐加量至 0.5~1.0 mg,每天 3 次,最大不超过 4.5 mg/d;服用左旋多巴的 PD 晚期患者加服普拉克索可改善左旋多巴不良反应,对震颤和抑郁有效。②罗匹尼罗:用于早期或进展期 PD,开始 0.25 mg,每天 3 次,逐渐加量至 2~4 mg,每天 3 次,症状波动和异动症发生率低,常见意识模糊、幻觉及直立性低血压。③吡贝地尔(泰舒达缓释片):为缓释型选择性 D_2、D_3 受体激动剂,对中脑-皮质和边缘叶通路 D_3 受体有激动效应,改善震颤作用明显,对强直和少动也有作用;初始剂量 50 mg,每天 1 次,第 2 周增至 50 mg,每天 2 次,有效剂量 150 mg/d,分 3 次口服,最大不超过 250 mg/d。④罗替戈汀:为一种透皮贴剂,有 4.5 mg/10 cm^2,9 mg/20 cm^2,13.5 mg/30 cm^2,18 mg/40 cm^2 等规格;早期使用 4.5 mg/10 cm^2,以后视病情发展及治疗反应可增大剂量,均每天 1 贴;治疗 PD 优势为可连续、持续释放药物,消除首关效应,提供稳态血药水平,避免对 DA 受体脉冲式刺激,减少口服药治疗突然"中断"状态,减少服左旋多巴等药物易引起运动波动、"开-关"现象等。⑤阿扑吗啡:为 D_1 和 D_2 受体激动剂,可显著减少"关期"状态,对症状波动,尤其"开-关"现象和肌张力障碍疗效明显,采取笔式注射法给药后 5~15 分钟起效,有效作用时间 60 分钟,每次给药 0.5~2 mg,每天可用多次,便携式微泵皮下持续灌注可使患者每天保持良好运动功能;也可经鼻腔给药。

5.单胺氧化酶 B(MAO-B)抑制剂

抑制神经元内 DA 分解,增加脑内 DA 含量。合用复方左旋多巴有协同作用,减少 L-dopa约 1/4 用量,延缓"开-关"现象。MAO-B 抑制剂中的司来吉兰即丙炔苯丙胺,每次给药 2.5~5 mg,每天 2 次,因可引起失眠,不宜傍晚服用。不良反应有口干、胃纳少和直立性低血压等,胃溃疡患者慎用。该药可与左旋多巴合用,亦可单独应用,可缓解 PD 症状,也可能有神经保护作用。第二代 MAO-B 抑制剂雷沙吉兰已投入临床应用,其作用优于第 1 代司来吉兰 5~10 倍,对各期 PD 患者症状均有改善作用,也可能有神经保护作用;其代谢产物为一种无活性非苯丙胺物质 Aminoindan,安全性较第 1 代 MAO-B 抑制剂好。唑尼沙胺原为抗癫痫药,偶然发现应用唑尼沙胺 300 mg/d 有效控制癫痫的同时,也显著改善 PD 症状,抗 PD 机制证实为抑制 MAO-B 活性。

6.儿茶酚-氧位-甲基转移酶(COMT)抑制剂

COMT 是由脑胶质细胞分泌参与 DA 分解酶之一。COMT 抑制剂通过抑制脑内、脑外COMT 活性,提高左旋多巴生物利用度,显著改善左旋多巴疗效。COMT 抑制剂本身不会对CNS 产生影响,在外周主要阻止左旋多巴被 COMT 催化降解成 3-氧甲基多巴。须与复方左旋多巴合用,单独使用无效,用药次数一般与复方左旋多巴次数相同。主要用于中晚期 PD 患者的剂末现象、"开-关"现象等症状波动的治疗,可使"关"期时限缩短,"开"期时限增加,也推荐用于早期 PD 患者初始治疗,希望通过持续 DA 能刺激(CDS),以推迟出现症状波动等运动并发症,但尚有待进一步研究证实。

(1)恩他卡朋:亦名珂丹,是周围 COMT 抑制剂,100~200 mg 口服;可提高 CNS 对血浆左旋多巴利用,提高血药浓度,增强左旋多巴疗效,减少临床用量;该药耐受性良好,主要不良反应是胃肠道症状,尿色变浅,但无严重肝功能损害报道。

(2)托卡朋:亦名答是美,100~200 mg 口服;该药是治疗 PD 安全有效的辅助药物,不良反应有腹泻、意识模糊、转氨酶升高,偶有急性重症肝炎报道,应注意肝脏毒副作用,用药期间须监测肝功能。

7.腺苷 A_{2A} 受体阻断剂

腺苷 A_{2A} 受体在基底核选择性表达,与运动行为有关。多项证据表明,阻断腺苷 A_{2A} 受体能够减轻 DA 能神经元的退变。

伊曲茶碱是一种新型腺苷 A_{2A} 受体阻断剂,可明显延长 PD 患者"开期"症状,缩短"关期",具有良好安全性和耐受性,临床上已用于 PD 治疗。

(五)治疗策略

1.早期帕金森病治疗(Hoehn&Yahr Ⅰ～Ⅱ级)

疾病早期若病情未对患者造成心理或生理影响,应鼓励患者坚持工作,参与社会活动和医学体疗(关节活动、步行、平衡及语言锻炼、面部表情肌操练、太极拳等),可暂缓用药。若疾病影响患者的日常生活和工作能力,应开始症状性治疗。

2.中期帕金森病治疗(Hoehn&Yahr Ⅲ级)

若在早期阶段首选 DA 受体激动剂、司来吉兰或金刚烷胺/抗胆碱能药治疗的患者,发展至中期阶段时症状改善往往已不明显,此时应添加复方左旋多巴治疗;若在早期阶段首选小剂量复方左旋多巴治疗患者,应适当增加剂量,或添加 DA 受体激动剂、司来吉兰或金刚烷胺,或COMT 抑制剂。

3.晚期帕金森病治疗(Hoehn&Yahr Ⅳ～Ⅴ级)

晚期帕金森病临床表现极复杂,包括疾病本身进展,也有药物不良反应因素。晚期患者治疗,一方面继续力求改善运动症状,另一方面需处理伴发的运动并发症和非运动症状。

(六)运动并发症治疗

运动并发症,如症状波动和异动症是晚期 PD 患者治疗中最棘手的问题,包括药物剂量、用法等治疗方案调整及手术治疗(主要是脑深部电刺激术)。

1.症状波动的治疗

症状波动有 3 种形式。

(1)疗效减退或剂末恶化:指每次用药的有效作用时间缩短,症状随血液药物浓度发生规律性波动,可增加每天服药次数或增加每次服药剂量或改用缓释剂,也可加用其他辅助药物。

(2)"开-关"现象:指症状在突然缓解("开期")与加重("关期")之间波动,开期常伴异动症;多见于病情严重者,发生机制不详,与服药时间、血浆药物浓度无关;处理困难,可试用 DA 受体激动剂。

(3)冻结现象:患者行动踌躇,可发生于任何动作,突出表现是步态冻结,推测是情绪激动使细胞过度活动,增加去甲肾上腺素能介质输出所致;如冻结现象发生在复方左旋多巴剂末期,伴PD 其他体征,增加复方左旋多巴单次剂量可使症状改善;如发生在"开期",减少复方左旋多巴剂量,加用 MAO-B 抑制剂或 DA 受体激动剂或许有效,部分患者经过特殊技巧训练也可改善。

2.异动症的治疗

异动症(abnormal involuntary movements,AIMs)又称为运动障碍,常表现舞蹈-手足徐动症样、肌张力障碍样动作,可累及头面部、四肢及躯干。

异动症常见的 3 种形式是:①剂峰异动症或改善-异动症-改善(improvement-dyskinesia-im-provement,I-D-I),常出现在血药浓度高峰期(用药 1～2 小时),与用药过量或 DA 受体超敏有关,减少复方左旋多巴单次剂量可减轻异动症,晚期患者治疗窗较窄,减少剂量虽有利于控制异动症,但患者往往不能进入"开期",故减少复方左旋多巴剂量时需加用 DA 受体激动剂。②双相异动症或异动症-改善-异动症(dyskinesia-improvement-dyskinesia,D-I-D),剂峰和剂末均可出现,机制不清,治疗困难,可尝试增加复方左旋多巴每次剂量或服药次数,或加用 DA 受体激动剂。③肌张力障碍,常表现足或小腿痛性痉挛,多发生于清晨服药前,可睡前服用复方左旋多巴控释剂或长效 DA 受体激动剂,或起床前服用弥散型多巴丝肼或标准片;发生于剂末或剂峰的肌张力障碍可相应增减复方左旋多巴用量。

不常见的异动症也有 3 种形式:①反常动作,可能由于情绪激动使神经细胞产生或释放 DA 引起少动现象短暂性消失;②少动危象,患者较长时间不能动,与情绪改变无关,是 PD 严重的少动类型,可能由于纹状体 DA 释放耗竭所致;③出没现象,表现出没无常的少动,与服药时间无关。

(七)非运动症状的治疗

帕金森病的非运动症状主要包括精神障碍、自主神经功能紊乱、感觉障碍等。

1.精神障碍的治疗

PD 患者的精神症状表现形式多种多样,如生动梦境、抑郁、焦虑、错觉、幻觉、欣快、轻躁狂、精神错乱及意识模糊等。治疗原则是首先考虑依次逐减或停用抗胆碱能药、金刚烷胺、DA 受体激动剂、司来吉兰等抗帕金森病药物;若采取以上措施患者仍有症状,可将复方左旋多巴逐步减量;经药物调整无效的严重幻觉、精神错乱、意识模糊可加用非经典抗精神病药如氯氮平、喹硫平;氯氮平被 B 级推荐,可减轻意识模糊和精神障碍,不阻断 DA 能药效,可改善异动症,但需定期监测粒细胞;喹硫平被 C 级推荐,不影响粒细胞数;奥氮平不推荐用于 PD 精神症状治疗(B 级推荐)。抑郁、焦虑、痴呆等可为疾病本身表现,用药不当可能加重。精神症状常随运动症状波动,"关期"出现抑郁、焦虑,"开期"伴欣快、轻躁狂,改善运动症状常使这些症状缓解。较重的抑郁症、焦虑症可用 5-羟色胺再摄取抑制剂。对认知障碍和痴呆可应用胆碱酯酶抑制剂,如石杉碱甲、多奈哌齐、利斯的明或加兰他敏。

2.自主神经功能障碍治疗

自主神经功能障碍常见便秘、排尿障碍及直立性低血压等。便秘增加饮水量和高纤维含量食物对大部分患者有效,停用抗胆碱能药,必要时应用通便剂;排尿障碍患者需减少晚餐后摄水量,可试用奥昔布宁、莨菪碱等外周抗胆碱能药;直立性低血压患者应增加盐和水摄入量,睡眠时抬高头位,穿弹力裤,从卧位站起宜缓慢,α 肾上腺素能激动剂米多君治疗有效。

3.睡眠障碍

较常见,主要为失眠和快速眼动期睡眠行为异常(RBD),可应用镇静安眠药。失眠若与夜间帕金森病运动症状相关,睡前需加用复方左旋多巴控释片。若伴不宁腿综合征(RLS)睡前加用 DA 受体激动剂如普拉克索,或复方左旋多巴控释片。

九、手术及干细胞治疗

(1)中晚期 PD 患者常不可避免地出现药物疗效减退及严重并发症,通过系统的药物调整无法解决时可考虑选择性手术治疗。苍白球损毁术的远期疗效不尽如人意,可能有不可预测的并发症,临床已很少施行。

目前,推荐深部脑刺激疗法(deep brain stimula-tion,DBS),优点是定位准确、损伤范围小、并发症少、安全性高和疗效持久等,缺点是费用昂贵。适应证为:①原发性帕金森病,病程 5 年以上;②服用复方左旋多巴曾有良好疗效,目前疗效明显下降或出现严重的运动波动或异动症,影响生活质量;③除外痴呆和严重的精神疾病。

(2)细胞移植:将自体肾上腺髓质或异体胚胎中脑黑质细胞移植到患者纹状体,纠正 DA 递质缺乏,改善 PD 运动症状,目前已很少采用。酪氨酸羟化酶(TH)、神经营养因子,如胶质细胞源性神经营养因子(GNDF)和脑源性神经营养因子(BDNF)基因治疗,以及干细胞,包括骨髓基质干细胞、神经干细胞、胚胎干细胞和诱导性潜能干细胞移植治疗在动物试验中显示出良好疗效,已进行少数临床试验也显示一定的疗效。随着基因治疗的目的基因越来越多,基因治疗与干细胞移植联合应用可能是将来发展的方向。

十、中医、康复及心理治疗

中药或针灸和康复治疗作为辅助手段对改善症状也可起到一定作用。对患者进行语言、进食、走路及各种日常生活训练和指导,日常生活帮助如设在房间和卫生间的扶手、防滑橡胶桌垫、大把手餐具等,可改善生活质量。适当运动如打太极拳等对改善运动症状和非运动症状可有一定的帮助。教育与心理疏导也是 PD 治疗中不容忽视的辅助措施。

十一、预后

PD 是慢性进展性疾病,目前尚无根治方法。多数患者发病数年仍能继续工作,也可能较快进展而致残。疾病晚期可因严重肌强直和全身僵硬,终至卧床不起。死因常为肺炎、骨折等并发症。

(郭道林)

第二节　特发性震颤

特发性震颤(ET)又称原发性震颤,是一种常见的运动障碍性疾病,呈常染色体显性遗传,以姿势性和/或动作性震颤为主要特征,一般双上肢受累但一侧为重。病程多缓慢进展或不进展,呈良性过程,故又称良性震颤。

一、临床表现

(1)特发性震颤在人群中的患病率和发病率报道差别很大,各年龄组均可发病,但发病率随年龄增长而显著增加,发病没有性别差异,近半数患者有阳性家族史。

(2)起病隐袭,常从一侧上肢起病,很快累及对侧,很少累及下肢,大约30%的患者可累及头颈部,双上肢震颤多有不对称。

(3)震颤是唯一的临床表现,以姿势性和动作性震颤为主,震颤频率一般为 4~12 次/秒,初为间断性,情绪激动、饥饿、疲劳时加重,入睡后消失,但随着病程延长,可以变为持续性。体检除姿势性或动作性震颤外无其他阳性体征,有时可引出受累肢体齿轮感,为震颤所致。

二、辅助检查

本病实验室指标及头部影像学检查无特异表现。

三、诊断及分级

临床发现姿势性或动作性震颤,有阳性家族史,饮酒后减轻,不伴其他神经系统症状和体征,应考虑特发性震颤可能。

(一)诊断

美国运动障碍学会和世界震颤研究组织特发性震颤诊断标准。

1.核心诊断标准

(1)双手及前臂的动作性震颤。

(2)除齿轮现象外,不伴有神经系统其他体征。

(3)或仅有头部震颤,不伴肌张力障碍。

2.次要诊断标准

(1)病程超过 3 年。

(2)有阳性家族史。

(3)饮酒后震颤减轻。

3.排除标准

(1)伴有其他神经系统体征,或在震颤发生前不久有外伤史。

(2)由药物、焦虑、抑郁、甲亢等引起的生理亢进性震颤。

(3)有精神性(心因性)震颤病史。

(4)突然起病或分段进展。

(5)原发性直立性震颤。

(6)仅有位置特异性或目标特异性震颤,包括职业性震颤和原发性书写震颤。

(7)仅有言语、舌、颏或腿部震颤。

(二)分级

美国国立卫生研究院特发性震颤研究小组临床分级。

(1)0 级:无震颤。

(2)1 级:很轻微的震颤(不易发现)。

(3)2 级:易于发现的、幅度低于 2 cm 的、无致残性的震颤。

(4)3 级:明显的、幅度 2～4 cm 的、有部分致残性的震颤。

(5)4 级:严重的、幅度超过 4 cm 的、致残性的震颤。

四、鉴别诊断

(一)帕金森病

根据帕金森病特征性的静止性震颤以及肌强直和动作迟缓等其他症状体征可以鉴别。但特发性震颤患者合并帕金森病的发生率显著高于正常人群,常在稳定病程数年至数十年后出现其他震颤外的体征而确诊。

(二)直立性震颤

表现为站立时躯干和下肢的姿势性震颤,坐下或行走时减轻,也可累及上肢。

(三)生理性或全身疾病所致震颤

如甲亢,肾上腺疾病,药物性、中毒性等疾病根据相应病史和辅助检查可除外。

(四)其他神经系统疾病所致震颤

如小脑病变为意向性震颤,伴有共济失调等体征。其他神经系统疾病均不以震颤为唯一症状。

五、治疗

症状轻微,不影响功能活动或社交的可不予治疗。所有治疗措施对头部震颤效果均不佳。

(一)饮酒

多数患者在少量饮酒后震颤可暂时缓解。

(二)β-肾上腺素受体阻滞剂

能减轻震颤幅度但对震颤频率无影响,疗效的个体差异极大。一般采用普萘洛尔 60~90 mg/d,或阿罗洛尔 10~30 mg/d,分次服,最大剂量不超过 30 mg/d。相对禁忌证:心力衰竭,二至三度房室传导阻滞,哮喘,糖尿病有低血糖倾向时。

(三)其他

其他包括苯二氮䓬类、氯氮平、碳酸酐酶抑制剂等,局部注射 A 型肉毒毒素治疗等,可有部分疗效。

(郭道林)

第三节　肌张力障碍

肌张力障碍是主动肌和拮抗肌收缩不协调或过度收缩引起的以肌张力异常动作和姿势为特征的运动障碍疾病。在锥体外系疾病中较为多见,仅次于帕金森病。根据病因可分为特发性和继发性;按肌张力障碍发生部位分为局限性、节段性、偏身性和全身性;依起病年龄可分为儿童型、少年型和成年型。

一、病因及发病机制

特发性扭转性肌张力障碍迄今病因不明,可能与遗传有关,可为常染色体显性(30%~40% 外显率)、常染色体隐性或 X 连锁隐性遗传,显性遗传的缺损基因 DYT_1 已定位于 9 号常染色体长臂 9q32-34,编码一种 ATP 结合蛋白扭转蛋白 A,有些病例可发生在散发基础上。环境因素如创伤或过劳等可诱发特发性肌张力障碍基因携带者发病,如口-下颌肌张力障碍病前有面部或牙损伤史,一侧肢体过劳可诱发肌张力障碍如书写痉挛、乐器演奏家痉挛、打字员痉挛和运动员肢体痉挛等。

继发性肌张力障碍是纹状体、丘脑、蓝斑、脑干网状结构等病变所致,如肝豆状核变性、核黄疸、神经节苷脂沉积症、苍白球黑质红核色素变性、进行性核上性麻痹、特发性基底节钙化、甲状旁腺功能低下、中毒、脑血管病变、脑外伤、脑炎、药物(左旋多巴、吩噻嗪类、丁酰苯类、甲氧氯普胺)诱发等。

二、病理

特发性扭转痉挛可见非特异性病理改变,包括壳核、丘脑及尾状核小神经元变性,基底节脂质及脂色素增多。继发性扭转痉挛病理学特征随原发病不同而异;痉挛性斜颈、Meige 综合征、书写痉挛和职业性痉挛等局限性肌张力障碍病理上无特异性改变。

三、临床类型及表现

(一)扭转痉挛

扭转痉挛是全身性扭转性肌张力障碍，以四肢、躯干或全身剧烈而不随意的扭转动作和姿势异常为特征。发作时肌张力增高。扭转痉挛中止后肌张力正常或减低，故也称变形性肌张力障碍。按病因可分为特发性和继发性两型。

1.特发性扭转性肌张力障碍

儿童期起病的肌张力障碍，通常有家族史，出生及发育史正常，多为特发性。症状常自一侧或两侧下肢开始，逐渐进展至广泛不自主扭转运动和姿势异常，导致严重功能障碍。

2.继发性扭转性肌张力障碍

成年期起病的肌张力障碍多为散发，可查到病因。症状常自上肢或躯干开始，约20%的患者最终发展为全身性肌张力障碍，一般不发生严重致残。体检可见异常运动、姿势，如手臂过度旋前、屈腕、指伸直、腿伸直和足跖屈内翻，躯干过屈或过伸等，以躯干为轴扭转最具特征性；可出现扮鬼脸、痉挛性斜颈、睑痉挛、口-下颌肌张力障碍等，缺乏其他神经系统体征。

(二)局限性扭转性肌张力障碍

可为特发性扭转性肌张力障碍的某些特点孤立出现，如痉挛性斜颈、睑痉挛、口-下颌肌张力障碍、痉挛性发音困难(声带)和书写痉挛等。有家族史的患者可作为特发性扭转性肌张力障碍顿挫型，无家族史可代表成年发病型的局部表现，但成人发病的局限性肌张力障碍也可有家族性基础。为常染色体显性遗传，与18p31基因(DYT_7)突变有关。

1.痉挛性斜颈

痉挛性斜颈是胸锁乳突肌等颈部肌群阵发性不自主收缩引起颈部向一侧扭转，或阵发性倾斜，是锥体外系器质性疾病之一。少数痉挛性斜颈属精神性(心因性、癔症性)斜颈。

(1)本病可见于任何年龄组，但以中年人最为多见，女性多于男性。早期常为发作性，最终颈部持续地偏向一侧，一旦发病常持续终身，起病18个月内偶有自发缓解。药物治疗常不满意。

(2)起病多缓慢(癔症性斜颈例外)，颈部深、浅肌群均可受累，但以一侧胸锁乳突肌和斜方肌受损症状较突出。患肌因痉挛收缩触诊有坚硬感，久之可发生肥大。

(3)一侧胸锁乳突肌受累，头颈偏转向健侧；双侧胸锁乳突肌病变，则头颈前屈；双侧斜方肌病变，则头后仰。症状可因情绪激动而加重，头部得到支持时可减轻，睡眠时消失。

(4)癔症性斜颈常在受精神刺激后突然起病，症状多变，经暗示治疗后可迅速好转。

2.Meige综合征

主要累及眼肌和口、下颌肌肉，表现睑痉挛和口-下颌肌张力障碍，两者都可作为孤立的局限性肌张力障碍出现，为Meige综合征不完全型，如两者合并出现为完全型。

(1)睑痉挛表现：不自主眼睑闭合，痉挛持续数秒至数分钟。多为双眼，少数由单眼起病渐波及双眼，精神紧张、阅读、注视时加重，讲话、唱歌、张口、咀嚼和笑时减轻，睡眠时消失。

(2)口-下颌肌张力障碍表现：不自主张口闭口、撇嘴、咧嘴、噘嘴和缩拢口唇、伸舌扭舌等。严重者可使下颌脱臼、牙齿磨损以至脱落、撕裂牙龈、咬掉舌和下唇、影响发声和吞咽等，讲话、咀嚼可触发痉挛，触摸下颌或压迫颏下部可减轻，睡眠时消失。

3.书写痉挛

执笔书写时手和前臂出现肌张力障碍姿势，表现握笔如握匕首、手臂僵硬、手腕屈曲、肘部不自主地向外弓形抬起、手掌面向侧面等,但做其他动作正常。本病也包括其他职业性痉挛如弹钢琴、打字,以及使用螺丝刀或餐刀等。药物治疗通常无效,让患者学会用另一只手完成这些任务是必要的。

4.手足徐动症

手足徐动症也称指痉症,指以肢体远端为主的缓慢、弯曲、蠕动样不自主运动,极缓慢的手足徐动也可导致姿势异常,需与扭转痉挛鉴别。前者不自主运动主要位于肢体远端,后者主要侵犯颈肌、躯干肌及四肢的近端肌,以躯干为轴的扭转或螺旋样运动是其特征。本病症可见于多种疾病引起的脑损害,如基底节大理石样变性、脑炎、产后窒息、早产、胆红素脑病、肝豆状核变性等。

四、诊断及鉴别诊断

(一)诊断

首先应确定患者是否为肌张力障碍,然后区分是特发性或继发性肌张力障碍。通常,前者的发病年龄较小,可有遗传家族史,除肌张力障碍外,常无其他锥体系或锥体外系受损的症状和体征。从病史的详细询问和体格检查、相关的辅助检查,如脑脊液、血和尿化验、神经影像及电生理学检查中未找到继发性脑和/或脊髓损害的证据,基因分析有助于确定诊断。而继发性肌张力障碍与之相反,除发病年龄较大外,以局限性肌张力障碍多见,体格检查、辅助检查可发现许多继发的原因及脑、脊髓病理损害证据。常见肌张力障碍疾病临床特征见表6-3。

表 6-3 常见肌张力障碍疾病临床特征鉴别要点

鉴别要点	扭转痉挛	Miege综合征	痉挛性斜颈	迟发性运动障碍
发病年龄及性别	儿童,成年男性多见	50岁以后,女性多于男性	青年、中年	服用氟哌啶醇、氯丙嗪数年后,老年及女性多见
临床特征	面肌、颈肩肌、呼吸肌快速抽动,短促而频繁,具有刻板性	面肌眼睑肌、唇肌、舌肌、颈阔肌强直性痉挛	颈部肌肉的痉挛抽动、偏斜及伸屈	面肌、口肌、体轴肌、肢体肌的强直性痉挛
	紧张时加剧,安静时轻,入睡后消失	用手指触摸下颌减轻,行走、强光、阅读时加重,睡眠时消失	行动时加剧,平卧时减轻,入睡后消失,患肌坚硬肥大	随意运动,情绪紧张、激动时加重,睡眠中消失
	伴秽语者为秽语抽动症			
治疗	地西泮、氯硝西泮	氟哌啶醇	苯海索、左旋多巴	停服抗精神病药应缓慢
	小剂量氟哌啶醇	苯海索、左旋多巴	氟哌啶醇	
	心理治疗	肉毒素局部注射	肉毒毒素局部注射	利血平、氯硝西泮、氯氮平
			手术治疗	

(二)鉴别诊断

(1)面肌痉挛:常为一侧眼睑或面肌的短暂抽动,不伴口-下颌不自主运动,可与睑痉挛或口-下颌肌张力障碍区别。

(2)僵人综合征:需与肌张力障碍区别,前者表现为发作性躯干肌(颈脊旁肌和腹肌)和四肢近端肌僵硬和强直,明显限制患者主动运动,且常伴疼痛,在自然睡眠后肌僵硬完全消失,休息和肌肉放松时肌电图检查均出现持续运动单位电活动,不累及面肌和肢体远端肌。

(3)颈部骨骼肌先天性异常所致先天性斜颈(患者年龄较小,是由颈椎先天缺如或融合、胸锁乳突肌血肿、炎性纤维化所致)、局部疼痛刺激引起的症状性斜颈及癔症性斜颈。需与痉挛性斜颈鉴别。但前组都存在明确原因,同时能检出引致斜颈的异常体征,可资鉴别。

五、治疗

(一)特发性扭转性肌张力障碍

药物治疗可部分改善异常运动。

1.左旋多巴

对一种多巴反应性肌张力障碍有明显的效果,对其他类型的肌张力障碍也有一定的效果。

2.抗胆碱能药

大剂量的苯海索 20 mg 口服,每天 3 次,可控制症状。

3.镇静剂

能有效地缓解扭转痉挛,并能降低肌张力,部分患者有效。地西泮 5～10 mg 或硝西泮 5～7.5 mg,或氯硝西泮 2～4 mg 口服,每天 3 次。

4.多巴胺受体阻滞剂

能有效地控制扭转痉挛和其他多动症状,但不能降低肌张力。氟哌啶醇 2～4 mg 或硫必利 0.1～0.2 g 口服,每天 3 次。继发性肌张力障碍者需同时治疗原发病。

(二)局限性肌张力障碍

(1)药物治疗基本同特发性扭转痉挛。

(2)肉毒毒素 A:局部注射是目前可行的最有效疗法,产生数月的疗效,可重复注射。注射部位选择痉挛最严重的肌肉或肌电图显示明显异常放电的肌群,如痉挛性斜颈可选择胸锁乳突肌、颈夹肌、斜方肌等三对肌肉中的四块做多点注射;睑痉挛和口-下颌肌张力障碍分别选择眼裂周围皮下和口轮匝肌多点注射;书写痉挛注射受累肌肉有时会有帮助。剂量应个体化,通常在注射后 1 周开始显效,每疗程不超过8 周,疗效可维持3～6 个月,3～4 个月可以重复注射。每疗程总量为 200 U 左右。其最常见的不良反应为下咽困难、颈部无力和注射点的局部疼痛。

(三)手术治疗

对重症病例和药物治疗无效的患者可采用手术治疗。主要手术方式包括副神经和上颈段神经根切断术,部分病例可缓解症状,但可复发;也可用立体定向丘脑腹外侧核损毁术或丘脑切除术,对偏侧肢体肌张力障碍可能有效。有些患者用苍白球脑深部电刺激术(DBS)有效。

六、预后

约 1/3 的患者最终会发生严重残疾而被限制在轮椅或床上,儿童起病者更可能出现,另 1/3 的患者轻度受累。

(郭道林)

第四节　迟发性运动障碍

迟发性运动障碍(TD)是长期服用多巴胺能阻滞药物所致的一种累及面、舌、唇、躯干、四肢的不自主运动。迟发性运动障碍是一种特殊而持久的锥体外系反应,主要见于长期服用大剂量抗精神病药物的患者。

一、临床表现

(1)多发生于老年,尤其是女性患者。各种抗精神病药物均可引起,而以氟奋乃静、三氟拉嗪和氟哌啶醇等含氟的精神病药物更常见,多出现在服用抗精神病药物2年以上。

(2)不自主、有节律的重复刻板式运动,最早期的症状是舌震颤和流涎,老年人以口部运动具有特征性。表现为口唇及舌重复地、不可控制的运动,如吸吮、转舌、咀嚼、舔舌、噘嘴、鼓腮、歪颈、转颈等。严重时构音不清,吞咽障碍。其他有肢体的不自主摆动,无目的抽动,舞蹈指划动作,手足徐动,扭转等。

二、辅助检查

本病辅助检查无特殊表现。

三、诊断

有服用抗精神病药物史,运动障碍发生于服药过程中或停药后3个月内,运动障碍特征为节律性、异常、刻板重复的不自主运动。

四、鉴别诊断

本病需与药源性帕金森综合征、亨廷顿病、肌张力障碍相鉴别。

五、治疗

本病无特效治疗。一旦确诊应及时减量或停用致病的药物,或换用锥体外系不良反应较少的药物。可能有部分疗效的药物有以下几种。

(一)抗组胺药
异丙嗪25~50 mg,每天3次,或每天肌内注射1次,连续2周。

(二)作用于多巴胺能系统的药物
多巴胺能耗竭剂如丁苯喹嗪、利血平等可有短期效果。可小剂量利血平0.25 mg,每天1~3次。小剂量碳酸锂0.25 mg,每天1~3次,可降低多巴胺受体的敏感性。

(三)作用于乙酰胆碱的药物
抗胆碱药物可加重本病故应停用如苯海索等药物,试用拟胆碱药物如二甲胺乙醇100~500 mg/d,使用2周后运动功能可明显减轻。

(四)作用于γ-氨基丁酸系统的药物
有人认为用γ-氨基丁酸增效剂如丙戊酸钠、卡马西平、地西泮等可能有效。

(五)其他
如抗焦虑药物等,可稳定患者情绪,从而达到治疗目的。

(郭道林)

第七章

感染性疾病

第一节　结核性脑膜炎

结核性脑膜炎(tuberculous meningitis,TBM)是由结核分枝杆菌侵入蛛网膜下腔引起的软脑膜、蛛网膜非化脓性慢性炎症病变。在肺外结核中有 5%～15% 的患者累及神经系统,其中又以结核性脑膜炎最为常见,约占神经系统结核的 70%。TBM 的临床表现主要有低热、头痛、呕吐、脑膜刺激征。TBM 在任何年龄均可发病,多见于青少年。艾滋病患者、营养不良者、接触结核传染源者、神经疾病患者、酒精中毒者是患病的高危人群。自 20 世纪 60 年代推广卡介苗接种后,该病的发病率显著降低。近年来,因结核杆菌的基因突变、抗结核药物研制相对滞后等,结核病的发病率及死亡率逐渐升高。

一、病因与发病机制

TBM 是由结核分枝杆菌感染所致。结核分枝杆菌可分为四型:人型、牛型、鸟型、鼠型。前两型对人类有致病能力,其他两型致病者甚少。结核菌的 90% 的原发感染灶发生于肺部。当机体防御功能发生障碍时,或结核菌数量多,毒力大,不能被机体控制其生长繁殖时,则可通过淋巴系统、血流播散进入脑膜、脑实质等部位。

TBM 的发病通常有以下两个途径。

(一)原发性扩散

结核菌由肺部、泌尿系统、消化道等原发结核灶随血流播散到脑膜及软脑膜下,形成结核结节。在机体免疫力降低等因素诱发下,病灶破裂,蔓延到软脑膜、蛛网膜及脑室,形成粟粒性结核或结核瘤病灶,最终导致 TBM。

(二)继发性扩散

结核菌从颅骨或脊椎骨的结核病灶直接进入颅内或椎管内。

TBM 的早期引起脑室管膜炎、脉络丛炎,导致脑脊液分泌增多,可并发交通性脑积水;结核性动脉内膜炎或全动脉炎可发展成类纤维性坏死或完全干酪样化,导致血栓形成,发生脑梗死而偏瘫。

二、临床表现

该病可发生于任何年龄,约 80% 的患者在 40 岁以前发病,儿童约占全部患者的 20%。TBM 的临床表现与年龄有关,年龄越小者早期症状越不典型。儿童可以呈急性发病,发热、头痛、呕吐明显,酷似化脓性脑膜炎;艾滋病患者或特发性 CD4+ 细胞减少者合并 TBM 时无反应或呈低反应的改变,临床症状很不典型;老年 TBM 患者的头痛及呕吐症状、颅内高压征和脑脊液改变不典型,但结核性动脉内膜炎引起脑梗死的较多。一般起病隐匿,症状轻重不一,早期表现多为所谓的"结核中毒症状",随病情进展,脑膜刺激征及脑实质受损症状明显。

(一)症状与体征

1.结核中毒症状

患者出现低热或高热,头痛,盗汗,食欲缺乏,全身倦怠无力,精神萎靡不振,情绪淡漠或激动不安等。

2.颅内高压征和脑膜刺激征

发热、头痛、呕吐及脑膜刺激征是 TBM 早期常见的临床表现,常持续 1～2 周。早期由于脑膜、脉络丛和室管膜炎症反应,脑脊液生成增多,蛛网膜颗粒吸收下降,形成交通性脑积水,颅内压轻度至中度升高;晚期蛛网膜、脉络丛和室管膜粘连,脑脊液循环不畅,形成完全或不完全梗阻性脑积水,颅内压明显升高,出现头痛、呕吐、视盘水肿,脉搏和呼吸减慢,血压升高。神经系统检查有颈强直,克尼格征呈阳性、布鲁津斯基征呈阳性,但婴儿和老人的脑膜刺激征可不明显;颅内压明显升高者可出现视盘水肿、意识障碍,甚至发生脑疝。

3.脑实质损害症状

该症状常在发病 4～8 周出现,脑实质炎症或血管炎可引起脑梗死;结核瘤、结核结节等可致抽搐、瘫痪、精神障碍及意识障碍等。偏瘫多为结核性动脉炎使动脉管腔狭窄、闭塞而引起的脑梗死所致;四肢瘫可能由基底部浓稠的渗出物广泛地浸润了中脑的动脉,引起缺血、双侧大脑中动脉或双侧颈内动脉梗死所致。不自主运动常由丘脑下部或纹状体血管炎症所致,但较少见。急性期可表现出轻度谵妄状态,定向力减退,甚至出现妄想、幻觉、焦虑、木僵状态,严重者可能深昏迷。晚期可有智力减退、行为异常。部分患者临床好转后,尚可遗留情感不稳、发作性抑郁等。

4.脑神经损害症状

20.0%～31.3% 的 TBM 患者因渗出物刺激、挤压、粘连等而有脑神经损害,在单侧或双侧视神经、动眼神经、展神经多见,引起复视、斜视、眼睑下垂、眼外肌麻痹、一侧瞳孔散大、视力障碍等;也可引起面神经瘫痪、吞咽及构音障碍等。

(二)临床分期

1.前驱期

多在发病后 1～2 周。患者开始常有低热、盗汗、头痛、恶心、呕吐、情绪不稳、便秘、体质量下降等。儿童患者常有性格的改变,例如,以往活泼愉快的儿童,变得精神萎靡、易怒、好哭、睡眠不安。

2.脑膜炎期

多在发病后 2～4 周。颅内压增高使头痛加重,呕吐变为喷射状,部分患者有恶寒、高热、严重头痛,意识障碍轻,可见脑神经麻痹,脑膜刺激征与颈项强直明显,深反射活跃。克尼格征与布鲁津斯基征呈阳性,嗜睡与烦躁不安相交替,可有癫痫发作。婴儿可能前囟饱满或膨隆,眼底检查可发现脉络膜上的血管附近有圆形或长圆形灰白色、外围黄色的结核结节及视盘水肿。随病程进展,颅内压增高日渐严重,脑脊液循环、吸收有障碍而发生脑积水。脑血管炎症所致的脑梗死累及大脑动脉,导致偏瘫及失语等。

3.晚期

多在发病后4周以上。以上症状加重,脑功能障碍日渐严重,昏迷加重,可有较频繁的去大脑强直或去皮质强直性发作,大小便失禁,常有弛张高热,呼吸不规则或潮式呼吸,血压下降,四肢肌肉松弛,反射消失,严重者可因呼吸中枢及血管运动中枢麻痹而死亡。

(三)临床分型

1.浆液型

该类型即浆液型结核性脑膜炎,是由邻近结核病灶引起的,但未发展成具有明显症状的原发性自限性脑膜反应。主要病变是脑白质水肿。可出现轻度头痛、嗜睡和脑膜刺激征,脑脊液淋巴细胞数轻度升高,蛋白含量正常或稍高,糖含量正常。有时脑脊液完全正常。呈自限性病程,一般1个月左右即自然恢复。该型只见于儿童。

2.颅底脑膜炎型

该类型局限于颅底,常有脑神经损害,部分患者呈慢性硬脑膜炎表现。

3.脑膜脑炎型

早期未及时抗结核治疗,患者出现脑实质损害,出现精神症状、意识障碍、颅内压增高、肢体瘫痪等。

三、辅助检查

(一)血液检查

1.血常规

血常规检查大多正常,部分患者在发病初期白细胞轻度至中度增加,中性粒细胞增多,血沉加快。

2.血液电解质

部分患者伴有血管升压素异常分泌综合征,可出现低钠血症和低氯血症。

(二)免疫检查

约半数患者的皮肤结核菌素试验结果为阳性。小儿患者的阳性率可达93%,但小儿TBM晚期、使用激素后则多数呈阴性;晚期患者往往揭示病情严重,机体免疫反应受到抑制,预后不良。该试验呈阴性不能排除结核。为TBM患者做卡介苗皮肤试验(皮内注射0.1 mL冻干的卡介苗新鲜液),24~48小时出现的硬丘疹直径超过5 mm为阳性,其阳性率可达85%。

(三)脑脊液检查

1.常规检查

(1)性状:疾病早期脑脊液不一定有明显改变,当病程进展时脑脊液压力升高,可达3.92 kPa (400 mmH$_2$O),晚期可因炎症粘连、椎管梗阻而压力偏低,甚至出现"干性穿刺";脑脊液外观为无色、透明,或呈毛玻璃样的浑浊,静置24小时后约65%出现白色网状薄膜。后期有的脑脊液可呈黄变,偶有因渗血或出血而呈橙黄色。

(2)细胞数:脑脊液的白细胞数呈轻度到中度升高[(50~500)×10^6/L],以淋巴细胞为主。

2.生化检查

(1)蛋白质:脑脊液蛋白含量中度升高,通常达1~5 g/L,晚期患者有椎管阻塞,脑脊液蛋白含量可高达 10～15 g/L,脑脊液呈黄色,一般病情越重,脑脊液蛋白含量越高。

(2)葡萄糖:脑脊液中葡萄糖含量多明显降低,常在 1.65 mmol/L 以下。在抽取脑脊液前 1 小时,采血的同时测定血糖,脑脊液中的葡萄糖含量为血糖含量的 1/2～2/3(脑脊液中葡萄糖含量正常值为 45～60 mmol/dL),如果 TBM 患者经过治疗后脑脊液糖含量仍低于 1.1 mmol/L,提示预后不良。

(3)氯化物:正常脑脊液中的氯化物含量 120～130 mmol/L,较血氯水平高,为血中的 1.2～1.3 倍。脑脊液中的氯化物容易受到血氯含量波动的影响,氯化物含量降低常见于结核性脑膜炎、细菌性脑膜炎等,在 TBM 患者的脑脊液中最为明显。

值得注意的是,TBM 患者的脑脊液的常规和生化改变与机体的免疫反应性有关,对机体无免疫反应或低反应者,往往 TBM 的病理改变明显,而脑脊液的改变并不明显,例如,艾滋病患者伴 TBM 时即可如此。

3.脑脊液涂片检查细菌

常用脑脊液 5 mL 以 3 000 转/分离心 30 分钟,沉淀,涂片,找结核杆菌。方法简便、可靠,但敏感性较差,镜检阳性率较低(20%～30%),薄膜涂片反复检查阳性率稍高(57.9%～64.6%)。

4.脑脊液结核菌培养

脑脊液结核菌培养是诊断结核感染的金标准,但耗时长且阳性率低(10%左右)。结核菌涂片加培养阳性率可达 80%,但需 2～5 周;涂片加培养,再加豚鼠接种的阳性率为80%～90%。

5.脑脊液酶联免疫吸附试验

可检测脑脊液中的结核菌可溶性抗原和抗体,敏感性和特异性较强,但病程早期阳性率仅为 16.7%;酶联免疫吸附试验(enzyme linked immunosorbent assay,ELISA)测定中性粒细胞集落因子的阳性率可达 90%左右;如用抗生物素蛋白-生物素复合 ELISA(avidin-biotin complex-ELISA,ABC-ELISA)测定脑脊液的抗结核抗体,阳性率可达 70%～80%。随着病程延长,阳性率增加,也存在假阳性的可能。

6.脑脊液聚合酶链反应(PCR)检查

早期诊断率高达 80%,应用针对结核菌 DNA 的特异性探针可检测出痰和脑脊液中的小量结核菌,用分子探针可在 1 小时查出结核菌。该法操作方便,敏感性高,但特异性不强,假阳性率高。

7.脑脊液腺苷脱氨酶的检测

TBM 患者脑脊液中的脑脊液腺苷脱氨酶显著增加,一般超过 10 U/L,提示细胞介导的免疫反应升高,区别于其他性质的感染。

8.脑脊液中的免疫球蛋白测定

TBM 患者脑脊液中的免疫球蛋白含量多升高,一般以 IgG、IgA 含量升高为主,IgM 含量也可升高。病毒性脑膜炎患者的脑脊液中仅 IgG 含量升高,化脓性脑膜炎患者的脑脊液中 IgG 及 IgM 含量升高,故有助于与其他几种脑膜炎区别。

9.脑脊液淋巴细胞转化试验

该方法即[3]H 标记胸腺嘧啶放射自显影法。在结核菌素精制蛋白衍化物的刺激下,淋巴细胞的转化率明显升高,具有特异性,有早期诊断意义。

10.脑脊液乳酸测定

正常人脑脊液乳酸的浓度为 10～20 mg/dL,TBM 患者的正常人脑脊液乳酸明显升高,抗结核治疗数周后才降至正常值。此项测定有助于 TBM 的鉴别诊断。

11.脑脊液色氨酸试验

阳性率可达 95％～100％。取脑脊液 2～3 mL,加 5 mL 浓盐酸及 2 滴 2％的甲醛溶液,混匀后静置 4～5 分钟,再慢慢沿管壁加入 1 mL 0.06％的亚硝酸钠溶液 1 mL,静置 2～3 分钟,如两液接触面出现紫色环则为阳性。

12.脑脊液溴化试验

该试验即测定血清与脑脊液中溴化物的比值。正常比值为 3∶1,患者患有结核性脑膜炎时该比值明显下降,接近 1∶1。

13.脑脊液荧光素钠试验

用 10％荧光素钠溶液以 0.3 mL/kg 肌内注射,2 小时后采集脑脊液标本,在自然光线下与标准液比色,如含量＞0.000 03％为阳性,阳性率较高。

(四)影像学检查

1.X 线检查

胸部 X 线检查如发现肺活动性结核病灶,有助于该病的诊断。头颅 X 线片可见颅内高压的现象,有时可见蝶鞍附近的基底部和侧裂处有细小的散在性钙化灶。

2.脑血管造影

其特征性改变为脑底部中小动脉狭窄或闭塞。血管狭窄与闭塞的好发部位为颈内动脉虹吸部和大脑前动脉、大脑中动脉的近端,还可出现继发性侧支循环建立。脑血管造影的异常率占半数以上。

3.CT 检查

CT 检查可发现脑膜钙化、脑膜强化、脑梗死、脑积水、软化灶、脑实质粟粒性结节和结核瘤、脑室扩大、脑池改变及脑脓肿等改变。

4.MRI 检查

MRI 检查可显示脑膜强化,有结节状强化物,脑室扩大、积水,视交叉池及环池信号异常;脑梗死主要发生在大脑中动脉皮质区与基底节;结核瘤呈大小不等的圆形信号,T_2WI 上中心部钙化,呈低信号,中心部为干酪样改变,呈较低信号,其包膜呈低信号,周围水肿呈高信号,T_1WI 显示低信号或略低信号。

(五)脑电图检查

TBM 患者的脑电图异常率为 11％～73％。成人 TBM 患者早期的脑电图多为轻度慢波化,小儿 TMB 患者的脑电图可显示高波幅慢波,严重者显示特异性、广泛性的 0.5～3.0 c/s 的慢波。治疗后症状好转,脑电图也有改善,且脑电图一般先于临床症状改善。

四、诊断与鉴别诊断

(一)诊断

根据结核病史或接触史,呈亚急性或慢性起病,常有发热、头痛、呕吐、颈项强直和脑膜刺激征,脑脊液的淋巴细胞数增多,糖含量降低;颅脑 CT 或 MRI 有脑膜强化,就要考虑到 TBM 的可能性。脑脊液的抗酸杆菌涂片、结核杆菌培养和 PCR 检测有助于 TBM 的诊断。

(二)鉴别诊断

需要区别 TBM 与下列疾病。

1.新型隐球菌性脑膜炎

该病呈亚急性或慢性起病,脑脊液改变与TBM类似。该病患者的颅内高压特别明显,脑神经损害出现比TBM晚,脑脊液糖含量降低特别明显。临床表现及脑脊液改变酷似TBM,但该病起病更缓,病程长,精神症状比结核性脑膜炎重,尤其是视力下降最为常见。该病多无结核中毒症状,脑脊液涂片墨汁染色可找到隐球菌。临床上可与TBM并存,应予注意。

2.化脓性脑膜炎

重症TBM的临床表现与化脓性脑膜炎相似,脑脊液细胞数>1 000×10⁶/L,需要与化脓性脑膜炎区别。脑脊液乳酸含量>300 mg/L,有助于化脓性脑膜炎的诊断;反复腰椎穿刺、细菌培养、治疗试验可进一步明确诊断。

3.病毒性脑膜炎

该病发病急,早期脑膜刺激征明显,高热者可伴意识障碍,1/3的患者首发症状为精神症状。脑脊液无色透明,无薄膜形成,糖和氯化物含量正常。虽然TBM早期或轻型患者脑脊液改变与病毒性脑膜炎相似,但病毒性脑膜炎患者4周左右明显好转或痊愈,病程较TBM短,可资鉴别。

4.脑膜癌

该病患者的脑脊液可以出现细胞数及蛋白含量升高、糖含量降低,因此该病容易与TBM混淆。但多数患者颅内高压的症状明显,以头痛、呕吐、视盘水肿为主要表现,病程进行性加重,脑脊液细胞检查可发现肿瘤细胞,颅脑CT/MRI检查或脑膜活检有助于明确诊断。

五、治疗

TBM的抗结核治疗应遵循早期、适量、联合、全程和规范治疗的原则,并积极处理颅内高压、脑水肿、脑积水等并发症。

(一)一般对症处理

患者应严格卧床休息。对患者要精心护理,加强营养支持疗法,注意水电解质平衡;意识障碍或瘫痪患者注意变换体位,防止肺部感染及压疮的发生。

(二)抗结核治疗

治疗原则是早期、适量、联合、全程和规范用药。遵循治疗原则进行治疗是提高疗效、防止复发和减少后遗症的关键。只要患者的临床症状、体征及辅助检查高度提示TBM,即使抗酸染色结果为阴性也应立即开始抗结核治疗。选择容易通过血-脑屏障、血-脑脊液屏障的药物及杀菌作用强、毒性低的药物联合应用。在症状、体征消失后,仍应维持用药1.5～2.0年。

常用抗结核药物:主要的一线抗结核药物的用量、用药途径及用药时间见表7-1。

表7-1 主要的一线抗结核药物的用法

药物	儿童日用量	成人日用量	用药途径	用药时间
异烟肼	10～20 mg/kg	600 mg,1 次	静脉注射或口服	1～2 年
利福平	10～20 mg/kg	450～600 mg,1 次	口服	6～12 个月
吡嗪酰胺	20～30 mg/kg	500 mg,3 次	口服	2～3 个月
乙胺丁醇	15～20 mg/kg	750 mg,1 次	口服	2～3 个月
链霉素	20～30 mg/kg	750 mg,1 次	肌内注射	3～6 个月

1.异烟肼

异烟肼可抑制结核杆菌DNA合成,破坏菌体内酶活性,干扰分枝菌酸的合成,对细胞内、外的结核杆菌均有杀灭作用,易通过血-脑屏障,为首选药。主要不良反应有周围神经病、肝损害、精神异常和癫痫发作。为了预防发生周围神经病,用药期间加用维生素 B_6。

2.利福平

其杀菌作用与异烟肼相似,较链霉素强。该药主要在肝脏代谢,经胆汁排泄。该药与细菌的RNA聚合酶结合,干扰 mRNA 的合成,对细胞内、外的结核菌均有杀灭作用,其不能透过正常的脑膜,只部分通过炎症性脑膜,是治疗结核性脑膜炎的常用药物。该药的药效维持 6~12 个月。该药与异烟肼合用时,对肝脏有较大的毒性作用,故在服药期间要注意肝功能,有损害迹象应减少剂量。利福喷汀是一种长效的利福平衍生物,不良反应较利福平少,成人每次口服 600 mg,每天 1 次。

3.吡嗪酰胺

该药为烟酰胺的衍生物,具有抑菌和杀菌作用,对吞噬细胞内的结核菌杀灭作用较强,作用机制是干扰细菌内的脱氢酶,使细菌利用氧有障碍。酸性环境有利于该药发挥杀菌作用,pH 5.5时,该药的杀菌作用最强。该药与异烟肼或利福平合用,可防止耐药性的产生,并可增强疗效。该药能够自由通过正常和炎症性脑膜,是治疗 TBM 的重要抗结核药物,与其他抗结核药无交叉耐药性,主要用于对其他抗结核药产生耐药的患者。常见不良反应有肝损害,关节炎(高尿酸所致,表现为肿胀、强直、活动受限),眼和皮肤黄染等。

4.乙胺丁醇

乙胺丁醇是一种有效的口服抗结核药,通过与结核菌内的二价锌离子络合,干扰多胺和金属离子的功能,影响戊糖代谢和脱氧核糖核酸、核苷酸的合成,抑制结核杆菌的生长,经肾脏排泄,杀菌作用较吡嗪酰胺强。该药对生长繁殖状态的结核杆菌有杀灭作用,对静止状态的细菌几乎无影响。其在治疗中的主要作用是防止结核杆菌产生抗药性。该药不宜单独使用,应与其他抗结核药合用。主要不良反应有视神经损害、末梢神经炎、变态反应等。

5.链霉素

链霉素为氨基糖苷类抗生素,仅对吞噬细胞外的结核菌有杀灭作用,为半效杀菌药。该药主要通过干扰氨酰基-tRNA 和核蛋白体 30S 亚单位结合,抑制 70S 复合物的形成,抑制肽链延长、蛋白质合成,致细菌死亡。该药虽不易透过血-脑屏障,但易透过炎症性脑膜,故适用于 TBM 的急性炎症反应时期。用药期间密切观察链霉素的毒性反应(第Ⅷ对脑神经损害如耳聋、眩晕、共济失调,肾脏损害),一旦发现,及时停药。

抗结核治疗选用药物的注意事项包括以下几项:①药物的抗结核作用是杀菌还是抑菌作用;②作用于细胞内还是细胞外;③能否通过血-脑屏障;④对神经系统及肝肾的毒性反应;⑤治疗TBM 的配伍。

药物配伍常用方案:以往的标准结核化疗方案是在 12~18 个月的疗程中每天用药。而目前多主张采用两阶段疗法(强化阶段和巩固阶段)和短程疗法(6~9 个月)。

世界卫生组织建议应至少选择 3 种抗结核药物联合治疗,常用异烟肼、利福平和吡嗪酰胺,对耐药菌株需加用第 4 种药,如链霉素或乙胺丁醇。对利福平不耐药菌株,总疗程 9 个月已足够;对利福平耐药菌株需连续治疗 18~24 个月。目前常选用的方案有 4HRZS/14HRE(即在强化阶段 4 个月联用异烟肼、利福平、吡嗪酰胺及链霉素,在巩固阶段 14 个月联用异烟肼、利福平及乙胺丁醇),病情严重尤其是伴有全身血行结核时可选用 6HRZS/18HRE(即在强化阶段 6 个月联用异烟肼、利福平、吡嗪酰胺及链霉素,在巩固阶段18 个月联用异烟肼、利福平及乙胺丁醇)进行化疗。异烟肼快速代谢型的成年患者 1 天剂量可加至900~1 200 mg,但应注意保肝治疗,防止肝损害,并同时给予维生素 B$_6$ 以预防该药导致的周围神经病。因为乙胺丁醇有对视神经的毒性作用,所以对儿童患者尽量不用乙胺丁醇。因为链霉素对听神经有影响,对孕妇应尽量不选用链霉素。因抗结核药物常有肝、肾功能损害,用药期间应定期复查肝、肾功能。

近年来,国内外关于耐药结核菌的报道逐年增加,贫困、健康水平低下、不合理的抗结核治疗、疾病监测和公共卫生监督力度的削弱是导致结核菌耐药产生的主要原因。目前全世界有2/3的结核病患者处于发生耐多药结核病的危险之中。如病程提示有原发耐药或通过治疗发生继发耐药时,应及时改用其他抗结核药物。世界卫生组织耐多药结核病治疗指南规定:根据既往用药史及耐药性测定结果,最好选用4~5 种药物,至少选用 3 种从未用过的药物,如卷曲霉素、氟喹诺酮类药(如左氧氟沙星)、帕司烟肼、利福喷汀、卡那霉素。可在有效的抗结核治疗基础上,加用各种免疫抑制剂(如干扰素、白细胞介素-2)进行治疗,以提高疗效。

(三)辅助治疗

1.糖皮质激素

在有效的抗结核治疗中,肾上腺皮质激素具有抗炎、抗中毒、抗纤维化、抗过敏及减轻脑水肿的作用,与抗结核药物合用可提高对 TBM 的疗效和改善预后。对于脑水肿引起颅内压增高、伴局灶性神经体征和蛛网膜下腔阻塞的重症 TBM 患者,随机双盲临床试验的结果显示,诊断明确的 TBM 患者,在抗结核药物联合应用的治疗过程中宜早期合用肾上腺皮质激素药物,以小剂量、短疗程、递减的方法使用。静脉滴注地塞米松,成人剂量为 10~20 mg/d,情况好转后改为口服泼尼松,30~60 mg/d,临床症状和脑脊液检查明显好转,病情稳定时开始减量,一般每周减量1 次,每次减量 2.5~5.0 mg,治疗 6~8 周,总疗程不宜超过 3 个月。

2.维生素 B$_6$

为减轻异烟肼的毒性反应,一般加用维生素 B$_6$,30~90 mg/d,口服,或 100~200 mg/d,静脉滴注。

3.降低脑水肿和控制抽搐

颅内压增高者应及早应用甘露醇、呋塞米或甘油果糖治疗,以免发生脑疝;抽搐者,可用地西泮、苯妥英钠等抗癫痫药。

4.鞘内注射

重症患者在全身用药时可加用鞘内注射以提高疗效。多采用小剂量的异烟肼与地塞米松联合应用。药物鞘内注射的方法:50~100 mg 异烟肼,5~10 mg 地塞米松,1 次注入,2~3 次/周。待病情好转,脑脊液正常,则逐渐停用。为减少蛛网膜粘连,可用 4 000 U 糜蛋白酶、1 500 U 透明质酸酶鞘内注射。但脑脊液压力较高者慎用。抗结核药物的鞘内注射有加重脑和脊髓的蛛网膜炎的可能性,不宜常规应用,应从严掌握。

(四)后遗症的治疗

蛛网膜粘连可导致脑积水,可行脑脊液分流术。脑神经麻痹、肢体瘫痪者,可针灸、理疗,加强肢体功能锻炼。

(张艳洁)

第二节 急性细菌性脑膜炎

急性细菌性脑膜炎引起脑膜、脊髓膜和脑脊液化脓性炎性改变,又称急性化脓性脑膜炎。流感嗜血杆菌、肺炎链球菌、脑膜炎双球菌、脑膜炎奈瑟菌为常见的引起急性细菌性脑膜炎的细菌。

一、临床表现

(一)一般症状和体征

该病呈急性或暴发性发病,病前常有上呼吸道感染、肺炎和中耳炎等其他系统感染。患者的症状、体征可因具体情况表现不同,成人多见发热、剧烈头痛、恶心、呕吐、畏光、颈强直、克尼格征和布鲁津斯基征等,严重时出现不同程度的意识障碍,如嗜睡、精神错乱、昏迷。患者出现脑膜炎症状前,如患有其他较严重的感染性疾病,并已使用抗生素,但所用抗生素剂量不足或对抗生素不敏感,患者可能只以亚急性起病的意识水平下降为脑膜炎的唯一症状。

婴幼儿和老年人患细菌性脑膜炎时脑膜刺激征可表现不明显或完全缺如。婴幼儿临床只表现发热、易激惹、昏睡和喂养不良等非特异性感染症状,老年人可因其他系统疾病掩盖脑膜炎的临床表现,须高度警惕,需腰椎穿刺方可确诊。

脑膜炎双球菌感染可出现暴发型脑膜脑炎,脑部微血管先痉挛后扩张,大量血液积聚,炎性细胞渗出,导致严重的脑水肿和颅内压增高。暴发型脑膜炎的病情进展极为迅速,患者于发病数小时内死亡。华-佛综合征发生于 $10\%\sim20\%$ 的患者,表现为融合成片的皮肤瘀斑、休克及肾上腺皮质出血,多合并弥散性血管内凝血(disseminated intravascular coagulation,DIC)。皮肤瘀斑首先见于手掌和脚掌,可能是免疫复合体沉积的结果。

(二)非脑膜炎体征

紫癜和瘀斑被认为是脑膜炎双球菌感染疾病的典型体征。发现心脏杂音,应考虑心内膜炎的可能,应进一步检查。非脑膜炎体征还有面部感染。

(三)神经系统并发症

细菌性脑膜炎病程中可出现局限性神经系统症状和体征。

1.神经麻痹

炎性渗出物在颅底积聚和药物毒性反应可造成多数颅神经麻痹,造成前庭耳蜗损害,多见于展神经和面神经。

2.脑皮质血管炎性改变和闭塞

该症状表现为轻偏瘫、失语和偏盲,可于病程早期或晚期脑膜炎性病变过程结束时发生。

3.癫痫发作

局限和全身性发作皆可见。局限性脑损伤、发热、低血糖、电解质紊乱、脑水肿和药物的神经毒性,均可能为其原因。癫痫发作在疾病后期脑膜炎已被控制的情况下出现,则意味着患者存有继发性并发症。

4.急性脑水肿

细菌性脑膜炎可出现脑水肿和颅内压增高,严重时可导致脑疝。对颅内压增高必须积极处理,如给予高渗脱水剂、抬高头部、过度换气,必要时脑室外引流。

5.其他

脑血栓形成和颅内静脉窦血栓形成,硬膜下积脓和硬膜下积液,脑脓肿形成甚至破裂。长期的后遗症除神经系统功能异常外,10%～20%的患者还可出现精神和行为障碍及认知功能障碍。少数儿童患者有发育障碍。

二、诊断要点

(一)诊断

根据患者呈急性或暴发性发病,表现出高热、寒战、头痛、呕吐、皮肤出现瘀点或瘀斑等全身性感染中毒症状,颈强直,出现克尼格征,可伴动眼神经、展神经和面神经麻痹,严重患者出现嗜睡、昏迷等不同程度的意识障碍,脑脊液培养发现致病菌方能确诊。

(二)辅助检查

1.外周血常规

白细胞计数增多和核左移,红细胞沉降率升高。

2.血培养

血培养应作为常规检查,常见病原菌感染阳性率可达75%,若在使用抗生素2小时内腰椎穿刺,脑脊液培养不受影响。

3.腰椎穿刺和脑脊液检查

这两项检查可判断严重程度、预后及观察疗效。腰椎穿刺对细菌性脑膜炎几乎无禁忌证,相对禁忌证包括严重颅内压增高、意识障碍等。典型脑脊液为脓性或浑浊外观,细胞数为$(1\ 000\sim10\ 000)\times10^{6}/L$,早期中性粒细胞占85%～95%,后期以淋巴细胞及浆细胞为主,蛋白含量升高,可达1～5 g/L,糖含量降低,氯化物也常降低,致病菌培养呈阳性,革兰染色阳性率达60%～90%,有些患者早期脑脊液的离心沉淀物可发现大量细菌,特别是流感杆菌和肺炎链球菌。

4.头颅 CT 或 MRI 等影像学检查

早期可与其他疾病区别,后期可发现脑积水(多为交通性)、静脉窦血栓形成、硬膜下积液或积脓、脑脓肿等。

三、治疗方案及原则

(一)一般处理

一般处理包括降温、控制癫痫发作、维持水及电解质平衡等。低钠可加重脑水肿。出现 DIC 应及时给予肝素化治疗。采取血化验和培养,保留输液通路,头颅 CT 检查排除颅内占位病变,立即行诊断性腰椎穿刺。当脑脊液检查的结果支持化脓性脑膜炎的诊断时,应立即转入感染科或内科,并立即开始适当的抗生素治疗,等待血培养化验结果才开始治疗是不恰当的。

(二)抗生素选择

表 7-2 中的治疗方案可供临床医师选择,具体方案应由感染科医师决定。

表 7-2　细菌性脑膜炎治疗的抗生素选择

人群	常见致病菌	首选方案	备选方案
新生儿（<1 个月）	B 或 D 组链球菌、肠杆菌科、李斯特菌	氨苄西林＋庆大霉素	氨苄西林＋头孢噻肟或头孢曲松
婴儿（1～3 个月）	肺炎链球菌、脑膜炎球菌、流感杆菌	氨苄西林＋头孢噻肟或头孢曲松＋地塞米松	氯霉素＋庆大霉素
婴儿（>3 个月），儿童（<7 岁）	肺炎链球菌、脑膜炎球菌、流感杆菌	头孢噻肟或头孢曲松＋地塞米松＋万古霉素	氯霉素＋万古霉素或用头孢吡肟替代头孢噻肟
儿童（7～17 岁）和成人	肺炎链球菌、脑膜炎球菌、李斯特菌、肠杆菌科	头孢噻肟或头孢曲松＋氨苄西林＋万古霉素	青霉素过敏者用氯霉素＋复方新诺明
儿童（7～17 岁）和成人	肺炎链球菌（抗药发生率高）	万古霉素＋第三代头孢菌素＋利福平	氯霉素
人类免疫缺陷病毒感染者	梅毒、李斯特菌、隐球菌、结核杆菌	病原不清时进行抗隐球菌治疗	
有外伤或做过神经外科手术者	金黄色葡萄球菌、革兰阴性菌、肺炎链球菌	万古霉素＋头孢他啶（对假单胞菌属细菌＋用鞘内庆大霉素），甲硝唑	万古霉素＋美罗培南

(三)脑室内用药

脑室内使用抗生素的利弊尚未肯定，一般情况下不推荐使用。某些特殊情况下，如脑室外引流或脑积水时，药代动力学及药物分布改变，可考虑脑室内给药。表 7-3 供参考。

表 7-3　脑室内应用抗生素的剂量

抗生素	指　征	每天剂量
万古霉素	对苯甲异噁唑青霉素抗药	5～20 mg
庆大霉素	革兰阴性菌严重感染	2～8 mg（典型剂量为 8 mg/d）
氨基丁卡霉素	对庆大霉素抗药	5～50 mg（典型剂量为 12 mg/d）

(四)类固醇皮质激素的应用

为预防神经系统后遗症，可在应用抗生素前或同时应用类固醇激素治疗。在小儿流感杆菌脑膜炎治疗前可给予地塞米松，0.15 mg/kg，1 次/6 小时，共 4 天，或 0.4 mg/kg，1 次/12 小时，共 2 天。

（张艳洁）

第三节　新型隐球菌性脑膜炎

一、概述

新型隐球菌性脑膜炎是由新型隐球菌感染所致，是中枢神经系统最常见的真菌感染。该病的发病率虽很低,但病情重,病死率高,且临床表现与结核性脑膜炎颇为相似,常易误诊。

隐球菌是条件致病菌,接触鸽子排泄物是发生新型隐球菌病的主要原因,但只有当宿主免疫力低下时才会致病。该病常见于全身性免疫缺陷性疾病、慢性衰竭性疾病,如获得性免疫缺陷综合征(AIDS)、淋巴肉瘤、网状细胞肉瘤、白血病、霍奇金淋巴瘤、多发性骨髓瘤、结节病、结核病、糖尿病、肾病及红斑狼疮。

二、临床表现

该病通常起病隐袭,多呈亚急性或慢性起病,急性起病仅占 10%,进展缓慢,多见于 30～60 岁的人,男性患者较多。鸽子饲养者的患病率较一般人群高数倍。5%～10% 的 AIDS 患者可发生隐球菌性脑膜炎。几乎所有的该病患者均有肺部感染,但由于症状短暂、轻微,临床易被忽略。

该病典型的表现为间歇性头痛、呕吐及不规则低热,常见脑膜刺激征,如颈强直及克尼格征,可见意识障碍、癫痫发作及精神障碍等。发热仅见于半数患者,头痛可为持续性或进行性加重,大多数患者可出现颅内压增高、视盘水肿和小脑受累的症状及体征。由于脑底部蛛网膜下腔渗出明显,蛛网膜粘连常引起多数颅神经受损,可因脑室系统梗阻而出现脑积水。少数患者以精神症状(如烦躁不安、人格改变、记忆减退及意识模糊)为主,大脑、小脑或脑干的较大肉芽肿偶尔引起偏瘫、失语和共济失调等局灶性神经体征,少见的症状有视力模糊、眼球后疼痛、复视和畏光等。约 15% 的患者无脑膜炎症状、体征。

新型隐球菌感染也可引起遍及全脑的隐球菌结节,大至肉眼可见,小至显微镜下方可查见,炎性反应较轻。隐球菌结节聚积于视神经,可引起视神经萎缩,较大的隐球菌结节可出现颅内占位病变症状,隐球菌结节偶见于脑室内、脊髓、脊髓硬膜外或硬膜下等。

该病通常呈进行性加重,平均病程为 6 个月,偶见几年内病情反复缓解和加重者。该病预后不良,无并发症的新型隐球菌性脑膜炎病死率为 40%,未经抗真菌治疗的患者病死率高达 87%,但极个别患者也可自愈。

三、诊断要点

(一)诊断

根据患者隐袭起病,呈慢性病程,具有真菌感染的条件;以间歇性头痛、呕吐及不规则低热等发病,出现脑膜刺激征,颅内压增高,出现精神障碍、意识障碍、癫痫发作、脑神经损害和局灶性神经体征;脑脊液的压力升高,淋巴细胞数升高,蛋白含量升高,糖含量降低,脑脊液墨汁染色检出隐球菌,可确诊。

(二)辅助检查

1.脑脊液检查

脑脊液压力升高[>1.96 kPa(200 mmH$_2$O)],淋巴细胞升高[(10～500)×10^6/L],蛋白含量升高,糖含量降低。

2.脑脊液隐球菌检查

脑脊液中检出隐球菌是确诊的关键,脑脊液经离心沉淀后,将沉渣涂片,以印度墨汁染色,隐球菌检出率为 30%～50%。Sabouraud 琼脂培养基培养或动物接种发现隐球菌也具有确诊价值。

3.影像学检查

头颅 CT 或 MRI 检查可发现脑膜炎和脑膜脑炎的各种原发和继发的影像学表现,较特征的是见到扩张的 Virchow-Robin 腔、凝胶状假性囊肿和脉络丛肉芽肿;非特异性表现有弥漫性脑水肿、弥漫性脑膜强化、脑实质低密度灶、交通性或梗阻性脑积水、脑实质或室管膜钙化等多种。偶可见到脑实质内低密度病灶,有增强现象,是隐球菌性肉芽肿的表现。25%~50%的隐球菌性脑膜炎患者的头颅 CT 无任何变化。

四、治疗方案及原则

(一)抗真菌治疗

1.单独两性霉素 B(amphotericin B,AmB)治疗

两性霉素 B 目前仍是治疗中枢神经系统隐球菌感染最有效的药物。两性霉素 B 无口服制剂,只能静脉给药,也可经小脑延髓池、侧脑室或椎管内给药或经 Ommaya 储液囊做侧脑室或鞘内注射。

单独应用时多从小剂量开始,突然给予大剂量或有效剂量可使病情恶化。成人开始用药,一般每天静脉给药 0.30~0.75 mg/kg,逐渐增加至每天 1.0~1.5 mg/kg,按患者寒战、发热和恶心的反应大小决定增长的量和速度。当达到支持剂量时,因该药的半衰期较长,可改为隔天给药 1 次。其间应按临床反应和有无毒副作用,特别是肾的毒性反应来调节剂量。血清肌酐升高至 221 μmol/L(2.5 mg/dL)时应减量或停药,直至肝功能改善。治疗 1 个疗程的用药总剂量远比每次用药的单剂量大小重要,前者是治疗成败的决定因素。治疗中枢神经系统感染,成人用药总剂量为 2~3 g。两性霉素的毒副作用较多。该药的不良反应多且严重,常见的是肾脏毒性、低血钾和血栓形成性静脉炎,此外还有高热、寒战、头痛、呕吐、血压下降、氮质血症等,偶可出现心律失常、惊厥、血尿素氮水平升高、白细胞或血小板计数减少等。使用阿司匹林、抗组胺药物,输血和暂时降低给药剂量,是控制不良反应的有效手段。

2.合并用药

两性霉素 B[从 0.3 mg/(kg•d)开始,逐渐增量,总剂量为 2~3 g]与口服氟胞嘧啶[100 mg/(kg•d)]合并使用是较理想的治疗方案,比单纯使用一种药物的治疗有效率和改善率高,复发患者也较少,减少不良反应。疗效观察要依赖脑脊液的改变,合并治疗 2~4 周,当脑脊液转变为正常后,可改为用氟康唑治疗,剂量为 400~800 mg/d[10 mg/(kg•d),口服或静脉滴注],疗程为 1~3 个月。若同时服用苯妥英钠,应检测肝功能。

(二)手术治疗

脑和脊髓肉芽肿压迫脑室系统,导致梗阻性脑积水和颅内压增高,药物治疗常难奏效,可行骨片减压术,对脑积水者可行侧脑室穿刺引流术或侧脑室分流减压术。

(三)对症及全身支持疗法

对颅内压增高者可用脱水剂(如 20%甘露醇、甘油果糖和呋塞米)降颅内压治疗,预防脑疝,保护视神经。因病程长,病情重,机体慢性消耗很大,故须注意患者的全身营养,防治肺部感染及泌尿系统感染等,应注意水、电解质平衡,进行全面护理。

(张艳洁)

第四节 单纯疱疹病毒性脑炎

神经系统病毒感染性疾病的临床分类较多,依据发病及病情进展速度可分为急性和慢性病毒感染,根据病原学中病毒核酸的特点可分为 DNA 病毒感染和 RNA 病毒感染两大类,具有代表性的人类常见的神经系统病毒有单纯疱疹病毒、巨细胞病毒、柯萨奇病毒等。单纯疱疹病毒性脑炎(herpes simplex virus encephalitis,HSE)也称急性出血坏死性脑炎,是由 I 型单纯疱疹病毒(HSV-I)感染引起的急性脑部炎症,是最常见的一种非流行性中枢神经系统感染性疾病,是成年人群中散发性、致命性脑炎的最常见病因。病毒通常潜伏于三叉神经半月节内,当机体免疫功能降低时,潜伏的病毒再激活,沿轴突入脑而发生脑炎。病变主要侵犯颞叶内侧面、扣带回、海马回、岛叶和额叶眶面。

一、诊断

(一)临床表现

无明显季节性和地区性,无性别差异。

(1)急性起病,部分患者可有口唇疱疹病史。

(2)前驱症状有卡他症状、咳嗽等上呼吸道感染症状及头痛、高热等,体温可达 40 ℃。

(3)神经系统症状多种多样,常有人格改变、记忆力下降、定向力障碍、幻觉或妄想等精神症状。重症患者可有不同程度的意识障碍,如嗜睡、昏睡、昏迷,且意识障碍多呈进行性加重。

(4)局灶性神经功能受损症状多呈两侧明显不对称,如偏瘫、偏盲、眼肌麻痹。常有不同形式的癫痫发作,严重者呈癫痫持续状态,全身强直阵挛性发作;也可有扭转、手足徐动或舞蹈样多动等多种形式的锥体外系表现。肌张力升高,腱反射亢进,可有轻度的脑膜刺激征,重者还可表现为去脑强直发作或去皮质状态。

(5)出现脑膜刺激征,重症者可见去大脑强直。

(6)颅内压增高,甚至脑疝形成。

(二)辅助检查

(1)血中白细胞和中性粒细胞增多,血沉加快。

(2)脑脊液压力升高、细胞数增加,最多可达 $1\,000 \times 10^6/L$,淋巴细胞和单核细胞占优势;蛋白含量轻度至中度升高,一般低于 1.5 g/L;糖和氯化物一般正常。

(3)脑组织活检或脑脊液中检出单纯疱疹病毒颗粒或抗原,或者血清、脑脊液中抗体滴度有 4 倍以上升高,可确诊该病。

(4)脑电图早期即出现异常,有与病灶部位一致的异常波,如呈弥漫性高波幅慢波。最有诊断价值的为左右不对称、以颞叶为中心的周期 2～3 Hz 的同步性放电。

(5)影像学改变:CT 多在起病后 6～7 天显示颞叶、额叶边界不清的低密度区,有占位效应,其中可有不规则的高密度点、片状出血影,增强后可见不规则线状影。MRI 早期在 T_2 加权像上可见颞叶和额叶底面周围边界清楚的高信号区。

(三)诊断依据

(1)急性起病,有发热、脑膜刺激征、脑实质局灶性损害症状。

(2)以意识障碍、精神紊乱等颞叶综合征为主。

(3)脑脊液变化特点有压力升高、细胞数轻度至中度增加,最多可达 $1\,000\times10^6/L$,以淋巴细胞和单核细胞占优势;蛋白含量轻度至中度升高,一般低于 $1.5\,g/L$;糖和氯化物一般正常。脑电图出现以颞叶为中心的、左右不对称、$2\sim3\,Hz$ 周期同步性弥漫性高波幅慢波,最有诊断价值。头颅 CT 扫描可在颞叶、额叶出现边界不清的低密度区,有占位效应,其中可有不规则的高密度点、片状出血影,增强后可见不规则线状影。MRI 扫描早期在 T_2 加权像上可见颞叶和额叶底面周围边界清楚的高信号区。

(4)确诊需做血和脑脊液的病毒学及免疫学检查。

(四)鉴别诊断

1.结核性脑膜炎

该病亚急性起病,中毒症状重,脑膜刺激症状明显。有特异性脑脊液改变:外观无色透明或浑浊呈毛玻璃状,放置数小时后可见白色纤维薄膜形成,直接涂片,可找到结核杆菌。脑脊液压力正常或升高,细胞数增至 $(11\sim500)\times10^6/L$,以淋巴细胞为主,糖和氯化物含量降低,氯化物低于 $109.2\,mmol/L$,葡萄糖低于 $2.2\,mmol/L$,蛋白含量中度升高,抗结核治疗有效。

2.化脓性脑膜炎

该病起病急,感染症状重,多好发于婴幼儿、儿童和老年人。常有颅内压增高、脑膜刺激症状、脑实质受累表现。血常规显示白细胞增多,中性粒细胞增多。脑电图表现为弥漫性慢波。脑脊液白细胞增多,常在 $(1.0\sim10)\times10^9/L$,蛋白含量升高,糖和氯化物含量降低。脑脊液细菌培养和细菌涂片可检出病原菌。

3.新型隐球菌性脑膜炎

该病以头痛剧烈、视力下降为主要临床表现,无低热、盗汗等结核毒血症状。脑脊液墨汁染色呈阳性和真菌培养可资鉴别。

4.其他病毒引起的中枢神经系统感染

例如,巨细胞病毒性脑炎,亚急性或慢性起病,出现意识模糊、记忆力减退、情感障碍、头痛等症状和体征,血清、脑脊液的病毒学和免疫学检查可明确具体的病毒类型。

二、治疗

(一)治疗原则

及早、足量、足程应用抗病毒治疗,抑制炎症,降低颅内压,积极地对症和全身支持治疗,防止并发症等。

(二)治疗方案

(1)抗病毒治疗:应选用广谱、高效、低毒的药物。常选用阿昔洛韦,$30\,mg/(kg\cdot d)$,分 3 次静脉滴注,连用 $14\sim21$ 天;或选用更昔洛韦,$5\sim10\,mg/(kg\cdot d)$,静脉滴注,连用 $10\sim14$ 天。当临床表现提示单纯疱疹病毒性脑炎时,即应给予阿昔洛韦治疗,不必等待病毒学结果而延误治疗。

(2)免疫治疗:能控制炎症反应和减轻水肿,可早期、大量和短程给予糖皮质激素,临床上多用地塞米松 $10\sim20\,mg/d$,每天 1 次,静脉滴注,连用 $10\sim14$ 天,而后改为口服泼尼松 $30\sim$

50 mg,晨起服 1 次,病情稳定后每 3 天减 5～10 mg,直至停止。病情严重时可采用甲泼尼龙冲击疗法,用量为每次 500～1 000 mg,静脉滴注,每天 1 次,连续 3 天,而后改为泼尼松,每次 30～50 mg,口服,每天上午 1 次,以后 3～5 天减 5～10 mg,直至停止。还可选用干扰素或转移因子等。

(3)针对高热、抽搐、精神错乱、躁动不安、颅内压增高等症状可分别给予降温、抗癫痫、镇静和脱水降颅内压等相应处理。

(4)应注意保持营养、水电解质平衡、呼吸道通畅等全身支持治疗,并防治各种并发症。

(5)恢复期可采用理疗、按摩、针灸等促进肢体功能恢复。

(张艳洁)

第五节 脑蛛网膜炎

脑蛛网膜炎又称浆液性脑膜炎、局灶性粘连性蛛网膜炎,是脑的蛛网膜发生炎症,慢性者可粘连或形成囊肿,可引起脑组织损害及脑脊液循环障碍。

现代医学认为,该病多数继发于急性或慢性软脑膜感染,以结核最为常见,颅脑外伤、蛛网膜下腔异物刺激、颅外感染也可引起该病。蛛网膜急慢性炎症性损害为其病理基础。

一、病因

(一)特发性蛛网膜炎
部分患者的病因尚不明确。

(二)继发性蛛网膜炎
该类型既可继发于颅内疾病,又可继发于颅外的疾病。颅内见于蛛网膜下腔出血、急性或慢性脑膜感染、颅脑外伤、脑寄生虫病等;颅外分为局灶性和全身性感染,前者如中耳炎、鼻炎、鼻窦炎、乳突炎、龋齿、咽喉部感染;后者如结核、流行性感冒、梅毒、流行性腮腺炎、风湿热、伤寒、百日咳、白喉、败血症、疟疾,其中以结核、流行性感冒常见。

(三)医源性蛛网膜炎
该类型为诊疗操作过程所引起的蛛网膜炎,诊疗操作如脑室或髓鞘内药物注射、脑池造影检查、颅脑手术及介入治疗。

二、病理

蛛网膜呈弥漫性或局限性增厚,常与硬脑膜、软脑膜、脑组织、脑神经发生粘连。有的形成囊肿,其中含脑脊液。脑蛛网膜炎粘连可以影响脑脊液循环及吸收,从而引起脑室扩大,形成脑积水。显微镜下见大量的炎性细胞浸润,网状结构层呈现纤维增殖型变化。脑部病变部位主要侵犯大脑半球凸面、脑底部、小脑半球凸面及脑桥小脑脚。

三、临床表现

任何年龄均可发病,以中年多见。大多数患者以慢性或亚急性起病,小部分急性发病。根据起病的形式和病变部位不同,临床表现可以分为以下五型。

(一)急性弥漫型

该型主要为急性脑膜炎综合征的表现,但程度较轻,局灶性神经系统体征不明显。症状在数天或数周内可改善,或呈波动性发病。

(二)慢性弥漫型

该型慢性起病,除脑膜炎综合征的表现外,常伴有颅内压增高和脑神经损害的症状。

(三)半球凸面型

该型常有局限性癫痫、单瘫、偏瘫、失语、感觉障碍、精神及行为异常,临床表现与脑肿瘤相似。此外,还可伴有颅内压增高的症状。

(四)幕上脑底型

病变主要累及视交叉与第二脑室底部。视交叉损害表现为头痛、视力减退或失明、视野缺损。视神经检查可见一侧或两侧视力下降,单侧或双颞侧偏盲,中心暗点、旁中心暗点或向心性周边视野缩小,眼底可见视盘水肿或视神经萎缩。第三脑室底部损害表现为烦渴、尿崩、肥胖、嗜睡、糖代谢异常等。

(五)颅后窝型

病变堵塞第四脑室出口可造成阻塞性脑积水,常表现为颅内高压症、眼球震颤、共济失调及展神经麻痹。病变累及脑桥小脑脚常出现第 V、VI、VII、VIII 对脑神经损害及小脑体征等。

四、辅助检查

(一)实验室检查

压力正常或升高,细胞数及蛋白含量轻度升高,多数患者的脑脊液完全正常。

(二)影像学检查

CT 和 MRI 显示颅底部脑池闭塞及脑室扩大。脑 MRI 在 T_2 加权像上可见脑表面局部脑脊液贮积与囊肿形成。

(三)放射性核素脑显像

放射性核素脑池扫描可见核素在脑池及蛛网膜颗粒内淤积,吸收延迟。

五、诊断

根据发病前有蛛网膜下腔出血、头部外伤、颅内或颅外感染来诊断。根据脑室内介入治疗史、起病的形式、症状缓解与复发的特点,结合脑 CT 或 MRI 影像学改变,可以诊断。从病因方面,在排除继发性和医源性的蛛网膜炎外,应考虑特发性的可能。

六、治疗

(一)病因治疗

对已明确的细菌或结核菌感染者必须应用抗生素或抗结核药物治疗。

(二)抗感染治疗

对弥漫性蛛网膜炎患者可应用肾上腺皮质激素治疗,如地塞米松 5~10 mg/d,静脉滴注,连用 7~14 天。

（三）抗粘连治疗

解除粘连可用 5 mg 糜蛋白酶或 5～10 mg 胰蛋白酶，肌内注射，每天 1 次。对严重粘连的患者可髓鞘内注射糜蛋白酶或地塞米松，每周 1 次。药物治疗无效者可根据病情进行蛛网膜粘连松解术。

（四）对颅内高压的处理

对有颅内高压者应给予高渗性脱水剂，如 20% 甘露醇、甘油果糖。经药物治疗无效、脑积水进行性加重或颅内压增高而致脑疝形成的早期患者，可施行脑脊液分流术。

（五）手术治疗

对造成明显压迫症状的蛛网膜囊肿，可考虑手术摘除。

（张艳洁）

第六节　流行性脑脊髓膜炎

流行性脑脊髓膜炎简称流行性脑膜炎或"流脑"，是由脑膜炎双球菌引起的急性化脓性脑脊髓膜炎，具有发病急、变化多、传播快、流行广、危害大、死亡率高等特点。该病在临床上以突起发热、头痛、呕吐、皮肤黏膜有瘀点、脑膜刺激征阳性及脑脊液呈化脓性改变为主要特征。严重者可出现感染性中毒性休克及脑实质损害，并危及生命。脑膜炎的主要病变部位在软脑膜和蛛网膜，表现为脑膜血管充血、出现炎症、水肿，可引起颅内压增高。暴发型脑膜脑炎病变主要在脑实质，引起脑组织充血、坏死、出血及水肿，颅内压显著升高，严重者发生脑疝而死亡。

流行病学调查表明，该病遍布于世界各国，呈散发或大、小流行，儿童发病率高。世界各大洲年发病率在 1/10 万～10/10 万，全世界年新发流脑患者 30 万～35 万人，病死率为 5%～10%。从流脑的发病趋势看，发展中国家的发病率高于发达国家，非洲撒哈拉以南的地区有"流脑流行带"之称，在流行年度发病率可高达 400/10 万～800/10 万。我国发病率低于 1/10 万，病死率在 6% 以下，呈周期性流行，一般 3～5 年为小流行，7～10 年为大流行。近年来，由于我国流动人口的增加，城镇发病年龄组发生变化，流行年发病人群在向高龄组转移。

根据该病的临床特征和发病季节，该病属中医学"春温""风温""瘟疫""痉证"等范畴。

一、病因与发病机制

（一）病因

脑膜炎双球菌自鼻咽部侵入人体后，其发展过程取决于人体与病菌之间的相互作用。如果人体健康且免疫力正常，则可迅速将病菌消灭或成为带菌者；如果机体缺乏特异性杀菌抗体，或者病菌的毒力强，病菌则从鼻咽部侵入血流形成菌血症或败血症，随血液循环再侵入脑脊髓膜，形成化脓性脑脊髓膜炎。目前认为先天性或获得性 IgM 缺乏或减少，补体 C_3 或 $C_3～C_9$ 缺乏易引起发病，甚至是反复发作或呈暴发型。此外，有人认为特异性 IgA 增多及其与病菌形成的免疫复合物也是引起发病的因素。

脑膜炎双球菌属奈瑟菌属，为革兰染色阴性双球菌。菌体呈肾形或豆形，多成对排列，或 4 个相连。该菌对营养的要求较高，用血液琼脂或巧克力培养基，在 35～37 ℃，含 5%～10%

CO_2、pH 7.4～7.6 的环境中易生长,低于 32 ℃或高于 41 ℃不能生长。传代 16～18 小时,该菌生长旺盛,抗原性最强。该菌含自溶酶,如不及时接种易溶解死亡。该菌对外界环境的抵抗力弱,不耐热,温度高于 56 ℃,环境干燥,该菌极易死亡。该菌对寒冷有一定的耐受力,对一般消毒剂敏感。该菌在漂白粉、乳酸中 1 分钟死亡,被紫外线照射 15 分钟死亡。

该菌的荚膜多糖是分群的依据,分为 A、B、C、D、X、Y、Z、29E、W135、H、I、K、L 13 个菌群。此外,尚有部分菌株不能被上述菌群抗血清所凝集,被称为未定群,在带菌者分离的脑膜炎双球菌中占 20%～50%,一般无致病能力。根据细菌壁脂蛋白多糖成分的不同,还可以进一步分成不同的血清亚群。其中以 A、B、C 群常见,A、B、C 群占 90% 以上。C 群的致病力最强,B 群次之,A 群最弱。国内调查显示,流行期间 A 群带菌率与流脑发病呈平行关系,是主要流行菌株。但近年来流脑流行菌群的变迁研究结果显示,我国流脑患者及健康人群携带的菌株中,C 群流脑菌株的比例呈上升趋势,流脑流行菌群正在发生从 A 群到 C 群的变化,C 群流脑在我国已经逐渐成为流行的优势菌群。

(二)发病机制

脑膜炎双球菌从鼻咽部进入人体后,如人体健康或有免疫力,大多数情况下只在鼻咽部生长繁殖,而无临床症状(带菌状态)。部分人可出现上呼吸道轻度炎症,出现流涕、咽痛、咳嗽等症状,而获得免疫力。如人体免疫力低下、一时性下降或脑膜炎双球菌毒力强,脑膜炎双球菌可经鼻咽部黏膜进入毛细血管和小动脉,侵入血液循环。部分感染者表现为暂时性菌血症,出现皮肤黏膜出血点。仅极少数患者由于缺乏特异性抗体,脑膜炎双球菌通过自身荚膜多糖所具有的抗吞噬屏障作用避免自身被宿主清除,发展为败血症并出现迁徙性病灶。

引起脑膜炎和暴发型脑膜炎的物质主要是细菌释放的内毒素和肽聚糖。内毒素导致血管内皮细胞、巨噬细胞、星形细胞和胶质细胞损伤,使其产生大量的细胞因子、血管脂类和自由基等炎症介质,使血-脑屏障的通透性升高,引起脑膜的炎症反应。同时,这些炎症介质可引起脑血管循环障碍,导致脑血管痉挛、缺血及出血。内毒素还可以引起休克和弥散性血管内凝血。皮肤、内脏广泛出血可造成多器官衰竭。严重脑水肿时,脑组织向小脑幕及枕骨大孔突出,形成脑疝,患者出现昏迷加深、瞳孔变化及呼吸衰竭。

二、临床表现

该病可发生于任何年龄,5 岁以下儿童容易罹患,2 岁左右的婴幼儿患病率比较高,但近年来青年人发病的也不少见,因此,应高度警惕,加强防范。发病季节一般从冬末春初开始,4 月份达到高峰,5 月下旬逐步减少,冬春季节为流行高峰期。该病呈急性或暴发性发病,病前常有上呼吸道感染史,潜伏期多为 2～3 天。临床上病情常复杂多变,轻重不一。

(一)症状与体征

1.症状

有发热、头痛、肌肉酸痛、食欲缺乏、精神萎靡等毒血症症状。幼儿哭啼吵闹、烦躁不安等。重者有剧烈头痛、恶心、喷射样呕吐等高颅内压征,意识障碍表现为谵妄、昏迷等。

2.体征

主要表现有脑膜刺激征,如颈项强直,角弓反张,克尼格征和布鲁津斯基征呈阳性。

(二)临床分型与分期

根据临床表现分为普通型、暴发型、轻型和慢性败血症型。

1.普通型

约占 90%。病程经过分为四期。

(1)前驱期:大多数患者可无任何症状,部分患者有低热、咽喉疼痛、鼻咽黏膜充血、分泌物增多及咳嗽,少数患者常在唇周及其他部位出现单纯疱疹。此期采取鼻咽拭子做培养可以发现脑膜炎双球菌阳性,前驱期可持续 1～2 天。

(2)败血症期:患者常无明显的前驱症状,突然出现寒战、高热,伴头痛、肌肉酸痛、食欲减退及精神萎靡等毒血症症状;幼儿则有哭啼吵闹、烦躁不安、皮肤感觉过敏及惊厥等。半数以上患者的皮肤黏膜可见瘀点或瘀斑,严重者瘀点或瘀斑成片,散在于全身皮肤。危重患者的瘀斑迅速扩大,中央坏死或形成大疱,多数患者于 1～2 天发展到脑膜炎期。

(3)脑膜炎期:症状多与败血症期的症状同时出现,除持续高热和毒血症症状外,以中枢神经系统症状为主;大多数患者于发病后 24 小时左右出现脑膜刺激征,如颈后疼痛、颈项强直、角弓反张、克尼格征和布鲁津斯基征呈阳性,1 天或 2 天后患者进入昏迷状态。在此期患者出现持续高热,头痛剧烈,呕吐频繁,皮肤感觉过敏,还会出现畏光、狂躁、惊厥、昏迷等。

婴幼儿发病常不典型,出现高热、拒乳、烦躁及哭啼不安,脑膜刺激征可缺如,但惊厥、腹泻及咳嗽较成人多见,由于颅内压增高,可有前囟突出,但有时往往因呕吐频繁、高热失水而反见前囟下陷,给临床诊断带来一定困难,应加以鉴别。多数患者通常在 2～5 天进入恢复期。

(4)恢复期:经治疗,体温逐渐降至正常,皮疹开始消退,症状逐渐好转,神经系统检查正常。约 10% 的患者出现口唇疱疹,患者一般在 1～3 周痊愈。

2.暴发型

少数患者起病急骤,病情凶险,如没有被及时抢救,常于 24 小时之内死亡。病死率高达 50%,婴幼儿患者的病死率可达 80%。

(1)休克型:该型多见于儿童。患儿突起高热,头痛,呕吐,精神极度萎靡。常在短期内全身出现广泛瘀点、瘀斑,而且迅速融合成大片,皮下出血,或继以大片坏死。面色苍灰,唇周及指端发绀,四肢厥冷,皮肤呈花纹样,脉搏细速,血压明显下降。脑膜刺激征大都缺如,易并发弥散性血管内凝血。脑脊液大多清亮,细胞数正常或轻度增加,血及瘀点培养常为阳性。若不及时抢救患者多在 24 小时内死亡。

(2)脑膜脑炎型:也多见于儿童。除具有严重的中毒症状外,患者频繁惊厥,迅速陷入昏迷;有阳性锥体束征及两侧反射不等;血压持续升高,部分患者出现脑疝,如小脑扁桃体疝入枕骨大孔内,压迫延髓,此时患者昏迷加深,瞳孔先缩小,很快散大;双侧肌张力升高或强直,上肢多内旋,下肢伸展,呈去大脑强直状态;呼吸不规则,快慢深浅不匀,或为抽泣样,或为点头样,或为潮式,此类呼吸常提示呼吸有突然停止的可能。

(3)混合型:是该病最严重的一型,病死率常高达 80%,兼有两种暴发型的临床表现,常同时或先后出现。

3.轻型

多发生于流行性脑脊髓膜炎流行后期,起病较缓,病变轻微,临床表现为低热、轻微头痛及咽痛等上呼吸道症状,皮肤可有少数细小出血点和脑膜刺激征,脑脊液多无明显变化,咽拭子培养可有病原菌。

4.慢性败血症型

该型不多见,多发于成人,病程迁延数周或数月。临床表现为间歇性发热,反复出现寒战、高热,皮肤有瘀点、瘀斑。少数患者脾大。关节疼痛也多见,发热时关节疼痛加重呈游走性。也可发生化脓性脑膜炎、心内膜炎或肾炎,导致病情恶化。

三、辅助检查

(一)血常规

白细胞总数明显升高,一般在 $20\times10^9/L$ 左右,高者可达 $40\times10^9/L$ 或以上。以中性粒细胞增多为主,有时高达 90%,核左移,有时出现类白血病反应。并发弥散性血管内凝血者血小板减少。

(二)脑脊液检查

脑脊液检查是诊断流脑的重要依据。对颅内压增高的患者,腰椎穿刺时要慎重,穿刺时不宜将针芯全部拔出,而应缓慢放出少量脑脊液做检查。穿刺后患者应平卧 $6\sim8$ 小时,以防引起脑疝。必要时先给予脱水剂。

脑脊液在病程初期可见压力升高、外观仍清亮,稍后则浑浊似脓样。细胞数、蛋白含量和葡萄糖含量尚无变化。白细胞计数常达 $1\,000\times10^6/L$,以中性粒细胞为主。在典型的脑膜炎期,脑脊液的压力明显升高,外观呈浑浊米汤样或脓样,白细胞计数常明显升高,绝大多数为中性粒细胞。蛋白含量显著升高,葡萄糖含量明显降低,有时甚或测不出,氯化物含量降低。如临床上表现为脑膜炎而病程早期脑脊液检查正常,则应于 $12\sim24$ 小时后再复查脑脊液,以免漏诊。

(三)细菌学检查

1.涂片检查

涂片检查包括皮肤瘀点和脑脊液沉淀涂片检查。做皮肤瘀点检查时,用针尖刺破瘀点上的皮肤,挤出少量血液和组织液涂于载玻片上,革兰染色后镜检,阳性率为 $60\%\sim80\%$。此法简便易行,是早期诊断的重要方法之一;脑脊液沉淀涂片染色,有脑膜炎症状的患者阳性率为 50%,无症状患者阳性率 $<25\%$。

2.细菌培养

抽取患者的 5 mL 静脉血进行血培养、皮肤瘀点刺出液或脑脊液培养,阳性率约为 30%。应在使用抗菌药物前进行检测,出现阳性结果,可确诊。还可以进行分群鉴定,应同时做药物敏感试验。

(四)血清免疫学检查

1.抗原测定

测定细菌抗原的免疫学试验主要有对流免疫电泳、乳胶凝集试验、金黄色葡萄球菌 A 蛋白协同凝集试验、酶联免疫吸附试验或免疫荧光法、反向被动血凝试验等,其用以检测血液、脑脊液或尿液中的荚膜多糖抗原。一般在病程 $1\sim3$ 天可出现阳性。此法较细菌培养阳性率高,方法简便、快速、敏感、特异性强,有助于早期诊断。

2.抗体测定

测定抗体的免疫学试验有间接血凝试验、杀菌抗体试验及放射免疫分析法检测,阳性率约为 70%。固相放射免疫分析法(SPRIA)可定量检测 A 群脑膜炎双球菌特异性抗体,阳性率高达 90%,明显高于其他方法,但因抗体升高较晚,故不能将该抗体数作为早期诊断指标。

(五)其他实验室检查

1.奈瑟菌属鉴定

用专有酶进行快速鉴定,鉴定奈瑟菌属细菌的时间已由 48 小时缩短到 4 小时,这是比较快速的一种鉴定方法。

2.放射免疫分析法(radio immunoassay,RIA)检测脑脊液微球蛋白

此项检测更敏感,早期脑脊液检查结果正常时此项检测结果即可升高,恢复期可正常,故有助于早期诊断、鉴别诊断、病情检测及预后判断。

3.核酸检测

应用 PCR 检测患者急性期的血清或脑脊液中脑膜炎双球菌的 DNA 特异片段是更敏感的方法,而且不受早期抗生素治疗的影响。常规 PCR 的特异性为 95%,敏感性为 100%,可用于可疑性流脑患者的快速诊断,但仍有许多局限性;而荧光定量 PCR 更具有常规 PCR 无法比拟的优点。

(六)影像学检查

1.颅脑 CT 扫描

早期或轻型脑膜炎的 CT 检查结果可无异常表现。若持续感染,CT 平扫可显示基底池、纵裂池和蛛网膜下腔密度轻度升高,原因是脑膜血管增生,炎症渗出。脑室变小、蛛网膜下腔消失,可能是脑皮质充血和白质水肿引起弥漫性脑肿胀。由于脑膜血管充血和血-脑屏障破坏,脑膜和脑皮质在静脉注射造影剂后可以有异常的带状或脑回样强化。CT 检查还有助于发现化脓性脑膜炎的并发症和后遗症。

2.颅脑 MRI 扫描

颅脑 MRI 扫描对脑膜炎的早期非常敏感。早期炎症表现为病灶边界不清、范围较大的 T_1WI 低信号、T_2WI 高信号,同时可见斑片状不均匀轻度强化。脑膜炎早期表面的炎症波及脑膜,局部脑膜有强化;后期呈 T_1WI 稍高信号,T_2WI 稍低信号。

(七)脑电图检查

脑电图检查以弥漫性或局限性异常慢波化背景活动为特征。少数患者的脑电图有棘波、棘慢综合波。某些患者的脑电图正常。

四、诊断与鉴别诊断

(一)诊断

(1)该病在冬春季节流行,多见于儿童,大流行时在成人中也不少见。

(2)突起高热、头痛、呕吐,皮肤黏膜有瘀点、瘀斑(在病程中增多并迅速扩大),脑膜刺激征呈阳性。患者迅速出现脑实质损害或感染性休克临床症状提示暴发型,应引起重视。

(3)周围血常规中白细胞计数明显升高,脑脊液检查及细菌学检查呈阳性即可确诊。免疫学检查阳性率较高,有利于早期诊断。

(二)鉴别诊断

1.流行性乙型脑炎

该病在夏、秋季流行,发病多集中于 7 月、8 月、9 月。患者有蚊虫叮咬史,起病后脑实质损害严重,惊厥、昏迷较多见,皮肤一般无瘀点。脑脊液早期清亮,晚期微浑浊,细胞数一般为(100~500)$\times 10^6$/L,很少超过 $1\,000\times 10^6$/L,中性多核细胞占多数,后淋巴细胞占多数;蛋白含量稍增加,糖含量正常或略高,氯化物含量正常。确诊有赖于双份血清补体结合试验、血凝抑制试验等及从脑组织中分离病毒。

2.虚性脑膜炎

某些急性严重感染患者(如患有伤寒、大叶性肺炎及其他细菌所致的败血症)有显著毒血症

时,可产生神经系统症状及脑膜刺激征,脑脊液除压力升高外,一般无其他变化。

3.病毒性脑膜炎

多种病毒可引起脑膜炎,患者多于 2 周内恢复。脑脊液的外观正常,白细胞计数一般小于 $1\,000\times10^6$/L,淋巴细胞为 90％～100％。糖及氯化物含量正常,蛋白含量稍增加。涂片及细菌培养检查未发现细菌。外周血白细胞计数不高。

4.中毒性痢疾

该病发病急。患者一开始即有高热,抽搐发生得较早,有些患者有脓血便。如患者无大便,对其可用生理盐水灌肠后,留粪便标本镜检,可发现脓细胞。

5.结核性脑膜炎

患者多有结核史。检查可能发现肺部结核病灶。该病起病缓慢,伴有低热、盗汗、消瘦等症状,无瘀点和疱疹。结核菌素试验呈阳性,脑脊液的细胞数为数十至数百个,以淋巴细胞为主。脑脊液在试管内放置12～24 小时有薄膜形成,把薄膜和脑脊液沉淀涂片,抗酸染色,可检出结核杆菌。

6.其他化脓性脑膜炎

患者脑以外的部位可同时存在化脓性病灶或出血点。脑脊液浑浊或为脓性,白细胞计数一般超过 $2\,000\times10^6$/L,有大量脓细胞,涂片或细菌培养检查可发现致病菌。确切的诊断有赖于脑脊液、血液细菌学和免疫学检查。

7.流行性腮腺炎脑膜脑炎

该病患者多有接触腮腺炎患者的病史。该病多发生在冬、春季节,注意检查腮腺是否肿胀。临床上有先发生脑膜脑炎后出现腮腺肿大者,如腮腺肿胀不明显,可做血和尿淀粉酶测定。

五、治疗

流行性脑脊髓膜炎的西医治疗以用大剂量磺胺嘧啶、青霉素、头孢菌素类、氯霉素等抗菌治疗为主,并注意抗休克、纠正血压、纠正酸中毒、减轻脑水肿、止痉等对症治疗。

(一)一般治疗

必须强调早期诊断,就地住院,隔离治疗。保持病室环境安静,室内空气流通,患者要卧床休息,饮食以热量高、富于营养的流质或半流质为宜。对昏迷不能进食的患者,可适当静脉输入液体,注意纠正水、电解质及酸碱平衡紊乱,使每天尿量保持在 $1\,000$ mL 以上。对昏迷者应加强口腔和皮肤黏膜的清洁护理,防止压疮、呼吸道感染、泌尿系统感染及角膜溃疡发生。密切观察患者的血压、脉搏、体温、意识、瞳孔、呼吸等的变化。

(二)抗生素

一旦高度怀疑脑膜炎双球菌感染,应在 30 分钟内给予抗生素治疗,做到早期足量应用抗生素,对病情严重者可联合应用两种以上抗菌药物。

1.青霉素

青霉素在脑脊液中的浓度为血液浓度的 10％～30％。大剂量静脉滴注使脑脊液内的青霉素迅速达到有效杀菌浓度。维持时间长达 4 小时。迄今未发现耐青霉素菌株。青霉素剂量:儿童每天$(20～40)\times10^4$ U/kg,成人每天 20×10^4 U/kg,分次静脉滴注,可用每次$(320～400)\times10^4$ U,静脉滴注,每 8 小时 1 次;疗程为5～7 天。对青霉素不宜行鞘内注射,因可引起发热、肌肉颤搐、惊厥、脑膜刺激征、呼吸困难、循环衰竭等严重不良反应。

2.磺胺药

磺胺嘧啶易透过血-脑屏障，在脑脊液中的浓度较高，是治疗普通型的常用药物。但该药对败血症期患者疗效欠佳，有较大的不良反应，一般用于对青霉素过敏者、轻症患者或流行期间大面积治疗。常用量为成人 6～8 g/d，儿童 75～100 mg/(kg·d)，分 4 次口服，首次剂量加倍。由于原药在偏酸性的尿液中易析出结晶，可损伤肾小管，引起结晶尿、血尿、腰痛、少尿、尿闭，甚至尿毒症，故应用时给予等量碳酸氢钠及足量水分(使成人每天尿量保持在 1 200 mL 以上)。注意血尿、粒细胞减少、药物疹及其他毒性反应的发生。对病情较重或频繁呕吐，不能口服药物的患者，可用 20％磺胺嘧啶钠注射液 50 mg/kg，稀释后静脉滴注或静脉推注，病情好转后改为口服。疗程为 5～7 天。也可选用磺胺甲基嘧啶、磺胺二甲基嘧啶或磺胺甲噁唑，疗程为 5～7 天，对重症患者可适当延长。停药以临床症状消失为指标，不必重复腰椎穿刺。如菌株对磺胺药敏感，患者于用药后 1～2 天体温下降，神志转为清醒，脑膜刺激征于 2～3 天减轻而逐渐消失。若用药后一般情况及脑膜刺激征在 1～2 天无好转或加重，可能为耐磺胺药菌株引起的，改用其他抗生素，必要时重复腰椎穿刺，再次进行脑脊液常规培养，做药物敏感试验。近年来，脑膜炎双球菌耐磺胺药菌株不断增加，故提倡改青霉素为首选药物。

3.氯霉素

氯霉素易透过血-脑屏障，在脑脊液中的浓度为血液浓度的 30％～50％，适用于青霉素过敏和不宜用磺胺药的患者，或病情危重需要用两种抗菌药物及原因未明的化脓性脑膜炎患者。脑膜炎双球菌对其非常敏感。剂量为成人 2～3 g/d，儿童 40～50 mg/(kg·d)，分次口服或肌内注射，疗程为 5～7 天。重症患者可联合应用青霉素、氯霉素。使用氯霉素应密切注意其不良反应，尤其是对骨髓的抑制。新生儿、老人慎用氯霉素。

4.氨苄西林

氨苄西林对脑膜炎双球菌、流感嗜血杆菌和肺炎链球菌均有较强的抗菌作用，故适用于病原菌尚未明确的 5 岁以下的流脑患儿。肌内注射，每天按体质量 50～100 mg/kg，分 4 次给药；静脉滴注或静脉注射，每天按体质量 100～200 mg/kg，分 2～4 次给药，疗程为 5～7 天。该药的不良反应与青霉素相仿，变态反应较常见，大剂量氨苄西林静脉给药可发生抽搐等神经系统毒性症状，应予以注意。

5.第三代头孢菌素

此类药物对脑膜炎双球菌的抗菌活性强，易透过血-脑屏障，不良反应少，适用于病情危重、又不能使用青霉素或氯霉素的患者。①头孢曲松钠(首选)：抗菌活性强，对青霉素过敏或耐药的重症患者可选用。成人和 12 岁以上儿童 2～4 g/d，12 岁以下的儿童 75～100 mg/(kg·d)，分 1～2 次静脉滴注或静脉注射，疗程为 5～7 天。②头孢噻肟钠：常用量为成人 2～6 g/d，儿童 50～100 mg/(kg·d)，分 2～3 次静脉滴注或静脉注射。成人严重感染者每 6～8 小时用 2～3 g，1 天最高剂量不超过 12 g，疗程为 5～7 天。

(三)控制脑水肿

给头部降温以防治脑水肿。及时控制、减轻脑水肿的关键是早期发现颅内压增高，及时脱水治疗，防止脑疝。

1.甘露醇

125 mL 20％的甘露醇，静脉滴注，4～6 次/天。对于有脑疝先兆者，用 250 mL 甘露醇快速静脉滴注或静脉推注，可同时交替合用呋塞米，每次 20～40 mg，直到颅内高压症状好转。

2.甘油果糖

250 mL 10％的甘油果糖,1～每天 2 次,静脉滴注。

3.七叶皂苷钠

将 20～25 mg 七叶皂苷钠加入 250 mL 5％的葡萄糖注射液中,静脉滴注,每天 1 次。七叶皂苷钠有抗感染、抗渗出、增加静脉张力、降低水肿及改善微循环的作用。在用药过程中,应注意循环血容量的补充,可使患者保持轻度脱水状态。为减轻毒血症,降低颅内压,加强脱水疗效,可同时应用糖皮质激素。

4.人血清蛋白

每次 5～10 g,1～每天 2 次,静脉滴注。

(四)呼吸衰竭治疗

给患者吸氧、吸痰,给予洛贝林、尼可刹米、二甲弗林、哌甲酯等呼吸中枢兴奋剂。患者呼吸停止时应立即行气管插管或气管切开术,进行间歇正压呼吸。

(五)抗休克治疗

休克患者的变化十分迅速。抗休克治疗必须抢时间,抓关键,全力以赴地采用各种措施,力求改善微循环功能,恢复正常代谢。如患者面色青灰,皮肤湿冷,有花斑,发绀,眼底动脉痉挛,血压下降,呈休克状态,可应用微循环改善剂。大量反复应用有颜面潮红、躁动不安、心率增快、尿潴留等不良反应。

1.补充血容量

只有及时补足血容量,改善微循环和每搏排出量,才能力争在短时期内改善微循环,逆转休克。静脉快速滴注右旋糖酐-40,每天 500～1 000 mL。然后根据休克纠正程度、血压、尿量、中心静脉压等,加用平衡液、葡萄糖氯化钠注射液。可根据先盐后糖、先快后慢原则,见尿补钾,适时补充血浆、清蛋白等胶体溶液。

2.扩容改善微循环

(1)山莨菪碱:每次 10～20 mg,静脉注射;儿童每次 0.5～1.0 mg/kg,每 15～30 分钟注射 1 次。直至血压上升、面色红润、四肢转暖、眼底动脉痉挛缓解后,可延长至 0.5～1.0 小时注射 1 次;待血压稳定,病情好转后改为 1～4 小时注射 1 次。

(2)东莨菪碱:成人每次用量为 1 mg,儿童为每次 0.01～0.02 mg/kg,静脉注射,10～30 分钟注射 1 次,减量方法同上。

(3)阿托品:每次 0.03～0.05 mg/kg,以 0.9％氯化钠注射液稀释静脉注射,每 10～30 分钟注射 1 次,减量方法同上。

在经上述处理后,如休克仍未纠正,可应用血管活性药物,一般首选多巴胺,剂量为每分钟 2～6 μg/kg,根据血压情况调整速度和浓度。还可用酚妥拉明(每次 5～10 mg)或酚苄明(每次 0.5～1.0 mg/kg),加入液体内,缓慢静脉滴注。

应用上述药物后,若动脉痉挛有所缓解,而血压仍有波动或不稳定,可给予 20～30 mg 间羟胺,静脉滴注或与多巴胺联合应用。

3.抗凝治疗

经积极的抗休克治疗,病情未见好转,临床疑有弥散性血管内凝血,皮肤黏膜出血点即使未见增加,也应考虑有弥散性血管内凝血存在,应做有关凝血及纤溶的检查,并开始肝素治疗;若皮肤瘀点不断增多,且有融合成瘀斑的趋势,不论有无休克,均可应用肝素治疗,剂量每次为 0.5～

1 mg/kg,静脉推注或加于 100 mL 5％的葡萄糖注射液内缓慢静脉滴注,以后每 4～6 小时可重复 1 次,一般 1～2 次即可。用肝素时应做试管法凝血时间测定,使凝血时间控制在正常时间的 2 倍左右(15～30 分钟)。用肝素后可输新鲜血液以补充被消耗的凝血因子。如果有继发纤溶征象,可把 4～6 g 6-氨基己酸加入 100 mL 10％的葡萄糖注射液内,静脉滴注,或把 0.1～0.2 g 氨甲苯酸加入 10％的葡萄糖注射液内,静脉滴注或静脉注射。若患者出现低凝消耗伴纤溶亢进,则应输新鲜全血、血浆、维生素 K 等,以补充被消耗的凝血因子。

(六)糖皮质激素

糖皮质激素有抗炎、抗过敏、抗休克、减轻脑水肿、降颅内压等作用,对重症流脑患者可大剂量、短疗程、冲击应用。该类药可增强心肌收缩力,解除细菌内毒素造成的血管痉挛,从而减轻外周血管阻力,稳定细胞的溶酶体膜和减轻毒血症,并可抑制血小板凝集,对感染中毒性休克合并弥散性血管内凝血者也有一定作用。常用量:地塞米松,成人 10～20 mg,儿童按 0.2～0.5 mg/(kg·d),分 1～2 次静脉滴注;氢化可的松 100～500 mg/d,静脉滴注。病情控制后迅速减量停药。用药不得超过 3 天。

(七)对症治疗

1.镇静止痛

高热、头痛明显者,可用解热镇痛药,如阿司匹林或吲哚美辛。对癫痫发作者给予地西泮、氯硝西泮、苯妥英钠、卡马西平及丙戊酸钠等。

2.纠正酸中毒

感染中毒性休克往往伴有严重酸中毒,如不及时纠正,可使病情恶化和加重,可用 5％的碳酸氢钠注射液(儿童每次 3 mL/kg;成人轻症 200～500 mL/d,危重者可用 500～800 mL/d)静脉滴注。也可先给总量的 1/3～1/2,以后根据病情及实验室检查结果酌情补充。

3.强心药物

对心功能不全或心力衰竭者应及时给予洋地黄类强心药物,如把 0.2～0.4 mg 毛花苷 C 加入 20 mL 0.9％的氯化钠注射液中,缓慢静脉注射。

(张艳洁)

第八章

变 性 疾 病

第一节 多系统萎缩

多系统萎缩(multiple systematrophy,MSA)是一种少见的散发性、进行性的神经系统变性疾病。起病隐匿,症状多样,表现复杂。主要临床表现为锥体外系、小脑、自主神经和锥体系的损害,并可形成多种组合的临床表现。在生前有时难以与帕金森病或单纯性自主神经功能衰竭(pure autonomic failure,PAF)相鉴别。MSA 的概念于 1969 年首先提出,主要涵盖橄榄脑桥小脑萎缩(olivopontocerebellar atrophy,OPCA)、Shy-Drager 综合征(Shy-Drager syndrome,SDS)和纹状体黑质变性(striatonigral degeneration,SND)3 种主要临床病理综合征。1989 年发现少突胶质细胞包涵体(glial cytoplasmic inclusions,GCIs)是 MSA 的共同标志,1998 年发现 GCIs 主要是由 α-突触核蛋白(α-synuclein)构成的,因此认定本病为一种有共同临床病理基础的单一疾病。

一、病因和病理

病因仍不明确。病理上发现中枢神经系统多部位进行性的神经元和少突胶质细胞的丢失。脊髓内中间外侧柱的节前细胞丧失,可引起直立性低血压、尿失禁和尿潴留。小脑皮层、脑桥核、下橄榄核的细胞丧失,可引起共济失调。壳核和苍白球的细胞丧失可致帕金森综合征表现。除细胞丧失外,还有严重的髓鞘变性和脱失。过去认为灰质神经元破坏是导致 MSA 的原因,自从发现了 GCIs 以来,目前认为 MSA 更主要的是累及白质,GCIs 是原发病损还是继发的细胞损害标志仍不清楚。少突胶质细胞中存在大量的 GCIs 是 MSA 的标志之一,可用 Gallyas 银染识别,并且是泛素(ubiquitin)和 α-突触核蛋白染色阳性,可呈戒指状、火焰状和球形。电镜下,GCIs 由直径 $20 \sim 30$ nm 的纤维丝松散聚集,包绕细胞器。另外,部分神经元中也有泛素和 α-突触核蛋白染色阳性的包涵体。

二、临床表现

MSA 多于中年起病,男性多发,常以自主神经功能障碍首发。据报道,美国、英国和法国的发病率各为 $(1.9 \sim 4.9)/10$ 万、$(0.9 \sim 8.4)/10$ 万、$(0.8 \sim 2.7)/10$ 万,国内尚无人群的调查报告。

MSA 进展较快,发病后平均存活 6～9 年。根据其临床表现,可归纳如下。

(一)自主神经功能障碍

MSA 患者半数以上以自主神经症状起病,最终 97% 患者有此类症状。SDS 为主要表现者,直立性低血压是其主要临床表现,即站立 3 分钟内收缩压至少下降 2.7 kPa(20 mmHg)或舒张压至少下降 1.3 kPa(10 mmHg),而心率不增加。患者主诉头晕、眼花、注意力不集中、疲乏、口齿不清、晕厥,严重者只能长期卧床。进食 10～15 分钟后出现低血压也是表现之一,这是静脉容量改变和压力感受反射障碍所致。60% 的 MSA 患者可同时有直立性低血压和平卧位高血压 >25.3/14.7 kPa(190/110 mmHg)。其他自主神经症状还有尿失禁和尿潴留、出汗减少、勃起功能障碍和射精困难,可有大便失禁。此类患者早期还常有声音嘶哑,睡眠鼾声、喘鸣。晚期患者常可出现周期性呼吸暂停。

(二)帕金森综合征

MSA 中 46% 以帕金森综合征起病,最终 91% 患者均有此类症状。运动迟缓和强直多见,震颤少见,但帕金森病特征性的搓丸样静止性震颤极少见。部分年轻患者早期对左旋多巴有效,多数患者对其无效。

(三)小脑功能障碍

5% 患者以此为首发症状,但最终约有半数患者出现共济失调。主要表现为步态不稳、宽基步态、肢体的共济失调,以及共济失调性言语。

(四)其他

还有半数患者有锥体束受损表现,如腱反射亢进,巴宾斯基征阳性。神经源性和阻塞性的睡眠呼吸暂停也可发生。

MSA 患者的临床表现多样,但仍有规律可循,可以按不同综合征进行区分。在临床上,以帕金森症状为主者称为 MSA-P,以共济失调为主者称为 MSA-C,以直立性低血压为主者可称为 Shy-Drager 综合征。不管何种类型,随疾病发展,各个系统均可累及,最终卧床不起,直至死亡。

三、辅助检查

MSA 患者脑脊液检查正常。肌电图检查,特别是肛周和尿道括约肌的检查可见部分失神经支配。头颅 MRI 可见脑干、小脑有不同程度的萎缩,T_2 加权序列可见脑桥出现"+"字征,以帕金森症样表现的 MSA 患者中,部分可见壳核外侧缘屏状核出现条状高信号。

四、诊断与鉴别诊断

根据缓慢起病,晕厥和直立性低血压、行动缓慢、步态不稳等表现,头颅 MRI 显示脑干小脑萎缩和脑桥"+"字征者,可考虑本病。但是应与脊髓小脑性共济失调、帕金森病、进行性核上性麻痹以及 PAF 等相鉴别。临床上,本病强直多、震颤少,对多巴反应差等,可与帕金森病相鉴别。MSA 患者眼球运动上下视不受限,早期不摔倒,有明显的自主神经功能障碍等与进行性核上性麻痹相区别。MSA 患者无明确家族史,中年后起病,常伴头昏、喘鸣等,可与脊髓小脑性共济失调相鉴别。MSA 和 PAF 的鉴别主要依靠临床表现,即随病程延长是否出现中枢神经系统表现。PAF 较为少见,不累及中枢神经系统,仅累及周围的交感和副交感神经,病情进展缓慢,预后较好。

五、治疗

MSA 的病因不明确,其治疗只能是对症处理。对帕金森综合征可给予左旋多巴、多巴胺受体激动剂和抗胆碱能药,但效果不如帕金森病好。对于自主神经功能障碍以缓解症状和提高生活质量为目的。

(一)一般治疗

体位改变要慢,切忌突然坐起或站立。避免诱发血压降低,慎用影响血压药物。多采用交叉双腿、蹲位、压迫腹部、前倾等体位可能会预防直立性低血压的发作。穿束腹紧身裤和弹力袜能增加回心血量。在床上头部和躯干较腿部抬高 15°~20°,这种体位可促进肾素释放和刺激压力感受器。增加水和盐分摄入。在进食后低血压者,可少食多餐,饭前喝水或咖啡。

(二)药物治疗

有多种药物可治疗直立性低血压,但没有一种是理想的。

(1)口服类固醇皮质激素氟氢可的松,0.1~0.4 mg/d,可增加水、钠潴留,升高血容量和血压,但应避免过度,防止心力衰竭。对平卧位高血压,要慎用。

(2)米多君(midodrine)是选择性 α 受体激动剂,2.5 毫克/次,2 次/天开始,逐步增加至 10 mg,2~3 次/天。

(3)促红细胞生成素 25~50 U/kg 体重,皮下注射,3 次/周,防治贫血,增加红细胞容积,使收缩压升高。

(4)其他如去氨加压素、麻黄碱、吲哚美辛等效果有限。

(5)对平卧位高血压,应选用短效钙通道阻滞剂、硝酸酯类或可乐定等。应避免平躺时喝水、穿弹力袜,头高位多可避免平卧位高血压。

(6)对排尿功能障碍和性功能障碍,可作相应处理。有睡眠呼吸暂停者,可用夜间正压通气。对吸气性喘鸣可能需行气管切开。

(徐　悦)

第二节　血管性痴呆

血管性痴呆(vascular dementia,VD)是指由脑血管病变引起的认知功能障碍综合征。血管性痴呆是老年期痴呆最常见的类型之一,仅次于阿尔茨海默病。临床上通常表现为波动性病程及阶梯式进展,早期认知功能缺损呈"斑块"状分布。

一、流行病学

65 岁以上人群痴呆患病率约为 5%,血管性痴呆患病率为 2%~3%。随年龄增长,血管性痴呆的发病率呈指数增长。卒中后痴呆患病率为 12%~31%。欧美老年期痴呆中血管性痴呆占 20%~30%。目前认为,血管性痴呆是我国老年期痴呆的主要组成部分。

二、危险因素

血管性痴呆的危险因素包括年龄、吸烟、酗酒、文化程度低、高血压病、动脉粥样硬化、糖尿病、心肌梗死、心房颤动、白质损害、脂代谢紊乱、高同型半胱氨酸血症等。负性生活事件、脑卒中家族史、高脂饮食等是血管性痴呆发病相关因素。apoEε4 会增加血管性痴呆的危险性。

高血压病是血管性痴呆最重要的危险因素。有效控制高血压,尤其是收缩压,可明显降低血管性痴呆的发生。年龄是比较明确的危险因素。吸烟及酗酒能增加脑卒中和痴呆的危险性。文化程度与血管性痴呆的发病率成负相关。文化程度愈高,血管性痴呆发病率愈低。

三、病因

病因包括全身性疾病如动脉粥样硬化、高血压病、低血压、心脏疾病(瓣膜病、心律失常、附壁血栓、黏液瘤等)、血液系统疾病(镰状细胞贫血、血黏度增高、血小板增多)及炎性血管病,也可以由颅内病变如腔隙性脑梗死、Binswanger 病、白质疏松、皮质下层状梗死、多发性梗死、出血(外伤性、自发性、蛛网膜淀粉样血管病)、颅内动脉病、炎症性(肉芽肿性动脉炎、巨细胞性动脉炎)、非炎症性(淀粉样血管病、烟雾病)所致。

四、发病机制

(一)分子机制

本病神经递质功能异常。

1.胆碱能通路受损

胆碱能神经元对缺血不耐受。基底前脑胆碱能神经元接受穿通动脉供血,而后者易受高血压影响而发生动脉硬化。缺血性卒中容易损伤胆碱能纤维投射,导致脑内胆碱不足。

2.兴奋性氨基酸的神经毒性作用

细胞内过量谷氨酸受体激活,继发钙超载,导致大量氧自由基产生,造成线粒体与 DNA 损伤。

3.局部脑血流改变

慢性脑内低灌注引起海马 CAI 区锥体细胞凋亡及神经元丧失,导致记忆功能障碍。血管性痴呆与脑缺血关系密切:缺血半暗带细胞内钙超载、兴奋性氨基酸、自由基以及缺血后的基因表达、细胞凋亡、迟发性神经元坏死等。

(二)遗传机制

伴皮质下梗死和白质脑病的常染色体显性遗传性脑动脉病缺陷基因 Notch3 基因定位于 19q12。apoE 基因多态性与血管性痴呆关系密切。apoEε4 等位基因增加了血管性痴呆的患病危险。

五、病理

血管性痴呆主要病理改变为脑微血管病变,包括脑卒中后严重的筛状变及白质病变。主要累及皮质、海马、丘脑、下丘脑、纹状体、脑白质等,导致纹状体-苍白球-丘脑-皮质通路破坏。

六、临床表现

临床表现与卒中发生的部位、大小及次数有关。

(一)认知功能损害

突然起病,病情呈阶梯性进展。早期表现为斑片状认知功能损害,最后出现全面性认知功能障碍。病变部位不同,引起的认知功能障碍领域不同,可表现为皮质、皮质下或两者兼而有之,或仅表现为某一重要部位的功能缺失。左侧大脑半球(优势半球)病变可能出现失语、失用、失读、失写及失算等症状;右侧大脑半球皮质病变可能有视空间障碍。皮质下神经核团及其传导束病变可能出现强哭强笑等症。有时还可出现幻觉、自言自语、木僵、缄默、淡漠等精神行为学异常。通常首先累及言语回忆和与视空间技能损害有关的执行功能,记忆障碍较轻。因此,血管性痴呆筛查量表不应以记忆障碍作为筛查和评估的主要标准,应改为存在两种以上认知领域损害,可以包括或不包括记忆损害。

(二)精神行为学异常

病程不同阶段出现精神行为学异常,如表情呆滞、强哭、强笑、抑郁、焦虑、情绪不稳和人格改变等。典型的抑郁发作更为常见。

(三)局灶性神经功能缺损症状和体征

多数患者有卒中史或短暂脑缺血发作史,有局灶性神经功能缺损的症状、体征以及相应的神经影像学异常。优势半球病变可出现失语、失用、失读、失算等症;大脑右半球皮质病变可出现视空间技能障碍;皮质下神经核团及传导束病变可出现运动、感觉及锥体外系症状,也可出现强哭、强笑等假性延髓性麻痹症状。影像学检查可见多发腔隙性软化灶或大面积脑软化灶,可伴有脑萎缩、脑室扩大及白质脱髓鞘改变。

(四)辅助检查

血液流变学异常、颅内多普勒超声检查可见颅内外动脉狭窄或闭塞。事件相关电位(P300)可辅助判断某些器质性或功能性认知功能障碍。脑电图可见脑血栓形成区域局限性异常。头颅CT 或 MRI 可见新旧不等的脑室旁、半卵圆中心、底节区低密度病灶并存的特点。

七、临床类型

(一)多发梗死性痴呆

多发梗死性痴呆为最常见的类型,常有一次或多次卒中史,病变可累及皮质、皮质下白质及基底节区。当梗死脑组织容量累积达 80～150 mL 时即可出现痴呆。常有高血压、动脉硬化和反复发作的卒中史。典型病程为突然发作、阶梯式进展和波动性认知功能障碍。每次发作遗留不同程度的认知功能损害和精神行为学异常,最终发展为全面性认知功能减退。临床上主要表现为局灶性神经功能缺损症状和体征(如偏瘫、失语、偏盲、假性延髓性麻痹)和突发的认知功能损害。神经影像学可见脑内多发低密度影和脑萎缩。

(二)大面积脑梗死性痴呆

大面积脑梗死性痴呆为单次脑动脉主干闭塞引起的痴呆。大面积脑梗死患者常死于急性期,少数存活者遗留不同程度的认知功能障碍。

(三)关键部位梗死性痴呆

关键部位梗死性痴呆是指与脑高级皮质功能相关的特殊部位梗死所致的痴呆,包括皮质(海马与角回)或皮质下(丘脑、尾状核、壳核及苍白球)。

(四)皮质下血管性痴呆

皮质下血管性痴呆包括多发腔隙性梗死性痴呆、腔隙状态、Binswanger 病、伴皮质下梗死和白质脑病的常染色体显性遗传性脑动脉病、脑淀粉样血管病导致的痴呆,与小血管病变有关。主要表现为皮质下痴呆综合征,即执行功能障碍为主,记忆损害较轻,早期出现精神行为学异常。

(五)分水岭区梗死性痴呆或低灌注性痴呆

分水岭区梗死性痴呆或低灌注性痴呆急性脑血流动力学改变(如心搏骤停、脱水、低血压)后分水岭梗死所致痴呆。

(六)出血性痴呆

出血性痴呆指脑出血及慢性硬膜下血肿造成的痴呆。蛛网膜下腔出血以及正常颅压脑积水导致的痴呆是否包括在内尚有争议。

(七)其他病因引起的痴呆

其他病因引起的痴呆包括原因不明和罕见的脑血管病引起的痴呆,如烟雾病和先天性血管异常等合并的痴呆。

八、诊断标准

美国国立神经系统疾病与卒中研究所和瑞士国际神经科学研究协会(National Institute of Neurological Disorders and Stroke and the Association International epour la Researcheetl Enseigmenten Neurosciences,NINDS-AIREN)诊断标准如下。

(一)临床很可能(probable)血管性痴呆

(1)痴呆符合美国《精神障碍诊断与统计手册》第 4 版(diagnostic and staristical manual of disorders,fourth edition,DSM-Ⅳ)-R 诊断标准:临床主要表现为认知功能明显下降,尤其是自身前后对比。神经心理学检查证实有两个以上认知领域的功能障碍(如记忆、定向、注意、计算、言语、视空间技能以及执行功能),其严重程度已干扰日常生活,并经神经心理学测验证实。同时排除意识障碍、神经症、严重失语以及脑变性疾病(额颞叶痴呆、路易体痴呆以及帕金森痴呆等)或全身性疾病所引起的痴呆。

(2)脑血管疾病的诊断:符合 1995 年全国第四届脑血管病专题会议制定的相关标准。临床表现有脑血管疾病引起的局灶性神经功能缺损症状和体征,如偏瘫、中枢性面舌瘫、感觉障碍、偏盲及言语障碍等,符合头颅 CT 或 MRI 上相应病灶,可有或无卒中史。Hachinski 缺血评分≥7 分。影像学检查(头颅 CT 或 MRI)有相应的脑血管病证据,如多发脑梗死、多个腔隙性脑梗死、大血管梗死、重要部位单个梗死(如丘脑、基底前脑)或广泛的脑室周围白质病变。

(3)痴呆与脑血管疾病密切相关:卒中前无认知功能障碍。痴呆发生在脑卒中后的 3 个月内,并持续 3 个月以上。或认知功能障碍突然加重、波动或呈阶梯样逐渐进展。支持血管性痴呆诊断:早期认知功能损害不均匀(斑块状分布);人格相对完整;病程波动,多次脑卒中史;可呈现步态障碍、假性延髓性麻痹等体征;存在脑血管病的危险因素;Hachinski 缺血量表≥7 分。

(二)可能为(possible)血管性痴呆

(1)符合痴呆诊断。

(2)有脑血管病和局灶性神经系统体征。

(3)痴呆和脑血管病可能有关,但在时间或影像学方面证据不足。

(三)确诊血管性痴呆

(1)临床诊断为很可能或可能的血管性痴呆。

(2)尸检或活检证实不含超过年龄相关的神经元纤维缠结(NFTS)和老年斑(SP)数以及其

他变性疾病组织学特征。

当血管性痴呆合并其他原因所致的痴呆时,建议用并列诊断,而不用"混合性痴呆"的诊断。

九、鉴别诊断

(一)阿尔茨海默病

阿尔茨海默病患者的认知功能障碍以记忆障碍为主,呈进行性下降。血管性痴呆患者早期表现为斑片状认知功能损害,主要表现为执行功能受损。病程呈波动性进展或阶梯样加重。脑血管病史、神经影像学改变以及 Hachinski 缺血量表有助于鉴别血管性痴呆与阿尔茨海默病。评分≥7 分者为血管性痴呆;5~6分者为混合性痴呆;≤4 分者为阿尔茨海默病。

(二)谵妄

谵妄是以意识障碍为特征的急性脑功能障碍综合征。除意识障碍外,还有丰富的视幻觉及听幻觉,症状在短时间(数小时或数天)内出现,并且 1 天中有波动趋势(表 8-1)。

表 8-1　谵妄与痴呆的鉴别诊断

症状	谵妄	痴呆
发病形式	急	不恒定
进展情况	快	缓慢
自诉能力减退	不经常	经常
注意力	佳	差
定向力	完全丧失	选择性失定向
记忆力	完全性记忆障碍	远期比近期好
语言	持续而不连贯	单调或失语
睡眠障碍	有	不定

(三)正常颅压性脑积水

当血管性痴呆患者出现脑萎缩或脑室扩大时,需要与本病鉴别。后者主要表现为进行性认知功能损害、共济失调步态和尿失禁三大主征。隐匿起病,无明确的脑卒中史,影像学无脑梗死的证据。

(四)某些精神症状

卒中累及额颞叶可能出现某些精神症状,如淡漠、欣快、易激惹,甚至出现幻觉。优势半球顶叶损害可出现 Gerstmann 综合征(失写、失算、左右分辨障碍及手指失认)及体象障碍等,容易误诊为痴呆。但上述症状与脑血管病同时发生,随病情加重而加重,随病情好转而好转,甚至消失。症状单一,持续时间短暂,不能认为是痴呆。

(五)去皮质状态

去皮质状态多由于严重或多次卒中所致双侧大脑半球广泛的损害。患者无思维能力,但保留脑干的生理功能,视、听反射正常。肢体可出现无意识动作。可以进食,但不能理解语言,不能执行简单的命令。而痴呆患者能听懂别人的叙述,执行简单的命令,保留一定的劳动与生活能力。

(六)各型失语

患者不能言语或者不能理解他人的言语,但患者一般能有条不紊地处理自己的日常生活和工作。行为合理,情绪正常。也可以借助某种表情或动作与他人进行简单的信息交流。痴呆患者早期一般无明显言语障碍。有自发言语,也能听懂别人的语言。

(七)麻痹性痴呆

麻痹性痴呆属于三期脑实质性梅毒。主要表现为进行性认知功能损害,常合并有某些神经系统体征如瞳孔异常、腱反射减低及共济失调步态等,有特异性血清学及脑脊液免疫学阳性结果。

(八)皮质-纹状体-脊髓变性

皮质-纹状体-脊髓变性通常表现为迅速进展的痴呆,伴小脑性共济失调、肌阵挛。

十、血管性痴呆与血管性认知功能障碍

血管性痴呆传统的诊断标准要求患者有记忆力下降和其他认知领域功能损害,其严重程度达到痴呆标准,该诊断标准具有明显的局限性。首先,血管性痴呆诊断标准是建立在阿尔茨海默病的概念上,但记忆障碍并非是血管性痴呆的典型症状。其次,血管性痴呆的诊断需要认知功能损害程度达到痴呆诊断标准,客观上阻止了识别早期血管性痴呆患者,使其失去有效治疗和防止认知功能损害持续进展的最佳时机。为此,一些学者建议用血管性认知功能障碍(vascular cognitive impairment,VCI)取代血管性痴呆。

血管性认知功能障碍是指由脑血管病引起或与脑血管病及其危险因素密切相关的各种程度的认知功能损害,包括非痴呆血管性认知功能障碍、血管性痴呆和伴有血管因素的阿尔茨海默病即混合性痴呆。血管性认知功能障碍比血管性痴呆所包括的范围更为广泛,包括血管因素引起的所有认知功能障碍。血管危险因素或脑卒中史是诊断血管性认知功能障碍所必需,局灶性神经功能缺损体征,突发性、阶梯样进展的病程特点不是血管性认知功能障碍诊断所必需。Hachinski 缺血量表对血管性认知功能障碍诊断非常有用。血管性认知功能障碍概念的提出为血管病所致认知功能损害的早期预防和干预提供了理论依据。

十一、混合性痴呆

混合性痴呆是指既具有阿尔茨海默病典型的临床表现,同时又具备血管性危险因素的痴呆患者。脑血管性损害和原发退行性改变同时存在。至少1/3的阿尔茨海默病患者存在血管性损害,而1/3的血管性痴呆患者存在阿尔茨海默病样病理学改变。阿尔茨海默病患者的血管性损害促进临床症状的发展,存在1次或2次腔隙性卒中时,表现出临床症状的风险增加20倍。最常见的混合性痴呆类型是具有典型阿尔茨海默病临床特征的患者在卒中后症状突然恶化。这种混合性痴呆类型称为"卒中前痴呆"。另一个常见的现象是有"单纯性"阿尔茨海默病症状的痴呆患者存在血管损害,这种"无症状"血管损害只有在神经影像学检查或组织活检时才能发现。目前很可能低估了在临床诊断为阿尔茨海默病的患者中血管损害对痴呆的促成作用。高龄个体中,单纯性阿尔茨海默病并不能在所有患者中出现临床痴呆症状。腔隙性卒中促成了许多阿尔茨海默病患者痴呆的临床表现。血管损害很可能在晚发性阿尔茨海默病患者中起非常重要的作用。为了描述痴呆的不同类型,Kalaria 和 Ballard 提出了一种连续统一体,其中一端是单纯性阿尔茨海默病,另一端是单纯性血管性痴呆,在两者之间出现了不同的组合。单纯性血管性痴呆和单纯性阿尔茨海默病的诊断通常采用各自的标准(NINDS-AIREN 和 NINCDS-ADRDA),而阿尔茨海默病伴 CVD 或混合性痴呆的诊断则有困难。通过询问照料者以确定先前是否存在 MCI

现代神经内科疾病诊治新进展

症状有助于识别卒中导致症状加重的早期阿尔茨海默病患者。在某些患者中,缺血评分也可能提供倾向于血管性病因的证据。

十二、治疗

血管性痴呆的治疗分为预防性治疗和对症治疗。预防性治疗着眼于血管性危险因素的控制,即卒中的一级和二级预防。对症治疗即三级预防,主要包括痴呆的治疗。

(一)一级预防

一级预防主要是控制血管性痴呆危险因素如高血压病、糖尿病、脂代谢紊乱、肥胖、高盐高脂饮食、高凝状态、脑卒中复发、心脏病、吸烟、睡眠呼吸暂停综合征及高同型半胱氨酸血症等。积极治疗卒中急性期的心律失常、充血性心力衰竭、癫痫及肺部感染有助于血管性痴呆预防。颅内外血管狭窄者进行介入治疗、球囊扩张术、颈动脉支架成形术改善脑血供。有高血压病、脑动脉硬化及卒中史者,定期进行认知功能测查。一旦发现认知功能减退,应积极给予治疗。重点预防卒中复发。低灌注引起者应增加脑灌注,禁用降压治疗。

(二)二级预防

二级预防主要是指脑血管病的处理,包括脑卒中急性期与康复期治疗及脑卒中复发的防治。积极改善脑循环、脑细胞供氧,预防新血栓与再梗死等。脑卒中急性期积极治疗脑卒中,防治各种并发症,改善脑功能,避免缺血脑细胞受到进一步损害。

(三)支持治疗

维持良好的心肺功能,保持水、电解质和酸碱平衡;警惕心律失常、心肌梗死和心力衰竭的发生;保证营养摄入,必要时可采取鼻饲或静脉营养。

(四)血压的管理

合理缓慢降压对防治脑卒中极为重要。卒中急性期除非血压过高,一般不主张降压治疗,以免血压过低导致脑灌注锐减而使梗死加重。治疗收缩型高血压[收缩压高于21.3 kPa(160 mmHg),舒张压低于12.7 kPa(95 mmHg)]比收缩-舒张型高血压[收缩压高于21.3 kPa(160 mmHg),舒张压高于12.7 kPa(95 mmHg)]更为重要。可口服卡托普利,或静脉注射拉贝洛尔;对血压降低后血容量不足者可给予多巴胺等升压药物。

(五)溶栓及抗凝药物的使用

溶栓及抗凝药物的使用早期识别急性脑血管病,防止缺血半暗区进一步扩大并促使其恢复;预防脑卒中复发;消除或控制卒中后痴呆的危险因素;积极治疗并发症均可预防血管性痴呆的发生与发展。

(六)高压氧治疗

高压氧可增加血氧含量、提高血氧分压、加大血氧弥散距离、改善脑组织病变部位血液供应,保护缺血半影区,促进神经组织的恢复与再生,减轻缺血再灌流脑损伤,减少自由基损伤,以改善血管性痴呆患者的认知功能及精神行为学异常。

(七)三级预防

三级预防主要指对认知功能障碍的处理。主要包括胆碱酯酶抑制药、神经营养和神经保护药、N-甲基-D-天冬氨酸(N-methyl-D-aspartate,NMDA)受体拮抗剂、抗氧化药、改善微循环药、益智药、激素替代治疗和抗生素治疗等。目前,血管性痴呆的治疗分为作用于胆碱能及非胆碱能系统两大类。

200

1.作用于胆碱能的药物

胆碱酯酶抑制剂,如乙酰胆碱酯酶抑制剂(acetylcholinesterase inhibitor,AchEI)已开始用于轻中度血管性痴呆治疗。代表药物有盐酸多奈哌齐、重酒石酸卡巴拉汀和加兰他敏等。

(1)多奈哌齐(donepezil,安理申):每天 5～10 mg 口服能改善轻中度血管性痴呆和混合性痴呆患者的认知功能。不良反应有恶心、呕吐、腹泻、疲劳和肌肉痉挛;但在继续治疗中会消失。无肝毒性。

(2)重酒石酸卡巴拉汀(rivastigmine,艾斯能):为丁酰胆碱酯酶和乙酰胆碱酯酶双重抑制剂。口服吸收好,易通过血-脑屏障,对中枢神经系统的胆碱酯酶具有高度选择性,改善皮质下血管性痴呆患者的注意力、执行功能、日常生活能力和精神行为学异常。

(3)加兰他敏:具有抑制胆碱酯酶和调节烟碱型胆碱受体(nAChR)而增加胆碱能神经传导的双重调节作用。能明显改善血管性痴呆及轻中度阿尔茨海默病伴 CVD 患者的认知功能、整体功能、日常生活活动能力和精神行为学异常。

(4)石杉碱甲(huperzia A):是我国科技人员从植物药千层塔中分离得到的一种选择性、可逆性 AChEI,可选择性降解中枢神经系统的乙酰胆碱,增加神经细胞突触间隙乙酰胆碱浓度,适用于轻中度血管性痴呆患者。

2.非胆碱能药物

(1)脑代谢活化剂:代表药物有吡拉西坦(脑复康)、奥拉西坦、胞磷胆碱、双氢麦角碱、都可喜、脑活素、双氢麦角碱等。吡拉西坦诱导钙内流,改善再记忆过程,还可提高脑葡萄糖利用率和能量储备,促进磷脂吸收以及 RNA 与蛋白质合成,具有激活、保护和修复神经细胞的作用。都可喜为阿米三嗪和萝巴新的复方制剂,可加强肺泡气体交换,增加动脉血氧分压和血氧饱和度,有抗缺氧及改善脑代谢和微循环的作用,尚可通过其本身的神经递质作用促进脑组织新陈代谢。双氢麦角碱能改善脑循环,促进脑代谢,直接作用于中枢神经系统多巴胺和 5-羟色胺受体,有增强突触前神经末梢释放递质与刺激突触后受体的作用;改善神经传递功能;抑制 ATP 酶、腺苷酸环化酶的活性,减少 ATP 分解,从而改善细胞能量平衡,使神经元电活动增加。甲氯芬酯(氯酯醒)可抑制体内某些氧化酶,促进神经元氧化还原作用,增加葡萄糖的利用,兴奋中枢神经系统,改善学习和记忆。另外,胞磷胆碱、脑活素、细胞色素 C、ATP、辅酶 A 等亦可增强脑代谢。

(2)脑循环促进剂:减少脑血管阻力,增加脑血流量或改善血液黏滞度,提高氧利用度,但不影响正常血压。常用的有麦角衍生物,代表药物双氢麦角碱和尼麦角林,能阻断 α 受体,扩张脑血管,改善脑细胞代谢。

(3)脑血管扩张药:代表药物钙通道阻滞剂尼莫地平,属于二氢吡啶类钙通道阻滞剂,作用于 L 型钙通道,具有良好的扩张血管平滑肌的作用,增加容量依赖性脑血流量,减轻缺血半暗带钙超载。每天口服 90 mg,连续 12 周,可改善卒中后皮质下血管性痴呆的认知功能障碍。对小血管病特别有效,对皮质下血管性痴呆有一定益处。

(4)自由基清除剂:如维生素 E、维生素 C 以及银杏叶制剂。早期给予银杏叶制剂可以改善脑血液循环、清除自由基,保护脑细胞,起到改善痴呆症状及延缓痴呆进展的作用。

(5)丙戊茶碱:抑制神经元腺苷重摄取、CAMP 分解酶,还可通过抑制过度活跃的小胶质细胞和降低氧自由基水平而具有神经保护作用,能改善血管性痴呆患者的认知功能和整体功能。

(6)N-甲基-D-天冬氨酸(NMDA)受体阻断剂:代表药物有美金刚,被认为是治疗血管性痴呆最有前途的神经保护剂,能与 AChEI 联合应用。

（7）精神行为学异常的治疗：抗精神障碍药物用量应较成年人低。抑郁状态宜采用毒性较小的药物，如选择性 5-羟色胺再摄取抑制剂和 NE 再摄取抑制剂。还可配合应用情绪稳定剂如丙戊酸钠等。

（贾莉华）

第三节　阿尔茨海默病

痴呆是由于脑功能障碍所致获得性、持续性认知功能障碍综合征。痴呆患者具有以下认知领域中至少三项受损：记忆、计算、定向力、注意力、语言、运用、视空间技能、执行功能及精神行为异常，并且其严重程度已影响到患者的日常生活、社会交往和工作能力。

一、老年期痴呆常见的病因

（一）神经系统变性性疾病

阿尔茨海默病、额颞叶痴呆、亨廷顿病、帕金森痴呆、进行性核上性麻痹、关岛-帕金森痴呆综合征、脊髓小脑变性、自发性基底节钙化、纹状体黑质变性、异染性脑白质营养不良和肾上腺脑白质营养不良等。

（二）血管性疾病

脑梗死、脑动脉硬化（包括腔隙状态和 Binswanger 病）、脑栓塞、脑出血、血管炎症（如系统性红斑狼疮与 Behcet 综合征）、脑低灌注。

（三）外伤

外伤后脑病、拳击家痴呆。

（四）颅内占位

脑瘤（原发性、继发性）、脑脓肿及硬膜下血肿。

（五）脑积水

交通性脑积水（正常颅压脑积水）及非交通性脑积水。

（六）内分泌和营养代谢障碍性疾病

甲状腺、肾上腺、垂体和甲状旁腺功能障碍引起的痴呆；低血糖反应、糖尿病、肝性脑病、非 Wilson 肝脑变性、Wilson 病、尿毒症性脑病、透析性痴呆、脂代谢紊乱、卟啉血症、严重贫血、缺氧（心脏病、呼吸衰竭）、慢性电解质紊乱和肿瘤；维生素 B_{12}、维生素 B_6 及叶酸缺乏。

（七）感染

艾滋病、真菌性脑膜脑炎、寄生虫性脑膜脑炎、麻痹性痴呆、其他各种脑炎后遗症、亚急性海绵状脑病、Gerstmann-Strausler 综合征和进行性多灶性白质脑病。

（八）中毒

乙醇、某些药物（抗高血压药、肾上腺皮质激素类、非固醇类抗感染药、抗抑郁药、锂、抗胆碱制剂、巴比妥类和其他镇静安眠药、抗惊厥药、洋地黄制剂、抗心律失常药物、阿片类药物及多种药物滥用）。

(九)工业毒物和金属

铝、砷、铅、金、铋、锌、一氧化碳、有机溶剂、锰、甲醇、有机磷、汞、二硫化碳、四氯化碳、甲苯类、三氯甲烷。

阿尔茨海默病(Alzheimer's disease,AD)是一种以认知功能障碍、日常生活能力下降以及精神行为异常为特征的神经系统退行性疾病,是老年期痴呆最常见的原因之一。其特征性病理改变为老年斑、神经原纤维缠结和选择性神经元与突触丢失。临床特征为隐袭起病及进行性认知功能损害。记忆障碍突出,可有视空间技能障碍、失语、失算、失用、失认及人格改变等,并导致社交、生活或职业功能损害。病程通常为4～12年。绝大多数阿尔茨海默病为散发性,约5%有家族史。

二、流行病学

阿尔茨海默病发病率随年龄增长而逐步上升。欧美国家65岁以上老人阿尔茨海默病患病率为5%～8%,85岁以上老人患病率高达47%～50%。我国60岁以上人群阿尔茨海默病患病率为3%～5%。目前我国约有500万痴呆患者,主要是阿尔茨海默病患者。发达国家未来50年内阿尔茨海默病的发病率将增加2倍。预计到2025年全球将有2 200万阿尔茨海默病患者,到2050年阿尔茨海默病患者将增加到4 500万。发达国家阿尔茨海默病已成为仅次于心血管病、肿瘤和卒中而位居第4位的死亡原因。

三、病因学

(一)遗传学因素——基因突变学说

迄今已筛选出3个阿尔茨海默病相关致病基因和1个易感基因,即第21号染色体的淀粉样前体蛋白(β amyloid precursor protein,APP)基因、第14号染色体的早老素1(presenilin1,PS-1)基因、第1号染色体的早老素2(presenilin2,PS-2)基因和第19号染色体的载脂蛋白E(apolipoprotein E,apoE)ε4等位基因。前三者与早发型家族性阿尔茨海默病有关,apoEε4等位基因是晚发性家族性阿尔茨海默病的易感基因。

(二)非遗传因素

脑外伤、感染、铝中毒、吸烟、高热量饮食、叶酸不足、受教育水平低下及一级亲属中有唐氏综合征等都会增加阿尔茨海默病患病风险。

四、发病机制

目前针对阿尔茨海默病的病因及发病机制有多种学说,如淀粉样变级联假说、tau蛋白过度磷酸化学说、神经递质功能障碍学说、自由基损伤学说、钙平衡失调学说等。任何一种学说都不能完全解释阿尔茨海默病所有的临床表现。

(一)淀粉样变级联假说

脑内β淀粉样蛋白(β amyloid,Aβ)产生与清除失衡所致神经毒性Aβ(可溶性Aβ寡聚体)聚集和沉积启动阿尔茨海默病病理级联反应,并最终导致NFT和神经元丢失。Aβ的神经毒性作用包括破坏细胞内Ca^{2+}稳态、促进自由基的生成、降低K^+通道功能、增加炎症性细胞因子引起的炎症反应,并激活补体系统、增加脑内兴奋性氨基酸(主要是谷氨酸)的含量等。

(二)tau蛋白过度磷酸化学说

神经原纤维缠结的核心成分为异常磷酸化的tau蛋白。阿尔茨海默病脑内细胞信号转导通路失控,引起微管相关蛋白——tau蛋白过度磷酸化、异常糖基化以及泛素蛋白化,使其失去微管结合能力,自身聚集形成神经原纤维缠结。

(三)神经递质功能障碍

脑内神经递质活性下降是重要的病理特征。可累及乙酰胆碱系统(ACh)、兴奋性氨基酸、5-羟色胺、多巴胺和神经肽类等,尤其是基底前脑胆碱能神经元减少,海马突触间隙ACh合成、储存和释放减少,谷氨酸的毒性作用增加。

(四)自由基损伤学说

阿尔茨海默病脑内超氧化物歧化酶活性增强,脑葡萄糖-6-磷酸脱氢酶增多,脂质过氧化,造成自由基堆积。后者损伤生物膜,造成细胞内环境紊乱,最终导致细胞凋亡;损伤线粒体造成氧化磷酸化障碍,加剧氧化应激;改变淀粉样蛋白代谢过程。

(五)钙稳态失调学说

阿尔茨海默病患者神经元内质网钙稳态失衡,使神经元对凋亡和神经毒性作用的敏感性增强;改变APP剪切过程;导致钙依赖性生理生化反应超常运转,耗竭ATP,产生自由基,造成氧化损伤。

(六)内分泌失调学说

流行病学研究结果表明,雌激素替代疗法能降低绝经妇女患阿尔茨海默病的危险性,提示雌激素缺乏可能增加阿尔茨海默病发病率。

(七)炎症反应

神经毒性Aβ通过与特异性受体如糖基化蛋白终产物受体、清除剂受体和丝氨酸蛋白酶抑制剂酶复合物受体结合,活化胶质细胞。后者分泌补体、细胞因子及氧自由基,启动炎症反应,形成由Aβ、胶质细胞以及补体或细胞因子表达上调等共同构成的一个复杂的炎性损伤网络,促使神经元变性。

五、病理特征

本病的病理特征大体上呈弥散性皮质萎缩,尤以颞叶、顶叶、前额区及海马萎缩明显。脑回变窄,脑沟增宽,脑室扩大。镜下改变包括老年斑(senile plaque,SP)、神经原纤维缠结(neural fibrillar ytangles,NFT)、神经元与突触丢失、反应性星形胶质细胞增生、小胶质细胞活化以及血管淀粉样变。老年斑主要存在于新皮质、海马、视丘、杏仁核、尾状核、豆状核、Meynert基底核与中脑。镜下表现为退变的神经轴突围绕淀粉样物质组成细胞外沉积物,形成直径$50\sim200\ \mu m$的球形结构。主要成分为Aβ、早老素1、早老素2、α_1抗糜蛋白酶、apoE和泛素等。神经原纤维缠结主要成分为神经元胞质中过度磷酸化的tau蛋白和泛素的沉积物,以海马和内嗅区皮质最为常见。其他病理特征包括:海马锥体细胞颗粒空泡变性,轴索、突触异常断裂和皮质动脉及小动脉淀粉样变等。

六、临床表现

本病通常发生于老年或老年前期,隐匿起病,缓慢进展。以近记忆力减退为首发症状,逐渐累及其他认知领域,并影响日常生活与工作能力。早期对生活丧失主动性,对工作及日常生活缺乏热情。病程中可出现精神行为异常,如幻觉、妄想、焦虑、抑郁、攻击、收藏、偏执、易激惹性、人格改变等。最常见的是偏执性质的妄想,如被窃妄想、认为配偶不忠有意抛弃其的妄想。随痴呆进展,精神症状逐渐消失,而行为学异常进一步加剧,如大小便失禁、不知饥饱等,最终出现运动功能障碍,如肢体僵硬、卧床不起。1996年国际老年精神病学会制定了一个新的疾病现象术语,即"痴呆的行为和精神症状"(the behavioral and psychological symptoms of dementia,BPSD),来描述痴呆过程中经常出现的知觉、思维内容、心境或行为紊乱综合征。这是精神生物学、心理学和社会因素综合作用的结果。

七、辅助检查

(一)神经影像学检查

头颅 MRI:早期表现为内嗅区和海马萎缩。质子磁共振频谱(^{1}H-megnetic resonance spectroscoper,^{1}H-MRS):对阿尔茨海默病早期诊断具有重要意义,表现为扣带回后部皮质肌醇(myo-inositol,mI)升高。额颞顶叶和扣带回后部出现 N-乙酰门冬氨酸(N-acetylaspartate,NAA)水平下降。SPECT 及 PET:SPECT 显像发现额颞叶烟碱型 AChR 缺失以及额叶、扣带回、顶叶及枕叶皮质 5-HT 受体密度下降。PET 显像提示此区葡萄糖利用下降。功能性磁共振成像(functional MRI,fMRI):早期阿尔茨海默病患者在接受认知功能检查时相应脑区激活强度下降或激活区范围缩小和远处部位的代偿反应。

(二)脑脊液蛋白质组学

脑脊液存在一些异常蛋白的表达,如 apoE、tau 蛋白、APP 及 AChE 等。

(三)神经心理学特点

通常表现为多种认知领域功能障碍和精神行为异常,以记忆障碍为突出表现,并且日常生活活动能力受损。临床常用的痴呆筛查量表有简明智能精神状态检查量表(mini-mental state examination,MMSE)、画钟测验和日常生活能力量表等。痴呆诊断常用量表有记忆测查(逻辑记忆量表或听觉词语记忆测验)、注意力测查(数字广度测验)、言语流畅性测验、执行功能测查(stroop 色词-干扰测验或威斯康星卡片分类测验)和神经精神科问卷。痴呆严重程度评定量表有临床痴呆评定量表(clinical dementia rating,CDR)和总体衰退量表(global deterioration scale,GDS)。总体功能评估常用临床医师访谈时对病情变化的印象补充量表(CIBIC-Plus)。额叶执行功能检查内容包括启动(词语流畅性测验)、抽象(谚语解释、相似性测验)、反应-抑制和状态转换(交替次序、执行-不执行、运动排序测验、连线测验和威斯康星卡片分类测验)。痴呆鉴别常用量表有 Hachinski 缺血量表评分(HIS)及汉密尔顿焦虑、抑郁量表。

1.记忆障碍

记忆障碍是阿尔茨海默病典型的首发症状,早期以近记忆力减退为主。随病情进展累及远记忆力。情景记忆障碍是筛选早期阿尔茨海默病的敏感指标。

2.其他认知领域功能障碍

其他认知领域功能障碍表现为定向力、判断与思维、计划与组织能力、熟练运用及社交能力下降。

3.失用

失用包括结构性失用(画立方体)、观念-运动性失用(对姿势的模仿)和失认、视觉性失认(对复杂图形的辨认)、自体部位辨认不能(手指失认)。

4.语言障碍

阿尔茨海默病早期即存在不同程度的语言障碍。核心症状是语义记忆包括语义启动障碍、语义记忆的属性概念和语义/词类范畴特异性损害。阿尔茨海默病患者对特定的词类（功能词、内容词、名词、动词等）表现出认知失常，即词类范畴特异性受损。可表现为找词困难、命名障碍和错语等。

5.精神行为异常

阿尔茨海默病病程中常常出现精神行为异常，如幻觉、妄想、焦虑、易激惹及攻击等。疾病早期往往有较严重的抑郁倾向，随后出现人格障碍、幻觉和妄想，虚构不明显。

6.日常生活活动能力受累

阿尔茨海默病患者由于失语、失用、失认、计算不能，通常不能继续原来的工作，不能继续理财。疾病晚期出现锥体系和锥体外系病变，如肌张力增高、运动迟缓及姿势异常。最终患者可呈强直性或屈曲性四肢瘫痪。

（四）脑电图检查

早期 α 节律丧失及电位降低，常见弥散性慢波，且脑电节律减慢的程度与痴呆严重程度相关。

八、诊断标准

（一）美国《精神障碍诊断与统计手册》第 4 版制定的痴呆诊断标准

（1）多个认知领域功能障碍。①记忆障碍：学习新知识或回忆以前学到的知识的能力受损。②以下认知领域至少有 1 项受损：失语；失用；失认；执行功能损害。

（2）认知功能障碍导致社交或职业功能显著损害，或者较原有水平显著减退。

（3）隐匿起病，认知功能障碍逐渐进展。

（4）同时排除意识障碍、神经症、严重失语以及脑变性疾病（额颞叶痴呆、路易体痴呆以及帕金森痴呆等）或全身性疾病所引起的痴呆。

（二）阿尔茨海默病临床常用的诊断标准

阿尔茨海默病临床常用的诊断标准有 DSM-Ⅳ-R、ICD-10 和 1984 年 Mckhann 等制定的美国国立神经病学或语言障碍和卒中-老年性痴呆及相关疾病协会研究用诊断标准（NINCDS-ADRDA），将阿尔茨海默病分为肯定、很可能、可能等不同等级。

1.临床很可能阿尔茨海默病

（1）痴呆：老年或老年前期起病，主要表现为记忆障碍和一个以上其他认知领域功能障碍（失语、失用和执行功能损害），造成明显的社会或职业功能障碍。认知功能或非认知功能障碍进行性加重。认知功能损害不是发生在谵妄状态，也不是由于其他引起进行性认知功能障碍的神经系统或全身性疾病所致。

（2）支持诊断：单一认知领域功能如言语（失语症）、运动技能（失用症）、知觉（失认症）的进行性损害；日常生活能力损害或精神行为学异常；家族史，尤其是有神经病理学或实验室证据者；非特异性 EEG 改变如慢波活动增多；头颅 CT 示有脑萎缩。

（3）排除性特征：突然起病或卒中后起病。病程早期出现局灶性神经功能缺损体征如偏瘫、感觉缺失、视野缺损、共济失调。起病时或疾病早期出现抽搐发作或步态障碍。

2.临床可能阿尔茨海默病

临床可能阿尔茨海默病有痴呆症状，但没有发现足以引起痴呆的神经、精神或躯体疾病；在起病或病程中出现变异;继发于足以导致痴呆的躯体或脑部疾病,但这些疾病并不是痴呆的病因;在缺乏可识别病因的情况下出现单一的、进行性加重的认知功能障碍。

3.肯定阿尔茨海默病

符合临床很可能痴呆诊断标准,并且有病理结果支持。

根据临床痴呆评定量表、韦氏成人智力量表(全智商)可把痴呆分为轻度、中度和重度痴呆三级。具体标准有以下几点。

(1)轻度痴呆:虽然患者的工作和社会活动有明显障碍,但仍有保持独立生活能力,并且个人卫生情况良好,判断能力几乎完好无损。全智商55~70。

(2)中度痴呆:独立生活能力受到影响(独立生活有潜在危险),对社会和社会交往的判断力有损害,不能独立进行室外活动,需要他人的某些扶持。全智商40~54。

(3)重度痴呆:日常生活严重受影响,随时需要他人照料,即不能维持最低的个人卫生,患者已变得语无伦次或缄默不语,不能做判断或不能解决问题。全智商40以下。

九、鉴别诊断

(一)血管性痴呆

血管性痴呆可突然起病或逐渐发病,病程呈波动性进展或阶梯样恶化。可有多次卒中史,既往有高血压、动脉粥样硬化、糖尿病、心脏疾病、吸烟等血管性危险因素。通常有神经功能缺损症状和体征,影像学上可见多发脑缺血软化灶。每次脑卒中都会加重认知功能障碍。早期记忆功能多正常或仅受轻微影响,但常伴有严重的执行功能障碍,表现为思考、启动、计划和组织功能障碍,抽象思维和情感也受影响;步态异常常见,如步态不稳、拖曳步态或碎步。

(二)Pick 病

与 Pick 病鉴别具有鉴别价值的是临床症状出现的时间顺序。Pick 病早期出现人格改变、言语障碍和精神行为学异常,遗忘出现较晚。影像学上以额颞叶萎缩为特征。约1/4的患者脑内存在 Pick 小体。阿尔茨海默病患者早期出现记忆力、定向力、计算力、视空间技能和执行功能障碍。人格与行为早期相对正常。影像学上表现为广泛性皮质萎缩。

(三)路易体痴呆

路易体痴呆主要表现为波动性持续(1~2天)认知功能障碍、鲜明的视幻觉和帕金森综合征。视空间技能、近事记忆及注意力受损程度较阿尔茨海默病患者严重。以颞叶、海马、扣带回、新皮质、黑质及皮质下区域广泛的路易体为特征性病理改变。病程3~8年。一般对镇静剂异常敏感。

(四)增龄性记忆减退

50 岁以上的社区人群约 50% 存在记忆障碍。此类老年人可有记忆减退的主诉,主要影响记忆的速度与灵活性,但自知力保存,对过去的知识和经验仍保持良好。很少出现计算、命名、判断、思维、语言与视空间技能障碍,且不影响日常生活活动能力。神经心理学测查证实其记忆力正常,无精神行为学异常。

(五)抑郁性神经症

抑郁性神经症是老年期常见的情感障碍性疾病,鉴别如表8-2。

表 8-2　真性痴呆与假性痴呆鉴别

	假性痴呆	真性痴呆
起病	较快	较缓慢
认知障碍主诉	详细、具体	不明确
痛苦感	强烈	无
近事记忆与远事记忆	丧失同样严重	近事记忆损害比远事记忆严重
界限性遗忘	有	无
注意力	保存	受损
典型回答	不知道	近似性错误
对能力的丧失	加以夸张	隐瞒
简单任务	没有竭力完成	竭力完成
对认知障碍的补偿	不设法补偿	依靠日记、日历设法补偿
同样困难的任务	完成有明显的障碍	普遍完成差
情感	受累	不稳定,浮浅
社会技能	丧失较早,且突出	早期常能保存
定向力检查	常答"不知道"	定向障碍不常见
行为与认知障碍严重程度	不相称	相称
认知障碍夜间加重	不常见	常见
睡眠障碍	有	不常有
既往精神疾病史	常有	不常有

抑郁性神经症诊断标准(《中国精神疾病分类方案与诊断标准》,第 2 版,CCMD-Ⅱ-R)有以下几点。

1.症状

心境低落每天出现,晨重夜轻,持续 2 周以上,至少有下述症状中的 4 项:①对日常活动丧失兴趣,无愉快感;精力明显减退,无原因的持续疲乏感。②精神运动性迟滞或激越。伴发精神症状如焦虑、易激惹、淡漠、疑病症、强迫症状或情感解体(有情感却泪流满面地说我对家人无感情)。③自我评价过低、自责、内疚感,可达妄想程度。④思维能力下降、意志行为减退、联想困难。⑤反复想死的念头或自杀行为。⑥失眠、早醒、睡眠过多。⑦食欲缺乏,体重明显减轻或性欲下降。⑧性欲减退。

2.严重程度

社会功能受损;给本人造成痛苦和不良后果。

3.排除标准

不符合脑器质性精神障碍、躯体疾病与精神活性物质和非依赖性物质所致精神障碍;可存在某些分裂性症状,但不符合精神分裂症诊断标准。

(六)轻度认知功能损害(mild cognitive impairment,MCI)

过去多认为 MCI 是介于正常老化与痴呆的一种过渡阶段,目前认为 MCI 是一种独立的疾病,患者可有记忆障碍或其他认知领域损害,但不影响日常生活。

(七)帕金森痴呆疾病

帕金森痴呆疾病早期主要表现为帕金森病典型表现,多巴类药物治疗有效。疾病晚期出现痴呆及精神行为学异常(错觉、幻觉、妄想及抑郁等)。帕金森痴呆属于皮质下痴呆,多属于轻中度痴呆。

(八)正常颅压性脑积水

正常颅压性脑积水常见于中老年患者,隐匿性起病。临床上表现为痴呆、步态不稳及尿失禁三联征。无头痛、呕吐及视盘水肿等症。腰穿脑脊液压力不高。神经影像学检查有脑室扩大的证据。

(九)亚急性海绵状脑病

亚急性海绵状脑病急性或亚急性起病,迅速出现智能损害,伴肌阵挛,脑电图在慢波背景上出现特征性三相波。

十、治疗

由于本病病因未明,至今尚无有效的治疗方法。目前仍以对症治疗为主。

(一)神经递质治疗药物

1.拟胆碱能药物

拟胆碱能药物主要通过抑制 AChE 活性,阻止 ACh 降解,提高胆碱能神经元功能。有 3 种途径加强胆碱能效应:ACh 前体药物、胆碱酯酶抑制剂(acetylcholinesterase inhibitor,AChEI)及胆碱能受体激动剂。

(1)补充 ACh 前体:包括胆碱及卵磷脂。动物试验表明,胆碱和卵磷脂能增加脑内 ACh 生成,但在阿尔茨海默病患者身上未得到证实。

(2)胆碱酯酶抑制剂(AChEI)为最常用和最有效的药物。通过抑制乙酰胆碱酯酶而抑制乙酰胆碱降解,增加突触间隙乙酰胆碱浓度。第一代 AChEI 他克林,由于肝脏毒性和胃肠道反应而导致临床应用受限。第二代 AChEI 有盐酸多奈哌齐、重酒石酸卡巴拉丁、石杉碱甲、毒扁豆碱、加兰他敏、美曲磷脂等,具有选择性好、作用时间长等优点,是目前治疗阿尔茨海默病的首选药物。

盐酸多奈哌齐:商品名为安理申、思博海,是治疗轻中度阿尔茨海默病的首选药物。开始服用剂量为 5 mg/d,睡前服用。如无不良反应,4～6 周后剂量增加到 10 mg/d。不良反应主要与胆碱能作用有关,包括恶心、呕吐、腹泻、肌肉痉挛、胃肠不适、头晕等,大多在起始剂量时出现,症状较轻,无肝毒性。

重酒石酸卡巴拉丁:商品名为艾斯能(Exelon)。用于治疗轻中度阿尔茨海默病。选择性抑制皮质和海马 AChE 优势亚型-G1。同时抑制丁酰胆碱酯酶,外周胆碱能不良反应少。开始剂量 1.5 mg,每天 2 次或 3 次服用。如能耐受,2 周后增至 6 mg/d。逐渐加量,最大剂量12 mg/d。不良反应包括恶心、呕吐、消化不良和食欲缺乏等,随着治疗的延续,不良反应的发生率降低。

石杉碱甲:商品名为双益平。这是我国学者从石杉科石杉属植物蛇足石杉(千层塔)提取出来的新生物碱,不良反应小,无肝毒性。适用于良性记忆障碍、阿尔茨海默病和脑器质性疾病引起的记忆障碍。0.2～0.4 mg/d,分 2 次口服。

加兰他敏:由石蒜科植物沃氏雪莲花和水仙属植物中提取的生物碱,用于治疗轻中度阿尔茨海默病。推荐剂量为 15～30 mg/d,1 个疗程至少 8～10 周。不良反应有恶心、呕吐及腹泻等。

缓慢加大剂量可增强加兰他敏的耐受性。1个疗程至少8～10周。无肝毒性。

美曲磷脂：属于长效 AChEI,不可逆性抑制中枢神经系统乙酰胆碱酯酶。胆碱能不良反应小,主要是胃肠道反应。

庚基毒扁豆碱：是毒扁豆碱亲脂性衍生物,属长效 AChEI。毒性仅为毒扁豆碱的 1/50,胆碱能不良反应小。推荐剂量40～60 mg/d。

(3)胆碱能受体(烟碱受体或毒蕈碱受体)激动剂：以往研究过的非选择性胆碱能受体激动剂包括毛果芸香碱及槟榔碱等因缺乏疗效或兴奋外周 M 受体而产生不良反应,现已弃用。选择性作用于 M_1 受体的新药正处于临床试验中。

2.N-甲基-D-天冬氨酸(NMDA)受体拮抗剂

此型代表药物有盐酸美金刚,用于中重度阿尔茨海默病治疗。

(二)以 Aβ 为治疗靶标

未来治疗将以 Aβ 为靶点减少脑内 Aβ 聚集和沉积作为药物干预的目标。包括减少 Aβ 产生、加快清除、阻止其聚集,或对抗 Aβ 的毒性和抑制它所引起的免疫炎症反应与凋亡的方法都成为合理的阿尔茨海默病治疗策略。

此类药物目前尚处于研究阶段。α 分泌酶激动剂不是首选的分泌酶靶点。APPβ 位点 APP内切酶(beta site amyloid precursor protein cleavage enzyme,BACE)1 和高度选择性 γ 分泌酶抑制剂可能是较好的靶途径。

1.Aβ 免疫治疗

1999 年动物试验发现,Aβ42 主动免疫阿尔茨海默病小鼠模型能清除脑内斑块,并改善认知功能。Aβ 免疫治疗的可能机制：抗体 FC 段受体介导小胶质细胞吞噬 Aβ 斑块、抗体介导的淀粉样蛋白纤维解聚和外周 Aβ 沉积学说。2001 年轻中度阿尔茨海默病患者 Aβ42 主动免疫Ⅰ期临床试验显示人体较好的耐受性。Ⅱ期临床试验结果提示,Aβ42 主动免疫后患者血清和脑脊液中出现抗 Aβ 抗体。ⅡA 期临床试验部分受试者出现血-脑屏障损伤及中枢神经系统非细菌性炎症。炎症的出现可能与脑血管淀粉样变有关。为了减少不良反应,可采取其他措施将潜在的危险性降到最低,如降低免疫剂量、诱发较为温和的免疫反应、降低免疫原的可能毒性、表位疫苗诱发特异性体液免疫反应,或是使用特异性被动免疫而不激发细胞免疫反应。通过设计由免疫原诱导的 T 细胞免疫反应,就不会直接对 Aβ 发生反应,因此不可能引起传统的 T 细胞介导的自身免疫反应。这种方法比单纯注射完整的 Aβ 片段会产生更多结构一致的 Aβ 抗体,并增强抗体反应。这一假设已经得到 APP 转基因鼠和其他种的动物试验的证实。将 Aβ 的第 16～33 位氨基酸进行部分突变后,也可以提高疫苗的安全性。通过选择性地激活针对 β 淀粉样蛋白的特异性体液免疫反应、改进免疫原等方法,避免免疫过程中所涉及的细胞免疫反应,可能是成功研制阿尔茨海默病疫苗的新方法。另外,人源化 Aβ 抗体的被动免疫治疗可以完全避免针对 Aβ 细胞反应。如有不良反应出现,可以停止给药,治疗药物会迅速从身体内被清除。虽然主动免疫能够改善阿尔茨海默病动物的精神症状,但那毕竟只是仅由淀粉样蛋白沉积引起行为学损伤的模型。Aβ42 免疫不能对神经元纤维缠结有任何影响。神经元纤维缠结与认知功能损伤密切相关。

2.金属螯合剂的治疗

Aβ 积聚在一定程度上依赖于 Cu^{2+}/Zn^{2+} 的参与。活体内螯合这些金属离子可以阻止 Aβ聚集和沉积。抗生素氯碘羟喹具有 Cu^{2+}/Zn^{2+} 螯合剂的功能,治疗 APP 转基因小鼠数月后 Aβ沉积大大减少。相关药物已进入Ⅱ期临床试验。

(三)神经干细胞(nerve stem cell,NSC)移植

神经干细胞移植临床应用最关键的问题是如何在损伤部位定向诱导分化为胆碱能神经元。目前,体内外NSC的定向诱导分化尚未得到很好的解决,尚处于实验阶段。

(四)Tau蛋白与阿尔茨海默病治疗

以Tau蛋白为位点的药物研究和开发也成为国内、外学者关注的焦点。

(五)非胆碱能药物

长期大剂量脑复康(吡拉西坦)、茴拉西坦或奥拉西坦能促进神经元ATP合成,延缓阿尔茨海默病病程进展,改善命名和记忆功能。银杏叶制剂可改善神经元代谢,减缓阿尔茨海默病进展。双氢麦角碱(喜德镇):为3种麦角碱双氢衍生物的等量混合物,有较强的α受体阻断作用,能改善神经元对葡萄糖的利用。可与多种生物胺受体结合,改善神经递质传递功能。1~2 mg,每天3次口服。长期使用非甾体抗炎药物能降低阿尔茨海默病的发病风险。选择性COX-2抑制剂提倡用于阿尔茨海默病治疗。辅酶Q和单胺氧化酶抑制剂司来吉林能减轻神经元细胞膜脂质过氧化导致的线粒体DNA损伤。他汀类药物能够降低阿尔茨海默病的危险性。钙通道阻滞剂尼莫地平可通过调节阿尔茨海默病脑内钙稳态失调而改善学习和记忆功能。神经生长因子和脑源性神经营养因子能够改善学习、记忆功能和促进海马突触重建,减慢残存胆碱能神经元变性,现已成为阿尔茨海默病治疗候选药物之一。

(六)精神行为异常的治疗

一般选择安全系数高、不良反应少的新型抗精神病药物,剂量通常为成人的1/4左右。小剂量开始,缓慢加量。常用的抗精神病药物有:奥氮平(5 mg)、维斯通(1 mg)或思瑞康(50~100 mg),每晚一次服用,视病情而增减剂量。阿尔茨海默病患者伴发抑郁时首先应加强心理治疗,必要时可考虑给予小剂量抗抑郁药。

十一、预后

目前的治疗方法都不能有效遏制阿尔茨海默病进展,即使治疗病情仍会逐渐进展,通常病程为4~12年。患者多死于并发症,如肺部感染、压疮和深静脉血栓形成。加强护理对阿尔茨海默病患者的治疗尤为重要。

(李云军)

第四节 运动神经元病

运动神经元病(motor neuron disease,MND)是一组主要侵犯上、下运动神经元的慢性变性疾病。病变范围包括脊髓前角细胞、脑干运动神经元、大脑皮质锥体细胞以及皮质脊髓束、皮质核束(皮质延髓束)。临床表现为下运动神经元损害所引起的肌萎缩、肢体无力和上运动神经元损害的体征,其中以上、下运动神经元合并受损者为最常见。一般无感觉缺损。这类患者俗称"渐冻人",大多数患者发生于30~50岁,90%~95%的患者为散发性,5%~10%为家族性,通常呈常染色体显性遗传。年患病率(0.13~1.4)/10万,男女患病率之比为(1.2~2.5):1。起病隐袭,进展缓慢。患者常常伴有并发症。

MND 在世界各地的发病率无多大差别,但是在关岛和日本纪伊半岛例外,当地 MND 的发病率高。MND 的病死率为(0.7~1)/10 万。种族、居住环境和纬度与发病无关。

一、病因

本病病因至今尚未明了,为此提出了多种可能的病因学说,涉及病毒感染、环境因素、免疫因素、兴奋性氨基酸(EAA)学说、凋亡学说及遗传因素等,但均未被证实。

(一)病毒感染学说

很早就提出慢病毒感染学说,但由于始终无确切证据证明肌萎缩侧索硬化(ALS)患者神经系统内存在慢病毒而几乎被放弃,1985 年后该理论再度被提出。脊髓灰质炎病毒对运动神经元有特殊的选择性,似提示 ALS 可能是一种非典型的脊髓灰质炎病毒感染所致,但至今尚无从患者脑脊髓组织及脑脊液中分离出脊髓灰质炎病毒包涵体的报道。亦有提出人类免疫缺陷病毒(HIV)可能损害脊髓运动神经元及周围神经引起运动神经元病。在动物试验中,应用 ALS 患者脑脊液组织接种至灵长类动物,经长期观察,未能复制出人类 ALS 的病理改变,未能证明 ALS 是慢病毒感染所致。

(二)环境学说

某些金属如铅、铝、铜等对神经元有一定的毒性。在某些 ALS 的高发地区,水及土壤中的铅含量增高。以铅等金属进行动物中毒实验,发现这些动物可出现类似人类 ALS 的临床及病理改变,只是除有运动神经元损害外,尚有感觉神经等的损害。此外,在有铜/锌超氧化物歧化酶(Cu/Zn-SOD 即 SOD-1)基因突变的家族性 ALS(FALS)患者中,由于 SOD 酶的稳定性下降,体内可能产生过多的 Cu 和 Zn,这些贮积的金属成分可能对神经元有毒性作用。而总的来说,目前尚无足够的证据说明人类 ALS 是由这些金属中毒所致的。

(三)免疫学说

早在 20 世纪 60 年代就发现 ALS 患者血及脑脊液中免疫球蛋白的异常增高,使人们注意到 ALS 与免疫异常间的关系。近期 Duarte 等还发现患者血清单克隆免疫球蛋白较正常人明显升高。Zavalishin 等也证实 ALS 患者的血清及脑脊液中有抗神经元结构成分的抗体存在,且脑脊液中的含量高于血清。目前研究较多的是 ALS 与抗神经节苷脂抗体间的关系,神经节苷脂为嗜酸性糖脂,是神经细胞的一种成分,对神经元的新陈代谢和电活性起调节作用。据报道,10%~15%ALS 患者存在有此抗体,这些患者多为下运动神经元受损明显的患者,且研究显示,此抗体滴度似乎与病情严重程度有关,但不能证实 ALS 与抗体的因果关系。

新近还发现 ALS 患者血清中尚有抗钙通道抗体存在。Smith 等在动物试验中发现,75%ALS 患者血清 IgG 能与兔 L-型通道蛋白起抗原抗体反应,其强度与 ALS 病程进程呈正相关。Kimura 等也发现 ALS 患者 IgG 能特异性地与电压依赖性钙通道亚单位结合。以上实验都证实了 ALS 患者血清中存在抗电压依赖性钙通道的抗体,此抗体不仅能影响电压依赖性钙通道,还能改变激动药依赖性钙通道及钙依赖性神经递质的释放。

在细胞免疫方面,亦有报道 ALS 患者 CD3、CD8 及 CD4/CD8 比例异常,但对此方面尚无统一的结论。

(四)兴奋性氨基酸(EAA)学说

兴奋性氨基酸包括谷氨酸、天冬氨酸及其衍生物红藻氨酸(KA)、使君子氨酸(QA)、鹅膏氨酸(IA)和 N-甲基 D-天冬氨酸(NMDA)。兴奋性氨基酸的兴奋毒性可能参与 ALS 的发病。谷氨酸与 NMDA 受体结合可致钙内流,激活一系列蛋白酶和蛋白激酶,使蛋白质的分解和自由基的生成增加,脂质过氧化过程加强,神经元自行溶解。此外,过量钙还可激活核内切酶,使 DNA 裂解及核崩解。ALS 的病变主要局限在运动神经系统可能与谷氨酸的摄取系统有关。

(五)细胞凋亡学说

Tews 等在 ALS 患者肌肉组织中发现了大量 DNA 片段,大量凋亡促进因子 bax、ICE 及抗凋亡因子 bcl-2 的表达,推断程序性细胞死亡在 MND 发病机制中起重要作用,并为以后抗凋亡治疗提供了理论依据。

(六)遗传学说

Siddiqe 等以微卫星 DNA 标记对 6 个 FALS 家系进行遗传连锁分析,将 FALS 基因定位于 21 号染色体长臂。已确认此区主要包括了 SOD-1、谷氨酸受体亚单位 GluR5、甘氨酰胺核苷酸合成酶、甘氨酰胺核苷酸甲酰转移酶四种催化酶基因,现今认为 FALS 的发病与 SOD-1 基因突变关系密切,20%～50% FALS 是由于 SOD-1 基因突变所致。1993 年,美国的 Rosen 等发现 18 个 ALS 家系检测出 SOD-1 突变。迄今为止,已经发现 5 种遗传方式、139 种突变类型,其中,大多数是错义突变,少数是无义、插入和缺失突变。非神经元(包括小胶质细胞)的突变在 ALS 中的作用越来越受到重视。

SOD-1 基因突变所致的细胞毒性作用,可能与 SOD-1 酶不稳定性有关,此可加速体内毒性物质的聚积,并可能产生对神经细胞的高亲和力,从而加重对神经细胞的损害。但尚不足以解释运动神经元损害以及中年后发病等现象。有人提出 SOD-1 基因突变致基因产物的结构改变,使之产生新的蛋白功能,即所谓的"功能的获得"理论,但对这种具有"新"功能的蛋白质的作用尚有待进一步研究。

另外,近年来对神经微丝与 ALS 发病间的研究正逐渐受到重视。Hirano 等曾指出,无论是散发性或家族性 ALS 的神经元胞体及轴索内均有神经微丝的蓄积。Lee 等动物试验表明神经微丝轻链基因点突变时,可复制出人类 ALS 的临床病理特征。众所周知,运动神经元较一级神经元大,且轴突极长,所以此细胞内的细胞骨架蛋白对维持运动神经元的正常生存较重要,此骨架蛋白功能异常,似可致运动神经元易损性增加。

Jemeen Sreedharan 及其在英国和澳大利亚的同僚,对英国的一个遗传性 ALS 的大家族进行了分析。他们在一个叫作 TAR DNA binding protein(TDP-43)的基因中发现了一种变异,而该变异看来与该疾病有关。研究人员在受 ALS 影响的神经元中发现了团簇状泛素化包涵体,其主要成分就是 TDP-43 蛋白,这些结果进一步加强了 TDP-43 与该疾病之间的关联性。研究显示,TDP-43 蛋白的生长不仅是这种基因导致的有害不良反应,而且可能是造成运动神经元最终死亡的原因。

综上所述,虽然 ALS 的病因有多种学说,但任何一种都不能很好地解释 ALS 的发病特点,可能是几种因素的综合作用,亦不能排除还有其他作用因素的存在。新近研究揭示出 SOD-1、TDP-43 基因突变与 FALS 间的联系最具振奋性,为最终揭示 ALS 病因提供了线索。

二、病理

脊髓前角和脑干神经运动核的神经细胞明显减少和变性,脊髓中以颈、腰膨大受损最重,延髓部位的舌下神经核和疑核也易受波及,大脑皮质运动区的巨大锥体细胞即 Betz 细胞也可有类似改变,但一般较轻。大脑皮质脊髓束和大脑皮质脑干束髓鞘脱失和变性。脊神经前根萎缩、变性。应用脂肪染色可追踪至脑干和内囊后肢甚至辐射冠,并可见髓鞘退变后反应性巨噬细胞的集结。动眼神经核很少被累及。肌肉表现出神经源性萎缩的典型表现。在亚急性与慢性病例中可看到肌肉内有神经纤维的萌芽,可能是神经再生的证据。

三、临床表现

根据病变部位和临床症状,可分为下运动神经元型(包括进行性脊肌萎缩症和进行性延髓麻痹),上运动神经元型(原发性侧索硬化症)和混合型(肌萎缩侧索硬化症)3 型。关于它们之间的关系尚未完全清楚,部分患者乃系这一单元疾病在不同发展阶段的表现,如早期只表现为肌萎缩以后才出现锥体束症状而呈现为典型的肌萎缩侧索硬化,但也有的患者病程中只有肌萎缩,极少数患者则在病程中只表现为缓慢进展的锥体束损害症状。

(一)肌萎缩侧索硬化症(amyotrophic lateral sclerosis,ALS)

本病起病隐袭,缓慢进展,临床表现为进行性发展的上、下肢肌萎缩、无力、锥体束损害以及延髓性麻痹,一般无感觉缺损。大多数患者发生于 30～50 岁,男性较女性发病率高 2～3 倍。多从一侧肢体开始,继而发展为双侧。首发症状为手指活动不灵,精细操作不准确,握力减退,继而手部肌肉萎缩,表现为"爪形手",然后向前臂、上臂和肩胛带肌发展,肌萎缩加重,肢体无力,直至瘫痪。肌萎缩区肌肉跳动感。与此同时患肢的腱反射亢进,并出现病理反射。上肢受累后不久或同时出现下肢症状,两下肢多同时发病,肌萎缩一般不明显,但腱反射亢进与病理反射较显著,即下肢主要表现为上运动神经元受累的特征。感觉系统客观检查无异常,患者主观有麻木、发凉感。随着病程延长,无力症状扩展到躯干及颈部,最后累及面部及延髓支配肌肉,表现延髓麻痹的临床表现。至疾病晚期,双侧胸锁乳突肌萎缩,患者无力转颈和抬头,多数病例还出现皮质延髓束、皮质脑桥束受累的脑干上运动神经元损害症状,如下颌反射,吸吮反射等亢进。病初一般无膀胱括约肌功能障碍,后期可出现排尿功能异常。呼吸肌受累,导致呼吸困难、胸闷、咳嗽无力,患者多死于肺部感染。

少数不典型病例的首发症状,可从下肢远端开始,以后累及上肢和躯干肌。关岛的Chamorro 族及日本纪伊半岛当地人群的肌萎缩侧索硬化常合并帕金森病和痴呆,称帕金森痴呆和肌萎缩侧索硬化复合征。

(二)进行性脊肌萎缩症

运动神经元变性仅限于脊髓前角细胞,而不累及上运动神经元,表现为下运动神经元损害的症状和体征。发病年龄在 20～50 岁,男性较多,隐袭起病,缓慢进展,50 岁以后发病极少见。临床主要表现为上肢远端的肌肉萎缩和无力,严重者出现爪形手。再发展至前臂、上臂和肩部肌群的肌萎缩。肌萎缩区可见肌束震颤。肌张力低、腱反射减弱或消失,感觉正常,锥体束阴性。首发于下肢者少见,本病预后较肌萎缩侧索硬化症好。

(三)原发性侧索硬化

本病仅限于上运动神经元变性而不累及下运动神经元。本病少见,男性居多。临床表现为锥体束受损。病变多侵犯下胸段,主要表现为缓慢进行性痉挛性截瘫或四肢瘫,双下肢或四肢无力,肌张力高,呈剪刀步态,腱反射亢进,病理征阳性,无感觉障碍。上肢症状出现晚,一般不波及颈髓和骶髓,故无膀胱直肠功能障碍。

(四)进行性延髓麻痹

本病多发病于老年前期,仅表现为延髓支配的下运动神经元受累,大多数患者迟早会发展为肌萎缩侧索硬化症。临床特征表现为构音不良、声音嘶哑、鼻音、饮水呛咳、吞咽困难及流涎等。检查时可见软腭活动和咽喉肌无力,咽反射消失,舌肌明显萎缩,舌肌束颤似蚯蚓蠕动。下部面肌受累可表现为表情淡漠、呆板。如果双侧皮质延髓束受累时,可出现假性延髓性麻痹综合征。本病发展迅速,通常在1~2年,因呼吸肌麻痹或继发肺部感染而死亡。

四、诊断和鉴别诊断

根据发病缓慢隐袭,逐渐进展加重,具有双侧基本对称的上或下或上下运动神经元混合损害症状,而无客观感觉障碍等临床特征,肌电图呈神经源性损害表现,肌肉活检为失神经性肌萎缩的典型病理改变,并排除了有关疾病后,一般诊断并不困难。

本病脑脊液的压力、成分和动力学检查均属正常,少数患者蛋白量可有轻度增高。虽有肌萎缩但血清酶学检查(磷酸肌酸激酶、乳酸脱氢酶等)多为正常。部分 MND 患者 CSF 及血中谷氨酸盐水平升高,这可能是由于谷氨酸盐转运异常所致。这一发现有助于临床对抗谷氨酸盐治疗效果的评价。脑脊液中神经递质相关因子如乙酰胆碱合成酶降低,细胞色素 C 降低,谷氨酸转氨酶降低,而胶原纤维酸性蛋白(GFAP)片段升高。这些生化改变往往先于临床症状而出现。

患肌的肌电图(EMG)可见纤颤、正尖和束颤等自发电位,运动单位电位的时限宽、波幅高、可见巨大电位,重收缩时运动单位电位的募集明显减少。肌电图检查时应多选择几块肌肉包括肌萎缩不明显的肌肉进行检测,胸锁乳突肌、胸段脊肌和舌肌 EMG 对诊断非常重要。腹直肌 EMG 检查本病胸段脊髓的临床下运动神经元损害,可提高临床早期诊断率。建立三叉神经颈反射(TCR)检测方法并用于检测 ALS 最早累及的上颈段及延髓区脑干的临床下运动神经元损害,可提高亚临床的检出率。应用运动单位计数的方法和技术对 ALS 病情变化进行动态评估和研究,可客观监测疾病发展的自然过程,定量评估病情进展与治疗的效果。应用单纤维 EMG 技术对早期 ALS 与颈椎病进行鉴别。

脊髓磁共振检查可显示脊髓萎缩。应用弥散张力磁共振显像(difusion tensor imaging,DTI)技术能早期发现 ALS 上运动神经元损害。

五、主要诊断依据

(1)中年后发病,进行性加重。

(2)表现为上、下运动神经元损害的症状和体征。

(3)无感觉障碍。

(4)脑脊液检查无异常。

(5)肌电图呈神经源性损害表现。神经传导速度往往正常。

(6)肌肉活检为失神经性肌萎缩的典型病理改变。

(7)已排除颈椎病、颈髓肿瘤、脊髓空洞症、脑干肿瘤等。

六、诊断标准

1998 年 Rowland 提出以下诊断标准。

(一)ALS 必须具备的条件

(1)20 岁以后起病。

(2)进展性,无明显的缓解期和平台期。

(3)所有患者均有肌萎缩和肌无力,多数有束颤。

(4)肌电图示广泛失神经。

(二)支持脊髓性肌萎缩(SMA)的条件

(1)上述的下运动神经元体征。

(2)腱反射消失。

(3)无 Hoffmann 和 Babinski 征。

(4)神经传导速度正常。

(三)支持 ALS 的条件

(1)具备支持脊髓性肌萎缩诊断的下运动神经元体征。

(2)必须有 Hoffmann 或 Babinski 征阳性或有膝、踝震挛。

(3)可有假性延髓性麻痹和情感不稳定或强哭强笑。

(4)多为消瘦体型。

(四)有可疑上运动神经元体征的 ALS(即 ALS-PUMNS)

(1)上述下运动神经元受累体征。

(2)肢体有肌无力和肌萎缩但腱反射保留,有肌肉抽动。

(3)无 Hoffmann 或 Babinski 征或膝、踝震挛。

(五)原发性侧索硬化的诊断标准

1.必要条件

(1)成年起病。

(2)无卒中史或支持多发性硬化的缓解复发病史。

(3)家族中无类似病史。

(4)痉挛性截瘫。

(5)下肢腱反射亢进。

(6)Babinski 征阳性或有踝震挛。

(7)无局限性肌无力、肌萎缩及肢体或舌肌束颤。

(8)无持续性的感觉异常或肯定的感觉缺失。

(9)无痴呆。

(10)肌电图无失神经的证据。

2.符合和支持诊断的条件

(1)假性延髓性麻痹(吞咽困难、构音障碍)。

(2)上肢的上运动神经元体征(手活动不灵活、轮替动作缓慢笨拙、双臂腱反射活跃、Hoffmann 征阳性)。

(3)痉挛性膀胱症状。

(4)MRI 示运动皮质萎缩及皮质脊髓束高信号。

(5)磁共振光谱(magnetic resonance spectroscope,MRS)有皮质乙酰天门冬氨酸缺失的证据。

(6)运动皮质磁刺激示中枢运动传导损害。

3.诊断原发性侧索硬化还应注意排除下列疾病

(1)MRI 排除多发性硬化、后脑畸形、枕骨大孔区压迫性损害、颈椎病性脊髓病、脊髓空洞和多发性脑梗死。

(2)血液检查排除维生素 B_{12} 缺乏、HTLV-1(human T lymphocyte leukemia virus)、肾上腺脑白质营养不良、Lyme 病、梅毒、副蛋白血症。

(3)脑脊液检查排除多发性硬化、HTLV-1 感染和神经梅毒。原发性侧索硬化的临床为排除性诊断,确诊要靠尸体解剖。

七、鉴别诊断

(一)颈椎病

颈椎病为中老年人普遍存在的脊椎退行性变,当引起上肢肌萎缩,伴下肢痉挛性肌力弱,且无感觉障碍时,与运动神经元病表现相似,有时鉴别甚为困难。但颈椎病病程十分缓慢,再根据颈椎 X 线片或颈椎 CT 扫描或脊髓 MRI 上的阳性发现,并与临床症状仔细对比分析,可做出正确判断。

(二)颅颈区畸形

颅底凹陷症等颅颈区畸形,可引起后 4 对脑神经损害,上肢肌萎缩,下肢痉挛性瘫痪,但多早年起病,病程缓慢,常有颈项短、小脑损害症状及感觉障碍,X 线片有相应阳性发现,可做鉴别。

(三)脊髓和枕骨大孔附近肿瘤

颈髓肿瘤可引起一侧或两侧上肢肌萎缩伴痉挛性截瘫,后者还有后 4 对脑神经损害症状,但肿瘤有神经根性刺激症状和感觉障碍,膀胱排尿功能障碍常见,双侧症状往往不对称,脑脊液蛋白增高,可有椎管梗阻表现,脊髓造影和磁共振检查可提供较确切诊断依据。

(四)脊髓蛛网膜炎

颈髓蛛网膜炎也可引起上肢肌萎缩和下肢痉挛性瘫痪,但多呈亚急性起病,病情常有反复,双侧症状不对称,感觉障碍弥散而零乱,脑脊液常有异常。

(五)继发于其他疾病的肌萎缩侧索硬化综合征

如某些代谢障碍(低血糖等)、中毒(汞中毒等),以及恶性肿瘤有时也可引起类似肌萎缩侧索硬化症的临床表现,此时,须注意查找原发疾病。

八、治疗

(一)处理原则

MND 作为一种神经系统慢性致死性变性疾病,目前尚无将其治愈的方法。在考虑 MND 治疗的具体方案时,可参考 1999 年美国神经病学会发布的运动神经元病处理原则。

(1)要高度重视患者自身的决定和自主性,要充分考虑患者及其家属的社会文化心理背景。

(2)给予患者及其家属充分的信息和时间以便做出对各种处理方案的选择,而且这些选择会随病情变化而改变。

(3)医务人员应给予患者连续和完整的医疗和护理。

(二)主要治疗方法

当前的主要治疗包括病因治疗、对症治疗和多种非药物的支持治疗。现阶段治疗研究的发展方向包括神经保护药、抗兴奋毒性药物、神经营养因子、抗氧化和自由基清除剂、干细胞和基因治疗等方面。

(1)维生素 E 和 B 族维生素口服。

(2)三磷腺苷(ATP)100 mg,肌内注射,每天 1 次;辅酶Ⅰ100 U,肌内注射,每天 1 次;胞磷胆碱 250 mg,肌内注射,每天 1 次,可间歇应用。

(3)针对肌肉痉挛可用地西泮 2.5～5.0 mg,口服,每天 2～3 次;巴氯芬 50～100 mg/d,分次服。

(4)利鲁唑(力如太):能延长 MND 患者的存活期,但不能推迟发病时间。它通过 3 种机制发挥抑制作用,即抑制兴奋性氨基酸的释放、抑制兴奋性氨基酸受体受刺激后的反应及维持电压门控钠离子通道的非活动状态。用药方法为 50 mg,每天 2 次,口服,疗程为 1～1.5 年。该药耐受性好,常见不良反应有恶心、乏力和谷丙转氨酶升高。

(5)患肢按摩,被动活动。

(6)吞咽困难者,以鼻饲维持营养和水分的摄入。

(7)呼吸肌麻痹者,以呼吸机辅助呼吸。

(8)防治肺部感染。

(9)干细胞移植:干细胞作为一种具有较强自我更新能力和多向分化潜能的细胞,近年来在神经系统疾病治疗方面引起了医学界的普遍关注。研究发现,把神经干细胞直接移植到成年鼠脊髓损伤部位,可明显减轻脊髓损伤所导致的神经功能缺损。但治疗 MND 是否有效,仍处于试验阶段。

(10)神经营养因子:常用的神经生长因子有碱性成纤维细胞生长因子(bFGF)。bFGF 是一种广谱的神经元保护剂,动物试验表明它可以延缓 MND 的进程,防止肌肉萎缩和运动神经元变性。其他还有胰岛样生长因子-1(IGF-1)、睫状神经营养因子(CNTF)、脑源性神经营养因子(BDNF)、胶质细胞源性神经营养因子(GDNF)、非肽类神经营养因子、神经营养因子-3(NT-3)等。由于神经营养因子的半衰期短,体内生物利用度低,降解快,故应用到人体还受很多因素的限制。

(11)基因工程治疗:FinielS 等研究发现,特异高产的生长因子基因可以通过肌内注射重组腺病毒转染而到达运动神经元,然后经轴突逆向传输至神经元胞体,并通过注射肌肉的选择来决定基因转至脊髓的特定部位。此方法在动物试验中已取得成功。

(12)过氧化物歧化酶(SOD):磷脂酰胆碱铜/锌过氧化物歧化酶(PC-SOD)通过清除自由基,而达到延缓 MND 的进程,防止肌肉萎缩和运动神经元变性的作用。

(13)神经一氧化氮合酶抑制药:MND 患者 CNS 中一氧化氮含量增高,SOD 活性下降,因此神经一氧化氮合酶抑制药能推迟发病时间及延缓脊髓运动神经元变性。

(14)免疫治疗:IVIG(静脉注射免疫球蛋白)治疗抗 GM1 抗体阳性的运动神经元综合征。IVIG 含有抗 GM1 独特型抗体,能阻止抗 GM1 与相应抗原的结合,从而达到治疗目的。但也有报道认为其作用机制与此无关。

(15)免疫抑制药治疗:MND 存在免疫功能异常,有自身抗体存在,属于一种自身免疫性疾病,故免疫抑制药治疗理论上有效,实践中效果并不令人满意。IL-6 及可溶性 IL-6 受体复合物,可激发信号传导成分 gp130 形成同源二聚体,具有神经保护作用。

(16)其他治疗:钙通道阻滞剂、中医中药、莨菪类药物(主要作用机制是改善患者的脊髓微循环,国内有报道此疗法效果尚可,但重复性并不理想)、变构蛇神经毒素、拟促甲状腺释放激素

JT-2942 等均可治疗 MND。

九、病程及预后

本病为一进行性疾病,但不同类型的患者病程有所不同,即使同一类型患者其进展快慢亦有差异。肌萎缩侧索硬化症平均病程 3 年左右,进展快的甚至起病后 1 年内即可死亡,进展慢的病程有时可达 10 年以上。成人型脊肌萎缩症一般发展较慢,病程长达 10 年以上。原发性侧索硬化症临床罕见,一般发展较为缓慢。死亡多因延髓性麻痹、呼吸肌麻痹、合并肺部感染或全身衰竭所致。

（张　娜）

第九章

发作性疾病

第一节 眩 晕

一、概述

(一)眩晕的病理生理学基础

人体维持平衡主要依赖于由前庭系统、视觉、本体感觉组成的平衡三联,前庭系统是维持平衡、感知机体与周围环境相关的主要器官,其末梢部分的 3 个半规管壶腹嵴及 2 个囊斑,分别感受直线及角加速度刺激,冲动通过前庭一级神经元 Scarpa's 神经节传到二级神经元即位于延髓的前庭神经核,再通过前庭脊髓束、网状脊髓束、内侧纵束、小脑和动眼神经诸核,产生姿势调节反射和眼球震颤。大脑前庭的代表区为颞上回听区的后上半部、颞顶交界岛叶的上部。从末梢感受器到大脑前庭中枢的整个神经通路称为前庭或静动系统,将头部加速度运动驱使内淋巴流动机械力转换成控制体位、姿势或眼球运动的神经冲动,故每个前庭毛细胞等于一个小型换能器。本系统病变或受非生理性刺激不能履行运动能转换时则引起眩晕。

视觉、本体觉是平衡三联的组成部分,不仅本身负有传送平衡信息的作用,而且与前庭系统在解剖和生理上有密切联系,此两系统引起眩晕的程度轻、时间短,常被本系统其他症状所掩盖。3 种定位感觉之一受损,发出异常冲动可引起眩晕,最常见的是前庭功能紊乱,所输入的信息不代表其真实的空间位置,与另两个平衡感受器输入信息矛盾,平衡皮层下中枢一般认为在脑干,当其综合的空间定位信息与原先印入中枢的信息迥异,又无能自动调节便反映到大脑,大脑则感到自身空间定位失误便产生眩晕。自身运动误认为周围物体运动,或周围物体运动误认为自身运动,随着时间的推移及前庭中枢的代偿,尽管两侧前庭功能仍不对称,这种"不成熟"的信息逐渐被接纳,转变为"熟悉"的信息,则眩晕消失,平衡功能恢复,此即前庭习服的生理基础。

(二)眩晕与平衡功能

1.平衡功能

平衡功能指人体维持静息状态和正常空间活动的能力,各种姿势坐、卧、立、跑、跳及旋转等活动,依赖于视觉、本体觉、前庭系统各不相同感受,经网状结构联结、整合,最后统一完成人体在空间的定位觉,当感受到平衡失调时,将"情报"向中枢神经系统传入经过大脑皮质和皮层下中枢

220

的整合,再由运动系统传出适当的动作,纠正偏差,稳定躯体达到新的平衡。这是一连串复杂的反射过程,可归纳为 3 个重要环节。

(1)接受与传递信息:平衡信息来自"平衡三联"的基本器官,由视觉得知周围物体的方位,自身与外界物体的关系;本体觉使人时刻了解自身姿势、躯体位置;前庭感受辨别肢体运动方向,判别身体所在空间位置。

(2)效应或反应:躯体重心一旦发生位移,平衡状态立即发生变化,平衡三联立即将变化"情报"传入中枢,由运动系统传出适当的动作,使伸肌、屈肌、内收、外展肌的协调弛张及眼肌反位性移动达新的平衡。

(3)协调与控制:初级中枢在脑干前庭神经核和小脑,高级中枢在颞叶其对末梢反应起调节抑制作用。维持平衡既靠潜意识的协调反射,也靠有意识的协调运动。任何参与平衡末梢感受器病变,中枢与末梢之间的联系破坏,都可造成平衡失调。

2.眩晕与平衡的关系

眩晕是主观症状,平衡失调是客观表现,眩晕可诱发平衡失调,平衡失调又加重眩晕,两者的关系有几种可能性。

(1)眩晕与平衡障碍两者在程度上一致:前庭末梢性病变,例如梅尼埃病急性期,眩晕与平衡障碍的程度相符合,随着病情的好转,眩晕与平衡障碍都恢复,两者的进度相一致。

(2)眩晕轻而平衡障碍重:见于中枢性眩晕,桥小脑角之听神经瘤及脑膜瘤,枕骨大孔区畸形例如颅底凹陷症、Arnold Chiari 畸形平衡功能障碍明显,而眩晕不重。如脊髓小脑变性,走路蹒跚,闭眼无法站立,但眩晕不明显,许多学者总结"病变越接近前庭终器,眩晕越重"。

(3)眩晕重而平衡功能正常:官能症或精神因素为主的疾病往往表现有明显眩晕而平衡功能正常。诊断精神性眩晕应持慎重态度,Brain 曾强调,所有眩晕患者,不论其精神因素多大,应检查前庭功能;所有眩晕患者不论其器质因素有多大,勿忘记精神性反应。

(三)眩晕的分类

为了明确诊断和有效治疗,对眩晕症进行分类,实有必要,几种不同分类法各有一定价值。

1.根据眩晕性质分类

Hojt-Thomas(1980)分为真性和假性眩晕,真性眩晕是由眼、本体觉和前庭系统疾病引起,有明显的外物或自身旋转感,由于受损部位不同又可分为眼性、本体感觉障碍性和前庭性眩晕。眼性眩晕可以是生理现象,也可以是病理性的,例在高桥上俯视脚下急逝的流水,会感自身反向移动及眩晕;在山区仰视蓝天流云觉自身在移动;在列车上可出现眩晕及铁路性眼震,眼震快相与列车前进方向一致,这些都是视觉和视动刺激诱发生理性眩晕,脱离其境症状就消失。眼视动系统疾病,如急性眼肌麻痹因复视而眩晕,遮蔽患眼眩晕可消失。本体感觉障碍引起之眩晕称姿势感觉性眩晕,见于后索病变,如脊髓小脑变性、脊髓痨,有深部感觉障碍和共济失调而引起眩晕。由于视觉和本体觉对位向感受只起辅助作用,故此两系统疾病引起之眩晕都不明显,临床上有视觉和本体觉病变者,其本系统症状远远大于眩晕,即眩晕是第二位乃至第三位的症状,很少以眩晕主诉就医。

假性眩晕多由全身系统性疾病引起,如心、脑血管疾病、贫血、尿毒症、药物中毒、内分泌疾病及神经官能症等,几乎都有轻重不等的头晕症状,患者感"漂漂荡荡",没有明确转动感,前庭中枢性眩晕也属假性眩晕范畴。

2.根据疾病解剖部位或系统分类

DeWeese 分前庭系统性眩晕和非前庭系统性眩晕；Edward 将眩晕分为颅内和颅外两大类，这两种分类只说明眩晕起始部位，未述及原因对治疗无帮助。

3.眩晕症之定位、定性分类法

既有解剖部位，又有疾病性质的分类，符合神经耳科学诊断原则，有临床实用价值，分为前庭末梢性眩晕，包括从外耳、中耳、内耳到前庭神经核以下之炎症、缺血、肿瘤等病变；前庭中枢性眩晕，包括前庭核（含神经核）以上至小脑、大脑皮质病变所致眩晕症。

(四)眩晕症治疗原则

1.一般治疗

卧床休息，避免声光刺激。

2.心理治疗

应消除眩晕患者恐惧心理，解除顾虑，告知眩晕并非致命疾病，轻者可痊愈，眩晕重者经代偿后可减轻或消除。

3.病因治疗

根据具体情况施治，梅尼埃病因脱水剂、前庭神经炎用抗病毒治疗、迷路卒中用血管扩张剂等。

4.对症治疗

应掌握原则的合理选择药物，根据病情轻重、药作用强弱、不良反应大小选药，避免多种同类药物同时应用，如氟桂利嗪和尼莫地平同用，可引起药物作用超量，导致头晕、嗜睡。恢复期或慢性期少用地芬尼多等前庭神经镇静剂，有碍前庭功能的代偿，使眩晕及平衡障碍恢复延迟。老年患者应注意全身系统疾病及药物不良反应。

二、几种常见眩晕症

(一)梅尼埃病

1.病因

病因众说纷纭，目前一致认为内淋巴分泌过多或吸收障碍可形成积水，出现吸收与分泌障碍病因不清，将常论的几种学说简述如下。

(1)自主神经功能紊乱及内耳微循环障碍学说：Emlie(1880)早就提出梅尼埃病(Meniere's disease,MD)与血管痉挛有关，Cheathe(1897)认为内耳和眼球循环相似，包含在密闭有一定容量的结构内均为终末动脉，很容易造成区域性微循环障碍，Pansius(1924)观察 MD 与青光眼患者唇和甲床毛细血管功能障碍。正常状态下交感、副交感神经互相协调维持内耳血管的舒缩功能，若交感神经占优势，小血管痉挛易产生膜迷路积水。Lermoyez(1927)认为用血管痉挛学说解释眩晕频繁发作比用膜迷路破裂和钾离子中毒学说更合理。

(2)免疫性损害学说：Quinke(1893)提出 MD 症状与血管神经性水肿有关，McCabe(1979)提出该病为自身免疫性疾病，Derebery(1991)认为免疫复合体沉淀在内淋巴囊可产生膜迷路积水，循环免疫复合物(CIC)介导的Ⅲ型变态反应可能是该病的原因；Yoo用Ⅱ型胶原，诱发动物内淋巴积水，称其为自身免疫性耳病，并发现患者抗Ⅱ型胶原抗体明显增高，提出细胞和体液免疫介导的免疫性内淋巴积水约占病因的 10%。Andersen(1991)观察人的内淋巴囊(ES)有不同数量白细胞，其对清洁内耳的外来微生物是很重要的，ES 有引起免疫反应的细胞基础，其免疫活性紊乱,可导致 MD 发作。Tomoda 认为免疫反应的中间产物,可改变血管通透性引起膜迷路积水。

(3)变态反应:Duke(1923)已认为Ⅰ型变态反应与该病有直接因果关系。由抗原刺激体液免疫系统,产生特异性 IgE 附着于肥大细胞,机体处于致敏状态,再接触抗原即可发病。据称来自食物变应原占多数,呼吸道变应原次之,此类患者有明显季节性,常伴其他过敏性疾病。

(4)解剖因素:Clemis(1968)提出前庭水管(VA)狭窄是 MD 的特征之一。Shea(1993)认为 VA 狭窄及周围骨质气化不良是临床症状出现前就隐匿存在,一旦被病毒感染、外伤、免疫反应等因素触发,即表现出临床症状。Arenberg(1980)病理证明 MD 者内淋巴囊上皮血管成分减少,吸收上皮蜕变,ES 周围组织纤维化,使内淋巴吸收障碍。

(5)精神因素及其他:House 等提出该病与精神因素有关,Fowler 提出身心紊乱可引发该病;但 Grary 认为 MD 本身可以引起情绪不稳定,情绪并不是发病诱因;Power 认为机体代谢障碍可能是内淋巴积水的原因,如甲状腺功能低下可产生积水,补充甲状腺素可使症状缓解;颅脑外伤后内耳出血,血块堵塞内淋巴管可形成膜迷路积水,颞骨横行或微型骨折,最容易堵塞内淋巴管而产生积水。中耳炎、耳硬化症,先天性梅毒的患者,可合并膜迷路积水,产生 MD 症状。

2.发病机制

真正发病机制尚不清楚,目前尚停留在动物试验及理论推测阶段,能被接受学说有以下 3 种。

(1)内淋巴高压学说:Portmann 提出内淋巴高压可引起眩晕及耳聋,后 McCabe 将人工内淋巴液注入蜗管,出现耳蜗微音电位下降,压力去除后微音电位恢复正常,更进一步证明内淋巴高压引起听力下降。Portmann 就根据"高压学说"进行内淋巴囊减压术获得良好效果,此手术沿用至今已有很多类型,Kitahara(2001)在行 ES 手术时,在囊内外放置大量类固醇可提高疗效。

(2)膜迷路破裂学说:内外淋巴离子浓度各异,内淋巴为高钾,对神经组织有毒害作用;外淋巴离子浓度与脑脊液相似钾低钠高,给神经细胞提供适宜介质环境,膜迷路是内外淋巴之间存在的离子弥散屏障,互不相通。Lawrence(1959)提出"膜破裂及中毒论",Schuknecht 对这一理论进行补充认为 MD 发作与膜迷路破裂有关,用膜迷路破裂学说解释发作性眩晕及波动性耳聋。

(3)钙离子超载学说:Meyer、Zum、Gottesberge(1986)等揭示积水动物模型电化学方面的变化,内淋巴积水后,蜗管之 K^+、Na^+、Cl^- 均无变化,但内淋巴电位(EP)下降,Ca^{2+} 浓度增高10 倍以上,提高了蜗管之渗透压,加重内淋巴积水。

3.组织病理学改变

MD 组织病理学方面有 3 个突破性进展:①Meniere(1861)提出内耳病变可诱发眩晕、耳聋、耳鸣;②Hallpike 及 Cairn(1938)提出 MD 的病理改变为膜迷路积水,同时发现内淋巴囊周围有纤维性变;③Schuknecht(1962)首先观察到扩张的膜迷路破裂,膜迷路有很强的自愈能力,破裂后可愈合,并以此解释症状的缓解与复发,具体的病理学改变为:膜迷路膨胀,MD 最显著病理特点为内淋巴系统扩张,主要变化是下迷路(蜗管及球囊)膨胀,球囊可扩大 4~5 倍,术前耳道加压时出现眩晕和眼震,即 Hennebert 征阳性,MD 有此症者约占 35%;膜迷路破裂可能与症状的缓解或加重有关,Lindsay 认为球囊、椭圆囊与 3 个半规管衔接处是膜迷路最薄弱点易于破裂,如果裂孔小很快愈合,破裂范围广泛,在球囊或前庭膜形成永久性瘘管。

4.临床表现

(1)临床症状:MD 临床表现多种多样,对患者威胁最大的是发作性眩晕,其次为耳聋、耳鸣、耳闷。

眩晕:2/3患者以眩晕为首发症状,常在睡梦中发作,起病急,有自身或环境旋转、滚翻、摇摆或颠簸感,剧烈眩晕持续数分或数小时不等,很少超过1～2天。眩晕发作时,常伴有自发眼震及面色苍白、出汗、呕吐等自主神经症状,眩晕发作后多数慢慢恢复,少数患者眩晕瞬间即逝或一觉醒后即愈。发作频率无一定之规律,个别患者可间隔1～5年,一般规律为首次犯病以后犯病次数逐渐增多,达高潮后渐减轻减少发作次数,直到听觉严重损失后眩晕减轻或消失。眩晕的剧烈程度因人而异,同一患者每次犯病的轻重不一,有的患者发作前有耳聋、耳闷、耳鸣加重的先兆,有些与精神、情绪、疲劳有关,有些无任何先兆及诱因。

耳鸣:耳鸣是一主观症状,可以是MD最早期症状,有时比其他症状早几年,而未引起人们重视。Mawson报道80%患者有此症状,病程早期常为嗡嗡声或吹风样属低频性耳鸣,患者常能耐受,后期蝉鸣属高频性耳鸣,诉说整天存在,在安静环境耳鸣加重,患者常不能耐受,但尚能入睡,说明大脑皮质抑制时耳鸣减轻或消失,发病前耳鸣加重,眩晕缓解后耳鸣减轻。可根据耳鸣确定病变侧别,耳鸣的消长反映病变的转归。

耳聋:急性发作时耳聋被眩晕掩盖,早期低频感音神经性耳聋,常呈可逆性的,有明显波动性听力减退者只1/4,虽然患耳听力下降,但又惧怕强声,此种现象表明有重震,听力损失可在1～2年内发病数次后即达60 dB,也可能多次波动后听力仍正常,也可能某次严重发病后达全聋。

内耳闷胀感:以前认为耳聋、耳鸣、眩晕为MD典型三征。1946年后发现1/3的患者有患耳胀满感,常出现于眩晕发作之前,反复发作此症不明显或消失,将其归之于MD的第四征。

自主神经症状:恶心、呕吐、出汗及面色苍白等自主神经症状是MD的客观体征,William认为这是一种诱发症状,是由于前庭神经核与迷走神经核位置较近,前庭神经核受刺激后,兴奋扩散到迷走神经核所致。

(2)体征:MD发作高潮期不敢活动,患者有恶心、呕吐、平衡障碍、自发性眼震,高潮过后患者亦是疲惫不堪,面色苍白,双目紧闭,神情不安。

纯音测听:早期即可逆为低频(0.25～1 kHz)听力下降,呈上升型听力曲线,多次检查有10～30 dB的波动;中期高频(4～8 kHz)下降,2 kHz听力正常呈"峰"型曲线;后期2 kHz亦下降或高频进一步下降,呈平坦型或下坡型曲线。

重振试验:正常情况下,人耳对声音主观判断的响度随刺激声音强度变化而增减,MD病变在耳蜗,出现声音强度与响度不成比例变化,强度略有增加而响度增加明显,此种现象称重振。通常双耳响度平衡试验阳性,若双耳阈差超过35 dB,患耳接受80 dB纯音刺激时,可被健耳45 dB纯音响度所平衡称重震现象。阻抗测听镫肌反射阈降低,正常人阈上70 dB才出现镫肌反射,有重振者两者差≤60 dB就出现反射,可作为MD诊断根据。

电反应测听:可客观地测出从蜗神经到脑干下丘核的电位,MD病变在耳蜗,用耳蜗电图(EcochG)可测得总和电位(SP)与蜗神经动作电位(AP)幅度的比值,国内多家报道-SP/AP比值≥37%作为耳蜗病变的诊断根据。

甘油试验:此试验有特异性,利用甘油的高渗作用,改变膜迷路的渗透压,促进内耳水分重新吸收,按1.2 g/kg体重计算甘油量加50%生理盐水稀释后服用,为减少胃肠道刺激可加入橙汁、柠檬调味,空腹服用,服前及服后1、2、3小时纯音测听,0.25～1 kHz连续2个频率听阈下降10 dB者、为甘油试验阳性,该试验阳性具有诊断价值,阴性亦不能排除本病,据国内外报道本病阳性率为50%～60%。

前庭功能检查：发作早期少数患者前庭功能处于激惹状态，可见到向患侧水平眼震，称刺激性眼震；几小时后前庭处于抑制状态，可看到向健侧水平或水平旋转型眼震，称麻痹型眼震，若借助 Frenzel 眼镜或眼震仪，可提高自发眼震的检出率，眼震方向对确定病变侧别有重要价值，患侧半规管功能低下，Stahle(1976)报道 95％冷热反应低下，4％正常，1％敏感。前庭脊髓反射检查，眩晕发作后可原地踏步试验，走直线试验，书写、指鼻及跟膝胫试验及 Romberg 试验，患者均向前庭功能损害侧偏斜。现用静态姿势图定量检查 Romberg 试验，可定量测试晃动轨迹的长度和速度，MD 者晃动的轨迹较正常人长，速度大，重心后移。

5.诊断要点

(1)诊断根据：①典型三联征发作史，即发作性旋转性眩晕，伴耳聋、耳鸣，约 1/3 患者有耳堵塞感号称四联征。多数是三联征同时出现，少数是单以耳聋或眩晕为首发症状，若干年后才出现典型三联征，每次发作时间在 20 分钟以上，至少发作 2 次以上方能确诊为 MD。②听功能检查，纯音测听早期低频下降呈上升型曲线，听力波动以低频为主，波动范围在 10～30 dB 之间；中期高频下降，唯 2 kHz 听力较好，呈"峰形"曲线；晚期呈下坡型曲线或听力全丧失。③重振试验，EcochG 负 SP 占优势，阻抗测听镫肌反射阈<60 dB，均提示病变在耳蜗。空腹服甘油后，低频听阈可降低 10～30 dB;-SP/AP 较服甘油前比值下降 15％为阳性。

(2)鉴别诊断：除 MD 病外，其他内耳疾病和第Ⅷ颅神经病变亦可出现眩晕、耳聋、耳鸣，应在排除其他疾病基础上诊断本病。应除外之疾病：①突发性耳聋；②脑桥小脑角肿瘤；③良性阵发性位置性眩晕；④前庭神经病变；⑤后循环缺血常称椎-基底动脉供血不足；⑥氨基糖甙类药物中毒性眩晕；⑦外伤性眩晕；⑧枕骨大孔区畸形。

6.治疗

因机制不清，MD 病因及对症治疗方法繁多，治疗目的是消除眩晕，保存听力。急性发作期主要痛苦为眩晕及恶心、呕吐，间歇期以耳聋、耳鸣为主，故 MD 治疗分急性发作期及间歇期阐述。

(1)急性发作期治疗。

1)一般治疗：绝对卧床休息，嘱其躺在舒适体位，闭目，头固定不动，避免声光刺激，耐心解释病情，说明本病为内耳疾病，并非脑血管意外无生命危险，通过治疗可缓解、消除恐惧及焦虑心里。控制食盐和水分的摄取，水分控制在 1 天 1 000～1 500 mL 以下，食盐控制在 1.5 g/d 左右，MD 最原始的治疗方法就是控制水分及食盐的摄取。

2)前庭神经镇静剂：①安定是 γ-氨基丁酸拮抗剂，主要作用为镇静、安眠，使精神和肌肉松弛，可抑制前庭神经核的活性，减轻外周前庭性眩晕，适用于 MD 患者的恐惧、烦躁心理。安定镇静作用部位在边缘系统海马区和杏仁核；肌松系由于抑制脊髓中间神经元活动，从而减弱多种肌肉反射。口服 2 小时后血药浓度达峰值，半衰期 20～40 小时，缓慢由尿中排泄。每天 5～30 mg，分 3 次口服；呕吐持续不减者可静脉注射 10～20 mg，每隔 3～4 小时注射 1 次，24 小时总量不超过 100 mg，应缓慢静脉注射，防止呼吸抑制。不良反应轻，有嗜睡、乏力、便秘、心悸等，静脉注射可发生血栓性静脉炎，肌内注射刺激性大。青光眼及重症肌无力患者禁用，眩晕症状缓解后即可停用。同类药物中还有艾司唑仑，为新型安定类药物，高效镇静催眠作用，有抗焦虑及弱的骨骼肌松弛和抗胆碱作用，作用温和入睡自然而快，作用时间长，醒后无不适感，每次 1～2 mg，抗眩晕可每次 2～4 mg。②利多卡因静脉滴注能阻滞各种神经冲动，作用于脑干前庭神经核及前庭终器。Gerjot 以 1％利多卡因 1～2 mg/kg 加入 5％葡萄糖 100～200 mL 静脉滴注或缓推,很快使眩晕、恶心、呕吐消失,若症状不缓解可继续应用或加大剂量,既可减轻眩晕使患者安静入睡,也可减轻耳鸣。据一般报道,本品对眩晕、呕吐耳鸣控制良好,有效率可达 80%。24 小时最大量不超过 5 mg/kg,对心动过缓或心肌传导障碍者不能应用。

3)抗胆碱能制剂:抗胆碱药能阻滞胆碱能受体,使乙酰胆碱不能与受体结合,抑制腺体分泌,适用于眩晕、胃肠自主神经反应严重,恶心、呕吐胃肠症状明显者。还能解除平滑肌痉挛,使血管扩张,改善内耳微循环。①氢溴东莨菪碱:属副交感神经阻滞剂,0.3~0.5 mg 口服、皮注或稀释于 5% 葡萄糖溶液 10 mL 静脉注射;②东莨菪碱透皮治疗系统(TTS-S):东莨菪碱口服或注射半衰期短,需频繁给药,血液药物浓度曲线有"峰谷"现象,很难掌握用量。20 世纪 70 年代后期制成 TTS-S,贴剂疗效快且可持续给药,据观察疗效优于茶苯海明、安慰剂,McCauley(1979)用双盲法比较 TTS-S、茶苯海明、安慰剂,眩晕控制率分别为 84%、68%、41%,TTS-S 明显优于茶苯海明及安慰剂,其对 MD 眩晕控制率达 81.5%。不良反应为口干但较口服及注射本剂轻,TTS-S 对恶心、呕吐严重者尤为实用;③硫酸阿托品:0.5 mg 皮下注射或稀释后静脉滴注,症状消失或缓解后可停药;④山莨菪注射液 10 mg 肌内注射或静脉滴注,症状未完全消失 30~60 分钟后可重复注射 1 次。注意:青光眼患者忌用抗胆碱能药,因该药有扩大瞳孔增高眼压之患。

4)抗组胺药及其各种合成剂:此类药物对前庭神经元有抑制作用,许多镇静和抗抑郁药物都被证明是抗组胺类药,它们是 H_1、H_2 受体阻断剂,H_1 受体阻断型抗组胺药尚有抗胆碱能作用,故有止吐功能。氟桂利嗪、桂利嗪、异丙嗪、苯海拉明、吩噻嗪等经典抗组胺剂,都有前庭镇静和止吐作用。临床常用药有以下 4 种。

异丙嗪(非那根):眩晕发作时口服,能阻断平滑肌、毛细血管内皮、神经组织上的 H_1 受体,与组胺起竞争性拮抗作用,抗组胺作用强,兼有中枢镇静和抗胆碱作用,口服后迅速吸收 30~60 分钟血浓度达高峰,有效浓度维持 3~6 小时,大多在肝内代谢破坏,24 小时内主要肾脏排泄。不良反应有口干、嗜睡,静脉注射可使血压下降,成人每次 25 mg 口服每天 2 次,小儿可 12.5 mg 口服;针剂 25 mg 加入 100 mL 生理盐水中静脉滴注,因有刺激性不做皮下注射。

地芬尼多(眩晕停):主要作用是缓解血管痉挛,在前庭系二级神经元(前庭神经核)上,阻断来自前庭终器的刺激,有轻度抗胆碱作用,减轻眩晕发作。通过抑制化学感受器,发挥止吐作用,控制眩晕有效率达 80%,眩晕消失后即停药。

茶苯海明(晕海宁):属乙醇胺类 H_1 受体阻断剂,抗组胺作用强,尚有较强的中枢抑制和抗胆碱能作用。口服后易吸收,2~3 小时血液浓度达峰值,可维持 4~6 小时,代谢产物由尿中排出,半衰期约 8 小时,眩晕发作时口服 50 mg,每天 3 次,不良反应有口干、嗜睡。

晕动片:主要成分为抗胆碱药,每片含东莨菪碱 0.2 mg,巴比妥钠 0.03 mg,阿托品 0.15 mg。抗胆碱药能阻断胆碱能受体,使神经介质乙酰胆碱不能与受体结合而呈现与拟胆碱药相反的作用,可抑制腺体分泌,松弛胃肠道平滑肌,阻断骨骼肌运动终板内 N-胆碱能受体,使其松弛,对大脑皮质有镇静作用,治疗与预防眩晕有一定效果。不良反应有口干、嗜睡、扩瞳。青光眼患者禁用。

5)血管扩张剂:内耳微血管障碍是本病原因,故改善微循环,对控制眩晕、耳聋、耳鸣效果良好。

倍他司汀:其结构与磷酸组胺相似,商品名为倍他定,有毛细血管扩张作用,改善脑及内耳循环,可抑制组胺的负反馈调节,产生抗过敏作用,控制内耳性眩晕效果较好。口服:4~8 mg,每天 3 次,1 个月后可停药观察疗效;静脉用倍他司汀氯化钠液 500 mL,含倍他司汀 20 mg,10~

15天为1个疗程。不良反应有口干,胃不适,心悸,但很少发生。

氟桂利嗪:是新型选择性Ca^{2+}通道阻滞剂,WHO将其归入第四类钙通道阻滞剂,可阻滞缺氧条件下Ca^{2+}跨膜进入胞内,造成细胞死亡。保护脑及迷路血管内皮细胞完整性,减少血小板释放之5-羟色胺及前列腺素对细胞破坏。另可抑制血管收缩降低血管阻力,降低血管通透性减轻膜迷路积水,增加耳蜗内辐射小动脉血流量,改善内耳微循环,对中枢及末梢性眩晕均有疗效,该药由肠道吸收,2~4小时血浓度达峰值,血中90%药与血浆蛋白结合,主要代谢器官为肝脏,80%经粪便排除。10 mg口服,每天1次,持续服药1个月。

碳酸氢钠($NaHCO_3$):动物试验证明,中、小动脉痉挛时,静脉滴注$NaHCO_3$后血管扩张,常用浓度有4%~7%,7%可按2 mL/kg给药;通常用4%$NaHCO_3$ 200~400 mL静脉滴注。用药机制为药物吸收后中和病变区的酸性代谢产物,释放CO_2,局部CO_2分压增加,可扩张毛细血管,改善微循环;提高机体碱储备,促进营养过程正常化。

磷酸组胺:该药静脉注射前作皮试,观察无反应方可静脉滴注,皮试方法:1 mg磷酸组胺稀释10倍,做皮丘试验,红晕不明显方可静脉滴注,1~2 mg加入5%葡萄糖溶液200 mL中静脉滴注,每分钟10~20滴,至患者面部开始潮红为止,每天1次,7次为1个疗程。滴注时须定期测心率及血压,皮肤微红、轻度瘙痒为适宜量,若皮肤明显发红、心慌、胸闷,应减量或停药。以后每周用组胺1 mg作皮下注射1次。

盐酸罂粟碱:对血管平滑肌有松弛作用,使脑血管阻力降低,用于脑血管痉挛及栓塞,能控制MD引起的眩晕,每次30~60 mg口服每天3次;皮下、肌肉及静脉注射量每次30~60 mg,每天不宜超过300 mg。

5%CO_2混合氧吸入:CO_2吸入使内耳微循环改善,还可影响血管纹中碳酸酐酶,将氢离子吸入蜗管,降低内淋巴pH,可减轻症状,每次吸入15分钟每天3次。

灯盏花黄酮注射剂:可使内耳微血管扩张,增加血流量降低外周血管阻力,5 mg/mL,用12~20 mg加入5%葡萄糖静脉滴注,每天1次,14次为1个疗程,休息7天作第2个疗程,病情轻可只作1个疗程。

6)降低血液黏稠度:①川芎嗪有抗血小板聚集作用,对已聚集血小板有解聚作用,抑制平滑肌痉挛,扩张小血管,改善微循环,能通过血-脑屏障,有抗血栓和溶血栓作用。口服100 mg,每天3次;肌内注射40~80 mg,每天1~2次,可静脉滴注40~80 mg加入5%~10%葡萄糖250~500 mg中,每天1次,7~10次为1个疗程;②复方丹参制剂能活血化瘀,具有扩张小血管、抑制凝血,促进组织修复作用,实验证明复方丹参针剂能增强缺氧耐受力,使脑及冠状动脉血流量增加,聚集的红细胞有不同程度解聚,降低血液黏稠度,减少纤维蛋白原含量。口服每次3片,每天3次;肌内注射2 mL,每天2次;以本品8~16 mL加入右旋糖酐-40或5%葡萄糖液100~500 mL静脉滴注,每天1次,2周为1个疗程。

7)利尿剂:病理证实MD病理改变为膜迷路积水,故可采用利尿剂脱水治疗。依他尼酸、呋塞米对内耳有损害,可引起感音神经性聋,不适用于治疗MD。常用之利尿剂有以下3种。

乙酰唑胺:为常用利尿剂,已有许多医师用其治疗MD,为碳酸酐酶抑制剂,使肾小球H^+与Na^+交换减慢,水分排泄增快,消除内耳水肿。250 mg口服,每天1~2次,早餐后服药疗效最高,服药后作用可持续6~8小时,急性发作疗效较好,长期服用,可同时用氯化钾缓释片0.5 g每天3次,连服10天,也可用500 mg乙酰唑胺加入10%葡萄糖250 mL静脉滴注,每天2次。动物试验证明静脉注射乙酰唑胺后外淋巴渗透压明显降低,血清渗透压无改变。此药主要用于眩晕发作之急性发作期,不可长期应用。

氢氯噻嗪(双氢克尿塞):直接作用肾髓襻升支和远曲小管,抑制 Na$^+$ 的再吸收,促进氯化钠和水分排泄,也增加钾的排泄,口服 1 小时出现利尿作用,2 小时达高峰持续 12 小时;每天量 25～75 mg,每天 2～3 次,口服 1 周后停药或减量,长服此药可引起低血钾故应补钾,可同时服氯化钾缓释片 0.5 g,每天 3 次。

50％甘油溶液:口服 50～60 mL 每天 2 次,连续服用 7 天,能增加外淋巴渗透压,以减轻膜迷路积水,为减轻甘油对胃肠刺激可加入少许橙汁或柠檬汁调味。

8)其他辅助治疗:①右旋糖酐-40 能降低血液黏稠度,防止凝血,本品输入血管内,能吸附在损伤的血管内膜、红细胞、血小板表面,改变其表面负电荷,根据"同性相斥"原理,起到防止血小板向血管壁贴附,红细胞相斥不易凝聚,阻止血栓形成,能提高血浆胶体渗透压,其平均分子量约 4 万的多糖体,因分子量较小使组织液进入血管,增加血容量,降低血液黏稠度,有血液稀释作用,在体内停留时间较短,易从尿中排出,有渗透性利尿作用,还可改善耳蜗微循环。用于眩晕早期有一定疗效,250～500 mL/d 静脉滴注,10～14 次为 1 个疗程。③三磷腺苷及代谢产物腺苷,可直接使血管平滑肌舒张,降低血压,参与体内脂肪、蛋白、糖核苷酸代谢,并在体内释放能量,供细胞利用。10～20 mg 肌内注射或加入右旋糖酐-40 静脉滴注每天 1 次,1～2 周为 1 个疗程。③类固醇治疗,若拟诊与自身免疫或变态反应因素有关的 MD,可口服或静脉滴注类固醇,如地塞米松片 0.75 mg 口服每天 3 次,1 周后递减;或地塞米松 5～10 mg 静脉滴注,3 天后可递减。Ariyasu(1990)观察 20 例前庭性眩晕患者,10 例服类固醇,10 例服安慰剂,服类固醇组,9 例明显减轻,安慰剂组仅 3 例缓解,7 例改服类固醇后 6 例缓解,证明类固醇有减轻内淋巴积水作用,其疗效明显优于安慰组。

(2)间歇期的治疗:若无症状无须任何治疗,有平衡障碍、耳聋、耳鸣者,可根据症状特点进行相应治疗,目的是防止眩晕发作及听力进一步下降。

防止眩晕急性发作:生活规律,减少精神、情绪刺激,低盐饮食,每天限定盐在 1.5 g 以下,建议患者避免 CATS(咖啡、酒、烟和紧张),可防止眩晕发作。对耳聋、耳鸣等耳蜗症状的治疗常选用神经营养剂及血管扩张剂,改善内耳微循环,当拟诊内淋巴高压者可加服利尿剂可以按上述方法进行。

(3)氨基糖苷类抗生素(AmAn)在 MD 的应用:半个世纪以来 MD 内外科治疗不尽如人意,为了寻找疗效佳操作简单方法,现纷纷利用 AmAn 的不良反应破坏前庭终器,消除顽固眩晕之目的。Fowler(1948)首先肌内注射链霉素治疗双侧 MD;Schuknecht(1957)改用该药鼓室内注射治疗单侧致残性梅尼埃病,Beck(1978)改用庆大霉素鼓室内注射取得良好效果;此种方法简单、安全、创伤小,可在门诊进行,是控制眩晕较好的治疗方法。现统称为"化学性迷路切除术",庆大霉素治疗的另一优点是多数患者感耳鸣减轻。

1)治疗机制:Kimura(1988)认为庆大霉素能同时损害前庭和耳蜗毛细胞,对前庭的损害重于耳蜗,从生物性质看,庆大霉素含氨基和胍基带正电荷,与带负电荷的前庭毛细胞相吸,与带正电的耳蜗毛细胞相斥,即对前庭毛细胞有亲和力易受损害。Hayashida(1985)认为Ⅰ型前庭毛细胞是庆大霉素靶细胞,该细胞受损后不向中枢传递病理性兴奋,达到消除眩晕目的;Pender 认为庆大霉素除破坏毛细胞外,还损害前庭系暗细胞分泌功能,且暗细胞破坏发生在毛细胞之前,鼓室注射庆大霉素经过圆窗膜、前庭窗环韧带、微小血管淋巴管、中耳及内耳间骨缝进入外淋巴液,再渗透到内淋巴及毛细胞,历时 48～72 小时,而内淋巴液及毛细胞向外排泄药物很缓慢,很少剂量就足以破坏前庭功能。

2）治疗方法：AmAn 药物中，庆大霉素较链霉素安全系数大，即有较大治疗窗，治疗量与中毒量差别较大，该药 1964 年问世，以其良好的危险/疗效比而成为主要的 AmAn 类药，耳聋的出现率低于链霉素，又因本身就是水剂，注射入中耳腔疼痛轻等优点，现多数采用庆大霉素鼓室注射。它是一种酸性药物 pH 为 5，使用前用碳酸氢钠中和，配制方法为 4 万 U 相当于 40 mg/mL 庆大霉素加入 5％碳酸氢钠 0.5 mL 缓冲至 1.5 mL，安瓿庆大霉素终末浓度为 30 mg/mL，pH＝6.8。患者取仰卧位，头向健侧转 15°，在手术显微镜下，表麻鼓膜后下或前下象限，用细腰穿针将配制好的庆大霉素溶液注射入鼓室内 0.3～0.5 mL，尽可能保证液平面超过圆窗和前庭窗，保持头位 30～60 分钟，治疗过程中告诫患者避免吞咽动作。一般分为急性与慢性两种给药模式，急性给药为每天鼓室注射 1 次，连续 3～5 次为 1 个疗程。为保存听力 Toth 和 parnes 提出慢性给药法，每周注射 1 次可减少听力损害，2～4 周后若出现振动性幻觉、眩晕、共济失调、眼震、耳聋、耳鸣等症状之一则停药。Guaranta 及 Lon grid(2000)提出小剂量给药法，庆大霉素为 20 mg/mL，治疗前及治疗后 1～3 个月每月进行听及前庭功能检查，治疗结果按 1995 年制订标准评价。Blakley(1997)综合 11 篇公开发表关于鼓室注射庆大霉素的文章，认为眩晕控制率达 90％，高于内淋巴囊手术，听力损失率约 30％。

3）化学性迷路切除术的适应证、禁忌证及并发症。

适应证：①MD 正规药物治疗及低盐饮食 6 个月仍频繁发作眩晕，纯音测听言语频率下降＞60 dB，对侧为正常耳者；②接受手术治疗包括内淋引流术，前庭神经切断术后仍残留眩晕症状，可用庆大霉素鼓室注射作为补救性治疗；③药物保守治疗未能奏效，因全身情况不能耐受手术者；④MD 后期，源于耳石器兴奋，产生 Tumarkin 耳石危象，发作猝倒者。

禁忌证：①双侧 MD 以保守治疗为主；②老年患者，Odkivist(1997)认为超过 70 岁者，外周前庭功能损伤后很难代偿，易引起慢性前庭功能低下。若眩晕发作频繁，易倾倒，对患者生命有威胁，亦可小剂量，长间隔庆大霉素鼓室注射，故年老属相对禁忌证；③患耳进行客观检查：对冷热无反应者列为相对禁忌证；④外耳道有炎症存在，待治愈后再进行鼓室庆大霉素注射。

并发症：①听力下降是最主要的并发症，Murofushi(1997)认为都有不同程度听力下降，一般为轻、中度，很少严重听力损害；②耳膜穿孔，各家报道的鼓膜穿孔不一，若仅鼓膜注射不做切口或置管，可降低穿孔率；③慢性前庭功能低下，有的患者出现共济失调和振动幻觉，靠中枢及健侧代偿，2～4 周后症状可消失，长期平衡功能障碍者可行前庭习服治疗；④急性前庭功能低下，在治疗过程中出现眩晕、恶心、呕吐、失衡等症状，一般在末次注射后 2～10 天内发生，停止注射后症状可消失；⑤眩晕症状加重或消失后又复发。化学性迷路切除是近年来采用较多的治疗方法，亟待解决问题是如何保存听力及停药指征。

（二）良性阵发性位置性眩晕

良性阵发性位置性眩晕(benign paroxysmal positional vertigo，BPPV)，是指某一特定头位诱发的短暂性眩晕，Dix 和 Hallpike(1952)首先描述了 BPPV 的特征，包括典型病史及临界头位试验方法，向患侧卧出现旋转性眼震，直立头位时有反向眼震；多见于中年患者。本病为自限性疾病，大多于数天至数月后渐愈，故称之为"良性"，但亦有长期不愈，超出 3 个月者称为顽固性位置性眩晕。本病常为特发性，但也可继发于其他疾病，如头部外伤、病毒性迷路炎、镫骨手术或化脓性中耳炎及内耳供血不足等。Froehling(1991)报道 BPPV 发病率，每年 64/100 000，临床很常见，约占眩晕患者的 1/3。

1.病因

病因不详,原发或持发占 50％～70％,也可继发于其他疾病

(1)外伤:轻度头颅外伤后如挥鞭样损伤可诱发本病,镫骨手术后亦可有耳石脱落进入半规管,诱发体位性眩晕。

(2)耳部疾病:中耳乳突感染如病毒性迷路炎、化脓性中耳炎,梅尼埃病缓解期,外淋巴瘘等。

(3)内耳供血不足:因动脉硬化、高血压致内耳供血不足,囊斑之胶质膜变薄,耳石脱落进入半规管;老年迷路发生退行性变时,椭圆囊斑之耳石进入半规管常沉积于后半规管壶腹嵴处,若找不出原因则称特发性 BPPV。

2.发病机制

特发性 BPPV 发病有多种学说,多数倾向 Schuknecht(1969)提出的嵴顶结石症和 Hall(1979)提出的管结石症学说,头位改变时重力作用于耳石牵引壶腹嵴而产生眩晕和眼震。

半规管及嵴顶上存在的物质是耳石还是其他物质尚有不同看法,Welling(1997)及 Parnes(1992)在进行后半规管阻塞时,发现管中飘浮颗粒是嗜碱性的,认为是移位的耳石;Mariarty(1992)观察 566 例颞骨切片,22％嵴顶有嗜碱性颗粒沉积,后半规管较外、前半规管多见,认为其除耳石外,可能还有细胞碎片、迷路微小出血发展为碎片,其中白细胞、吞噬细胞聚积于半规管可形成与移位耳石相同作用。

3.临床表现及诊断

(1)后半规管性 BPPV:发病突然,通常发生于在床上头部突然向一侧活动或作伸颈动作时出现眩晕和眼震,改变头位后眩晕可减轻或消失。在坐位迅速改变至激发头位时,3～6 秒潜伏期后出现旋转性眼震,易疲劳,病程可为数小时或数天,可伴恶心、呕吐,但一般无听力障碍、耳鸣等症状,无中枢神经症状及体征,缓解期可无任何不适。

(2)水平半规管性 BPPV:眩晕发作亦较短暂,常在床上向患侧翻身时发作眩晕及眼震,垂直运动如抬头或弯腰后不引起眩晕。与后半规管性眼震相比,其潜伏期稍短,2～3 秒,持续时间则可能略长。眼震与头转动方向一致,称为向地性变位水平性眼震,而少部分眼震向健侧,即背离地面,称为向天性变位水平性眼震。

4.治疗

虽多数学者认为 BPPV 是自限性疾病,自愈率很高,但自愈时间可达数月或数年,严重者丧失工作能力,应尽早查出患病原因,对原发病进行病因及对症治疗。

(1)药物治疗。①改善内耳微循环常用药:都可喜(甲磺酸阿米三嗪＋萝巴新)能增加动脉血氧分压及血氧饱和度,1 片,每天 2 次,服 1 个月后可停药观察;银杏叶制剂为自由基清除剂,血小板活化因子抑制剂,故可抑制血管壁通透性,抑制血小板聚集,可防止脑组织细胞破坏,增加缺血组织血流量,降低血液黏稠度,银杏叶提取物、金纳多 40～80 mg,每天 3 次,服 1 个月后停药观察,根据眩晕情况决定是否继续服药,最长不超过 2 个月;倍他司汀为组胺类药,可抑制前庭神经核的多突触神经元活动,使血管扩张,改善脑及内耳微循环,且可减少膜迷路之内淋巴量,对控制眩晕效果较好,用量为 6～12 mg,口服每天 3 次,一般口服 1～2 个月为 1 个疗程。②抗眩晕药及抗胆碱能药:可抑制前庭神经减轻眩晕及恶心呕吐等伴发自主神经症状。同梅尼埃病治疗中所述。

(2)耳石症体位治疗:患者闭目坐立,向一侧卧至枕部接触检查床,保持该位置直至眩晕消失后坐起,30 秒后再向另一侧侧卧,两侧交替进行直至眩晕症状消失。此法可由患者自己每 3 小时

进行 1 次,患者的症状多在 1～2 天内减轻,通常于 7～14 天内消失。此法系依据嵴顶结石症学说而提出,体位变换的机械力有助于分散、溶解半规管嵴顶处的微粒,使半规管耳石复位,从而加快恢复。

(3)前庭习服治疗:通过前庭体操增强前庭系对抗眩晕的耐力,常用 Cawthore 前庭训练操,疗效可达 80％以上。

(三)前庭神经炎或前庭神经元炎

前庭神经炎又称前庭神经元炎。首先由 Ruttin(1909)报道,为突然眩晕发作而无耳蜗及其他神经系统症状的疾病。Nylen(1924)称此病为前庭神经炎。Dix 及 Hallpike(1952)总结本病临床表现后改名为前庭神经元炎。直到 1981 年 Schuknecht 对 4 名患者进行组织病理学研究,发现前庭神经和外周感受器同时受损,又定名为前庭神经炎,目前两种命名均被沿用。

1.发病机制

前庭神经炎的病因现仍不够明确,可能与病毒感染或病灶感染性疾病有关,80％患者发病时有上感、扁桃体炎、副鼻窦炎史,亦有学者认为与血管因素有关,前庭神经小动脉的循环紊乱可能为本病的另一病因,Magnusson(1993)对 24 例符合本病患者的观察结果,发现其中 6 例有小脑动脉梗死,故考虑血管因素亦可能为本病的病因。Matsuo(1989)认为身体其他部位病毒感染后,血-脑屏障受损,病毒直接侵犯前庭神经或神经节而使其受损;或病毒感染后的免疫性神经损害。

2.临床表现

前庭神经炎多发于中年人,无性别差异多见于单侧。表现为突发性眩晕及平衡失调,多为摇摆不稳感,偶有旋转性眩晕,常伴有恶心,呕吐。向健侧自发性眼震,患侧半规管功能低下。通常持续数天后逐渐减轻,3～4 周后转为位置性眩晕,6 个月后症状全消失。诊断本病需除外梅尼埃病及中枢性眩晕。

3.治疗

发作时可服用或注射前庭神经抑制剂,如地西泮、地芬尼多等;自主神经症状重者服用抗胆碱能制剂东莨菪碱等,同时用血管扩张剂、神经营养剂,用法用量同 MD 治疗所述。拟诊前庭神经炎者,可用抗病毒制剂,吗啉胍(病毒灵)抗病毒谱较广,100 mg 或 200 mg,口服,每天 3 次,至病毒感染症状消除;阿昔洛伟(ACV)对 5 种疱疹病毒有选择性抑制作用,对细胞毒性小,适用于单纯疱疹病毒感染、带状疱疹、EB 病毒感染。口服或静脉滴注均可达抑制病毒的复制,静脉注射后可分布于肾、脑、皮肤、心、肺,大部以原形从肾排泄,静脉滴注 5～20 mg/kg,每天 3 次,5～10 天为 1 个疗程;口服 200～600 mg,每天 4～6 次,7 天为 1 个疗程。静脉滴注过快,或量过大可引起肾功能损伤,故对肾功不全、老年人、婴幼儿及孕妇慎用。恢复期可进行前庭功能训练。

4.预后

以往认为本病预后良好,3～6 个月不治可自愈,但 Takeda(1995)曾对 10 例发病后两年有半规管麻痹患者进行随诊,4 例恢复 6 例持续位置性眩晕。Okinaka(1993)对 60 例患者随访 8 周～18 年,发现起病后 1 个月仍有漂浮感者占 70％,随时间推移百分比下降,1 年后为 51％,3 年后仍有者占 33％,5 年后占 27％,10 年后仍残留有主观症状者 2 人。患者年龄越小,恢复越快、越完全。

(四)颈源性眩晕

本病也称 Barre-Lieou 综合征,Barre(1926)、Lieou(1928)首先报告颈椎关节病变可引起眩晕,Gray(1956)报告颈椎病、肌肉韧带损伤可引起眩晕,眩晕患者有颈椎病者,并非皆为颈源性眩晕,其发病率各家报道不一,20%～50%,当头突然转动或处于一定头位可诱发出短暂眩晕,数秒至数十分钟不等,常为旋转性眩晕,可伴或不伴耳聋、耳鸣。

1.发病机制

Biesinger 提出颈源性眩晕的机制如下。

(1)颈交感神经受刺激:颈关节病可刺激交感神经,使内耳动脉痉挛,可引起眩晕、头痛、耳鸣,切断交感神经可消除眩晕。

(2)颈椎骨质损害:如颈椎退行性改变,骨质增生横突孔压迫椎动脉,炎症、外伤使颈椎节段出现异常活动,称颈椎节段性不稳,Hensinger(1991)提出寰枢关节不稳随年龄增长而加重,是产生颈源性眩晕的重要因素。颈部软组织病变,如颈肌损伤、风湿性颈肌炎、椎间盘突出,使有关肌群痉挛,压迫血管或导致相应关节段不稳。

(3)椎动脉本身病变:动脉粥样硬化性狭窄、畸形等,症状更易发生。

(4)神经反射机制:颈椎1～3节段本体觉功能紊乱,向前庭神经脊髓核发出异常冲动,而诱发眩晕。

2.临床表现及检查

(1)眩晕的形式:可为运动错觉性眩晕,发病年龄多在 40 岁以上,也可为头昏、晃动、站立不稳、沉浮感等多种感觉,亦可有两种以上的眩晕感同时存在。眩晕反复发作,其发生与头部突然转动有明显关系。一般发作时间短暂,数秒至数分钟不等,亦有持续时间较长者。部分患者有自发性和位置性眼震,为水平型或水平旋转型。出现率高达90%以上,多数呈反复发作性且和头颈活动关系密切。有50%以上伴耳鸣,约1/3病例有渐进性耳聋。部分病例有自发及位置性眼震。

(2)头痛:出现率 60%～80%,呈发作性跳痛,多局限于项枕部,重者伴以恶心呕吐、出汗、流涎等自主神经症状,易误诊为偏头痛。

(3)视觉症状:可有视觉先兆,眼前一过性黑蒙或闪光,40%病例可有视力减退、复视、一过性视野缺损及不成形幻视。

(4)颈神经根症:约 30%病例可有颈神经根压迫症状,上肢串行性麻木或感觉异常,无力持物不自主坠落,枕小或耳大神经压痛;部分病例有颈部活动受限,晨起颈项痛。

(5)意识障碍:发作性意识障碍占 25%～30%,常于头颈转动时突发;可伴肢体张力低下,口周麻木、耳鸣、眼前火花、猝倒发作;意识障碍可持续 10～15 分钟,但少数病例可达 2～3 小时。

检查:①颈部触诊可发现棘突、横突、棘旁项肌、枕外隆凸下方,肩胛上区有压痛、僵硬感。个别患者在按压某一部位时可出现眩晕及眼震或扣诊颈部时眩晕明显减轻。②颈扭曲试验可呈阳性,但应再作位置试验以排除耳石器病变及良性位置性眼震。有严重颈椎病者应慎用或禁用此法。③其他的激发性眼震电图检查可无异常,或出现头位性眼震,少数可有冷热试验增强。④颈椎 X 线检查有助于了解颈椎病变。⑤超声多普勒颈椎血流检查,可有血管受压、血流减少征象。⑥脑血管数字减影或磁共振血管造影(MRA),可清楚观察颈、椎-基底动脉及其分支的走行及血管粗细改变。

3.诊断

眩晕与颈部运动有关,表现出椎-基底动脉供血不全的症状,前庭功能检查、X 线检查及超声多普勒检查有异常表现,并排除引起眩晕的其他疾病。

4.治疗

(1)病因治疗主要以颈椎的外科治疗为主,包括颈石膏固定,颈牵引,必要时手术治疗。

(2)理疗、普鲁卡因椎旁注射、按摩等。

(3)嘱患者避免诱发眩晕的头位,进行适当的体育锻炼。睡眠时枕头不能过高或过低,且应使肩上部也着枕。

(4)可适当使用抗眩晕药及钙通道阻滞剂或血管扩张剂,维生素类等药物治疗。

(五)血管性眩晕

血管性眩晕是老年人常见疾病,指前庭系统(核或终器)血液灌注不足而引发眩晕,供血情况取决于血管状态、血液成分及血液灌注压三因素。内耳及前庭神经主要由椎-基底动脉(VBA)供血,常见疾病有:①内听动脉综合征,又称迷路卒中,发病可能有情绪因素,表现为突发严重眩晕、恶心、呕吐,10~20 天后表现为位置性眩晕,伴或不伴耳聋或耳鸣,检查有自发性眼震及平衡障碍。②椎-基底动脉短暂缺血性眩晕(VBTIV)是眩晕门诊中最常见疾病,Caplan(1981)称之为椎-基底动脉供血不足(VBI),Millikam(1955)已清楚将 VBI 定为"无梗死的短暂的脑血液减少所致短暂的不能满足脑代谢所需血运的结果"。1990 年 Toole 才将 VBTIA 与脑血管疾病分开成单独疾病,其原因可能是单一的也可能是多方面的,微栓子致动脉栓塞,血流动力学改变;当侧支循环健全时能维持脑局部供血,一时性血压下降,心排血量减少、体位改变等血流动力学改变,造成脑灌注不足,体位改变时可突然出现眩晕。

1.临床表现

与受累部位、血流量减少程度、个体耐受能力有关。

(1)眩晕与平衡障碍为常见症状,且可长时间内为唯一症状,孤立症状出现率为 10%~62%,作为首发症状约 48%,常于 2~5 分钟内达高峰,持续 30 分钟至数小时。

(2)视觉障碍:视力模糊、水平或垂直复视、黑蒙、眼前闪光样发作。

(3)肢体麻木、构音困难(口吃)。

(4)经颅多普勒(TCD)可了解脑血流情况,单光子发射断层扫描(SPECT)测定脑局部血流量,敏感度为 88%。

(5)脑 CT 及 MRI,常显示有腔隙性梗死。根据临床症状及客观检查在排除其他疾病基础上,诊断本病。

2.治疗

(1)治疗原发病:如高血压、糖尿病、高脂血症、心脑综合征等应积极处理。

(2)钙通道阻滞剂:常用药物尼莫地平,口服 20~40 mg,每天 3 次。可选择性阻断病理状态下细胞膜的钙通道,减少平滑肌痉挛,增加脑血管血流量,服 2~3 周后停药观察。

(3)抗血小板聚集剂:病理状态下血小板可相互黏着,聚集形成微栓。

1)阿司匹林:对血小板凝聚有强大抑制作用,抑制血小板的前列腺素合成酶,减少血小板凝聚,阻止血栓形成,75 mg,口服,每天 1 次。以肠溶片为佳,减少胃黏膜刺激症状,在长期应用治疗期间注意观察脑及内脏出血情况。

2)双嘧达莫(潘生丁):可抑制磷酸二酯酶,以阻止环磷酸腺苷(cAMP)的降解,抑制肾上腺素、低浓度凝血酶诱导的血小板凝聚,防止血栓形成。25 mg,口服,每天 3 次,长期服用,可和阿司匹林合用。

3)阿司匹林和双嘧达莫(潘生丁)缓释剂(阿司潘)的联合应用比单独使用其中一种药物的预

防效果更好,且不增加出血等不良反应。常用量为 12.5/100～25/200 mg,口服,每天 2 次服用。

4)改善脑组织代谢剂。

甲磺酸阿米三嗪＋萝巴新(都可喜)可增加脑组织血氧含量及血氧饱和度,可再建有氧代谢。常用量 1 片,口服,每天 2 次。

复方麦角异碱口服溶液(活血素)是二氢麦角隐亭与咖啡因的合剂,可同时阻断肾上腺素 α_1 和 α_2 受体,改善微循环增加脑血流量,促进脑组织对葡萄糖的摄取,防止血小板及红细胞聚集,口服吸收快半小时达第一高峰,血浆半衰期长达 7.56～18 小时。2～4 mL,饭前或饭后口服,每天 2 次,据临床观察有效率达 80%～90%,不良反应有消化道不适、头痛等。本药应用方便、安全,对心功能不全慎用静脉滴注者尤为适用。服用 15～30 天后可停药观察。

巴曲酶注射液(东菱迪芙)是单一成分巴曲酶,不含任何可能有药理作用的杂质。其作用有以下几种。①系统调节凝血-纤溶两大系统的失衡:迅速分解纤维蛋白原,降低血纤维蛋白原浓度,抑制血栓形成,迅速诱发组织纤溶酶原激活物(tPA)的释放,增加纤溶系统活性,促进血栓溶解,对其他凝血因子及血小板数无影响。②显著改善血液流变学诸因素:降低全血黏度,抑制红细胞的聚集,增强红细胞的变形能力,降低灌注状态下的血管压力(如脑、心及耳蜗的),显著改善微循环。③抑制缺血和缺血再灌注导致的系列细胞损伤:保护神经细胞(减少死亡及凋亡)及其他脏器细胞减少死亡以及血管内皮细胞(减少梗死后的出血发生率)。实验证实:通过降低缺血及缺血再灌注后自由基、兴奋性氨基酸和神经源性一氧化氮(NO)及内皮素的生成,降低乳酸及减轻水肿,增加成纤维细胞生长因子(bFGF)的生成起到神经细胞的保护及修复作用。还通过封闭白细胞表面的 CD11a/CD18,CD11b/CD18 黏附分子显著增加缺血脑组织的血流量,起到神经保护作用,降低红细胞与血管内皮细胞的黏附。也通过改善红细胞的变形能力,降低红细胞的聚集力,降低血浆纤维蛋白原浓度,使红细胞与内皮细胞黏附所需的连接作用减弱,并且抑制其表面黏附因子而实现其神经保护作用。用法及用量:5 BU 溶于 100～200 mL 的生理盐水,静脉点滴 1 小时以上,隔天 1 次,每次 5 BU,共 10 次为 1 个疗程。用药期间,观察血纤维蛋白原,如有出血倾向立即停药,一般很安全。

(尚成镇)

第二节　癫　　痫

一、概述

(一)定义

1.癫痫

癫痫是一组由不同病因所引起,脑部神经元高度同步化,且常具有自限性的异常放电所导致的综合征,以发作性、短暂性、重复性及通常为刻板性的中枢神经系统功能失常为特征。

2.痫性发作

痫性发作为大脑神经元的一次不正常的过度放电,并包括高度同步的一些行为上的改变。

3.急性发作

急性发作是由于大脑结构出现损害或代谢障碍,或急性全身性的代谢紊乱而引起的痫性发作,如低血糖、乙醇中毒等可能引起易感个体痫性发作。

(二)病因

癫痫的病因复杂,是获得性和遗传性因素等多因素共同作用的结果。目前根据病因分为三类,即症状性、特发性(遗传性)和隐源性。病因与年龄有明显的关系。在新生儿期病因主要为感染、代谢异常(如维生素 B_6 依赖、低血糖、低钙血症)、出生时缺氧、颅内出血、脑部发育异常;婴儿或年龄小的儿童的病因主要为热性惊厥、遗传代谢性或发育异常性疾病、原发性/遗传性综合征、感染、发育异常、退行性变化;儿童和青春期年轻人主要病因为海马硬化、原发性/遗传性综合征、退行性疾病、发育异常、创伤、肿瘤;成年人最常见的病因为创伤、肿瘤、脑血管病、先天性代谢病、乙醇/药物、海马硬化、感染、多发性硬化、退行性疾病;老年人的主要病因为脑血管病、药物/乙醇、肿瘤、创伤、退行性变化(如痴呆病)。

(三)发病机制

发病机制尚不完全清楚,但一些重要的发病环节已为人类所知,发病机制见图9-1。

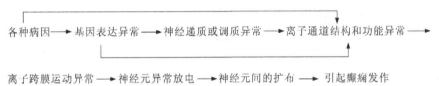

图 9-1　癫痫发病机制

(四)分类

1.癫痫发作的分类

1981 年国际抗癫痫联盟关于癫痫发作的分类参照两个标准:①发作起源于一侧或双侧脑部。②发作时有无意识丧失。其依据是脑电图和临床表现,详见表9-1。

表 9-1　1981 年癫痫发作的国际分类

Ⅰ.部分性(局灶性,局限性)发作

　单纯部分性发作

　运动症状发作

　躯体感觉或特殊感觉症状性发作

　有自主神经症状的发作

　有精神症状的发作

　复杂部分性发作

　单纯部分性发作起病,继而意识丧失

　发作开始就有意识丧失

　部分性发作进展至继发全身发作

　单纯部分性发作继发全身发作

　复杂部分性发作继发全身发作

单纯部分性发作进展成复杂部分性发作,然后继发全身发作

Ⅱ.全身(全面)发作

　　失神发作

　　典型失神发作

　　不典型失神发作

　　肌阵挛发作

　　阵挛性发作

　　强直发作

　　强直阵挛发作

　　失张力发作

Ⅲ.不能分类的癫痫发作

2.癫痫及癫痫综合征的分类

癫痫及癫痫综合征的分类见表 9-2。

表 9-2　1989 年癫痫和癫痫综合征的国际分类

Ⅰ.与部位有关的癫痫(局部性、局灶性、部分性)

　　与发病年龄有关的特发性癫痫

　　具有中央颞区棘波的良性儿童期癫痫

　　具有枕区发放的良性儿童期癫痫

　　原发性阅读性癫痫

　　症状性

　　儿童慢性进行性局限型癫痫状态

　　有特殊促发方式的癫痫综合征

　　颞叶癫痫

　　额叶癫痫

　　枕叶癫痫

　　顶叶癫痫

　　隐源性:通过发作类型、临床特征、病因学以及解剖学定位

Ⅱ.全身型癫痫和癫痫综合征

　　与年龄有关的特发性全面性癫痫

　　良性家族性新生儿惊厥

　　良性新生儿惊厥

　　良性婴儿肌阵挛性癫痫

　　儿童失神发作

　　青少年失神发作

　　青少年肌阵挛性癫痫

　　觉醒时全身强直阵挛发作的癫痫

其他全身性特发性癫痫

特殊活动诱导的癫痫

隐源性或症状性癫痫

West 综合征（婴儿痉挛）

Lennox-Gastaut 综合征

肌阵挛-起立不能性癫痫

肌阵挛失神发作性癫痫

症状性全身性癫痫

无特殊病因

早发性肌阵挛性脑病

伴暴发抑制的早发性婴儿癫痫性脑病

其他症状性全身性发作

特殊性综合征

其他疾病状态下的癫痫发作

Ⅲ.不能确定为局灶性或全身性的癫痫或癫痫综合征

有全身性和部分性发作的癫痫

新生儿癫痫

婴儿重症肌阵挛性癫痫

慢波睡眠中伴有连续性棘-慢波的癫痫

Ⅰ.与部位有关的癫痫（局部性、局灶性、部分性）

获得性癫痫性失语

其他不能确定的发作

没有明确的全身或局灶特征的癫痫

Ⅳ.特殊综合征

热性惊厥

孤立单次发作或孤立性单次癫痫状态

由乙醇、药物、子痫、非酮症高血糖等因素引起急性代谢或中毒情况下出现的发作

(五)癫痫发作的临床表现

癫痫发作的共同特征：发作性、短暂性、重复性、刻板性。不同类型癫痫发作的特点分述如下。

1.部分性发作

此类发作起始时的临床表现和脑电图均提示发作起源于大脑皮质的局灶性放电，根据有无意识改变和继发全身性发作又分为以下几类。

(1)单纯部分性发作：起病于任何年龄，发作时患者意识始终存在，异常放电限于局部皮质内，发作时的临床表现取决于异常放电的部位。分为以下 4 类。①部分运动性发作：皮质运动区病灶诱发的局灶性运动性癫痫表现为身体相应部位的强直和阵挛。痫性放电按人体运动区的分

布顺序扩展时称 Jackson 发作,多起始于拇指和示指、口角或趾和足。阵挛从起始部位逐渐扩大,可以扩展至一侧肢体或半身,但不扩展至全身。神志始终清楚。发作过后可有一过性发作的肢体瘫痪,称 Todd 瘫痪,可持续数分钟至数天。病灶位于辅助运动区时,发作表现为头或躯体转向病灶的对侧、一侧上肢外展伴双眼注视外展的上肢。②部分感觉(体觉性发作或特殊感觉)性发作:不同感觉中枢的痫性病灶可诱发相应的临床表现,如针刺感、麻木感、视幻觉、听幻觉、嗅幻觉、眩晕、异味觉等。③自主神经性发作:包括上腹部不适感、呕吐、面色苍白、潮红、竖毛、瞳孔散大、尿失禁等。④精神性发作:表现为情感障碍、错觉、结构性幻觉、识别障碍、记忆障碍等。

(2)复杂部分性发作:起病于任何年龄,但青少年多见。痫性放电通常起源于颞叶内侧或额叶,也可起源于其他部位。发作时有意识障碍,发作期脑电图有单侧或双侧不同步的病灶。常见以下类型:①单纯部分性发作开始,继而意识障碍。②自动症系在癫痫发作过程中或发作后意识蒙眬状态下出现的协调的、相适应的不自主动作,事后往往不能回忆。自动症可表现为进食样自动症、模仿样自动症、手势样自动症、词语性自动症、走动性自动症、假自主运动性自动症和性自动症等。③仅有意识障碍。④意识障碍伴有自动症。发作后常有疲惫、头昏、嗜睡,甚至定向力不全等。

(3)部分性发作进展为继发全面性发作:部分性发作进展为继发全面性发作可表现为全身强直、强直或阵挛,发作时脑电图为部分性发作迅速泛化成为两侧半球全面性发放。单纯部分性发作可发展为复杂部分性发作,单纯或复杂部分性发作也可进展为全面性发作。

2.全面性发作

全面性发作的临床表现和脑电图都提示双侧大脑半球同时受累,临床表现多样,多伴有意识障碍并可能是首发症状,分为六类。

(1)全面性强直-阵挛发作(generalized tonic-clonic seizure,GTCS):是最常见的发作类型之一,以意识丧失和全身对称性抽搐为特征,伴自主神经功能障碍。大多数发作前无先兆,部分患者可有历时极短含糊不清或难以描述的先兆。其后进入:①强直期,患者突然出现肌肉的强直性收缩,影响到呼吸肌时发生喘鸣、尖叫、面色青紫,可出现舌咬伤、尿失禁,持续 10~30 秒进入阵挛期。②阵挛期:表现为一张一弛的阵挛惊厥性运动,呼吸深而慢,口吐白沫,全身大汗淋漓,持续 30 秒至数分钟。③阵挛后期:阵挛期之末出现深呼吸,所有肌肉松弛。整个发作过程持续5~10 分钟。部分患者进入深睡状态。清醒后常感到头昏、头痛和疲乏无力。发作间期脑电图半数以上有多棘慢复合波、棘慢复合波或尖慢复合波。发作前瞬间脑电活动表现为波幅下降,呈抑制状态,强直期呈双侧性高波幅棘波爆发,阵挛期为双侧性棘波爆发与慢波交替出现,发作后为低波幅不规则慢波。

(2)强直性发作:多见于弥漫性脑损害的儿童,睡眠中发作较多。表现为全身或部分肌肉的强直性收缩,往往使肢体固定于某种紧张的位置,伴意识丧失、面部青紫、呼吸暂停、瞳孔散大等。发作持续数秒至数十秒。发作间期脑电图可有多棘慢复合波或棘慢复合波,发作时为广泛性快活动或 10~25 Hz棘波,其前后可有尖慢复合波。

(3)阵挛性发作:几乎都发生于婴幼儿,以重复性阵挛性抽动伴意识丧失为特征。持续 1 至数分钟。发作间期脑电图可有多棘慢复合波或棘慢复合波,发作时为 10~15 Hz 棘波或棘慢复合波。

(4)肌阵挛发作:发生于任何年龄。表现为突发短促的震颤样肌收缩,可对称性累及全身,可突然倒地,也可能限于某个肌群,轻者仅表现为头突然前倾。单独或成簇出现,刚入睡或清晨欲醒时发作频繁。发作间期脑电图呈现双侧同步的 3～4 Hz 多棘慢复合波或棘慢复合波,发作时可见广泛性棘波或多棘慢复合波。

(5)失神发作:失神发作分为典型失神和非典型失神发作。①典型失神发作:儿童期起病,预后较好,有明显的自愈倾向。表现为突然发生和突然终止的意识丧失,同时中断正在进行的活动。有时也可伴有自动症或轻微阵挛,一般只有几秒钟。发作后即刻清醒,继续发作前活动。每天可发作数次至数百次。脑电图在发作期和发作间期均可在正常的背景上出现双侧同步对称的 3 Hz 棘慢复合波。②非典型失神发作:多见于有弥漫性脑损害的患儿,常合并智力减退,预后较差。发作和终止均较典型者缓慢,肌张力改变明显。发作期和发作间期脑电图表现为不规则、双侧不对称、不同步的棘慢复合波。两者鉴别见表 9-3。

表 9-3 典型失神发作与非典型失神发作的鉴别

项目	典型失神发作	不典型失神发作
持续时间	10～20 秒	较长
意识丧失	完全	不完全
开始	突然	不太突然
终止	突然	不太突然
发作次数	每天多次	较少
过度换气	常可诱发	不常诱发
合并现象	短暂眼睑阵挛	自动症、肌张力变化、自主神经表现
年龄	4～20 岁	任何年龄
病因	原发性	症状性
脑电图	背景正常,双侧对称同步 2～4 Hz 棘慢复合波	背景异常,不对称、不规则 2.5～3 Hz 棘(尖)慢复合爆发,阵发性快波
治疗	疗效好	疗效差

(6)失张力发作:多见于发育障碍性疾病和弥漫性脑损害,儿童期发病。其表现为部分或全身肌肉张力突然丧失,出现垂颈、张口、肢体下垂、跌倒发作或猝倒等。持续数秒至 1 分钟。可与强直性、非典型失神发作交替出现。发作间期脑电图为多棘慢复合波,发作时表现为多棘慢复合波、低电压、快活动脑电图。

(六)常见癫痫及癫痫综合征的临床表现

1.与部位有关的癫痫

(1)与发病年龄有关的特发性癫痫。①具有中央-颞区棘波的良性儿童性癫痫:好发于 2～13 岁,有显著的年龄依赖性,多于 15～16 岁前停止发作。男女比例为 1.5：1。发作与睡眠关系密切,大约 75% 的患儿只在睡眠时发生。多表现为部分性发作,出现口部、咽部、一侧面部的阵挛性抽搐,偶尔可以涉及同侧上肢,有时会发展为全面强直阵挛发作,特别是在睡眠中。一般体格检查、神经系统检查及智力发育均正常。脑电图显示中央颞区单个或成簇出现的尖波或棘波,可仅局限于中颞或中央区,也可向周围扩散。异常放电与睡眠密切相关,睡眠期异常放电明显增多。②具有枕区放电的良性儿童癫痫:好发年龄 1～14 岁,4～5 岁为发病高峰。发作期主要表现为视觉异常和运动症状。一般首先表现为视觉异常,如一过性视力丧失、视野暗点、偏盲、幻视等。视觉异常之后或同时可出现一系列的运动症状,如半侧阵挛、复杂部分发作伴自动症、全身强直阵挛发作。发作后常常伴有头痛和呕吐,约30%的患者表现为剧烈的偏侧头痛。17%还伴有恶心、呕吐。发作频率不等,清醒和睡眠时都有发作。一般体格检查、神经系统检查及智力发育均正常。典型发作间期脑电图表现为背景正常,枕区出现高波幅的双相棘波。棘波位于枕区或后颞,单侧或双侧性。③原发性阅读性癫痫:由阅读引起,没有自发性发作的癫痫综合征。临床表现为阅读时出现下颌痉挛,常伴有手臂的痉挛,如继续阅读则会出现全身强直-阵挛发作。

(2)症状性癫痫。①颞叶癫痫:主要发生在青少年,起病年龄为10~20岁,62%的患者在15岁以前起病。发作类型有多种,主要包括单纯部分性发作、复杂部分性发作以及继发全身性发作。发作先兆常见,如上腹部感觉异常、似曾相识、嗅觉异常、幻视、自主神经症状等。复杂部分性发作多表现为愣神,各种自动症如咀嚼、发音、重复动作以及复杂的动作等。发作间期脑电图正常或表现为一侧或双侧颞区尖波/棘波、尖慢波/棘慢波、慢波。蝶骨电极或长程监测可以提高脑电图阳性率。②额叶癫痫:发作形式表现为单纯性或复杂性部分性发作,常伴有继发全身性发作。丛集性发作,每次发作时间短暂,刻板性突出,强直或姿势性发作及下肢双侧复杂的运动性自动症明显,易出现癫痫持续状态。发作间期脑电图可显示正常、背景不对称、额区尖波/棘波、尖慢波/棘慢波、慢波。③枕叶癫痫:发作形式主要为伴有视觉异常的单纯性发作,伴有或不伴有继发全身性发作。复杂部分性发作是因为发放扩散到枕叶以外的区域所致。视觉异常表现为发作性盲点、偏盲、黑蒙、闪光、火花、光幻视及复视等,也可出现知觉性错觉,如视物大小的变化或距离变化以及视物变形;非视觉性症状表现为眼和头强直性或阵挛性向病灶对侧或同侧转动,有时只有眼球转动,眼睑抽动或强迫性眼睑闭合,可见眼震。发作间期脑电图表现为枕部背景活动异常,如一侧性α波波幅降低、缺如或枕部尖波/棘波。④顶叶癫痫:发作形式为单纯部分性发作,伴有或不伴有继发全身性发作。通常有明显主观感觉异常症状。少数有烧灼样疼痛感。⑤儿童慢性进行性局限型癫痫状态:表现为持续数小时、数天,甚至数年的,仅影响身体某部分的节律性肌阵挛。脑电图表现为中央区局灶性棘慢波,但无特异性。⑥有特殊促发方式的癫痫综合征:指发作前始终存在环境或内在因素所促发的癫痫。有些癫痫发作由特殊感觉或知觉所促发(反射性癫痫),也可由高级脑功能的整合(如记忆或模式认知)所促发。

2.全身型癫痫和癫痫综合征

(1)与发病年龄有关的特发性癫痫。

良性家族性新生儿惊厥:发病年龄通常在出生后2~3天。男女发病率大致相当。惊厥形式以阵挛为主,有时呈强直性发作,也可表现为呼吸暂停,持续时间一般不超过1~3分钟。起病开始日内发作频繁,以后发作减少,有些病例的散在发作持续数周。发作期脑电图可见快波、棘波。发作间期脑电图检查正常。部分有病例局灶性或多灶性异常。

良性新生儿惊厥:发作常在出生后3~4天发生,男孩多于女孩。惊厥形式以阵挛为主,可从一侧开始,然后发展到另一侧,很少为全身四肢同时阵挛,发作持续时间为1~3分钟,发作频繁。1/3患儿出现呼吸暂停。惊厥开始时神经系统检查正常,惊厥持续状态时可出现昏睡状态及肌张力低下。60%病例发作间期脑电图可见交替出现的尖样θ波,部分可显示局灶性异常。发作期EEG可见有规律的棘波或慢波。

良性婴儿肌阵挛癫痫:病前精神运动发育正常。发病年龄为出生后4个月至3岁,男孩多见。部分患者有热性惊厥史或惊厥家族史。发作表现为全身性粗大肌阵挛抽动,可引起上肢屈曲,如累及下肢可出现跌倒。发作短暂,1~3秒。发作主要表现在清醒时。无其他类型的发作。脑电图背景活动正常,发作间期脑电图正常或有短暂的全导棘慢波、多棘慢波爆发,发作期全导棘慢波或多棘慢波爆发。

儿童失神发作：发病年龄 3～10 岁，发病高峰年龄为 6～7 岁，男女之比约为 2∶3。发作形式为典型的失神发作。表现为突然意识丧失，但不跌倒，精神活动中断，正在进行的活动停止，两眼凝视前方，持续数秒钟，绝大多数在 30 秒以内，很少超过 45 秒，随之意识恢复。发作频繁，每天数次至数百次。临床表现可分为简单失神和复杂失神两种。简单失神发作仅有上述表现，约占 10％。复杂失神发作占大多数，表现为失神发作同时可伴有其他形式的发作，常见于轻微阵挛、失张力、自动症、自主神经的症状。患儿智力发育正常，神经系统检查无明显异常。脑电图表现为正常背景上双侧同步的 3 Hz 的棘慢波综合。光和过度换气可诱发发作。

青少年期失神发作：在青春期或青春期前开始发作，无性别差异。发作形式为典型的失神发作，但其他临床表现与儿童失神癫痫不同。约 80％伴有强直-阵挛发作。大部分病侧在醒后不久发生。15％～20％的病例伴有肌阵挛发作。发作频率明显少于儿童失神发作。智力发育正常。脑电图背景正常，发作期和发作间期显示 3 Hz 弥漫性棘慢波综合。

青少年肌阵挛性癫痫：发病年龄主要集中在 8～22 岁，平均发病年龄为 15 岁，发病无性别差异。发作形式以肌阵挛为主。约 30％的患者发展为强直-阵挛、阵挛-强直-阵挛和失神发作。发作常出现在夜间、凌晨或打盹后。最早的症状往往是醒后不久即出现肌阵挛或起床不久手中所拿的物品突然不自主地掉落。85％的患儿在起病数月或数年后出现全面性强直-阵挛发作，10％～15％的患儿有失神发作。患者神经系统发育及智能均正常，神经影像学检查正常。一般不能自行缓解，亦无进行性恶化。发作期脑电图表现为广泛、快速、对称的多棘慢波，随后继发少数慢波。发作间期脑电图可有快速、广泛、不规则的棘慢波放电，睡眠剥夺、闪光刺激等可诱发发作。

觉醒时全身强直阵挛发作的癫痫：起病于 10～20 岁，主要于醒后不久发作，第 2 个发作高峰为傍晚休息时间，绝大部分以全身强直阵挛发作为唯一发作形式。剥夺睡眠和其他外界因素可激发发作。常有遗传因素。

其他全身性特发性癫痫：指其他自发性癫痫，如不属于上述综合征之一，可归于本项内。

特殊活动诱导的癫痫：包括反射性癫痫及其他非特异因素（不眠、戒酒、药物戒断、过度换气）诱发的癫痫。

（2）隐源性或症状性癫痫。

West 综合征（婴儿痉挛）：是一类病因不同几乎只见于婴儿期的有特异性脑电图表现且抗癫痫药物治疗效果不理想的癫痫综合征。由特异性三联征组成：婴儿痉挛、精神运动发育迟滞及高度节律失调。85％～90％的患儿在出生后 1 年内发病，发病高峰为 6～8 个月。发病性别无显著差异。痉挛可为屈曲性、伸展性和混合性三种形式。

Lennox-Gastaut 综合征：特发性 LGS 无明确病因。症状性 LGS 的病因主要包括围生期脑损伤、颅内感染、脑发育不良、结节性硬化和代谢性疾病等。LGS 的主要特点包括：起病年龄早，多在 4 岁前发病，1～2 岁最多见；发作形式多样，可表现为强直发作、肌阵挛发作、不典型失神发作、失张力发作和全身强直-阵挛性发作等多种发作类型并存；发作非常频繁；常伴有智力发育障碍。脑电图表现为背景活动异常、慢棘慢波复合（<3 Hz）。

肌阵挛-起立不能性癫痫：常有遗传因素。起病年龄为 6 个月至 6 岁，发病高峰年龄为 3～4 岁。发作形式多样，常见轴性肌阵挛发作，以头、躯干为主，表现为突然、快速地用力点头、向前弯腰，同时两臂上举。有时在肌阵挛后出现肌张力丧失，表现为屈膝、跌倒、不能站立，故称之为站立不能发作。发病前智力发育正常,发病后有智力减退。脑电图早期有 4～7 Hz 节律,余正常,以后可有不规则快棘慢综合波或多棘慢波综合波。

肌阵挛失神发作性癫痫:起病年龄 2～12.5 岁,发病高峰年龄为 7 岁,男性略多于女性。发作类型以失神发作和肌阵挛发作为主,表现为失神发作伴双侧节律性肌阵挛性抽动,发作持续时间较失神发作长,为 10～60 秒。约一半患儿在发病前即有不同程度的智力低下,但无其他神经系统的异常发现。脑电图上可见双侧同步对称、节律性的 3 Hz 棘慢复合波,类似失神发作。

(3)症状性全身性癫痫及癫痫综合征:症状性全身性癫痫及癫痫综合征包括无特殊病因的早期肌阵挛性癫痫性脑病、伴暴发抑制的早发性婴儿癫痫性脑病、其他症状性全身性癫痫和有特殊病因的癫痫。

早发性肌阵挛性脑病:出生后 3 个月内(多在 1 个月内)起病,男女发病率大致相当。病前无脑发育异常。初期为非连续性的单发肌阵挛(全身性或部分性),然后为怪异的部分性发作,大量的肌阵挛或强直阵挛。脑电图特征为“暴发-抑制”,随年龄增长可逐渐进展为高度节律失调。家族性病例常见,提示与先天代谢异常有关。

伴爆发抑制的早发性婴儿癫痫性脑病:又称大田原综合征。新生儿及婴儿早期起病,半数以上发病在 1 个月以内,男女发病率无明显差异。发作形式以强直痉挛为主。常表现为“角弓反张”姿势,极度低头、肢伸向前、身体绷紧。发作极为频繁。伴有严重的精神运动障碍,常在4～6 个月时进展为婴儿痉挛。脑电图呈周期性爆发抑制波形是本病的特点,但并非本病所特有。

3.不能分类的癫痫

(1)新生儿癫痫:由于新生儿的特点,癫痫发作的临床表现常容易被忽略。发作包括眼水平性偏斜、伴或不伴阵挛、眼睑眨动或颤动、吸吮、咂嘴及其他颊-唇-口动作、游泳或踏足动作,偶尔为呼吸暂停发作。新生儿发作还见于肢体的强直性伸展、多灶性阵挛性发作、局灶性阵挛性发作。脑电图表现为爆发抑制性活动。

(2)婴儿重症肌阵挛性癫痫:起病年龄 1 岁以内,病因不清。发作形式以肌阵挛为主。早期为发热诱发长时间的全身性或一侧性惊厥发作,常被误诊为婴儿惊厥。1～4 岁以后渐出现无热惊厥,易发生癫痫持续状态,进行性精神运动发育倒退,特别是语言发育迟缓。60％的患儿有共济失调,20％的患儿有轻度的锥体束征。脑电图表现为广泛性棘慢波、多棘慢波。

(3)慢波睡眠中伴有连续性棘-慢波的癫痫:本型癫痫由各种发作类型联合而成。在睡眠中有部分性或全身性发作,当觉醒时为不典型失神,不出现强直发作。特征脑电图表现为在慢波睡眠相中持续的弥散性棘慢波。

(4)获得性癫痫性失语:获得性癫痫性失语又称 Landau-Kleffner 综合征(LKS),主要特点为获得性失语和脑电图异常。本病的病因尚未明确,发病年龄在 18 个月至 13 岁,约 90％在 2～8 岁起病。男性发病略高于女性。发病前患儿语言功能正常。失语表现为能听到别人说话的声音,但不能理解语言的意义,逐渐发展为不能用语言进行交流,甚至完全不能表达。患儿已有的书写或阅读功能也逐渐丧失。失语的发展过程有 3 种类型:突发性失语,症状时轻时重,最终可以恢复;失语进行性发展,最终导致不可恢复的失语;临床逐渐出现失语,病情缓慢进展,失语恢复的情况不尽一致。80％的患者合并有癫痫发作。约一半患者以癫痫为首发症状,而另一半以失语为首发症状。癫痫的发作形式包括部分运动性发作、复杂部分性发作、全面性强直-阵挛发作、失张力发作或不典型发作。清醒和睡眠时均有发作,发作的频率不等。70％的患儿有精神行为异常,表现为多动、注意力不集中、抑郁、暴躁、智力减退、易激动和破坏性行为,有些患儿可表现为孤独症样动作。发作间期清醒脑电图背景活动多正常,异常脑电活动可见于单侧或双侧颞区单个或成簇的棘波、尖波或 1.5～2.5 Hz 的棘慢波综合。睡眠时异常放电明显增多,阳性率几乎 100%。有时异常放电呈弥漫性分布。

4.特殊癫痫综合征

热性惊厥:指初次发作在 1 个月至 6 岁,在上呼吸道感染或其他感染性疾病的初期,当体温在 38 ℃以上时突然出现的惊厥,排除颅内感染或其他导致惊厥的器质性或代谢性异常。其有明显的遗传倾向。发病与年龄有明显的依赖性,首次发作多见于 6 个月至 3 岁。

(七)癫痫的诊断思路

1.确定是否为癫痫

(1)病史:癫痫有两个重要特征,即发作性和重复性。发作性是指突然发生,突然停止;重复性是指在一次发作后,间隔一定时间后会有第二次乃至更多次相同的发作。癫痫患者就诊时间多在发作间歇期,体格检查多正常,因此诊断主要根据病史。但患者发作时常有意识丧失,难以自述病情,只能依靠目睹患者发作的亲属及其他在场人员描述,经常不够准确。医师如能目睹患者的发作,对诊断有决定性的作用。

(2)脑电图检查:脑电图的痫性放电是癫痫的一个重要特征,也是诊断癫痫的主要证据之一。某些形式的电活动对癫痫的诊断具有特殊的意义。与任何其他检查一样,脑电图检查也有其局限性,对临床表现为痫性发作的患者,脑电图检查正常不能排除癫痫,脑电图出现癫痫波形,而临床无癫痫发作的患者也不能诊断癫痫,只能说明其存在危险因素。目前脑电图检查主要有常规脑电图检查、携带式脑电图检查及视频脑电图监测。随着视频脑电图监测的临床应用,提高了癫痫诊断的阳性率。

2.明确癫痫发作的类型或癫痫综合征

不同类型的癫痫治疗方法亦不同,发作类型诊断错误可能导致药物治疗的失败。

3.确定病因

脑部 MRI、CT 检查可确定脑结构性异常或损害。

二、部分性发作

(一)概述

1.概念

痫性放电源于一侧大脑半球,向周围正常脑区扩散可扩展为全身性发作。成年期痫性发作最常见的类型是部分性发作。

2.分型

根据发作期间是否伴有意识障碍分为 3 型。

(1)无意识障碍:为单纯部分性发作。

(2)有意识障碍:发作后不能回忆,为复杂部分性发作。

(3)单纯和复杂部分性发作:均可能继发全身性强直-阵挛发作。

(二)病因及发病机制

1.病因

(1)单纯部分性发作:多为症状性癫痫,常见脑器质性损害,以脑外伤、产伤、脑炎、脑瘤和脑血管疾病及其后遗症居多。

（2）复杂部分性发作：多因产伤，或脑炎、脑外伤、肿瘤、脑血管意外、脑动脉硬化、脑血管畸形及脑缺氧等。

2.发病机制

异常神经元突触重建及胶质增生与复杂部分性发作密切相关。颞叶结构的异常放电引起复杂部分性发作，在痫性活动的发生、发展及传播中海马和杏仁核起重要作用。颞叶癫痫与诱发痫性发作的特定结构受损，或海马硬化（AH）相关。

（三）临床表现

1.单纯部分性发作

痫性发作的起始症状提示痫性灶多在对侧脑部，发作时限不超过1分钟，无意识障碍。分为四型。

（1）部分运动性发作。①表现：局部肢体抽动，一侧口角、眼睑、手指或足趾多见，或整个一侧面部或一个肢体远端，有时言语中断。②杰克逊癫痫：发作自一处开始后沿大脑皮质运动区分布顺序缓慢移动，如自一侧拇指沿腕部、肘部、肩部扩展。③Todd瘫痪：病灶在对侧运动区。部分运动性发作后如遗留暂时性（数分钟至数天）局部肢体瘫痪或无力。④部分性癫痫持续状态：癫痫发作持续数小时或数天。

（2）体觉性发作或特殊感觉性发作。

体觉性发作：肢体常麻木感和针刺感，多在口角、舌、手指或足趾发生，病灶在中央后回体感觉区，偶有缓慢扩散犹如杰克逊癫痫。

特殊感觉性发作：①视觉性，视觉如闪光，病灶在枕叶。②听觉性，幻听为嗡嗡声，病灶在颞叶外侧或岛回。③嗅觉性，焦臭味，病灶在额叶眶部、杏仁核或岛回。④眩晕性，眩晕感、飘浮感、下沉感，病灶在岛间或顶叶。特殊感觉性发作可是复杂部分性发作或全面强直-阵挛发作的先兆。

（3）自主神经发作。①年龄：以青少年为主。②临床症状：很少单独出现，以胃肠道症状居多，如烦渴、欲排尿感、出汗、面部及全身皮肤发红、呕吐、腹痛等。③病灶：杏仁核、岛回或扣带回。④EEG：阵发性双侧同步θ节律，频率为4~7次/秒。

（4）精神性发作。①各种类型遗忘症：如似曾相识、似不相识、快速回顾往事、强迫思维等，病灶多在海马部。②情感异常：如无名恐惧、愤怒、忧郁和欣快等，病灶在扣带回。③错觉：如视物变大或变小，听声变强或变弱，以及感觉本人肢体变化等，病灶在海马部或颞枕部。

精神症状可单独发作，常为复杂部分性发作的先兆，或为继发的全面性强直-阵挛发作的先兆。

2.复杂部分性发作

（1）占成人痫性发作50%以上：在发作起始精神症状或特殊感觉症状出现，随后意识障碍、自动症和遗忘症，或发作开始即意识障碍，又称精神运动性发作。病灶多在颞叶，故又称颞叶癫痫，或见于额叶、嗅皮质等部位。先兆或始发症状包括单纯部分性发作的各种症状，特别是错觉、幻觉等精神症状及特殊感觉症状。

（2）在先兆之后发生复杂部分性发作：患者做出似有目的的动作，即自动症。自动症是在痫性发作期或发作后意识障碍和遗忘状态下发生的行为，先瞪视不动，然后无意识动作，如机械地重复动作，或出现吮吸、咀嚼、舔唇、清喉、搓手、拂面、解扣、脱衣、摸索衣裳和挪动桌椅等，甚至游走、奔跑、乘车上船，也可自动言语或叫喊、唱歌等。病灶多在颞叶海马部、扣带回、杏仁核、额叶眶部或边缘回等。在觉醒时EEG仅30%呈发作放电。EEG表现为一侧或两侧颞区慢波，杂有棘波或尖波。

3.全面性强直-阵挛发作

全面性强直-阵挛发作多由单纯或复杂部分性发作继发而来;脑电图可见快速发展为全面性异常。大发作之后可回忆起部分性发作时的情景。

(四)诊断及鉴别诊断

1.诊断

(1)首先确认癫痫是否发作。①详细了解首次发作的时间和情况,仔细排除内科或神经科急性疾病。②除单纯部分性发作外,患者并不能记忆和表述发作时的情景,需向目睹者了解整个发作过程,如发作的环境、时间,发作时姿态、面色、声音,有无肢体抽搐及大致顺序,发作后表现,有无怪异行为和精神失常等。③有多次发作的患者需了解发病后情况、发作形式、相关疾病及事件、可能的触发因素,以及发作的频率下最长间隔、间隙期有无异常等。④了解家族史,怀孕期、分娩期和产后生长发育情况,有否热性惊厥、严重颅脑外伤、脑膜炎、脑炎、寄生虫感染史等。

(2)确定发作类型:依靠病史等确定发作类型及可能属于哪种癫痫综合征。

(3)最后确定病因。①首次发作者,排除内科或神经科疾病,如低血糖、高血糖、高渗状态、低钙血症、低钠血症、高钠血症、肝衰竭、肾衰竭、高血压脑病、脑膜炎、脑炎、脑脓肿和脑瘤等。②排除药物或毒物引起的痫性发作,如异烟肼、茶碱、氨茶碱、哌替啶、阿米替林、多塞平、丙米嗪、氯丙嗪、氟哌啶醇、甲氨蝶呤、环孢素、苯丙胺等。③若先后用两种抗痫药治疗效果不佳,就应再次评估,复查 EEG 和高分辨率 MRI。

2.鉴别诊断

(1)偏头痛:①应与复杂部分性发作持续状态鉴别。②多有头痛发作史和家族史。③主要症状为剧烈偏头痛,无意识障碍。④EEG 正常或仅少数患者出现局灶性慢波,如有尖波常局限于头痛侧颞区。⑤如幻觉则以闪光、暗点、视物模糊为特征。

(2)短暂性脑缺血发作(TIA):①一过性记忆丧失、幻觉、行为异常和短暂意识丧失等,可与复杂部分性发作混淆。②年龄大、脑动脉硬化及脑电图阴性。

(3)非痫性发作:详细询问病史与屏气发作、遗尿、梦魇、腹痛、低血糖发作等鉴别。

(五)预后

起源于脑结构性病变的部分性癫痫患者,预后与病因是否得到根除有关。这类癫痫对药物治疗有抵抗性,但经 3~5 年治疗后缓解率可达 40%~45%。发作形式仅有一种的患者比多种发作形式预后好,缓解率达 65% 以上。复杂部分性发作停药后复发率高,应长期服药。

三、全面性发作

全面性发作的神经元痫性放电起源于双侧大脑半球,特征是发作时伴有意识障碍或以意识障碍为首发症状。

(一)病因及发病机制

1.与遗传关系密切

150 种以上少见的基因缺陷综合征是以癫痫大发作或肌阵挛发作为临床表现的,其中常染色体显性遗传疾病有 25 种,如结节性硬化和神经纤维瘤病;常染色体隐性遗传疾病约 100 种,如家族性黑蒙性痴呆和类球状细胞型脑白质营养不良等,热性惊厥的全身性发作与编码电压门控钠通道 β 亚单位基因的突变有关。良性少年型肌阵挛性癫痫基因定位于 6q21.3。

2.大脑弥漫性损害

弥漫性损害大脑的病因如缺氧性脑病、中毒等。皮层痫性放电病灶的胶质增生、灰质异位、微小胶质细胞瘤或毛细血管瘤改变。电镜下病灶的神经突触间隙电子密度增加,痫灶周围有大量星形细胞,改变了神经元周围的离子浓度,使兴奋易于向周围扩散。

(二)临床表现

1.失神发作

(1)典型失神发作:典型失神发作通常称为小发作。①无先兆和局部症状:突然意识短暂中断,患者停止当时的活动,呼之不应,两眼瞪视不动,状如"愣神",3～15秒;可伴有简单的自动性动作,如擦鼻、咀嚼、吞咽等,一般不会跌倒,手中持物可能坠落,事后对发作全无记忆,每天可发作数次至数百次。②EEG:发作时呈双侧对称,3周/s棘慢波或多棘慢波,发作间期可有同样的或较短的阵发活动,背景波形正常。

(2)不典型失神发作:①意识障碍发生及休止,较典型者缓慢,肌张力改变较明显。②EEG,较慢而不规则的棘慢波或尖慢波,背景活动异常。

2.肌阵挛发作

(1)多为遗传性疾病。

(2)某一肌肉或肌群呈突然短暂的快速收缩,颜面或肢体肌肉突然短暂跳动,单个出现,或有规律地反复发生。发作时间短,间隔时间长,一般不伴意识障碍,清晨欲觉醒或刚入睡时发作较频繁。

(3)EEG多为棘慢波或尖慢波。

3.阵挛性发作

(1)年龄:仅见于婴幼儿。

(2)表现:全身重复性阵挛性抽搐。

(3)EEG:快活动、慢波及不规则棘慢波。

4.强直性发作

(1)年龄:儿童及少年期多见。

(2)表现:睡眠中较多发作,全身肌肉强烈的强直性肌痉挛,使头、眼和肢体固定在特殊位置,伴有颜面青紫、呼吸暂停和瞳孔散大;躯干强直性发作造成角弓反张,伴短暂意识丧失,一般不跌倒,持续30秒至1分钟以上,发作后立即清醒。

(3)常伴自主神经症状:面色苍白、潮红、瞳孔扩大等。

(4)EEG:低电位10周/秒波,振幅逐渐增高。

5.全面性强直-阵挛发作(GTCS)

GTCS是最常见的发作类型之一,也称大发作,特征是意识丧失和全身对称性抽搐。发作分为三期。

(1)强直期。①意识和肌肉:突然意识丧失,跌倒在地,全身骨骼肌呈持续性收缩。②五官表现:上睑抬起,眼球上窜,喉部痉挛,发出叫声;口先强张,而后突闭,或咬破舌尖。③抽搐:颈部和躯干先屈曲而后反张,上肢先上举后旋再变为内收前旋,下肢自屈曲转变为强烈伸直。④持续10～20秒后,在肢端出现细微的震颤。

(2)阵挛期。①震颤:幅度增大并延及全身成为间歇性痉挛,即进入阵挛期。②每次痉挛都继有短促的肌张力松弛,阵挛频率由快变慢,松弛期逐渐延长,本期持续0.5～1分钟。③最后一次强烈阵挛后,抽搐突然终止,所有肌肉松弛。

(3)惊厥后期。①牙和二便:阵挛期以后尚有短暂的强直痉挛,造成牙关紧闭和大小便失禁。②意识:呼吸首先恢复,心率、血压、瞳孔等恢复正常,肌张力松弛,意识逐渐苏醒。③自发作开始至意识恢复历时5～10秒。④清醒后,常头昏、头痛、全身酸痛和疲乏无力,对抽搐全无记忆。⑤或发作后进入昏睡,个别在完全清醒前有自动症或暴怒、惊恐等情感反应。

强直期和阵挛期可见自主神经征象,如心率加快,血压升高,汗液、唾液和支气管分泌物增多,瞳孔扩大等。呼吸暂时中断,皮肤自苍白转为发绀,瞳孔散大,对光及深、浅反射消失,病理反射阳性。

强直期逐渐增强的弥漫性10周/秒波;阵挛期逐渐变慢的弥漫性慢波,附有间歇发作的成群棘波;惊厥后期呈低平记录。

6.无张力性发作

(1)肌肉张力:①部分或全身肌肉张力突然降低,造成颈垂、张口、肢体下垂或躯干失张力而跌倒,持续1～3秒。②短暂意识丧失或不明显的意识障碍,发作后立即清醒和站起。

(2)EEG:多棘-慢波或低电位快活动。

(三)诊断及鉴别诊断

1.诊断

(1)GTCS的诊断依据。①发作史及其表现,关键是发作时有无意识丧失性。②间接证据:舌咬伤和尿失禁,或发生跌伤及醒后头痛、肌痛也有参考意义。

(2)失神发作。①特征性脑电表现。②结合相应的临床表现。

2.鉴别诊断

(1)晕厥。①意识瞬时丧失:脑血流灌注短暂性全面降低,缺氧所致。②多有明显诱因:如久站、剧痛、见血、情绪激动和严寒等,胸内压力急剧增高,如咳嗽、抽泣、大笑、用力、憋气、排便、解尿等诱发。③发作先兆:常有恶心、头晕、无力、震颤、腹部沉重感或眼前发黑等,与癫痫发作相比,摔倒时较缓慢。④自主神经症状:面色苍白、出汗,有时脉搏不规则,或伴有抽动、尿失禁。⑤四肢强直阵挛性抽搐:少数发生,多发生于意识丧失10秒以后,持续时间短,强度较弱,与痫性发作不同。⑥脑电图和心电图监测:帮助鉴别。

(2)低血糖症。①血糖水平:发作低于2 mmol/L时,可产生局部癫痫样抽搐或四肢强直发作,伴有意识丧失。②病因:胰岛β细胞瘤或长期服用降糖药的2型糖尿病患者。③既往病史:有助于确诊。

(3)发作性睡病。①鉴别:因意识丧失和摔倒,易误诊为癫痫。②突然发作的不可抑制的睡眠、睡眠瘫痪、入睡前幻觉及摔倒症等四联症。

(4)基底型偏头痛。①鉴别:因有意识障碍与失神发作鉴别;但发生缓慢,程度较轻,意识丧失前常有梦样感觉。②偏头痛:双侧,多伴眩晕、共济失调、双眼视物模糊或眼球运动障碍。③脑电图:可有枕区棘波。

(5)假性癫痫发作(表9-4)。①又称癔症性发作:多在情绪波动后发生,可有运动、感觉、自动症、意识模糊等类癫痫发作症状。②症状有戏剧性:表现双眼上翻、手足抽搐和过度换气,伴有短暂精神和情绪异常,无自伤和尿失禁。③特点:强烈的自我表现,精神刺激后发生,发作中哭叫、出汗和闭眼等,暗示治疗可终止发作。④脑电监测:有鉴别意义。

国外报道,假性发作患者中10%左右可患有癫痫,癫痫伴有假性发作者为10%～20%。

表 9-4　癫痫性发作与假癫痫发作的鉴别

鉴别要点	癫痫发作	假癫痫发作
发作场合和特点	任何情况下,突然及刻板式发作	有精神诱因及有人在场时,发作形式多样
眼位	上睑抬起,眼球上蹿或转向一侧	眼睑紧闭,眼球乱动
面色	发绀	苍白或发红
瞳孔	散大,对光反射消失	正常,对光反射存在
摔伤,舌咬伤,尿失禁	可有	无
Babinski 征	常为阳性	阴性
对抗被动运动	无	有
持续时间及终止方式	1～2分钟,自行停止	可长达数小时,需安慰及暗示治疗

(四)治疗

癫痫是可治性疾病,大多数预后较好。在最初 5 年内 70%～80%缓解,其中 50%可完全停药。精确定位癫痫源,合理选择手术治疗可望使约 80%难治性癫痫病患者彻底治愈。

1.药物治疗的一般原则

(1)明确癫痫诊断,确定发作类型:①及时服用抗癫痫药物(AEDs)控制发作。②首次发作者在调查病因之前,不宜过早用药,应等到下次发作再决定是否用药。③根据所用 AEDs 的不良反应,确定用药时间和预后。用药前说明治疗癫痫的长期性、药物毒不良反应及生活中注意事项。

(2)病因治疗:病因明确者如调整低血糖、低血钙等代谢紊乱,手术治疗颅内占位性病变,术后残余病灶使继续发作者,需药物治疗。

(3)根据发作类型选择 AEDs:根据发作类型选择 AEDs,详见表 9-5。

表 9-5　根据癫痫的发作类型推荐选择的抗癫痫药物

发作类型	一线 AEDs	二线或辅助 AEDs
①单纯及复杂部分性发作、部分性发作继发 CTCS	卡马西平、丙戊酸钠、苯妥英钠、苯巴比妥、扑痫酮	氯巴占、氯硝西泮
②GTCS	卡马西平、苯巴比妥、丙戊酸钠、苯妥英钠、扑痫酮	乙酰唑胺、奥沙西泮、氯硝西泮
特发性大发作合并失神发作	首选丙戊酸钠,其次为苯妥英钠或苯巴比妥	
继发性或性质不明的 GTCS	卡马西平、苯妥英钠或苯巴比妥	
③失神发作	丙戊酸钠、乙琥胺	乙酰唑胺、氯硝西泮、三甲双酮
④强直性发作	卡马西平、苯巴比妥、苯妥英钠	奥沙西泮、氯硝西泮、丙戊酸钠
⑤失张力性和非典型失神发作	奥沙西泮、氯硝西泮、丙戊酸钠	乙酰唑胺、卡马西平、苯妥英钠、苯巴比妥/扑痫酮
⑥肌阵挛性发作	丙戊酸钠、乙琥胺、氯硝西泮	乙酰唑胺、奥沙西泮、硝西泮、苯妥英钠
⑦婴儿痉挛症	促肾上腺皮质激素(ACTH)、泼尼松、氯硝西泮	
⑧有中央-颞部或枕部棘波的良性儿童期癫痫	卡马西平或丙戊酸钠	
⑨Lennox-Gastaut 综合征	首选丙戊酸钠,次选氯硝西泮	

(4)常用剂量和不良反应:常用剂量和不良反应,详见表 9-6。①药物监测:药物疗效受药物吸收、分布及代谢的影响,用药应采取个体化原则。儿童需按体重(kg)计算药量,婴幼儿由于代谢较快,用量应比年长儿童相对较大。多数 AEDs 血药浓度与药效相关性明显高于剂量与药效相关性,因此,测定血药浓度,即应进行药物监测(TDM),检测苯妥英钠、卡马西平、苯巴比妥及乙琥胺血药水平,可提高用药的有效性和安全性。②不良反应:所有 AEDs 都有,最常见剂量相关性不良反应,通常于用药初始或增量时发生,与血药浓度有关;多数为短暂性的,缓慢减量可明显减少。进食时服药可减少恶心反应。③特异反应:与剂量无关,难以预测。严重的特异反应如皮疹、粒细胞缺乏症、血小板缺乏、再生障碍性贫血和肝衰竭等可威胁生命。约 1/4 的癫痫转氨酶轻度增高,但并不发展为肝炎或肝衰竭。

表 9-6 抗痫药的剂量和不良反应

药物	成人剂量/(kg/d)		儿童剂量 [mg(kg·d)]	不良反应(剂量有关)	特异反应
	起始	维持			
苯妥英(PHT)	200	300～500	4～12	胃肠道症状,毛发增多,齿龈增生,面容粗糙,小脑征,复视,精神症状	骨髓、肝、心损害,皮疹
卡马西平(CBZ)	200	600～2 000	10～40	胃肠道症状,小脑征,复视,嗜睡,精神症状	骨髓与肝损害,皮疹
苯巴比妥(PB)		60～300	2～6	嗜睡,小脑征,复视,认知与行为异常	甚少见
扑米酮(PMD)	60	750～1 500	10～25	同苯巴比妥	同苯巴比妥
丙戊酸盐(VPA)	500	1 000～3 000	10～70	肥胖,震颤,毛发减少,踝肿胀,嗜睡,肝功能异常	骨髓与肝损害,胰腺炎
乙琥胺(ESM)	500	750～1 500	10～75	胃肠道症状,嗜睡,小脑症状,精神异常	少见,骨髓损害
加巴喷丁	300	1 200～3 600		胃肠道症状,头晕,体重增加,步态不稳,动作增多	
拉莫三嗪(LTG)	25	100～500		头晕,嗜睡,恶心,神经症状(与卡马西平合用时出现)	儿童多见
非尔氨酯	400	1 800～3 600	15	头晕,镇静,体重增加,视野缩小,精神异常(少见)	较多见,骨髓与肝损害
托吡酯	25	200～400		震颤,头痛,头晕,小脑征,肾结石,胃肠道症状,体重减轻,认知或精神症状	

(5)坚持单药治疗原则:提倡小剂量开始的单药治疗,缓慢增量至能最大限度地控制发作而无不良反应或反应很轻的最低有效剂量。单药治疗癫痫约 80% 有效,切勿滥用多种药物。

(6)联合治疗。①原则:30% 以上患者需联合治疗。一种药物不能控制发作或出现不良反应,则需换用第 2 种 AEDs,如合用乙琥胺和丙戊酸钠治疗失神或肌阵挛发作,或其一加用苯二氮䓬类可有效。②注意:化学结构相同的药物,如苯巴比妥和扑痫酮、氯硝西泮和地西泮等不宜联合使用。合用两种或多种 AEDs 常使药效降低,易致慢性中毒而使发作加频。传统 AEDs 都经肝脏代谢,通过竞争可能抑制另一种药的代谢。

(7)长期坚持:AEDs 控制发作后,必须坚持长期服用,除非严重不良反应出现,不宜随意减量或停药,以免诱发癫痫持续状态。

(8)增减药物、停药及换药原则。①增减药物:增药可适当地快,但必须逐一增加,减药一定要慢,以利于确切评估疗效和不良反应。②停药:遵循缓慢和逐渐减量原则,完全控制发作4～5年后,根据情况逐渐减量,减量1年左右时间内无发作者方可停药,一般需要半年甚至一年才能完全停用,以免停药所致的发作。③换药:应在第1种药逐渐减量时逐渐增加第2种药的剂量至控制发作,并应监控血药浓度。

2.传统AEDs

药物相互作用复杂,均经肝代谢,多数血浆蛋白结合率高,肝脏或全身疾病时,应注意调整剂量。

(1)苯妥英钠(PHT):PHT对GTCS和部分性发作有效,加重失神和肌阵挛发作。胃肠道吸收慢,半清除期长,达到稳态后成人可日服1次,儿童日服2次。因治疗量与中毒量接近,不适于新生儿和婴儿。不良反应为剂量相关的神经毒性反应,如皮疹、齿龈增厚、毛发增生和面容粗糙,干扰叶酸代谢可发生巨红细胞性贫血,建议同时服用叶酸。

(2)苯巴比妥(PB):适应证同苯妥英钠。小儿癫痫的首选药物,对GTCS疗效好,或用于单纯及复杂部分性发作,对少数失神发作或肌阵挛发作也有效,预防热性惊厥。价格低廉,可致儿童兴奋多动和认知障碍,应尽量少用。

(3)卡马西平(CBZ):适应证同苯妥英钠,是单纯及复杂部分性发作的首选药物,对复杂部分性发作疗效优于其他AEDs。治疗3～4周后半清除期降低一半以上,需增加剂量维持疗效。与其他药物呈复杂而难以预料的交互作用,20%患者白细胞减少至$4\times10^9/L$以下,个别可短暂降至$2\times10^9/L$以下。

(4)丙戊酸钠(VPA):广谱抗癫痫药。良好控制失神发作和GTCS,胃肠道吸收快,抑制肝的氧化、结合、环氧化功能,与血浆蛋白结合力高,与其他AEDs有复杂的交互作用。半衰期短,联合治疗时半清除期为8～9小时。因有引起致死性肝病的危险,2岁以下婴儿有内科疾病时禁用此药治疗。也用于单纯部分性发作、复杂部分性发作及部分性发作继发GTCS;GTCS合并失神小发作的首选药物。

(5)扑痫酮(PMD):适应证是GTCS,对单纯及复杂部分性发作有效。经肝代谢成为具抗痫作用的苯巴比妥和苯乙基丙二酰胺。

(6)乙琥胺(ESX):ESX仅用于单纯失神发作和肌阵挛。吸收快,约25%以原型由肾排泄,与其他AEDs很少相互作用,几乎不与血浆蛋白结合。

3.新型AEDs

多经肾排泄,肾功能损害应调整剂量;血浆蛋白结合率低,药物间相互作用少。

(1)加巴喷丁(GBP):GBP不经肝代谢,以原型由肾排泄。治疗部分性发作和GTCS。

(2)拉莫三嗪(LTG):起始剂量应小,经6～8周逐渐增加剂量。对部分性发作、GTCS和Lennov-Gastaut综合征有效。胃肠道吸收完全,经肝代谢。

(3)非氨酯(FBM):单药治疗部分性发作和Lennox-Gastaut综合征。胃肠道吸收好,90%以原型经肾排泄。可发生再生障碍性贫血和肝毒性,其他AEDs无效时才考虑试用。

(4)氨己烯酸(VGB):用于部分性发作、继发GTCS和Tennox-Gastcnlut综合征,对婴儿痉挛症有效,也可用作单药治疗。经胃肠道吸收,主要经肾脏排泄。不可逆性抑制GABA转氨酶,增强GABA能神经元作用。有精神病史的患者不宜应用。

(5)托吡酯(TPM):TPM亦称妥泰。天然单糖基右旋果糖硫代物,可作为丙戊酸的替代药

250

物。对难治性部分性发作、继发 GTCS、Lennox-Gastaut 综合征和婴儿痉挛症等有效。远期疗效好,无明显耐受性,大剂量也可用作单药治疗。卡马西平和苯妥英钠可降低托吡酯麻药浓度,托吡酯也可降低口服避孕药的疗效及增加苯妥英钠的血药浓度。

4.AEDS 的药代动力学

(1)血药浓度:药物口服吸收后分布于血浆和各种组织内。多数 AEDs 部分地与血浆蛋白相结合,仅游离部分透过血-脑屏障发挥作用。常规所测血药浓度是血浆内总浓度,当血浆蛋白或蛋白结合部位异常增多或减少时,虽药物血浆总浓度不变,其游离部分却异常减少或增多,出现药物作用与血药浓度的预期相矛盾的现象。

(2)药物半清除期:药物半清除期反映药物通过代谢或排泄而清除的速度;稳态是指药物吸收和清除阈达到平衡的状态,只有在达到稳态时测得的血药浓度才可靠,而一种药物达到稳态的时间大致相当于其 5 个半清除期的时间。为了减少 AEDs 血浓度的过大波动,应以短于稳态时的药物半清除期 1/3~1/2 的间隔服用。半清除期为 24 小时或更长时间的 AEDs,每天服用1次即可维持治疗血药浓度,于睡前服可避免药物达峰浓度时的镇静作用。

5.手术治疗

(1)考虑手术治疗基本条件。①长时间正规单药治疗,或先后用两种 AEDs 达到最大耐受剂量,或经一次正规、联合治疗仍不见效者。②难治性癫痫指复杂部分性发作患者用各种 AEDs 治疗难以控制发作,血药浓度在正常范围之内,并治疗 2 年以上,每月仍有 4 次以上发作者。③难治性部分性发作者最适宜手术治疗。

(2)最理想的适应证:最理想的适应证始自大脑皮质的癫痫放电。手术切除后不会产生严重神经功能缺损。

(3)常用的手术方法。①前颞叶切除术:难治性复杂部分性癫痫的经典手术。②颞叶以外的脑皮质切除术:局灶性癫痫治疗的基本方法。③癫痫病灶切除术。④胼胝体部分切除术。⑤大脑半球切除术。⑥多处软脑膜下横切术:适于致痫灶位于脑重要功能皮质区的部分性发作。如角回及缘上回、中央前后回、优势半球 Broca 区、Wernicke 区等,不能行皮质切除术时选用。

(五)预后

典型失神发作预后最好,药物治疗 2 年儿童期失神通常发作停止,青年期失神癫痫易发展成全身性发作,治疗需更长时间;原发性全身性癫痫控制较好;5~10 岁起病者有自发缓解倾向,易被 AEDs 控制;外伤性癫痫预后较好;无明显脑损伤的大发作预后较好,缓解率 85%~90%;有器质性脑损伤及/或神经系统体征的大发作预后差;发病较早、病程较长、发作频繁及伴有精神症状者预后差;无脑损伤的肌阵挛性癫痫预后尚可,伴有脑部病变者难以控制。

四、癫痫持续状态

(一)概述

1.概念

癫痫持续状态指一次癫痫发作持续 30 分钟以上,或连续多次发作,发作间期意识或神经功能未恢复至通常水平称癫痫状态。

2.特点

一般指全面强直-阵挛发作持续状态。神经科常见急诊,致残率和病死率高。任何类型癫痫均可出现癫痫持续状态。

(二)病因与病理生理

1.常见原因和诱因

(1)常见原因:停药不当和不规范的 AEDs 治疗。

(2)常见诱因:感染、精神因素、过度疲劳、孕产和饮酒等。

(3)年龄不同,病因有异。①婴儿、儿童期:感染、产伤、先天畸形为主。②青壮年:多见于脑外伤、颅内占位。③老年:脑卒中、脑肿瘤和变性疾病等。

2.病理生理

(1)持续或反复惊厥发作引起大脑耗氧和耗糖量急剧增加,使神经元内 ATP 减少,导致离子泵功能障碍,钾离子游离到细胞外,钙离子进入细胞内超载。兴奋性氨基酸及神经毒性产物(如花生四烯酸、前列腺素等)大量增加,导致神经元和轴突水肿死亡。

(2)低血糖、缺氧使脑损害出现不可逆;脑血流自动调节功能失调,脑缺血加重,相继出现代谢性并发症,如高热、代谢性酸中毒、休克、低血糖、高血钾、蛋白尿等,甚至因心、肝、肺、肾多脏器衰竭而死亡。

(三)分类与治疗

1.惊厥性全身性癫痫持续状态

(1)临床表现:①最常见,主要是 GTCS 引起,其次为强直性、阵挛性、肌阵挛性等。②特征,全身性抽搐一次接一次发生,始终意识不清,不及时控制可多脏器损害,危及生命。

(2)对症处理:①保持呼吸道通畅,面罩或鼻导管吸氧,必要时气管切开。②监护心电、血压、呼吸,定时血气、血化学分析。③查找诱发原因并治疗。④防止舌咬伤,牙关紧闭者应放置牙垫。⑤防止坠床,放置床档。⑥应及时处理常伴有的脑水肿、感染、高热等。防治脑水肿:20%甘露醇快速静脉滴注,或地塞米松 10～20 mg 静脉滴注。预防或控制感染:应用抗生素。物理降温高热。纠正代谢紊乱,如发作引起的低血糖、低血钠、低血钙。纠正酸中毒,维持水及电解质平衡,营养支持治疗。

(3)药物治疗:快速控制发作是治疗的关键,可酌情选用以下几种药物。①安定(地西泮):地西泮静脉推注对成人或儿童各型持续状态均为最有效的首选药物。成人剂量通常为 10～30 mg。单次最大剂量不超过 20 mg,儿童用量为 0.3～0.5 mg/kg,5 岁以上儿童 5～10 mg,5 岁以下每岁 1 mg 可控制发作。以每分钟 3～5 mg 速度静脉注射。15 分钟后如复发可重复给药,或用 100～200 mg 地西泮溶于 5%葡萄糖或氯化钠溶液中,于 12 小时内缓慢静脉滴注。地西泮偶可抑制呼吸,则需停止注射。②苯妥英钠:迅速通过血-脑屏障,脑中很快达到有效浓度,无呼吸抑制,不减低觉醒水平,对 GTCS 持续状态尤为有效。成人剂量 15～18 mg/kg,儿童 18 mg/kg,溶于氯化钠溶液中静脉注射,静脉注射速度不超过 50 mg/min。但起效慢,约 80%患者 20～30 分钟内停止发作,作用时间长(半清除期 10～15 小时),可致血压下降及心律失常,需密切监控,有心功能不全、心律失常、冠心病及高龄者宜慎用和不用。③异戊巴比妥钠。④10%水合氯醛:成人 25～30 mL 加等量植物油保留灌肠。⑤副醛:8～10 mL 肌内注射或 15～30 mL 用植物油稀释保留灌肠。因引起剧咳,有呼吸疾病者勿用。⑥利多卡因:用于地西泮静脉注射无效者。2～4 mg/kg 加入 10%葡萄糖内,以 50 mg/h 速度静脉滴注,有效或复发时均可重复应用。心脏传导阻滞及心动过缓者慎用。⑦氯硝西泮(氯硝安定):药效是地西泮的 5 倍,半清除期 22～32 小时,成人首次剂量 3 mg 静脉注射,数分钟奏效,对各型癫痫状态疗效俱佳,以后每天 5～10 mg,静脉滴注。注意对呼吸及心脏抑制较强。⑧其他:上述方法均无效者,可用硫喷妥钠静脉注射或乙醚吸入麻醉控制发作。

（4）维持治疗：控制癫痫发作后，立即使用长效 AEDs，苯巴比妥 0.1～0.2 g 转肌内注射，每8 小时 1 次，维持疗效。同时鼻饲卡马西平或苯妥英钠，待口服药达到稳态血浓度后逐渐停用苯巴比妥。

2.非惊厥性全身性癫痫持续状态

（1）临床表现：主要为失神发作持续状态，发作持续可达数小时，表现意识障碍、失语、精神错乱等。

（2）快速控制发作：首选地西泮静脉注射，继之口服丙戊酸钠或乙琥胺，或二者合用。

（3）预后较好：一般不导致死亡，治疗不及时可留智能障碍等后遗症。

3.复杂部分性发作持续状态

（1）临床表现：复杂部分性发作持续状态的恢复时间较失神发作要慢；部分患者出现发作后浮肿或记忆减退，记忆缺损可能成为永久性损害。

（2）快速控制发作：用地西泮或苯妥英钠静脉注射控制发作，继之以苯巴比妥肌内注射、口服苯妥英钠维持疗效。

4.单纯部分性发作持续状态（又称 Kojewnikow 癫痫）

（1）临床表现：此型较难控制，由单纯部分性发作持续状态可扩展为继发性全身性发作，发作终止后可遗留发作部位 Todd 麻痹。

（2）快速控制发作：首选苯妥英钠以较大负荷剂量（20 mg/kg）静脉滴注，然后再用常规剂量，可辅以苯巴比妥或卡马西平口服。

（宋伟慧）

第三节 头 痛

一、概述

头痛是临床最常见的症状之一，在困扰人类的疼痛中，头痛无疑是发病频率最高的，每个人几乎都不止一次地有过头痛的体验。然而，患者述及的头痛常常不能准确定位，实际上头痛是指局限于头颅上半部，包括眉弓、耳轮上缘和枕外隆突连线以上的疼痛。头颅下半部如面部、舌部和咽部疼痛属于颅面痛。

（一）头部痛敏结构

疼痛频发于头部可能有以下原因。首先，为保护颅内重要器官脑的需要，头皮痛觉感受器较身体其他部分更丰富；其次，头面部有鼻通道、口腔、眼和耳等精巧和高度敏感的器官结构，当疾病侵袭时可通过各自独特的方式诱发疼痛；最后，对脑组织及颅内外血管来说，脑肿瘤、脑实质及脑膜炎症、颅内出血及其他脑部病变都可由于病变本身或继发的病理改变引起头痛，血流动力学改变如血压急剧增高、血管痉挛等也可诱发频繁的头痛发作。

头部痛敏结构包括以下几方面：①头皮、皮下组织、帽状腱膜和颅骨骨膜。②头颈部的血管和肌肉，特别是颅外动脉。③眼、耳、鼻腔和鼻窦的精细结构。④颅底动脉及分支、硬脑膜动脉

（如脑膜中动脉）、颅内大静脉窦及主要分支。⑤脑底部分硬脑膜、软脑膜和蛛网膜内的动脉,特别是颈内动脉颅内段和大脑前、中动脉近端。⑥视神经、动眼神经、三叉神经、舌咽神经、迷走神经及神经节和颈神经1~3。小脑幕上部由三叉神经支配,该区域病变主要引起面部、额部、颞部及顶前部疼痛;小脑幕下部（颅后窝）由舌咽、迷走神经和C$_{2~3}$神经支配,该区域病变主要引起枕部、耳后及耳咽部疼痛。脑组织本身无感觉神经分布,颅骨、蛛网膜、脑室管膜、脉络丛、软脑膜静脉、颅内小血管和颅骨很少或无感觉神经纤维分布,对疼痛不敏感。

头部痛敏结构受到刺激、压迫和牵张,高级神经活动障碍都可引起疼痛,头颈部肌肉持续性收缩,颅内外动脉扩张、收缩或移位,脑神经和颈神经受压、损伤或化学刺激等均是头痛的常见原因。脑膜中动脉扩张导致搏动性疼痛可放射到眼后部和颞区,起自颈内动脉颅内段和大脑前、中动脉近端的疼痛可放射到眼部和眶颞区。

综上所述,幕上结构所致头痛投射到头部前2/3,三叉神经第Ⅰ、Ⅱ支支配区;幕下结构所致疼痛投射至顶部、头后部及上位颈神经支配区。面神经、舌咽神经、迷走神经可将疼痛投射至鼻眶区、耳区和咽喉等处。有牵涉痛区域可能出现局部头皮触痛,牙齿或颞颌关节痛可引起颅脑牵涉痛,颈内动脉颈段所致头痛可投射至眼眉、眶上区及颈段脊柱上段,有时也可至枕部。颅外疾病所致疼痛一般鲜有头部牵涉痛。

（二）神经递质在头痛中的作用

神经递质如5-羟色胺（5-HT）、内啡肽和P物质等均参与头痛的发病机制及治疗反应。在三叉神经节及颅脑血管中存在3种5-HT受体,一些是兴奋性受体,另一些是抑制性,均可与受体激动剂如英明格及受体抑制剂如普萘洛尔（心得安）、二甲麦角新碱等起反应。

这些递质存在于中脑导水管周围区域及延髓、脑桥中缝核,可产生内源性疼痛,并对疼痛调控起重要作用。感觉神经及其中枢通路中γ-氨基丁酸（GABA）门控通道也有致痛或镇痛作用。

（三）病因及发病机制

头痛的病因及发病机制非常复杂,包括以下几方面。

1.颅内病变

如脑肿瘤、脑出血、蛛网膜下腔出血、脑水肿、脑膜炎、脑脓肿和颅内高压症等,颅内占位性病变在病变体积膨胀或牵拉脑部血管及脑底硬脑膜结构时方可致头痛,且通常早于颅内压升高。颅内压升高患者的双侧枕部和/或前额部波动性头痛是由于牵拉血管或硬脑膜所致。

2.颅内、外动脉高度扩张及周围结构受累

颅内、外动脉高度扩张及周围结构受累可引起头痛,如偏头痛、发热、缺氧、低血糖、一氧化碳中毒、使用血管扩张药和癫痫大发作之后等,颞动脉炎、枕动脉炎、各类脉管炎和静脉窦炎也可引发严重的持续性头痛,开始时疼痛局限,之后变得弥散。

椎动脉血栓形成所致的头痛多位于耳后,基底动脉血栓形成所致疼痛则投射到枕部,有时也可出现在前额。颈动脉分流所致疼痛多投射到眼、眉及前额,颅内动脉瘤也会引发牵涉痛,后交通动脉损伤多投射到眼部。注射组胺及摄取乙醇后所致头痛均可能为脑血管扩张所致,腌肉中亚硝酸盐引起的所谓热狗性头痛,以及中餐菜肴中使用味精（谷氨酸钠）都可能通过血管扩张机制引发头痛。发热性疾病伴搏动性或持续性头痛可能因血管扩张引起,头痛通常以前额或后枕区为主。压迫颈内动脉常可减轻一侧头痛,压迫颈静脉或向蛛网膜下腔注射生理盐水可减轻两侧头痛,类似于5-HT性头痛。摇动头部可加剧脑膜血管搏动,刺激脑底周围痛觉结构,使疼痛加重。嗜铬细胞瘤、恶性高血压、性行为及服用单胺氧化酶抑制剂等出现的双侧严重的搏动性头痛与血压极度升高有关。咳嗽性头痛或用力性头痛也是由于颅内血管扩张所致,通常为良性,也可与嗜铬细胞瘤、动静脉畸形等颅内病变有关。

3.功能性或精神性疾病

额、颞、顶、枕和后颈部肌肉可因精神因素、职业、慢性炎症、外伤、劳损或邻近组织病变而发生收缩,引起紧张性头痛,以及临床常见的神经症头痛等。

4.鼻窦感染或阻塞

如上颌窦和额窦炎相应区域皮肤可有触痛,筛窦炎和蝶窦炎疼痛局限于鼻根部以下深部中线处,蝶窦病变有时也可出现顶部疼痛。可能由于压力改变及对痛觉敏感的窦壁刺激所致。额窦炎和筛窦炎疼痛晨醒时最严重,直立后可逐渐缓解,引流后减轻,弯腰和擤鼻可因压力改变而加剧疼痛。鼻窦疼痛有两个明显特征:①搏动性疼痛时压迫同侧颈动脉可减轻或消除。②可有周期性复发及缓解,取决于鼻窦引流状况。拟交感药物如盐酸去甲肾上腺素可减轻肿胀和充血,缓解疼痛,但即使分泌物消失,疼痛仍会存在,可能由于通道闭塞,窦腔中空气被吸收引起真空窦性头痛,在通气恢复正常后头痛可改善。

5.脑膜刺激所致头痛

由于感染或出血使脑膜受刺激所致的头痛常急性发作,较严重,区域泛化,位置较深,呈持续性,并伴颈部强硬,向前屈颈时尤明显。通常认为颅内压升高所致,放出脑脊液后可部分缓解。此外,脑膜血管扩张和炎症及化学物质等对脑膜和大血管痛觉感受器刺激可能是引起头痛及颈强直的重要因素。例如,由表皮样囊肿突然破裂所致的化学性脑膜炎,脑脊液压力基本正常,头痛却异常剧烈。

6.眼源性头痛

弱视和屈光不正等也可引起头痛。通常位于眼眶、前额或颞部,常继发于长时间近距离用眼过度,为持续性酸痛。远视和散光(近视少见)可导致眼外肌及额、颞甚至后枕部肌肉持续性收缩而引起头痛。纠正屈光不正可消除头痛。眼外科手术中牵扯眼外肌或虹膜也会引发疼痛。神经源性疾病导致的复视或一只眼用眼罩遮住而使用单眼的患者常有前额部疼痛,虹膜炎或急性青光眼使眶内压增高,可产生眼球持续性酸痛,并向前额放射。

7.韧带、肌肉及上位脊柱关节病变伴发的头痛

(1)头痛通常牵涉至同侧枕部和颈背部,有时可波及颞部和前额。向所累及的韧带、肌肉及关节腔中注射高渗性盐水可产生疼痛,老年人由于风湿性或肥大性关节炎常频繁发作这类头痛,颈部扭伤或头颈部突然屈曲、伸展及扭转也可发生;如关节炎引起疼痛,经数小时制动后活动时会感觉僵硬和疼痛。

(2)纤维性肌炎所致头痛在靠近颈部及其他肌肉颅骨附着处有明显触痛结节,可能仅在牵涉痛区有深部触痛或不自主性继发性保护性肌肉痉挛,特征是疼痛较稳定,并从一侧逐渐发展至双侧头部,寒冷或通风等可促其发作,有时疼痛严重,但不影响睡眠,肌肉按摩、热敷及痛点封闭疗效不确定,可使部分患者的疼痛缓解。单侧枕部疼痛常被误诊为枕神经痛。

8.全身疾病

生化或内分泌改变也是头痛的原因,如月经期头痛、绝经期头痛等。

9.腰穿后头痛

由于脑脊液渗漏使颅内压降低引起头痛,压迫颈静脉通常可使头痛加剧,一旦脑脊液渗漏停止,压力恢复,头痛消失。

(四)分类

1.根据发病急缓分类

分为急性头痛(病程在 2 周内)、亚急性头痛(病程在 3 个月内)和慢性头痛(病程超过3 个月)。

2.根据头痛严重程度分类

分为轻度、中度和重度头痛。

3.根据病因分类

分为原发性头痛(如偏头痛、丛集性头痛、紧张性头痛等)和继发性头痛(如外伤、感染、肿瘤等所致)。

国际头痛协会(1988)制订的头痛分类,分为偏头痛、紧张性头痛、丛集性头痛和慢性发作性偏侧头痛等 13 类,均有明确的诊断标准,已在临床广泛采用。表 9-7 为头痛常见的临床特点。

表 9-7 头痛常见的临床特点

	无先兆偏头痛(普通型偏头痛)	有先兆偏头痛(典型偏头痛)	丛集性头痛(组胺性头痛、偏头痛性神经痛)	紧张性头痛	脑膜刺激性头痛,如脑膜炎、SAH	脑肿瘤	颞动脉炎
部位	单侧或双侧额颞部	同无先兆	单侧眶颞部	全头部或头顶部	全头部,或双侧枕部,额部	单侧或全头部	颞部多见,单侧或双侧
年龄性别	多见于青少年、年轻或中年成人,有时见于儿童,女性多见	同无先兆	青少年及成年男性(90%)	成人居多,男女均可发病,女性多见	年龄和性别不限	年龄和性别不限	50 岁以上,男女均可发病
临床表现	呈搏动性;以单侧眼后或耳部为剧;发展为弥漫性钝痛;头皮敏感	同无先兆,常有家族史	剧烈的非搏动性头痛	压迫性(非搏动性),紧箍感,不适感	剧烈,持续性深部疼痛,颈部较明显	程度各异,持续疼痛,可使患者痛醒	搏动性,发展为持续性疼痛,烧灼感,动脉增粗,有触痛
每天发病规律	睡醒或一天中较晚时间发病;多数持续 4～72 小时,偶可更长	同无先兆	多在夜间,睡后 1～2 小时发病;偶在白天发作	持续性,程度各异,持续数天、数周、数月	快速进展,数分钟至数小时达高峰	持续数分钟至数小时,清晨易加重	先为间歇性,可发展为持续性
病程发作规律	间歇期不规律,可数周和数月发作 1 次,中年及妊娠期减少	同无先兆	每天夜间或白天发作,持续数周至数月,间隔数月或数年后可复发	数月至数年发作一次或多次	单次发作	一生发作 1 次,持续数周至数月	可持续数周到数月
诱发因素	闪光,噪声,紧张,饮酒可诱发;黑暗和睡眠可减轻	同无先兆	某些病例饮酒可诱发	疲劳和神经紧张	无	无;有时与体位有关	无

续表

	无先兆偏头痛（普通型偏头痛）	有先兆偏头痛（典型偏头痛）	丛集性头痛（组胺性头痛、偏头痛性神经痛）	紧张性头痛	脑膜刺激性头痛,如脑膜炎、SAH	脑肿瘤	颞动脉炎
伴随症状	有时出现恶心,呕吐	闪光,视野缺损,暗点;偏身感觉异常,无力,构音障碍,眩晕,意识模糊罕见	流泪,鼻塞,流涕,结膜充血,眼睑下垂	抑郁,焦虑,紧张	颈强,克氏征和布氏征阳性	视盘水肿,呕吐,意识不清,抽搐,局部体征	视力丧失;风湿性多发性肌痛,发热,体重减轻,血沉增快
治疗	麦角胺,英明格,非甾体抗炎药,预防发作可用普萘洛尔或阿米替林	同无先兆	发作前用麦角胺;吸氧,舒马普坦,二甲麦角新碱,皮质类固醇,vempil,顽固者可用锂剂	抗焦虑和抗抑郁药	治疗脑膜炎或出血	皮质类固醇、甘露醇,治疗肿瘤	皮质类固醇

(五)诊断

临床应详细询问与头痛有关的线索,有助于头痛的病因诊断,病史对慢性复发性头痛诊断尤为重要(表 9-8)。

表 9-8 头痛的临床特点与可能的类型或原因的关系

	头痛的临床特点	可能的类型及原因
起病年龄	青春期、青年	偏头痛、紧张性头痛
	老年	高血压头痛、颞动脉炎
出现时间	清晨	脑肿瘤、鼻窦炎
	午后	紧张性头痛
	晚上或入睡后	丛集性头痛,睡后痛醒多为颅内器质性疾病
头痛发作频度	发作性	偏头痛
	持续性紧张性头痛、脑肿瘤	蛛网膜下腔出血
	连续数天发作	丛集性头痛
头痛持续时间	数秒至数分钟	脑神经痛(如三叉神经痛、舌咽神经痛),颈神经痛
	2～3 小时至 1～2 天	偏头痛、紧张性头痛
	数天	低颅压头痛,耳、鼻性头痛
	持续进行性	脑肿瘤
	脑卒中样发作、持续剧痛	蛛网膜下腔出血、硬膜下血肿
头痛部位	全头痛	脑肿瘤、腰穿后头痛、紧张性头痛
	一侧头痛	偏头痛、颞动脉炎、颅内动脉瘤和耳性、鼻性头痛

续表

	头痛的临床特点	可能的类型及原因
头痛性质	前头痛	丛集性头痛、眼性头痛、三叉神经第 1 支痛
	后枕部痛	蛛网膜下腔出血、紧张性头痛、枕大神经痛、后颅凹肿瘤、颈性头痛
	部位不定	精神性或心因性头痛
	搏动样	偏头痛、各种原因所致的血管扩张性头痛
	头部发紧似钳夹	紧张性头痛
	电击样	脑神经痛(如三叉神经痛、舌咽神经痛)、颈神经痛
	刀割、钻痛样	蛛网膜下腔出血、硬膜下血肿
头痛诱发及加重因素	用力、咳嗽、喷嚏	颅内压增高性头痛
	与体位关系	血管扩张型头痛,卧位常加重;低颅压头痛,卧位减轻或消失;第Ⅲ脑室肿瘤,可因体位改变加重或减轻
	用眼	眼性头痛
	精神紧张	紧张性头痛
头痛合并症状	呕吐	偏头痛及蛛网膜下腔出血、脑膜炎等颅内压增高性头痛
	焦虑、失眠	紧张性头痛
	神经系统局灶性体征	脑肿瘤、硬膜下血肿、颅内动脉瘤等颅内器质性疾病

头痛家族史、外伤史及其他疾病史,患者平素的心境及睡眠情况。

头痛发病急缓和诱因,发作的时间、性质、部位、频度、严重程度、持续时间及变化规律、缓解及加重因素等。

了解先兆症状及伴发症状等。

1.询问病史时应注意

(1)头痛性质:胀痛、钝痛或酸痛,无明确定位,性质多样,多见于功能性或精神性头痛;头部紧箍感、头顶重压感和钳夹样痛,多见于紧张性头痛;电击样、针刺样和烧灼样锐痛,多为神经痛;异常剧烈头痛,伴有呕吐常提示为脑膜刺激性头痛,如蛛网膜下腔出血、偏头痛和丛集样头痛等;搏动性头痛是重要信息,为偏头痛或血管性头痛,患者常主诉跳痛或搏动性头痛,但要注意"跳动"或"跳痛"常代指疼痛加剧,并非指搏动性头痛。

须谨慎评价患者对头痛严重程度的描述,注意他们可能淡化或夸大症状,因对疼痛的体验是主观的,是个人耐受性及心理状态等多因素决定的,为客观反映疼痛严重程度,可询叫患者能否坚持日常工作,是否从睡梦中痛醒或因疼痛无法入睡。

(2)头痛起病速度:偏头痛、青光眼、化脓性鼻窦炎和蛛网膜下腔出血的头痛突然发生,数分钟内达到高峰;细菌性或病毒性脑膜炎发病相对较缓慢,1～2 天或数天头痛达到高峰;脑肿瘤为亚急性或慢性头痛。眼球或颅骨的冰凿痛或冰激凌头痛是由于咽部冷刺激所致的疼痛,通常迅速发生,持续数秒钟。急性起病且第一次发生的剧烈头痛多为器质性病变,应高度警惕,进一步查明病因。

(3)头痛发生时间与持续时间:某些头痛在特定的时间发生。①有先兆的偏头痛:多发生于清晨或白天,约半小时疼痛程度达到顶点,不经治疗持续 4～24 小时或更长,一般数周发作 1 次,1 周发作数次者较罕见。②典型丛集样头痛:发生在入睡后 1～2 小时或白天固定的时间,持续数周至数月,单次发作一般持续 10～30 分钟。③颅内肿瘤所致头痛:可在白天或晚间任何时间发作,持续数分钟至数小时。④数年规律性反复发作的头痛为血管性或紧张性头痛,血管性头痛为剧烈搏动性头痛伴呕吐,紧张性头痛持续数周、数月甚至更长时间,程度变化不定。

(4)头痛部位:确定头痛部位是单侧或双侧,前部或后部,局限或弥散,颅内或颅外等。①颅外病变导致头痛多局限而表浅,如颅外动脉炎症时头痛局限于血管分布区,颅内病变导致头痛多弥散而深在。②小脑幕以上:病变头痛一般位于额、颞、顶区,小脑幕以下病变头痛通常位于枕部、耳后部和上颈部,也可放射至前额。③鼻窦、牙齿、眼和上位颈椎损伤引发疼痛定位不明确,但患者通常能指出病痛的区域,如前额、上颌和眶周。④颅后窝损伤所致疼痛位于病变同侧后枕部,幕上损伤引发额部、颞部和头顶部疼痛。⑤头顶部和枕部疼痛常提示紧张性头痛,较少情况可能是蝶窦、筛窦病变或大的脑静脉血栓形成。

疼痛部位可能具有欺骗性,如前头痛可因青光眼、鼻窦炎、椎-基底动脉血栓形成和颅内压增高等引起;耳部疼痛可为耳本身疾病,也可能指示咽喉部、颈部、颅后窝等处病变;眶周和眶上疼痛除反映局部病变,更可能是颈内动脉颈段异常分流所致。

(5)头痛诱发或缓解因素:头痛可与特定的生物学事件相关,即存在促发或缓解因素。①血管性、高颅压性、颅内感染性头痛,以及鼻窦炎和脑肿瘤所致头痛常在咳嗽、喷嚏、大笑、摇头、俯首和弯腰等动作后加剧。②低颅压性头痛常在卧床时减轻,直立时加重,丛集性头痛则在直立时缓解。③按摩颈肌可明显减轻慢性或职业性颈肌痉挛性头痛,颈椎关节炎活动颈部时可有僵硬感和疼痛,一段制动期后,如夜间睡眠时出现典型肌紧张。④月经期前可出现程度较轻的规律性头痛发作(经前期紧张)或偏头痛发作。⑤高血压性头痛类似脑肿瘤,多清晨时明显,激动或情绪紧张可诱发。⑥鼻窦炎所致头痛发作时间如同定点样准时,多睡醒后或上午 10 时发作,弯腰及气压改变时会加剧。⑦视疲劳性头痛因长时间阅读书籍、凝视耀眼的车灯或注视电视和电脑屏幕等原因所致,闭目休息或经过一夜睡眠之后可明显减轻。⑧饮酒、过劳、负重、弯腰、扭伤、咳嗽及性交等均可致特殊类型头痛发作。⑨关节炎或神经痛正在发作的患者,冷空气可诱发头痛。⑩偏头痛患者可因生气、兴奋、焦虑、激动或担心等引起发作,以无先兆的偏头痛多见,有时在一段时期的紧张性活动或极度精神压力后发作,持续数小时或一天,称为周末偏头痛。⑪压迫颈总动脉、颞浅动脉可使头痛暂时减轻或缓解,是偏头痛和颅外动脉扩张性头痛的特征。

2.头痛伴随症状和体征

注意头痛患者有无发热、意识障碍、精神症状,以及恶心、呕吐、眩晕、视力减退、视野缺损、眼肌麻痹、眼底出血、视盘水肿、鼻窦炎症、血压增高、脑膜刺激征、痫性发作和共济失调等,有助于头痛诊断及鉴别。因此,对头痛患者应进行细致的神经系统检查,并检查血压、体温和眼底等,颅脑听诊发现杂音可提示大的动静脉畸形,触诊可发现粗硬的颞动脉伴触痛,以及鼻窦炎出现敏感区或有触痛的脑神经等。

(1)头痛伴视力障碍:①眼源性头痛如青光眼。②偏头痛发作前多有视觉先兆,如闪光性暗点和偏盲等,基底动脉型偏头痛可出现双眼黑蒙。③某些脑肿瘤可出现短暂性视力减退或视力模糊,如前额叶眶区肿瘤可出现 Foster-Kennedy 综合征,肿瘤侧视力障碍呈进行性加重。④椎-基底动脉短暂性脑缺血发作。⑤头痛伴有复视可见于动脉瘤、蛛网膜炎和结核性脑膜炎等。

(2)头痛伴呕吐:①典型偏头痛、普通型偏头痛、基底动脉型偏头痛和其他血管性头痛。②颅内感染性头痛,如各种类型的脑膜炎和脑炎等。③脑出血和蛛网膜下腔出血等。④高颅压综合征,如脑肿瘤、脑脓肿、慢性硬膜下血肿引起的颅内压增高和良性颅内压增高症等。⑤癫痫性头痛多伴有呕吐,患者多为儿童和青少年,以前额、眼眶及两颞部的跳痛为多见,疼痛持续数十秒至数十分钟,还可伴有腹痛、出汗和短暂意识丧失,发作时脑电图可有特异性改变。

(3)头痛伴剧烈眩晕:多见于颅后窝病变,如小脑肿瘤、桥小脑角肿瘤、小脑耳源性脓肿、椎-基底动脉供血不全等。

(4)头痛伴精神症状:可见于额叶肿瘤或神经梅毒,病程早期出现淡漠和欣快等精神症状;颅内感染性疾病,如各种类型脑炎或脑膜脑炎等。

(5)体位变化时头痛加重:可见于第三脑室附近肿瘤、脑室内肿瘤、颅后窝或高颈髓病变,并可出现意识障碍。

(6)头痛伴自主神经症状:如面色苍白、多汗、心悸、呕吐、腹泻等,多见于偏头痛。

(7)头痛伴脑神经麻痹及其他神经系统定位体征:多见于脑肿瘤、硬膜下血肿、蛛网膜下腔出血和脑动脉瘤等,慢性硬脑膜下血肿和肿瘤的头痛平躺时加剧,尤其前颅窝病变;假性脑瘤所致头痛通常也在仰卧位时加剧。

3.辅助检查

在神经系统检查基础上,可根据患者具体情况选择合适的辅助检查,如头部 CT 或 MRI、腰椎穿刺及脑脊液检查等。

对某些头、颈椎病变产生的头痛,头颅和/或颈椎 X 线片,头颅 CT、MRI 和脑电图检查等有重要的诊断价值。腰椎穿刺和脑脊液检查也很重要,对颅内炎症性病变、蛛网膜下腔出血、低颅压等诊断是必不可少的,神经影像学和脑脊液检查的重要性常是其他检查不能取代的。如怀疑头痛可能与头部五官病变有关时应作专科检查。

(六)治疗原则

(1)减轻或终止头痛发作的症状。

(2)预防头痛复发。

(3)力争对头痛进行病因治疗。

二、偏头痛

偏头痛是反复发作的一侧搏动性原发性头痛。西方国家的患病率为 10%,仅次于紧张性头痛。女性多见。

(一)病因与发病机制

主要有 3 种学说。

1.血管学说

认为颅内血管先收缩产生先兆,继之颅外血管剧烈扩张、血流淤滞而头痛。

2.神经血管学说

认为下丘脑和边缘系统的功能障碍与偏头痛的前驱症状有关,先兆及头痛的发生均与神经元功能障碍继发血管改变有关。先兆期脑血流(CBF)降低从枕叶皮质向前扩散,头痛开始后 CBF 增加,并持续到头痛缓解。中脑的中缝背核可能是偏头痛的发生器,其发作与该区被激活和三叉神经末梢受到刺激有关,三叉神经末端释放化学物质如 P 物质,导致局部炎性反应和血管舒张,激发头痛。

3.神经递质学说

5-HT 在偏头痛的发生中具有重要的作用,中脑 5-HT 神经元受到刺激可以出现 CBF 的增加,偏头痛发作中血浆 5-HT 水平降低,以上均提示 5-HT 与偏头痛有关。儿茶酚胺、组胺、血管活性肽、前列环素和内源性阿片物质等亦有可能与偏头痛有关。

(二)临床表现

偏头痛的分类:①有先兆的偏头痛。②无先兆的偏头痛:有典型先兆性偏头痛、有典型先兆非偏头痛性头痛、无头痛的典型先兆、家族性偏瘫性偏头痛(FHM)、散发性偏瘫性偏头痛、基底型偏头痛。③其他类型偏头痛:通常为偏头痛前驱症状的儿童周期性综合征、视网膜性偏头痛、偏头痛并发症、可疑的偏头痛。

大多数偏头痛发生在儿童和青年期,男女比为 4∶1。10% 的患者有先兆。临床症状如下。

1.前驱症状

在偏头痛发作前一天或数天,有些患者会有一些异常现象,如怕光、怕吵、情绪不稳定、困倦等。

2.先兆症状

主要是视觉症状,如眼前闪光、冒金星、水波纹、城堞形、视野缺损等,持续 20~30 分钟。有少许患者只有先兆而不头痛。

3.头痛症状

在先兆症状消失后出现剧烈头痛,单侧、搏动性、中等或重度搏动性或烧灼性头痛,逐渐蔓及一侧头部或全头,伴恶心、呕吐、畏光、畏声,持续 4~72 小时。患者愿意在黑屋子内休息,睡觉后大多数患者能缓解,日常活动时加重。

4.头痛后期

发作中止后,患者感到疲劳、无力、烦躁、注意力不集中、食欲差等,但 1~2 天后就好转。

(三)辅助检查

1.颅多普勒超声检查(transcranial doppler,TCD)

在偏头痛发作期有颅内动脉扩张,血流速度变慢,缓解期正常。

2.头颅 CT 和/或 MRI

如无结构性异常,所见应正常。

(四)诊断

(1)搏动性头痛意味着跳痛,或随心跳变化。

(2)偏头痛在较小的孩子通常为双侧性,青春期或近成人时表现为单侧性。

(3)排除其他疾病导致头痛的可能。

(4)先兆以可逆的局灶神经系统症状为特点,持续时间不超过 60 分钟。

(五)鉴别诊断

1.紧张性头痛

由于过度疲劳、精神紧张、姿势不良等原因引起头部颅顶肌、颞肌和颈肌持续收缩而产生的慢性头痛,多为双侧少为单侧,头痛持续 30 分钟至 7 天,轻至中等程度紧缩性或压迫性头痛,颈部牵拉、发僵、酸痛,用力活动不会加重头痛,多不伴有恶心、呕吐、畏光、畏声或畏嗅。

2.丛集性头痛

头痛持续 15~180 分钟,程度剧烈,位于眶部、眶上部、颞部或这些部位的任意组合,一天发作可以多达 8 次,而且至少伴有以下一项征象,所有症状均发生在同侧:流泪、结膜充血、鼻塞、流涕、面部出汗、眼睑水肿、眼睑下垂或瞳孔缩小,发作时其额动脉突出。

（六）治疗

治疗须根据头痛发作的频率以及有无并存疾病而定。一般来说,治疗可分预防性、急性期治疗。

1.预防性治疗

如果患者的偏头痛每周发作超过一次,应该考虑长期预防性用药。应改变生活习惯,减少诱发原因。具体药物的选用主要凭经验,但也受并存疾病的制约。

（1）β受体阻滞剂:普萘洛尔 10～40 mg/次,每天 4 次;阿替洛尔 40～240 mg/d。

（2）钙通道阻滞剂:二线用药,维拉帕米 80 mg,每天 3 次或 4 次;氟桂利嗪 5～10 mg 每晚口服;尼莫地平 20～40 mg,每天 2 次。

（3）抗抑郁剂:阿米替林 50～75 mg/d,每天 3 次。

（4）抗惊厥剂:丙戊酸钠 250～750 mg,每天 2 次;苯妥英钠 200～400 mg/d。

（5）非甾体抗炎药:阿司匹林;布洛芬 400 mg,每天 3 次。

2.急性治疗

休息,保持安静。

（1）5-羟色胺受体(5-HT 1B/1D 受体)激动剂:舒马曲坦(尤舒)25～50 mg,立即口服或6 mg 皮下注射,皮下注射更易见效。

（2）麦角生物碱衍生物:酒石酸麦角胺 0.25～1.0 mg,肌内注射;麦角胺 0.6～1.0 mg 口服。

（3）非甾体抗炎药:阿司匹林 0.6～1.0 mg;布洛芬 0.6～1.2 g;泰诺林 1.3 g,每天 2 次。

（4）甲氧氯普胺与氯丙嗪可能有效。

（5）布桂嗪、吗啡有效但易成瘾,应尽量避免。

（七）预后

大多数患者经积极的急性治疗后,能够终止急性发作,经预防治疗后能够减少发作的次数和程度。部分患者随年龄的增长而自行停止发作。

三、丛集性头痛

丛集性头痛曾称 Horton 头痛、偏头痛样神经痛(睫状神经痛),是原发性神经血管性头痛之一,为较罕见的头痛类型。其特点为密集(群集、丛集)短暂而成串的剧烈锐痛或爆炸样头痛发作,丛集期持续数周至数月。好发于男性。无家族遗传史。

（一）发病机制

发病机制仍不清楚,可能与偏头痛相同,也属原发性神经血管性头痛。与偏头痛不同之处为丛集性头痛的病灶位于下丘脑灰质中,因其调控生物钟的神经元功能发生紊乱所致。

（二）临床表观

发病年龄为 20～50 岁,平均 30 岁。主要见于男性,男女之比为(4～5)：1。头痛常突发于凌晨或午睡时,先局限于一侧眶周、球后,可向额、颞、下颌放射,甚至扩展至枕、颈部,呈深部爆炸样剧痛。常伴有同侧眼结合膜充血、流泪、流涕、鼻塞,以及 Horner 综合征,无恶心、呕吐。一次发作持续 15～180 分钟(一般为 30 分钟左右)。发作频度不一,可隔天一次或一天数次。这种成串的头痛发作可连续几周至几个月(一般为 2 周至 3 个月)。在此丛集发作期内,头痛发作十分规律,如每次发作的部位、时间和持续时间几乎固定不变。

在丛集期后,可有较长的间歇期。其复发时间也十分规律,如有的患者好在每年的春季和/或秋季发病。在丛集期,饮酒或血管扩张药可诱发头痛发作。间歇期二者均不会诱发头痛发作。

(三)诊断

目前尚无一种仪器或实验室检查可作为诊断丛集性头痛的依据,故其诊断主要根据临床表现。按 2004 年国际头痛学会的头痛分类法,丛集性头痛必须符合下述标准,且须注意与偏头痛等进行鉴别。

(1)至少有以下特点的发作 5 次。

(2)重度单侧眼眶、眶上和/或颞部疼痛,若不治疗可持续 15～180 分钟。

(3)头痛侧至少伴随以下症状之一:结合膜充血、流泪、鼻塞、流涕、前额及面部出汗、瞳孔缩小和/或眼裂变窄、眼睑水肿。

(4)辗转不安或激动(因剧痛)。

(5)发作频度,隔天 1 次至每天 1～8 次。

(四)治疗

因本病头痛发作时间十分短暂,一般药物治疗也难以奏效,故多在丛集期之初期就应采用药物进行预防性治疗。一线预防药为盐酸维拉帕米(异搏定)缓释片(60～120 mg 口服,每天 1 次)和碳酸锂(300～900 mg/d,分 2 次口服),二线预防药为丙戊酸钠(500 mg/d,分 2 次服)。在丛集期开始或在发作高峰期,可给予小剂量及短程皮质类固醇治疗,如地塞米松(2～4 mg,每天1～2次)、泼尼松(20 mg,每天1～2 次)等。但均须注意其禁忌证和毒副作用的防治。此外,在间歇期不允许给予预防药物。

四、紧张性头痛

紧张性头痛以前曾被称为肌肉收缩性头痛、应激性头痛、特发性头痛及心因性头痛,是一种慢性隐源性头痛,其发病机制尚不完全清楚。目前认为是由多因素,如精神因素、姿势不良,或头颈部其他疾病引起,是最常见的一种头痛类型。

(一)临床表现

其临床特点是头痛发作频率高,经常天天痛,多为双侧痛,部位无明显界限,多在额颞部、枕部,严重者整个头部甚至牵涉到颈肩部。性质为钝痛、胀痛,头部有压迫感、紧束感。

不伴恶心、呕吐,及视觉前驱症状。对日常活动无明显影响。有的患者伴有精神紧张、抑郁或焦虑。检查除偶然有肌肉痉挛或颈后肌压痛外,无其他异常发现。在临床上可分为发作性紧张性头痛和慢性紧张性头痛两型。发作性紧张性头痛的疼痛部位多在后颈部,主要与附着在颅骨的肌肉长时间收缩有关;而慢性紧张性头痛几乎天天痛,多是双侧弥散性痛,常伴有抑郁或焦虑,每月头痛天数超过 15 天。

(二)诊断

紧张性头痛的诊断某种程度上是排除诊断,需要排除其他原因引起的头痛。

(三)治疗

治疗可用抗抑郁或抗焦虑剂,如百忧解、黛安神,以及安定剂;抗炎止痛药,如阿司匹林、对乙酰氨基酚(扑热息痛)、吲哚美辛(消炎痛)、布洛芬、萘普生。

五、慢性每天头痛

慢性每天头痛(chronic daily headache,CDH)是指频繁头痛,凡头痛每天超过 4 小时和每月超过15 天,持续超过3个月者即可诊断为 CDH。CDH 不是单独的头痛病种,而是多种原发性头痛和继发性头痛的变形或混合性头痛。IHS 分类不包括混合性头痛,故 CDH 未能列入。在诊断原发性头痛之前必须排除继发性头痛。世界范围人群的 3%~5%患有慢性每天头痛或慢性近每天头痛。频繁头痛的折磨影响患者的生活质量和工作。

CHD 的危险因素有肥胖,频繁头痛历史(>1 次/周),咖啡,过度使用治疗急性头痛的药物,包括一般止痛药、麦角类和曲普坦类制剂。

1/2 以上的 CHD 患者有睡眠紊乱和情绪疾病如抑郁或焦虑。

(一)分类

1.原发性慢性每天头痛

原发性慢性每天头痛(表9-9)包括 IHS 定义的下列几种原发性头痛。其中以变异性偏头痛最常见。原发 CDH 又以每次发作的时间长短(>4 小时或<4 小时)再细分为不同的亚型。所有的原发性头痛都可合并止痛药使用过度。

表 9-9　原发性 CDH 的类型

慢性紧张性头痛
慢性偏头痛(也曾称作变异性头痛伴有或不伴有止痛药反跳)
新症每天持续头痛
慢性丛集性头痛
连续半侧颅痛
慢性阵发性半侧颅痛
睡眠头痛
自发性刺戳样头痛
SUNCT(短暂单侧神经痛样头痛伴结膜充血和流泪,short-lasting unilateral neuralgiform headache attacks with conjunctival injection and tearing)
颅神经痛(如三叉神经痛)

2.继发性慢性每天头痛

所有的继发性 CDH 都可合并用药过度。其病因见表 9-10。

表 9-10　继发性 CDH 的病因

外伤后头痛(表现可与多种原发性头痛相似)
颈源性头痛(特别是 C_2、C_3 上神经根嵌顿)
颞下颌关节综合征
鼻窦疾病
动静脉畸形
动脉炎(包括巨细胞动脉炎)
硬膜下血肿
夹层动脉瘤
新生物
感染
颅内压增高
低颅压

CHD以变异性偏头痛和用药过度头痛最多见，以下重点讲解这两型CHD。

(二)临床表现

1.变异性偏头痛（transformed migraine，TM）

女性多见，原有发作性偏头痛史，多于10～20岁起病，多为无先兆的普通型偏头痛。其头痛发作随时间增长，逐月逐年加重，但先兆消失，伴随症状如恶心、畏声、畏光等却变得越来越轻。而月经期加重等诱发因素以及单侧头痛和胃肠道症状可持续不变。多数患者系过度滥用止痛药所致，部分患者是共存焦虑和抑郁等疾病所致。

2.用药过度头痛（medication-overuseheadaches，MOH）

女性多见，临床症状如下。

（1）一般头痛症状。①每天或几乎每天头痛，头痛顽固。②头痛的严重性、类型和定位变化不定。③可预期的经常早晨头痛（2:00～5:00）。④躯体奋力或用脑过度出现头痛的阈值低下。⑤过量使用止痛药物（>15天/月）。⑥对止痛药出现耐受性。⑦对预防头痛用药无效。⑧突然中断止痛药时出现戒断症状。⑨缓慢逐渐停用止痛药，头痛几天内自发改善。

（2）伴随症状：①头痛伴有乏力、恶心和其他消化道症状。②烦躁，焦虑，易激惹，抑郁。③情绪和认知功能缺陷。

（3）特殊症状：麦角制剂过度应用时：①肢体冷和/或无力，感觉异常，心动过速，肠道激惹综合征。②脉搏缓慢，高血压，头轻。③肢体肌肉疼痛，下肢无力。

(三)诊断要点

变异性偏头痛和用药过度头痛的诊断标准见表9-11。

表9-11 变异性偏头痛和用药过度头痛的诊断标准

变异性偏头痛

A.每天或几乎每天头痛>1个月，>15天/月

B.平均头痛时间：>4小时/天（若不处理）

C.符合至少下列1项：

（1）发作性偏头痛病史，符合IHS标准

（2）头痛发作频率增加，但偏头痛的严重性和其他表现减轻的病史至少3个月

（3）头痛发作时除时间外其他方面符合IHS标准

D.不符合新症每天持续头痛或持续性半颅痛的标准

E.排除其他疾病

过度用药头痛（medication-overuse headache，MOH）

A.头痛至少15天/月

B.特征以过度用药时出现头痛或头痛恶化以及停止责任药物后2个月头痛消退和恢复到原先头痛的形式

过度用药的定义

（1）规律地过度使用头痛药物>3个月

（2）用麦角制剂、曲普坦类制剂、鸦片和止痛药复合剂≥10天/月

（3）用一般止痛药≥15天/月

（4）所有头痛药物总用量≥15/月

注：止痛药的复合制剂多含有阿司匹林、对乙酰氨基酚和咖啡因。

（四）治疗方案及原则

原发性每天头痛和继发性每天头痛按照各自的具体疾病进行处理。因原发性和继发性 CDH 多合并用药过度，以下只介绍过度用药的处理。

1.过度用药的处理

持续数月或数年的慢性每天头痛患者治疗困难，更无任何疗法能使患者完全不再头痛。治疗目的是停用正在使用的致病责任药物以阻断恶性循环，采取预防措施（药物和非药物）以减少头痛发作，并于停止过度用药后 1～2 个月对急性头痛发作进行正规的治疗。

（1）治疗的第一步是停用致病责任药物：若是简单止痛药可迅速戒断。若责任药含有咖啡因、巴比妥、苯二氮䓬类和麻醉剂则应逐渐戒断，巴比妥突然戒断可出现癫痫发作。阿片类突然戒断可出现恶心、呕吐、激动不安等更严重的戒断综合征。严格地讲，诊断 MOH 要求停止服用所用的药物，并随访 2 个月以观察头痛发作的频率，临床上实际患者的顺应性很差，故几乎很难做到。凡遇此情况时，可于停止用药的同时给予 60 mg 泼尼松 5 天，以减少戒断性头痛和其他症状。

（2）治疗反跳性头痛和戒断综合征：停用致病责任药物会造成反跳性头痛和戒断综合征，应同时给予治疗，特别是戒断后第 7～10 天。对抗药物应视作用责任药而定，若责任药为麦角胺或其他血管活性物质，可使用非甾体抗炎药或吩噻嗪类药，同时可使用类固醇激素；若责任药为简单止痛药时，可使用双氢麦角碱和西坦类药。

（3）预防头痛发作。①药物：停用致病责任药物成功后，应给予预防用药。预防用药的选择取决于撤药后复现的头痛类型，若是偏头痛则可选用三环抗抑郁药、肾上腺素能 β 受体阻滞剂、钙通道阻滞剂、丙戊酸钠。三环抗抑郁药，特别是不只有缓解头痛、帮助睡眠且同时有抗抑郁疗效应作首选。常用的是阿米替林 10 mg，睡前服用，逐渐增加量直至头痛发作减少，随访 3 个月逐渐减量或停用。停用原责任药物成功后，若患者仍需用原药物治疗头痛时，必须在停药后 1～2 个月后才能限制使用，且只能用于急性发作，每周最多用 1～2 天。②枕神经刺激：双侧枕骨下埋藏刺激器治疗变异性偏头痛。③非药物治疗：包括禁用咖啡和浓茶、烟、酒和其他诱发头痛的饮食，生活规律，适当运动，保持心情愉快和自我放松，充足和定时睡眠等。

（4）住院治疗：若门诊治疗无效，不安全或戒断症状严重等都应住院治疗。住院治疗除能及时和合理地治疗戒断综合征外，更可静脉给予双氢麦角碱治疗，它可以安全、有效和短时间控制顽固性头痛。双氢麦角碱本身具有抗偏头痛效应，但连续反复使用不会造成慢性头痛和反跳性头痛。此外尚应对非头痛的其他戒断症状给予处理，如应用吩噻嗪等药物治疗。

2.禁止滥用止痛药和用药过度

慢性头痛患者特别是紧张性头痛和偏头痛患者常过度应用或滥用解热止痛剂、麻醉药、咖啡因、麦角胺、巴比妥类药物。这些药物常以复合剂形式罩以不同的商品名以非处方用药（OTC）出售。慢性头痛患者因头痛折磨所驱动无限制地服用药物，结果是产生药物依赖性，产生慢性每天头痛。停用止痛药又产生反跳性头痛和戒断综合征，表现为头痛恶化并使预防头痛的药物失效，促使患者使用更多的止痛药，从而形成恶性循环。多数头痛患者多不认识过度频繁服用止痛药的恶果，而一旦出现药物依赖后又多不愿或拒绝承认过度用药史，给诊断和治疗带来困难。能够造成反跳头痛和 CDH 的止痛药的确切剂量和期限难以确定，一般认为单纯止痛药每天 3 次，每周 5 天；止痛剂与咖啡因复合制剂每周 3 天；与麻醉药（如可卡因）或麦角胺的复合剂每周 2 天；麦角胺和咖啡因合剂最差，每周 2 片足以造成反跳头痛和 CDH。停止服药是唯一有效的治疗手段。停药头 2 周会出现头痛恶化等戒断症状,随后改善,可代以作用机制不同的止痛药,控制使用治疗头痛。精神或躯体依赖严重的患者需住院进行脱毒疗法。

六、其他原发性头痛

(一)SUNCT 综合征

SUNCT 综合征的全称为"持续时间短暂的单侧神经痛样头痛发作,伴有结膜充血和流泪"(short-lasting,unilateral,neuralgiform headache attacks with conjunctival injection and tearing,SUNCT),如此冗长的名称虽把疾病的特征、症状包揽无遗,但难以记忆,更难以应用。为此选其英文名称的几个字头,简称为"SUNCT"。

SUNCT 综合征隶属三叉神经自主神经头痛(the trigeminal autonomic cephalgias,TACs)的一种,TACs 是一组单侧三叉神经分布区域的疼痛,同时伴有突出的同侧颅自主神经症状,这种疾病还包括丛集性头痛、阵发性半侧颅痛和连续性半侧颅痛。

1.临床表现

SUNCT 综合征不多见,可能是因对其认识不足。发病年龄在 50 岁左右。患者在整日头痛的基础上出现程度严重的阵发性头痛,疼痛局限于三叉神经第一支分布区,阵发性头痛发作时伴有颅部自主神经症状。

头痛一般在三叉神经分布的眼支最重,特别是在眼眶部,或眼眶周围、前额和颞部。头痛发作只限于单侧。疼痛的严重性介于中度到重度。疼痛性质多描述为刺痛、烧灼性痛或电击样痛。头痛发作时间短暂,持续时间介于 5~250 秒(平均 49 秒),偶可持续更长些。阵发性头痛发作突然,在 2~3 秒内达到最大强度,然后维持在最大强度 1 分钟后作用突然停止。多数患者于发作间隙期毫无症状,部分患者于间隙期可有头钝痛。

急性头痛发作时伴随多种头颅的自主神经症状,最多伴有的症状包括同侧结膜充血和流泪;较少见的有同侧鼻充血、流涕、眼睑水肿、眼睑下垂、瞳孔缩小、面部发红和出汗。头痛发作时不伴有恶心、呕吐、畏光、畏声和烦躁不安等。多数患者碰触三叉神经分布区可触发疼痛发作,偶尔碰触三叉神经分布以外的区域也能触发发作,如面的其他部位、头皮,剃胡须、吃饭、咀嚼、刷牙、谈话、咳嗽、颈部运动可触发发作,但有些患者能借连续旋转头部以减轻或中断发作。与三叉神经痛不同的是患者无"不应期",即不停碰触可连续触发疼痛发作。

2.诊断要点

(1)诊断:依靠典型的临床表现可作出诊断。

(2)诊断标准:2004 年 IHS 的诊断标准和说明:SUNCT 综合征的特征是持续时间短暂的单侧神经痛样头痛发作,发作时间极短暂、伴有突出的流泪和同侧结膜充血,是区别于其他头面痛综合征的特点。

诊断标准如表 9-12。

表 9-12 SUNCT 综合征的 IHS 诊断标准(2004 年)

A.至少有 20 次发作符合 B~D 标准

B.单侧眼眶、眶上或颞部刺痛或波动性疼痛,持续 5~240 秒

C.头痛伴随同侧结膜充血及流泪

D.发作频率每天 3～200 次
E.能排除其他相关疾病*

注:* 病史、体检和神经系统检查未发现 IHS 头痛分类中的任何继发性头痛(第5～12项疾病);或病史和/或体检和/或神经系统检查虽然怀疑这些疾病的可能性,但经适当诊查后已经排除,或这些疾病虽存在,但 SUNCT 综合征首次发生与该疾病并无时间上的密切关联。

说明:①SUNCT 综合征在第1版《国际头痛疾病分类》出版后才被报告,在最近10年内已被确认。②患者可只有结膜充血或流泪,或其他颅部自主神经系统症状,如鼻腔充血、流涕或眼睑水肿。③SUNCT 可能是附录中描述的短暂单侧神经痛性头痛发作,伴颅自主神经症状的亚式(short-lasting unilateral neuralgiform headache attacks with cranial autonomic symptoms, SUNA)。④文献中报道最常类似 SUNCT 的疾病是位于颅后窝或累及垂体的病变。⑤SUNCT 合并三叉神经痛:有报告 SUNCT 患者同时重叠发生三叉神经痛。这些患者应给两个诊断。因将二者从临床上区分开来很困难。

(3)鉴别诊断。①存在自主神经症状和只限于三叉神经第一支,有助于与三叉神经痛鉴别(表 9-13);而发作时间短暂、疼痛的频繁性和阵发性得以与丛集性头痛(典型疼痛持续2～30分钟,每天定时1次)和发作性阵发性半侧颅痛(典型发作持续2～30分钟)相鉴别。②若诊断不能肯定可进行治疗试验:吲哚美辛能排除吲哚美辛反应性头痛,如发作性阵发性半侧颅痛;抗癫痫药如拉莫三嗪和加巴喷丁对 SUNCT 有时有效,但常不如对三叉神经痛那样完全。然而,在作出原发性 SUNCT 诊断之前,应作 MRI 检查以排除颅内占位病变,特别是位于颅后窝和蝶鞍附近的肿瘤。

表 9-13　SUNCT 和三叉神经痛的区别

临床表现	SUNCT	三叉神经痛
性别(男∶女)	2.1∶1	1∶2
疼痛部位	V1	V2/3
严重程度	中度～重度	极严重
持续时程	5～250 秒	<1 秒
自主神经症状	突出	无或轻微
不应期	无	完全
卡马西平	部分	完全

3.治疗方案及原则

抗癫痫药物能部分缓解疼痛发作,证实有效的有卡马西平、拉莫三嗪和加巴喷丁,但效果不如抗癫痫药治疗三叉神经痛显著。

(二)霹雳头痛

霹雳头痛(thunderclap headache,TCH),又称作蛛网膜下腔出血样头痛。良性霹雳头痛为突发的剧烈头痛,症状和颅内动脉瘤破裂的头痛相似。按新分类标准已被列为独立的头痛类型,应单独诊断。

1.诊断要点

(1)诊断标准(表 9-14)。

表 9-14　TCH 的诊断标准

A.严重头疼痛,符合标准 B 和 C

B.需符合下列 2 项特征:

　　a.突然发病,<1 分钟内头痛达到最严重强烈

　　b.持续 1 小时至 10 天

C.其后几周或几个月无规则的复发发作[①]

D.能排除其他疾病[②]

注:①发病后 1 周内可能再次复发;②应作腰椎穿刺和脑脊液检查以及头颅影像学检查,结果必须正常。

(2)鉴别诊断。①TCH 作为原发性头痛的证据欠缺,故临床工作中应紧急和详尽地寻找发病原因,排除继发性头痛。②继发性 TCH 头痛:TCH 常是颅内严重的血管性疾病的临床表现,特别是蛛网膜下腔出血,其他必须要排除的疾病还有脑出血、脑静脉窦血栓形成、未破裂的血管畸形(多为动脉瘤)、夹层动脉瘤(颅内及颅外)、高血压危象、中枢神经系统血管炎、可逆性 CNS 血管病和垂体卒中。其他可造成 TCH 的器质性病因有第三脑室胶样囊肿、自发性低颅压以及急性鼻窦炎(尤其是气压性创伤性)。③只有在排除所有器质性病因后才可诊断为原发性霹雳头痛。

2.方案及原则

部分患者对尼莫地平治疗有效。

(三)睡眠头痛

睡眠头痛综合征又称"闹钟"头痛。

1.临床表现

睡眠头痛是一罕见的良性、复发性头痛病,多发生于老年人,女性多见。头痛独特地只发生在夜间睡眠时,多于夜间 1:00～3:00 时发生,白天午睡时也可发生。睡眠头痛的疼痛程度一般为轻至中度,但约 20% 的患者报告严重的疼痛。约 2/3 的病例为双侧疼痛。头痛发作通常持续 15～180 分钟,但亦有持续更久的例子。不伴有自主神经系统症状。头痛发作频率高,每周多于 4 次。有报告咖啡因与锂盐对头痛有效。

2.诊断要点

诊断标准见表 9-15。

表 9-15　睡眠头痛的诊断标准

A.头痛为钝痛,符合标准 B～D	D.无自主神经系统症状,且下列症状最多不超过 1 项:
B.只有在睡眠中发生,头痛使患者从睡眠中醒来	恶心、畏光和畏声
C.至少需具下列 2 项特征:	E.能排除其他疾病 *
a.每个月内发作>15 次	
b.痛醒后持续≥15 分钟	
c.首次发作在 50 岁之后	

注:* 应排除颅内疾病。为有效处理患者,应与三叉自主神经头痛鉴别开来。

3.治疗方案及原则

碳酸锂被认为是最有效的药物。其他报告有效的药物还有咖啡因、氟桂利嗪、维拉帕米、吲哚美辛以及加巴喷丁和乙酰唑胺。 **(许年玲)**

第十章

神经内科疾病的中医治疗

第一节 短暂性脑缺血发作的中医治疗

一、概述

短暂性脑缺血发作(transient icehemic attack,TIA)是颈动脉或椎-基底动脉系统发生短暂性血液供应不足,引起局灶性脑缺血,从而导致突发的、短暂的、可逆性的神经功能障碍。是以相应供血区局限性和短暂性神经功能缺失为特点的一种脑血管病。发作持续数分钟,通常在30分钟内完全缓解,超过2小时常遗留轻微神经功能缺损表现,或CT及MRI检查显示脑组织缺血征象。TIA好发于34～65岁人群,65岁以上患者占25.3%,男性多于女性。发病突然,多在体位改变、活动过度、颈部突然转动或屈伸等情况下发病。发病无先兆,有一过性的神经系统定位体征,一般无意识障碍,历时5～20分钟,可反复发作,但一般在24小时内完全缓解,无后遗症。

本病属于中医学的"眩晕""小中风"等范畴。

二、病因病机

(一)肝阳偏亢

患者素体阴虚,水不涵木,复因情志所伤,肝阳偏亢,上扰于头目则为眩晕;或夹痰夹瘀,横窜经络,出现偏瘫、语言不利。

(二)痰浊内生

嗜酒及肥甘,饱饥劳倦,伤于脾胃,以致水谷不化,反而聚湿生痰,致使清阳不升,浊阴不降,发为本病。

(三)瘀血停滞

患者素体气血亏虚,运行不畅,以致瘀血停滞;或脉络空虚,风邪乘虚入中经络,气血痹阻,肌肉筋脉失于濡养。

本病位于经络,其主要病机是气虚血瘀,气虚为本,血瘀为标。血瘀是TIA发生发展的核心,更有痰浊与瘀血互结而致病者。此外,肝阳亦有夹痰、夹瘀而上扰者临床宜细审之。

三、临床表现

TIA 好发于 50～70 岁,男性多于女性。起病突然,迅速出现局限性神经功能或视网膜功能障碍,常于 5 分钟左右达到高峰,持续时间短,恢复快,不留后遗症状,症状和体征应在 4 小时内完全消失;可反复发作,其临床表现虽因缺血脑组织的部位和范围不同而多样化,但就个体而言,每次发作的症状相对较恒定;常有高血压、糖尿病、心脏病和高脂血症病史。根据受累血管不同,临床上可分为颈内动脉系统 TIA 和椎-基底动脉系统 TIA。

(一)颈内动脉系统 TIA

最常见的症状为单瘫、偏瘫、偏身感觉障碍、失语、单眼视力障碍等,亦可出现同向性偏盲等。

主要表现为单眼突然出现一过性黑蒙,或视力丧失,或白色闪烁,或视野缺损、复视等症状,持续数分钟可消失;对侧肢体轻度偏瘫或偏身感觉异常。若大脑优势半球受损则出现一过性的失语、失用、失读或失写,或同时伴有面肌、舌肌无力;偶可发生同侧偏盲。其中单眼突然出现一过性黑蒙是颈内动脉分支眼动脉缺血的特征性症状。短暂的精神症状和意识障碍偶亦可见。

(二)椎-基底动脉系统 TIA

少见,发作较频繁,持续时间较长。主要为脑干、小脑、枕叶、颞叶及脊髓近端缺血,出现相应的神经缺损症状。

由于椎-基底动脉所供应的脑干、丘脑、小脑和大脑枕部结构复杂,故缺血所致的症状复杂多样,最常见的症状为一过性眩晕、眼震、站立或步态不稳。多数不伴有耳鸣,为脑干前庭系缺血表现;少数可伴耳鸣,系内听动脉缺血致内耳受累。本病的特征性症状如下。

1.跌倒发作

患者转头或仰头时,下肢突然失去张力而跌倒,无意识丧失,常可很快自行站起,系下部脑干网状结构缺血,肌张力降低所致。

2.短暂性全面性遗忘症(transient global amnesia,TGA)

发作时出现短时间记忆丧失,患者对此有自知力,持续数分钟至数十分钟,谈话、书写和计算能力保持,系大脑后动脉颞支有自知力,持续数分钟至数十分钟,谈话、书写和计算能力保持,系大脑后动脉颞支缺血,常累及边缘系统的颞叶海马、海马旁回和穹隆所致。

3.双眼视力障碍发作

可有复视、偏盲或双目失明。

另外,临床可能出现的症状还有吞咽障碍、构音不清、共济失调、意识障碍,伴或不伴瞳孔缩小;一侧或双侧面、口周麻木或交叉性感觉障碍。交叉性瘫痪是一侧脑干缺血的典型表现,可因脑干缺血的部位不同而出现不同的综合征,表现为一侧动眼神经、外展神经和/或面神经麻痹,对侧肢体瘫痪。

四、实验室检查

TIA 无特定的实验室阳性指标,临床为明确其病因,常结合以下检查。

(一)EEG、CT、MRI、SPECT 及 PET 检查

头颅 CT 或 MRI 检查多正常,部分病例可见脑内有小的梗死灶或缺血灶,可见腔隙性梗死灶;弥散加权 MRI 检查可见片状缺血区;SPECT 可有局部血流量下降;PET 可见局限性氧与糖

代谢障碍。

(二)DSA/MRA 或彩色经颅多普勒(TCD)检查

可见血管狭窄、动脉粥样硬化斑。TCD 微栓子检测适合发作频繁的 TIA 患者。

(三)心脏 B 超、心电图及超声心动图检查

可以发现动脉粥样硬化、心脏瓣膜病变及心肌病变。

(四)血常规、血脂及血液流变学检查

可以确定 TIA 的发生与血液成分及血液流变学有无关系。

(五)颈椎 X 线检查

除外颈椎病变对椎动脉的影响。

(六)神经心理学检查

可能发现轻微的脑功能损害。

五、诊断及鉴别诊断

(一)诊断

由于 TIA 呈发作性,且每次发作时临床症状持续时间较短,绝大多数 TIA 患者就诊时症状已消失,故其诊断多依靠病史。有典型临床表现而又能排除其他疾病时,诊断即可确立,但要进一步明确病因。

1.诊断要点

(1)多数在 50 岁以上发病。

(2)有高血压、高脂血症、糖尿病、脑动脉粥样硬化、较严重的心脏病病史及吸烟等不良嗜好者。

(3)突然发作的局灶性神经功能缺失,持续数分钟,或达数小时,但在 24 小时内完全恢复。

(4)患者的局灶性神经功能缺失症状常按一定的血管支配区刻板地反复出现。

(5)发作间歇期无神经系统定位体征。

2.症状

近年来,TIA 的临床诊断有不同程度的扩大化倾向,已引起国内外的关注。《美国国立神经疾病与卒中研究所脑血管病分类(第3版)》中提出:TIA 的临床表现最常见的是运动障碍,对只出现一部分或一侧面部感觉障碍、视觉丧失或失语发作病例,诊断 TIA 须慎重;有些症状如麻木、头晕较常见,但不一定是 TIA,并明确提出不属 TIA 特征的症状:①不伴后循环(椎-基底动脉系统)障碍及其他体征的意识丧失;②强直性和/或阵挛性痉挛;③躯体多处持续、进展性症状;④闪光暗点。

(二)鉴别诊断

1.局灶性癫痫

特别是单纯部分发作,常表现为持续数秒至数分钟的肢体抽搐从躯体的一处开始,并向周围扩展,尤其是无张力性癫痫发作与 TIA 猝倒发作相似。较可靠的鉴别方法是进行 24 小时脑电图监测,如有局限性癫痫放电则可确诊为癫痫。CT 或 MRI 检查可发现脑内局灶性病变。

2.梅尼埃病

发作性眩晕、恶心、呕吐,与椎-基底动脉系统 TIA 相似,但每次发作持续时间多超过 4 小时,可达 3~4 天,伴有耳鸣、耳阻塞感、听力减退等症状,除眼球震颤外,无其他神经系统定位体征,发

病年龄多见于 50 岁以下。

3.阿-斯(Adams-Stokes)综合征

严重心律失常如室上性心动过速、室性心动过速、心房扑动、多源性室性早搏、病态窦房结综合征等,可因阵发性全脑供血不足,出现头昏、晕倒和意识丧失,但常无神经系统局灶性症状和体征,心电图、超声心动图和 X 线检查常有异常发现。

4.发作性睡病

可发生猝倒,但多见于年轻人,有明显的不可抗的睡眠发作,而罕见局限性神经功能缺失,易于鉴别。

5.其他颅内病变

肿瘤、脓肿、慢性硬膜下血肿、脑内寄生虫等亦可出现类 TIA 发作的症状,原发或继发性自主神经功能不全亦可因血压或心律的急剧变化出现短暂性全脑供血不足,继而出现发作性意识障碍,应注意排除。

六、治疗

TIA 发作可自行缓解,其治疗目的在于消除病因,预防再发或减少复发,保护脑组织、防治TIA 后的再灌注损伤。无论何种因素所致的 TIA,都应被视为完全性卒中的重要危险因素,尤其是短时间内反复多次发作者。积极应用抗血小板聚集剂和血管扩张剂的同时,针对病因治疗,如降血压、降血脂、控制糖尿病、抗心律失常等。中医药辨证论治对本病有一定的疗效,如活血化瘀药物能降低血黏度,改善脑供血,部分药物能抗动脉粥样硬化,具有对因治疗的作用,远期疗效较好,可配合使用。

(一)辨证论治

1.肝肾阴虚,风阳上扰证

症状:头晕目眩,甚则欲仆,目胀耳鸣,心中烦热,多梦健忘,肢体麻木,或猝然半身不遂,言语謇涩,但瞬时即过,舌质红、苔薄白或少苔,脉弦或细数。

治法:平肝息风,育阴潜阳。

方药:镇肝息风汤加减。头痛目胀,加夏枯草、菊花;言语謇涩,加远志、石菖蒲;腰膝酸软,舌红,脉细数,加熟地黄、山茱萸、何首乌;面红目赤,口苦烦躁,加龙胆草、夏枯草。

2.气虚血瘀,脉络瘀阻证

症状:头晕目眩,动则加剧,言语謇涩,或一侧肢体软弱无力,渐觉不遂,偶有肢体瘛动,口角流涎,舌质黯淡,或有瘀点,苔白,脉沉细无力或涩。

治法:补气养血,活血通络。

方药:补阳还五汤加减。若上肢不遂者,加桂枝、桑枝;下肢不遂,加续断、牛膝;言语不利,加远志、石菖蒲。

3.痰瘀互结,阻滞脉络证

症状:头晕目眩,头重如蒙,肢体麻木,胸脘痞闷,舌质暗,苔白腻或黄厚腻,脉滑数或涩。

治法:豁痰化瘀,通经活络。

方药:黄连温胆汤合桃红四物汤加减。痰浊较甚者,加南星;胸脘痞闷,加厚朴、枳实。

(二)中药制剂

丹红注射液、脑心通胶囊、稳心颗粒、谷红注射液、龙生蛭胶囊、中风回春胶囊、人参再造丸、华佗再造丸、银杏叶片、脉络宁注射液、芪归通络口服液、血栓通注射液、参麦注射液等。

（李　倩）

第二节　脑血栓形成的中医治疗

一、概述

脑血栓形成是脑梗死的临床常见类型之一。脑梗死又称缺血性脑卒中,约占全部脑卒中的80%。是指由于脑部血液供应障碍,缺血、缺氧引起的局限性脑组织的缺血性坏死或脑软化。以半身不遂、口眼㖞斜、语言不利为临床特征。脑梗死的临床常见类型有脑血栓形成、脑栓塞和腔隙性梗死等。

脑梗死与中医学"中风病"相类似,归属于"中风"范畴。脑栓塞、脑血栓形成和腔隙性梗死分属脑梗死的不同类型,但中医学的病因病机、辨证论治基本相同,现重点阐述脑血栓形成的诊治等,脑栓塞和腔隙性梗死等疾病可与之互参。

脑血栓形成是脑梗死中最常见的类型,通常指脑动脉的主干或其皮质支因动脉粥样硬化及各类动脉炎等血管病变,导致血管的管腔狭窄或闭塞,并进而发生血栓形成,造成脑局部供血区血流中断,脑组织缺血、缺氧,软化坏死,出现相应的神经系统症状和体征。

二、病因病机

中风病,多因素体禀赋不足,年老正衰,肝肾不足,阳亢化风,或劳倦内伤导致气血内虚、血脉不畅;或因嗜饮酒浆,过食肥甘,损伤脾胃,内生湿浊,进而化热,阻滞经脉,复加情志不遂、气候剧烈变化等诱因,以致脏腑功能失调,气血逆乱,风夹痰瘀,扰于脑窍,窜犯经络发为中风。

(一)肝阳偏亢,风火上扰

平素肝旺易怒,或肝肾阴虚、肝阳偏亢,复因情志相激,肝失条达,气机不畅,气郁化火,更助阳亢化风,风火相煽,冲逆犯脑,发生中风。

(二)风痰瘀血,痹阻脉络

年老体衰或劳倦内伤,致使脏腑功能失调,内生痰浊瘀血,适逢肝风上窜之势;或外风引动内风,皆使风夹痰瘀,窜犯经络,留滞于虚损之脑脉,则成中风。

(三)痰热腑实,浊毒内生

饮食不节,嗜好膏粱厚味及烟酒之类,易致脾胃受伤,运化失司,痰热互结,腑气壅结,内生浊毒,夹风阳之邪,上扰清窍,神机失灵而见㖞僻不遂。

(四)气虚血瘀,脉络不畅

平素体弱,或久病伤正,正气亏虚,无力行血,血行不畅,瘀滞脑络,则成中风。

总之,本病以正虚为本。主要有肝肾阴虚,气血不足等;邪实为标,以风火痰浊瘀血为主。病位主要在脑,可涉及肝、脾、肾等。

三、临床表现

(一)一般特点

由动脉粥样硬化所致脑血栓形成者以中、老年人多见,尤其见于有高血压、糖尿病、心脏病病史者;由动脉炎所致者以中青年多见。常在安静或休息状态下发病,约25%病例发病前有肢体无力及麻木、眩晕等前驱症状。神经系统局灶性症状及体征多在发病后10小时或1~2天达到高峰。多数患者意识清楚或仅轻度意识障碍;严重病例可有意识障碍,形成脑疝,甚至死亡。神经系统定位体征因脑血管闭塞的部位及梗死的范围不同而表现各异。

(二)临床类型

1.根据症状和体征的演进过程分类

(1)完全性卒中:完全性卒中指发病后神经系统功能缺失症状较重,常于数小时内(6小时)达到高峰。病情一般较严重,伴癫痫发作,甚至昏迷,或出现病灶侧颞叶钩回病。多为颈内动脉或大脑中动脉主干等较大动脉闭塞所致,约占30%。

(2)进展性卒中:进展性卒中指发病后神经功能缺失症状在48小时内逐渐进展或呈阶梯式加重,可持续6小时至数天,直至患者完全偏瘫或意识障碍。

(3)缓慢进展性卒中:起病后1~2周症状仍逐渐加重,常与全身或局部因素所致的脑灌流减少,侧支循环代偿不良,血栓向近心端逐渐扩展等有关。此型应与颅内占位性病变如肿瘤或硬膜下血肿相鉴别。

(4)可逆性缺血性神经功能缺失:后神经缺失症状较轻,常持续24小时以上,可于3周内恢复,不留后遗症。多数发生于大脑半球卵圆中心。

2.根据梗死的特点分类

(1)大面积脑梗死:大面积脑梗死通常是颈内动脉主干、大脑中动脉主干或皮层支的完全性卒中,患者表现为病灶对侧完全性偏瘫、偏身感觉障碍及向病灶对侧的凝视麻痹,可有头痛和意识障碍,并呈进行性加重。

(2)分水岭脑梗死:分水岭脑梗死是指相邻血管供血区之间分水岭区或边缘带的局部缺血。一般认为,分水岭脑梗死多由于血流动力学障碍所致;典型者发生于颈内动脉严重狭窄或闭塞伴全身血压降低时,亦可由心源性或动脉源性栓塞引起。临床发病,多无意识障碍,症状较轻,恢复较快。结合CT检查可分为皮质前型、皮质后型及皮质下型。

(3)出血性脑梗死:出血性脑梗死是由于脑梗死供血区内动脉坏死后血液漏出而继发出血,常发生于大面积脑梗死之后。

(4)多发性脑梗死:多发性脑梗死是指两个或两个以上不同供血系统的脑血管闭塞引起的梗死,多由反复发作的脑梗死造成。

(三)不同动脉闭塞的症状和体征

1.颈内动脉闭塞

可出现病灶侧单眼一过性黑蒙,偶可为永久性视力障碍(因眼动脉缺血所致),或病灶侧出现Horner征这一特征性病变;颈动脉搏动减弱,听诊可闻及颈部收缩期血管杂音。常见症状有对侧偏瘫、偏身感觉障碍和偏盲等(大脑中动脉或大脑中、前动脉缺血);主侧半球受累可有失语症,非主侧半球受累有体象障碍现象;亦可出现晕厥发作或痴呆。

2.大脑中动脉闭塞

大脑中动脉闭塞是血栓性梗死的主要血管,发病率最高,占血栓性脑梗死的70%～80%。

(1)主干闭塞:主干闭塞以三偏症状为特征,病灶对侧中枢性面舌瘫及偏瘫,偏身感觉障碍和同向偏盲或象限盲;上下肢瘫痪程度基本相等;可有不同程度的意识障碍;主侧半球受累可出现失语症,非主侧半球受累可见体象障碍,亦可出现晕厥发作或痴呆。

(2)皮层支闭塞:上分支闭塞时可出现病灶对侧偏瘫和感觉缺失,面部及上肢重于下肢,Broca失语(主侧半球)和体象障碍(非主侧半球);下分支闭塞时常出现Wernicke失语、行为障碍和命名性失语等,并无偏瘫。

(3)深穿支闭塞:对侧中枢性上下肢均等性偏瘫,可伴有面舌瘫;对侧偏身感觉障碍,有时可伴有对侧同向性偏盲;主侧半球病变可出现皮质下失语。

3.大脑前动脉闭塞

(1)主干闭塞:主干闭塞发生于前交通动脉之前,因对侧代偿可无任何症状;发生于前交通动脉之后可有对侧中枢性面舌瘫及偏瘫,以面舌瘫及下肢瘫为重,可伴轻度感觉障碍;尿潴留或尿急(旁中央小叶受损);精神障碍可见淡漠、反应迟钝、欣快、始动障碍和缄默等(额极与胼胝体受累),常有强握与吮吸反射(额叶病变);主侧半球病变可见上肢失用,Broca失语则较少见。

(2)皮质支闭塞:对侧下肢远端为主的中枢性瘫,可伴感觉障碍;对侧肢体短暂性共济失调、强握反射及精神症状。

(3)深穿支闭塞:对侧中枢性面舌瘫及上肢近端轻瘫。

4.大脑后动脉闭塞

大脑后动脉闭塞临床上较少见。如闭塞部位在发出交通动脉以前,可不出现症状。若丘脑膝状体动脉闭塞时,可见丘脑综合征:对侧感觉障碍,以深感觉为主,有自发性疼痛、感觉过度、轻偏瘫,共济失调和不自主运动,可有舞蹈、手足徐动症和震颤等锥体外系症状;大脑后动脉阻塞引起枕叶梗死时,可出现对侧同向偏盲,瞳孔反应保持,视神经无萎缩;优势半球胼胝体部的损害可引起失读症。

5.椎-基底动脉闭塞

梗死灶在脑干、小脑、丘脑、枕叶及颞顶枕交界处。基底动脉主干闭塞常引起广泛性脑桥梗死,可突发眩晕、呕吐、共济失调,迅速出现昏迷、面部与四肢瘫痪、去脑强直、眼球固定、瞳孔缩小、高热、肺水肿、消化道出血,甚至呼吸及循环衰竭而死亡。椎-基底动脉的分支闭塞,可导致脑干或小脑不同水平的梗死,表现为各种病名的综合征。体征的共同特点是下列之一:①交叉性瘫痪;②双侧运动和/或感觉功能缺失;③眼的协同运动障碍;④小脑功能的缺失不伴同侧长束征;⑤孤立的偏盲或同侧盲。另可伴失语、失认、构音障碍等。常见的综合征有以下几种。

(1)基底动脉尖综合征:由Caplan首先报道。基底动脉尖端分出两对动脉即小脑上动脉和大脑后动脉,其分支供应中脑、丘脑、小脑仁部、颞叶内侧及枕叶。可出现以中脑病损为主要表现的一组临床综合征,多因动脉粥样硬化性脑血栓形成、心源性或动脉源性栓塞引起。临床表现如下。①眼球运动及瞳孔异常:一侧或双侧动眼神经部分或完全麻痹,眼球上视不能(上丘受累),瞳孔对光反射迟钝而调节反射存在,类似Argyll-Robertson瞳孔(顶盖前区病损)。②意识障碍:一过性、持续数天或反复发作[中脑和/或丘脑网状激活系统受累]。③对侧偏盲或皮质盲。④严重记忆障碍(颞叶内侧常受累)。存在卒中危险因素的中老年人,突然发生一过性意识障碍,虽无明显运动、感觉障碍,但有瞳孔改变、动眼神经麻痹、垂直注视障碍,应想到该综合征;如有皮质盲或偏盲、严重记忆障碍则更支持;CT 及 MRI 见中脑、双侧丘脑、枕叶、额叶病灶即可确诊。

(2)中脑支闭塞出现 Weber 综合征、Benedit 综合征,脑桥支闭塞出现 Millard-Gubler 综合征(展神经、面神经麻痹,对侧肢体瘫痪)、Foville 综合征(同侧凝视麻痹、周围性面瘫,对侧偏瘫)。

(3)小脑后下动脉或椎动脉闭塞综合征:小脑后下动脉或椎动脉闭塞综合征或称延髓背外侧综合征是脑干梗死中最常见的类型。主要表现:①眩晕、呕吐、眼球震颤(前庭神经核);②交叉性感觉障碍(三叉神经脊束核及对侧交叉的脊髓丘脑束受损);③同侧 Horner 征(交感神经下行纤维受损);④吞咽困难和声音嘶哑(舌咽、迷走神经受损);⑤同侧小脑性共济失调(绳状体或小脑受损)。由于小脑后下动脉的解剖变异较多,使临床症状复杂化,有不典型的临床表现。

(4)双侧脑桥基底部梗死出现闭锁综合征:患者四肢瘫痪,意识清楚,不能讲话和吞咽,仅能以目示意。

(5)小脑梗死:由小脑上动脉、小脑后下动脉、小脑前下动脉等闭塞所致。常有眩晕恶心、呕吐、眼球震颤、共济失调、站立不稳。可有颅内压增高症状。

四、实验室检查

(一)CT 检查

多数脑梗死病例于发病后 24 小时内 CT 检查示密度变化,24～48 小时后逐渐显示与闭塞血管供血区一致的低密度梗死灶,如梗死灶体积较大则可有占位效应。如病灶较小或脑干、小脑梗死则 CT 检查可不显示。

(二)MRI 检查

脑梗死数小时内,病灶区即有 MRI 信号改变,与 CT 相比,MRI 具有显示病灶早的特点,能早期发现大面积脑梗死,清晰显示小病灶及后颅凹的梗死灶,病灶检出率 95%。功能性 MRI 如弥散加权 MRI 可在缺血早期发现病变,发病后半小时可显示长 T_1、长 T_2 梗死灶。增强 MRI 检查平扫更为敏感。

(三)血管造影

DSA 或 MRA 造影显示血管狭窄和闭塞的部位,可显示动脉炎、Moyamoya 病、动脉瘤和血管畸形等。

(四)脑脊液检查

通常情况下,脑脊液压力、常规及生化检查正常,大面积脑梗死时压力可有增高,出血性脑梗死时脑脊液中可见红细胞。如已经确诊为脑梗死,则不必进行脑脊液检查。

(五)其他

彩色经颅多普勒超声检查(TCD)可发现颈动脉及颈内动脉的狭窄,动脉粥样硬化斑或血栓形成。虽然 SPECT 能早期显示脑梗死的部位、程度和局部脑血流改变,PET 能显示脑梗死灶的局部脑血流、氧代谢及葡萄糖代谢,并检测缺血半暗带及对远隔部位代谢的影响,但由于费用昂贵,难以在脑梗死诊断中广泛应用。

五、诊断及鉴别诊断

(一)诊断要点

(1)起病较急,多发病于静息状态下。

(2)多见于有高血压病、动脉粥样硬化、糖尿病及心脏病病史的中老年人。

(3)一般无头痛、呕吐、昏迷等全脑症状。

(4)有颈内动脉系统和/或椎-基底动脉系统的体征和症状,这些症状与体征可在发病后数小时至数天内逐渐加重。

(5)头颅 CT、MRI 检查可发现梗死灶,排除脑出血和炎症性疾病等。

(二)鉴别诊断

1.脑出血

临床上,脑梗死主要应与脑出血进行鉴别。比较而言,脑出血起病更急,常有头痛、呕吐等颅内压增高症状及不同程度的意识障碍,血压增高明显,典型者不难鉴别。但大面积梗死与脑出血,以及轻型脑出血与一般脑梗死的临床症状相似,鉴别困难,往往需要行 CT 等检查才能鉴别。

2.脑梗死

起病急骤,一般临床症状常较轻,常有心脏病史,特别是有心房纤颤、感染性心内膜炎、心肌梗死或其他易产生栓子的疾病时可考虑脑栓塞。

3.颅内占位病变

某些硬膜下血肿、颅内肿瘤、脑脓肿等发病也较快,可出现偏瘫等症状,类似梗死症状,应注意有无高颅内压的症状及体征,CT 及 MRI 检查可鉴别。

六、治疗

(一)治疗总体思路

脑血栓形成具有起病急、病变进展快、神经病损不可逆的特点,急性期及早实施正确的治疗方案,可显著提高临床疗效。目前多采用中西医结合综合治疗,具体的治疗原则如下。

(1)早期治疗,尽早发现,及时就诊,迅速处理,力争早期溶栓治疗。

(2)基于脑梗死后的缺血瀑布及再灌注损伤的病理改变进行综合脑保护。

(3)根据个体特点制订综合治疗方案。中医学的辨证论治在体现个体化治疗方面显示了一定的优势,故应采用中西医结合药物治疗与其他疗法并举的多元化治疗措施。有条件者可组建由多学科医师参与的脑卒中病房,将急救、治疗和康复结合为一体,使个体化治疗更具特点。

(4)整体化观念。治疗脑血栓形成要考虑脑与心脏及其他器官功能的相互影响,如脑心综合征、多脏器衰竭等。对于重症病例要积极防治并发症,采取对症支持疗法。

(5)对卒中的危险因素应及时给予预防性干预措施,最终达到挽救生命、降低病残率及预防复发的目的。

(6)后遗症期治疗。中医药综合治疗方法如针刺、推拿等康复方法有助于神经功能的恢复。

(二)中医学治疗

缺血性中风多以中经络为主,急性期多属风痰瘀血,痹阻脉络,痰热腑实,风痰上扰,肝阳暴亢,风火上扰等证。亦可因痰热内盛而壅闭心神,转化为中脏腑重证,恢复期多见气虚血瘀、阴虚风动证。出血性中风多为中脏腑,可迅速出现闭证甚或脱证,亦可表现为肝阳暴亢、风火上扰、脉络空虚、风邪入中证。在临床上两者无截然分别,临证应随机而变。

1.辨证论治

(1)肝阳上亢证。

症状:平素头晕头痛,耳鸣目眩,突然发生口眼喁斜,舌强语謇,或手足重滞,甚则半身不遂,或伴麻木等症,舌质红、苔黄,脉弦。

病机:肝阳暴亢,风火上扰。

治法:平肝潜阳,活血通络。

方药:天麻钩藤饮加减。夹有痰浊、胸闷、恶心、苔腻者,加陈胆星、郁金;头痛较重者,加羚羊角、夏枯草以清肝息风;腿足重滞者,加杜仲、寄生以补益肝肾。

(2)风痰瘀血,痹阻脉络证。

症状:肌肤不仁,手足麻木。突发口眼㖞斜,语言不利,口角流涎,舌强语謇,甚则兼见手足拘挛,关节酸痛,恶寒发热。舌苔薄白,脉浮数。

病机:风痰瘀血,痹阻脉络。

治法:祛风化痰通络。

方药:真方白丸子加减。语言不清者加葛根、石菖蒲、远志;痰瘀交阻,舌暗紫有痕,脉细涩者,可酌加丹参、桃仁、红花、地龙、赤芍等活血化瘀。

(3)痰热腑实,风痰上扰证。

症状:半身不遂,舌强语謇或不语,口眼㖞斜,偏身麻木,口黏痰多,腹胀便秘头晕目眩,舌红苔黄腻或黄厚燥,脉弦滑。

病机:痰热腑实,风痰上扰心神。

治法:通腑泄热,化痰理气。

方药:星蒌承气汤加减。热证明显者加黄芩、山栀;津亏者加生地、麦冬;不语者加郁金、石菖蒲。

(4)气虚血瘀证。

症状:肢体不遂,软弱无力,形体肥胖,气短声低,面色萎黄,舌质淡暗或有瘀斑,苔薄或厚,脉细弱或沉弱。

病机:气虚血滞,瘀血阻络。

治法:益气养血,化瘀通络。

方药:补阳还五汤加减。本方益气养血、化瘀通络,适用于气虚血滞而无风阳痰热表现之半身不遂、口眼㖞斜,或语言謇涩之证。药用黄芪补气以养血;桃仁、红花、赤芍、归尾、川芎养血活血,化瘀通经;地龙、牛膝引血下行,通络。血虚甚,加枸杞、首乌藤以补血;肢冷,阳失温煦,加桂枝以温经通脉;腰膝酸软,加川续断、桑寄生、杜仲,以壮筋骨、强腰膝;阴虚,加生地黄、玄参;瘀热,加丹皮、赤芍。

(5)阴虚风动证。

症状:突然发生口眼㖞斜,舌强语謇,半身不遂;平素头痛头晕,耳鸣目眩,腰膝腿软;舌红,苔黄,脉弦细而数或弦滑。

病机:肾阴虚损,肝风内动。

治法:滋阴潜阳,镇肝息风。

方药:镇肝息风汤加减。若面红口干、舌红少苔者,加生地、熟地、首乌藤、枸杞子;头目眩晕者,加珍珠母、夏枯草;心中热甚者,加生石膏;痰多者加胆南星;大便不实者,加龟板、代赭石、赤石脂。

(6)脉络空虚,风邪入中证。

症状:手足麻木,肌肤不仁或突然口眼㖞斜,语言不利,口角流涎,甚则半身不遂;兼见恶寒发热,肢体拘急,关节酸痛;舌苔薄白,脉浮弦或弦细。

病机:脉络空虚,风邪入中。

治法:祛风通络,养血和营。

方药:大秦艽汤加减。若仅见口眼㖞斜而无半身不遂等症者,可用牵正散加荆芥、防风、白芷;兼表热者,加银花、连翘、薄荷;必要时,加红花以活血化瘀。

(7)痰热内闭清窍证。

症状:突然昏仆,口噤目张,气粗息高,或两手握固,或躁扰不宁,口眼㖞斜,半身不遂,昏不知人,颜面潮红,大便干结;舌红,苔黄腻,脉弦滑数。

病机:痰热内闭,上扰清窍。

治法:清热化痰,醒神开窍。

方药:首先灌服(或鼻饲)至宝丹或安宫牛黄丸以辛凉开窍,加牛膝、竹沥、天竺黄、石菖蒲,继以羊角汤加减。若风火激荡较剧,去柴胡、薄荷,加牛膝、竹沥、天竺黄、石菖蒲,必要时送服猴枣散;便结,加大黄。

(8)痰湿蒙闭心神证。

症状:突然昏仆,不省人事,牙关紧闭,口噤不开;痰涎壅盛,静而不烦,四肢欠温;舌淡,苔白滑而腻,脉沉。

病机:痰湿蒙闭,上扰心神。

治法:辛温开窍,豁痰息风。

方药:急用苏合香丸灌服,继用涤痰汤加减。若痰涎壅盛,加蛇胆、陈皮末、皂角;风盛,加大麻、钩藤、僵蚕。

(9)元气败脱,心神涣散证。

症状:突然昏仆,不省人事,目合口开,鼻鼾息微,手撒肢冷,汗多不止,二便自遗,肢体软瘫;舌萎,脉微欲绝。

病机:元气败脱,心神涣散。

治法:益气回阳,救阴固脱。

方药:立即用大剂参附汤合生脉散加减。若汗出不止者,加黄芪、龙骨、牡蛎、山茱萸;阳回后,如见面赤足冷,虚烦不安,脉极弱、浮大无根,乃真阴亏损、虚阳浮越之象,可用地黄饮子以峻补真阴,且温肾扶阳。

2.辨病、辨证结合治疗

根据缺血性中风中医学临床实际和现代医学研究成果,结合早期大量基础与临床研究成果,提出气阴两虚是缺血性中风的病理本质,是致瘀血,或痰瘀、热瘀、风痰、风火及痰蒙、热闭等标实之本,相应提出气阴两虚、瘀血阻络是缺血性中风的基本病机和证型,构建了相应的辨证论治方案、治疗思路、方法、方药等。主要辨病辨证相结合的治疗方法如下。

基本证型:气阴两虚、瘀血阻络。

症状:以半身不遂为主症,或有言语謇涩,口舌㖞斜,偏身麻木,神志清楚或恍惚;少苔或薄苔,舌质淡暗或舌有紫斑、舌质嫩、舌质少津,脉细弱等。

治法:养阴、益气、活血。

方药:养阴益气活血方(养阴通脑颗粒)随证加减。基本处方组成:生地黄、石斛、黄芪、葛根、水蛭、川芎。

随证加减:兼风痰,宜祛风化痰,加天南星、半夏等或真方白丸子加减;兼风火上扰,宜平肝潜阳,加天麻、钩藤、羚羊角等;兼痰热腑实,宜通腑、化痰,加大黄、虎杖、瓜蒌等;兼痰湿蒙神,宜辛温开窍、豁痰,急配用苏合香丸;兼痰热内闭,宜清热化痰、开窍,急配用安宫牛黄丸或清开灵注射液等;兼热毒,宜清热解毒,加黄芩、黄连等;兼肾虚,宜补肾,加巴戟天、川续断等;兼湿,宜利湿,加茯苓、泽泻等。

3.中药制剂

(1)丹红注射液:静脉滴注,每次 10～60 mL,加入 5％葡萄糖注射液 100～500 mL 稀释后缓慢滴注,每天 1～2 次。用于中风病血瘀诸证。

(2)脑心通胶囊:一次 2～4 粒,每天 3 次。口服。功效:益气活血,化瘀通络。用于气虚血滞、脉络瘀阻所致的中风中经络,症见半身不遂、肢体麻木、口眼㖞斜、舌强语謇等。

(3)中风回春胶囊:一次 4～6 片,每天 3 次,口服。功效:活血化瘀,舒筋通络。适用于中风,阿尔茨海默病,高脂血症,冠心病。

(4)谷红注射液:一次 10～20 mL,用 5％或 10％葡萄糖注射液或氯化钠注射液 250～500 mL 稀释,静脉滴注,一天 1 次。10～15 天为 1 个疗程。适应证为脑血管疾病如脑供血不足、脑血栓、脑栓塞及脑出血恢复期。

(5)人参再造丸:每次 1 丸,每天 2 次。具有温阳补气、滋阴养血、疏风豁痰、活血化瘀之效,用于风痰瘀血痹阻经络引起的中风偏瘫、语言不利、口眼㖞斜。

(6)华佗再造丸:一次 4～8 g,每天 2～3 次;重症一次 8～16 g;口服。

功效:活血化瘀,化痰通络,行气止痛。用于痰瘀阻络之中风恢复期和后遗期,症见半身不遂、拘挛麻木、口眼㖞斜、言语不清。

此外,临证时还可选用龙生蛭胶囊、清开灵注射液、醒脑静脉注射液、脉络宁注射液、稳心颗粒、参麦注射液等。

4.针灸疗法

(1)针灸具体取穴及针刺手法视病情选定,常用穴位有以下几组。①上肢瘫痪:大枢、肩井、曲池、手三里、外关、合谷、三间、尺泽、曲泽、内关、大陵等。②下肢瘫痪:环跳、风门、伏兔、阳陵泉、足三里、悬钟、昆仑、丘墟、三阴交、委中、曲泉、商丘等。③语言謇涩:廉泉、哑门、通里、三阴交、太溪,舌强加金津、玉液。

(2)推拿疗法:主要适用于中风病各期半身不遂的重症。用推、拿、擦、按、擦、捻、搓,取穴常用风池、肩髃、大井、手三里、合谷、环跳、阳陵泉、委中、承山等,以患侧为主。

(李 倩)

第三节　腔隙性脑梗死的中医治疗

一、概述

腔隙性脑梗死是长期高血压引起脑深部白质及脑干穿通动脉病变和闭塞,导致的缺血性梗死,缺血、坏死和液化脑组织由吞噬细胞移走形成腔隙,故称为腔隙性梗死。这种梗死多发生在脑的深部,尤其是基底节区、丘脑和脑桥。梗死灶较小,直径一般不超过1.5 cm。约占急性缺血性脑卒中的 20％,是脑梗死的一种常见类型,好发于 70～80 岁的老年人,8％左右发生于50 岁以下。尸检发生率为 6％～11％。

二、病因病机

根据中医学理论,本病的发病机制乃元气亏虚,肝肾阴阳失调。以肝肾阴亏、肝阳上亢、肝风内动为本,以风、火、痰、瘀为标。《医林改错》云:"元气亏,经络自然空虚,有空虚之隙,难免其气向一边归并。"《医学衷中参西录》云:"气血虚者,其经络多瘀滞……以化其瘀滞则偏枯、痿废自易愈也。"腔隙性脑梗死的临床所见,大多有病程较长的高血压、糖尿病、高血脂等病史,且年龄偏大。患者年迈,肾元已亏,水不涵木,木少滋荣,易出现肝阳偏亢,虚风内动。正气亏虚,气不行血,脑脉失养,终致气虚血瘀,脑窍失润。在肝肾阴阳失调的基础上,若因情志不调,往往急性发病,可以表现为肝阳化风,若因饮食失宜,伤及脾运,或肝阳化火炼液为痰,还可表现为风痰阻络、上蒙清窍的证候。

三、临床表现

本病大多呈急性或亚急性起病,出现偏瘫等局灶体征。也有少数临床无局灶体征者,或者仅表现为头痛、头晕。

腔隙性脑梗死的临床表现决定于腔隙的独特位置,由此可将其临床症状归纳为 20 多种类型。①纯运动性轻偏瘫;②纯感觉性卒中或 TIA;③共济失调性轻偏瘫;④构音障碍-手笨拙综合征;⑤合并运动性失语的轻偏瘫;⑥面部幸免的轻偏瘫;⑦中脑丘脑综合征;⑧丘脑性痴呆;⑨合并水平凝视麻痹的轻偏瘫;⑩合并动眼神经瘫的交叉轻偏瘫;⑪合并展神经瘫的交叉轻偏瘫;⑫合并神经错乱的轻偏瘫;⑬合并动眼神经瘫的交叉小脑共济失调;⑭感觉运动性卒中(丘脑内囊综合征);⑮半身投掷动作;⑯基底动脉下部分支综合征;⑰延髓外侧综合征;⑱桥延外侧综合征;⑲记忆丧失综合征;⑳闭锁综合征(双侧轻偏瘫);㉑其他,包括一侧下肢无力,易于跌倒,纯构音障碍,急性丘脑张力障碍。临床上较为常见的有以下 5 型。

(一)纯运动性轻障碍

纯运动性轻障碍为腔隙综合征中最常见类型,占 60％左右。表现为一侧的轻偏瘫,而不伴有失语、感觉障碍或视野缺损。病灶多在对侧放射冠、内囊、脑桥或延脑。

(二)纯感觉性障碍

纯感觉性障碍也是常见腔隙性脑梗死类型。表现为一侧面部与肢体有麻木、牵拉、发热、针刺与沉重感,无偏瘫、偏盲或失语等。多为主观感觉异常,检查时极少有客观感觉缺失体征。感觉在正中线无交叉,病灶多在对侧丘脑腹中间核。

(三)构音障碍-手笨拙综合征

构音障碍-手笨拙综合征表现为严重的构音障碍。可伴有吞咽困难、中枢性面瘫、舌瘫与锥体束征,病灶对侧偏身共济失调。上肢重于下肢,无力与笨拙,手的精细运动欠准确,指鼻实验不稳。病灶在脑桥基底部上、中 1/3 交界或内囊膝部及前肢。

(四)共济失调性轻偏瘫

共济失调性轻偏瘫表现为共济失调和无力,下肢重于上肢,伴有锥体束征。共济失调不能完全用无力来解释。多为对侧放射冠汇集至内囊处,或在脑桥基底部皮质脑桥通路受损所致。

(五)感觉、运动性障碍

感觉、运动性障碍表现为感觉障碍比瘫痪重,无意识障碍及失语。病灶位于丘脑腹后外侧核及内囊后肢。

四、实验室检查

(一)CT 检查

可见深穿支供血区单个或多个直径 2～15 mm 的病灶,呈圆形、卵圆形、长方形或楔形腔隙性阴影,边界清晰,无占位效应,增强时可见轻度斑片状强化。以基底节、皮质下白质和内囊多见,其次为丘脑及脑干,阳性率为 60％～96％。CT 检查对腔隙性梗死的发现率与病灶的部位、大小及检查的时间有关。CT 检查可发现直径 2 mm 以上,体积 0.1 mL 以上的腔隙病灶,但由于伪影的干扰使脑干的腔隙病灶不易检出。CT 检查最好在发病 7 天内进行。腔隙性梗死发病10 天内的检出率通常为 79％,3 个月内检出率 92％,7 个月内检出率 69％。

(二)MRI 检查

显示腔隙病灶呈 T_1 信号或低信号,T_2 高信号,T_2 加权像阳性率几乎可达 100％。与 CT 检查相比,可清晰显示脑干病灶;可对病灶进行准确定位,并能区分陈旧性腔隙系由于腔隙性梗死或颅内小出血所致,是最有效的检查方法。

(三)其他

脑电图、脑脊液检查及脑血管造影无肯定的阳性发现。PET 和 SPECT 检查通常在早期即可发现脑组织的缺血变化。颈动脉多普勒超声检查可发现颈动脉粥样硬化斑块。

五、诊断及鉴别诊断

(一)诊断要点

目前,国内外尚无统一的诊断标准,以下标准可资参考。

(1)中年以后发病,有长期高血压病史。

(2)临床表现符合腔隙综合征之一。

(3)CT 或 MRI 等影像学检查可证实存在与神经功能缺失一致的病灶。

(4)EEG、腰椎穿刺等检查均无肯定的阳性发现。

(5)预后良好,多数患者可于短期内恢复。

(二)鉴别诊断

腔隙综合征的病因除梗死之外,还包括小量脑出血、感染、囊虫病、Moyamoya 脑脓肿、颅外段颈动脉闭塞、脑桥出血、脱髓鞘病和转移瘤等,故在临床诊断中应注意鉴别非梗死性腔隙病变。

六、治疗

(一)治疗总体思路

目前尚无有效的治疗方法。由于腔隙性梗死大多发生在终末支,没有侧支循环,故治疗主要在于预防疾病的复发,必要时可针对病因及症状做出相应处理。急性期应避免溶栓、过度脱水、降血压过猛等不适当的治疗;恢复期要控制好血压,防止复发。中医学可采用益气养阴、活血化瘀类中药,因其作用综合而和缓,对神经功能康复颇有益处,可参考脑血栓形成进行辨治。

(二)辨证治疗

根据本病的临床表现,中医学辨证时大多分为风痰阻络、气虚血瘀、痰(湿)瘀痹阻、风火上扰4型。

1.风痰阻络

临床表现:头昏头重,甚者头重如裹,肢沉乏力、麻木,舌强语謇,舌质淡红、苔薄腻,脉弦滑。

治法:养血息风,化痰通络。

方剂及组成:大秦艽汤加减。秦艽、羌活、独活、赤芍、当归、防风、生地黄、细辛、全蝎、胆南星、炙僵蚕、乌梢蛇、地龙、茯苓、白芷等。

2.气虚血瘀

临床表现:半身酸软乏力,头昏头痛,语言謇涩,小便频,偶有心悸、胸闷痛,舌质暗紫、苔薄白,脉细涩。

治法:益气,活血,通络。

方剂及组成:补阳还五汤加减。黄芪、当归、赤芍、地龙、丹参、川芎、石菖蒲、太子参、桃仁、红花、罗布麻叶等。

3.痰瘀痹阻

临床表现:头昏沉重或头痛,语謇肢麻或行走不利,舌暗苔腻,脉滑。

治法:活血祛瘀,化痰通络。

方剂及组成:血府逐瘀汤合温胆汤加减。当归、桃仁、红花、枳壳、赤芍、柴胡、牛膝、陈皮、半夏、茯苓、炙僵蚕、丹参、水蛭、远志、石菖蒲、泽兰等。

4.风火上扰

临床表现:头目眩晕或头痛,肢麻或步态不稳或肢抖,目胀耳鸣,心烦失眠,舌质红、苔薄黄,脉弦数。

治法:疏风散邪,清热降火。

方剂及组成:天麻钩藤饮加减。天麻、川芎、石决明、栀子、牛膝、葛根、桑寄生、夜交藤、炙僵蚕、胆南星、续断、益母草、制首乌、制黄精等。

(三)验方精选

1.天蝎蜈蚣汤

天麻15 g,全蝎12 g,蜈蚣3条,丹参30 g,赤芍15 g,川芎15 g,胆南星9 g,石菖蒲15 g,远志15 g,地龙15 g,炙黄芪30 g,川牛膝15 g,鸡血藤15 g,千年健15 g,伸筋草15 g,甘草30 g。若兼有冠心病见胸闷心悸诸症,加瓜蒌30 g,檀香12 g,砂仁9 g,太子参15 g。兼糖尿病见消瘦、口干、舌红加生石膏30 g,白芍15 g,葛根15 g,黄连6 g。兼高血压见眩晕、耳鸣,加罗布麻15 g,夏枯草15 g,钩藤15 g,生石决明30 g。兼高脂血症加生山楂30 g,绞股蓝15 g,决明子30 g等。上述药物每天1剂,15天为1个疗程。

2.复元益气活血汤

黄芪20~30 g,党参、淫羊藿、红花、陈皮、蒲黄各10 g,水蛭10~15 g,全蝎6 g,川芎、赤芍、补骨脂各15 g,山楂25 g。每天1剂,用水煎取250 mL,分2次温服,15天为1个疗程。

3.养阴和瘀方

虎杖20 g,炮甲片10 g,丹参15 g,川芎12 g,枸杞子15 g,首乌12 g,生地黄10 g,制黄精20 g。水煎服,每天1剂,14天为1个疗程。

4.祛瘀通络方

乳香 10 g,没药 10 g,胆南星 10 g,当归 24 g,丹参 15 g,黄芪40 g,法半夏 12 g,茯苓 20 g。水煎服,每天 1 剂,30 天为 1 个疗程。

(四)选用中药制剂治疗

如脑心通胶囊、中风回春胶囊、丹红注射液、龙生蛭胶囊、华佗再造丸、复方血栓通胶囊、通心络胶囊、谷红注射液、脉络宁注射液、血栓通注射液、稳心颗粒、人参再造丸、参麦注射液等。

（李　倩）

第四节　脑出血的中医治疗

一、概述

脑出血(intracerebral hemorrhage,ICH)是指原发性非外伤性脑实质内出血,又称原发性或自发性脑出血。发病率为每年 60/10 万～80/10 万,发病年龄介于 50～70 岁,男性多于女性,在我国占全部脑卒中的 20%～30%,急性期病死率为 30%～40%。通常按出血部位、稳定与否及病因等分为不同类型的脑出血。原发性脑出血的病理机制复杂,病因多样,绝大部分为高血压伴发的小动脉病变在血压骤然升高时破裂所致,称为高血压性脑出血。常形成大小不等的脑内血肿,有时穿破脑实质形成继发性脑室内出血和/或蛛网膜下腔出血。以冬春季好发,起病急骤,主要临床表现为头痛、呕吐、意识障碍、偏瘫、偏身感觉障碍和偏盲等。

本病属于中医学"中风病"范畴。

二、病因病机

本病的发生,主要因素在于患者素体气血亏虚,心、肝、肾三脏阴阳失调。加以忧思恼怒,或饮酒饱食,或房劳过度,或外邪侵袭等诱因,以致气血运行受阻,肌肤筋脉失于濡养;或阴亏于下,肝阳暴涨,阳化风动,血随气逆,夹痰夹火,横窜经隧,蒙蔽清窍,形成上实下虚、阴阳互不维系的危急证候。

(一)正气不足,络脉空虚

气虚腠理不密,卫外不固,风邪乘虚入中经络,气血痹阻,肌肤筋脉失于濡养;或患者痰浊素盛,外风引动痰湿流窜经络而引起口眼㖞斜、半身不遂等症。《金匮要略·中风历节病脉证并治》云:"寸口脉浮而紧,紧则为寒,浮则为虚,寒虚相搏,邪在皮肤;浮者血虚,络脉空虚,贼邪不泻,或左或右;邪气反缓,正气即急,正气引邪,㖞僻不遂。"

(二)烦劳过度,年老体衰

肾阴虚,肝失所养,肝阳日见亢盛。加以情志过极,或嗜酒劳累、气候影响等诱因作用下,致使阴亏于下,肝阳上亢,阳化风动,气血下冲,心神昏愦,发为中风。正如《景岳全书·非风》所说:"猝倒多由昏愦,本皆内伤积损颓败而然。"

(三)五志过极,阳亢风动

暴怒伤肝,阳亢风动,引及心火,风火相煽,热盛风动,气血行于上,心神昏而卒倒无知,发为本病。《素问·玄机原病式·火类》云："多因喜、怒、思、悲、恐之五志有所过极而卒中者,由五志过极,皆为热甚之故也。"

(四)饮食不节,痰浊蒙窍

嗜酒肥甘,或中气虚弱,脾虚聚湿生痰或木火克土,内生痰浊,以致痰火蒙蔽清窍,突然昏仆,喁僻不遂。此即《丹溪心法·中风》所谓:"湿土生痰,痰生热,热生风也。"

总之,出血性中风的病因病机主要是人体正气不足,在某些外因的影响下,导致脏腑气血阴阳失调,肝肾阴虚,肝阳上亢,肝风内动,夹痰横窜经络,蒙蔽清窍,或瘀血阻滞脑脉所引起的一种极为严重的疾病。若遇本病重症,阴阳互不维系,致神志散乱、元气外脱则成危候。病位于脑,涉及心、肝、肾等脏腑;病性本虚标实,上盛下虚。

三、临床表现

发病年龄常在 50～70 岁,多数有高血压史,冬、春季节发病较多。起病常突然而无预兆,少数患者有前驱症状,包括头昏头痛、肢体麻木或活动不便、口齿不清,可能与血压增高有关。多在活动或情绪激动时发病,症状常在数小时内发展至高峰。急性期的主要表现有:头痛、头晕、呕吐、意识障碍、肢体瘫痪、失语、大小便失禁等。发病时常有显著的血压升高,一般在 24.0/14.7 kPa(180/110 mmHg)以上;体温升高,尤其是脑桥出血常引起高热,此因脑干内下丘脑脊髓交感神经束受损,影响汗液分泌和散热功能。大多数患者脑膜刺激征阳性,瞳孔常有双侧不等,可见动脉粥样硬化、出血。常有心脏异常体征。可因出血部位及出血量不同而临床症状不一,常见的有以下几类。

(一)基底节区(内囊区)出血

基底节区(内囊区)出血占全部脑出血的 70%,其中壳核出血最为常见,约占全部脑出血的60%。壳核出血表现为突发病灶对侧偏瘫、偏身感觉障碍和同向偏盲,双眼球向病灶对侧同向凝视不能,主侧半球可有失语、失用。壳核出血系豆纹动脉尤其是其外侧支破裂引起,据血肿发展方向不同,将壳核出血分为壳核外侧型出血和壳核内侧型出血。

(二)丘脑出血

丘脑出血占全部脑出血的 10%。急性起病,95% 在数小时内达高峰。突发对侧偏瘫、偏身感觉障碍和同向偏盲(表现为上视障碍,或凝视鼻尖),但其上下肢瘫痪为均等,深浅感觉障碍,以深感觉障碍明显,意识障碍多见。出血常波及下丘脑或破入第三脑室,可出现昏迷加深、瞳孔缩小,去皮质强直等;累及丘脑中间腹侧核可出现运动性震颤帕金森综合征;累及优势侧丘脑可有丘脑性失语,可伴有情感改变(欣快、淡漠或无欲状),视听幻觉及定向、记忆障碍。

(三)尾状核头出血

尾状核头出血较少见,与蛛网膜下腔出血相似,仅有脑膜刺激征而无明显瘫痪,可有对侧中枢性面舌瘫。

(四)脑叶出血(皮质下白质出血)

不经 CT 检查则难以诊断,应用 CT 检查以后发现脑叶出血约占脑出血的 10%,仅次于壳核出血。发病年龄 11～80 岁,40 岁以下占 30%。临床表现以头痛、呕吐等颅内压增高症状及脑膜刺激征为主,也可出现各脑叶的局灶症状,如单瘫、偏盲、失语等。抽搐较其他部位出血常见,昏迷较少见,部分病例缺乏脑叶的定位症状。脑叶出血多数预后良好,约 10% 患者死亡。脑叶出血常由脑动静脉畸形、moyamoya 病、血管淀粉样病变、肿瘤等所致。出血以顶叶最常见,其次为颞叶、枕叶、额叶,也可有多发脑叶出血。

(五)脑桥出血

脑桥出血占脑出血的8%～10%,轻症或早期检查时可发现单侧脑桥损害的体征,如出血侧的面神经和外展神经麻痹及对侧肢体弛缓性偏瘫(交叉性瘫痪),头和双眼凝视瘫痪侧。测量出血在5 mL以下者,预后良好。重症脑桥出血多数很快波及对侧,患者迅速出现昏迷、四肢瘫痪,大多呈弛缓性,少数呈去大脑强直,双侧病理征阳性,双侧瞳孔极度缩小呈针尖样,但对光反应存在;持续高热,明显呼吸障碍,眼球浮动,呕吐咖啡样胃内容物等。病情常迅速恶化,多数在24～48小时内死亡。

(六)小脑出血

小脑出血约占脑出血的10%。好发于一侧半球齿状核部位。多数表现为突发眩晕频繁呕吐,一侧肢体共济失调而无明显瘫痪,枕部头痛,可有眼球震颤,一侧周围性面瘫但无肢体瘫痪为其常见的临床特点;少数为急性进行性,类似小脑占位性病变。重症大量出血者呈迅速进行性颅内压增高,发病时或发病后12～24小时内出现昏迷及脑干受压症状。常在48小时内因急性枕骨大孔疝而死亡。

(七)脑室出血

脑室出血分原发性与继发性。继发性系指脑实质出血破入脑室者,如壳核出血常侵入内囊和破入侧脑室,使血液充满脑室系统和蛛网膜下腔;丘脑出血常破入第三脑室或侧脑室,向外可损伤内囊;脑桥或小脑出血可直接破入蛛网膜下腔或第四脑室。原发性者少见,占脑出血的3%～5%,由脑室内脉络丛或室膜管下动脉破裂出血,血流直接流入脑室所致。小量出血表现为头痛、呕吐、脑膜刺激征,一般存在意识障碍;大量出血者表现为突然昏迷、脑膜刺激征、四肢弛缓性瘫痪,可出现阵发性强直性痉挛或去大脑强直状态,自主神经功能紊乱较突出,面部充血多汗,预后极差。

四、实验室检查

(一)CT检查

头颅CT检查为脑出血疑似病例的首选检查,因脑出血发病后立即出现高密度影,故可与脑梗死鉴别。CT检查可显示血肿的部位、大小,是否有占位效应,是否破入脑室或蛛网膜下腔,及是否出现梗阻性脑积水等。在病初24小时内,出血灶呈高密度块状影,边界清楚;48小时后在高密度出血灶周围出现低密度水肿带,边界常较模糊,但出血1～2周后,随着血肿液化、吸收,病灶区密度始逐渐减低,最后可与周围脑实质密度相等或成为低密度改变。严重贫血患者出血灶可呈等或稍低密度改变。CT检查对于脑出血的确诊和指导治疗均有肯定意义。

(二)MRI检查

检查急性期对幕上及小脑出血的价值不如CT检查,但诊断脑干出血优于CT检查。病程4～5周后CT不能辨认脑出血时,MRI仍可明确分辨。可区别陈旧性脑出血和脑梗死 MRI较CT检查易发现脑血管畸形。

(三)数字减影脑血管造影(DSA)

脑血管造影只在考虑手术清除血肿或需排除其他疾病时才进行。怀疑脑血管畸形、烟雾病、血管炎等可行DSA检查,尤其是血压正常的年轻患者,应行此项检查,以查明病因、预防复发。

(四)脑脊液检查

脑脊液压力一般多增高,常呈洗肉水样均匀血性。有明显颅内压增高者,腰椎穿刺术有诱发脑疝的危险,因此,仅在不能进行头颅 CT 检查且临床无明显颅内压增高表现时进行。怀疑小脑出血者禁行腰椎穿刺术。

(五)其他

还应行血、尿、便常规及肝功能、血糖、心电图等检查。

五、诊断及鉴别诊断

(一)诊断要点

典型者诊断不困难,有以下几类特点。

(1)50 岁以上,多有高血压病史,在体力活动或情绪激动时突然起病,发病迅速。

(2)早期有意识障碍及头痛、呕吐等颅内压增高症状,并有脑膜刺激征及偏瘫失语等局灶症状。

(3)头颅 CT 检查示高密度阴影。

(二)鉴别诊断

(1)有明显意识障碍者,应与可引起昏迷的全身性疾病如肝性脑病、尿毒症、糖尿病酮症酸中毒昏迷、低血糖、药物中毒、一氧化碳中毒等相鉴别。此类疾病多无神经系统局灶定位体征,但有时全身性疾病与脑出血可同时存在。

(2)有神经系统局灶定位体征者,应与其他颅内压增高性病变、闭合性脑外伤特别是硬膜下血肿、脑膜炎、脑炎相鉴别。

(3)考虑为脑血管疾病后,应与脑梗死及蛛网膜下腔出血鉴别。单从临床表现分析,鉴别轻症脑出血与脑梗死还是很困难的,此时可行 CT 检查以资诊断。

六、治疗

(一)治疗总体思路

脑出血的急性期以西医治疗为主,应采取积极合理的治疗,以挽救患者生命,降低神经功能残废程度和复发率。应用脱水药物控制脑水肿,降低颅内压,预防和治疗脑病;应用降血压药物控制血压,预防再出血;积极预防控制并发症是抢救患者的关键;符合手术适应证的患者应立即采取手术治疗。

中医中药静脉注射剂,如醒脑静脉注射射液、清开灵注射液等,因其具有脱水、促醒和促进血肿吸收的作用,已广泛应用于临床,在降低存活患者致残率和致残程度方面,显示了一定疗效。恢复期应用中医中药和针灸、推拿、理疗药物穴位注射等,有其独特确切的作用。

(二)中医治疗

脑出血,中医学称之为"出血性中风",病因病机一般可归纳为风、火、痰、气、瘀、虚,这 6 个方面可同时出现或偏重出现。肝肾阴虚、肝阳上亢是脑出血急性期的诱因,风痰上扰、络破血溢是脑出血的直接病因;出血性中风后,痰瘀、水毒等病理产物互相搏结、郁闭脑窍,是脑出血的主要病理改变;痰热腑实是脑出血病机转归的关键。出血性中风病变部位主要在脑,病性多为本虚标实,上实下虚。本为肝肾阴虚,气血衰少;标为风火相煽,痰湿壅盛,瘀血阻滞,气血逆乱。因痰浊、瘀血、风火等病邪侵袭导致脑络闭阻,故离经之血瘀阻脑络是本病必要条件,而痰、瘀是本病的主要病机因素。疾病早期主要表现为风火证,当疾病向恢复期发展时,风、火邪可缓解或消失,而气虚、阴虚逐渐凸显。

1.辨证论治

(1)肾气亏虚,瘀阻脑络证。

症状:突然发生口眼㖞斜,舌强语謇,半身不遂;平素头痛头晕,耳鸣目眩,腰膝腿软;舌红,脉弦细。

病机:肾气亏虚瘀阻。

治法:补肾益气,活血化瘀。

方药:补肾益气活血方。生地、续断、熟地、黄芪、葛根、山茱萸肉、川芎、丹参、石斛、生水蛭。

补肾益气方药具有抗血栓、降脂、改善血液的流动性、增加脑的灌注、扩血管及抗自由基损伤的作用。益气药促进血行,活血化瘀法不仅可以促进血肿的吸收,减轻脑水肿,降低颅内压,还可改善脑组织供血,防治脑出血后继发的缺血过程。肾虚是衰老之本,血瘀为衰老之标,补肾方药能明显抑制老年人的血小板聚集、释放功能,改善纤溶功能。

(2)气虚血瘀证。

症状:肢体不遂,软弱无力,形体肥胖,气短声低,面色萎黄,舌质淡黯或有瘀斑,苔薄,脉细弱或沉弱。

病机:气虚血瘀,瘀血阻络,血不循经。

治法:益气,活血。

方药:补阳还五汤加减。药以黄芪补气;桃仁、红花、赤芍、川芎等活血祛瘀,瘀散则血行;地龙通行经络。诸药合用,使气旺血行,瘀祛络通,诸症渐愈。高血压脑出血急性期可以通窍活血汤加味治疗,芳香开窍,窍开则气机畅通;加用天麻、钩藤以潜阳息风。

(3)阴虚风动,瘀阻脑络证。

症状:突发口眼㖞斜,语言不利,口角流涎,手足麻木,肌肤不仁,甚则半身不遂;舌红少苔,脉弦细。

病机:阴虚风动,瘀阻血溢。

治法:养阴息风。

方药:养阴息风化瘀汤。生地、石斛、太子参、山茱萸、当归、鳖甲、龟板、白附子、菖蒲、远志。

出血性中风以气阴亏虚为基本病机,在脑出血的恢复期和后遗症期宜用益气养阴之品,如黄芪、生地、石斛、麦冬等,以滋阴祛痰立法,随症加减。上肢偏废者加桂枝;下肢痿弱无力者加牛膝、续断、桑寄生;言语不利者,合用解语丹;口眼㖞斜者,合用牵正散,取得良好疗效。

(4)瘀血内阻证。

症状:突发口眼㖞斜,语言不利,口角流涎,舌强语謇,甚则兼见手足拘挛,关节酸痛,手足麻木。舌质黯或有瘀点,脉涩。

病机:瘀血内阻,血溢脉外。

治法:活血化瘀,利水消肿。

方药:血府逐瘀汤加减。太子参、三七、水蛭、地龙、桃仁、牡丹皮、当归、川芎、赤芍、泽兰、泽泻。

若脑出血急性期,以邪盛标实为主,邪热迫血妄行、血溢脉外而成离经之血(即瘀血),可采用加味牵正散和四物汤标本兼治。

(5)痰浊内闭证。

症状:突然昏仆,口噤目张,气粗息高,或两手握固,或躁扰不宁,口眼㖞斜,半身不遂,昏不知人,颜面潮红,大便干结;舌红,苔黄腻,脉弦滑数。

病机:痰热腑实,痰热上扰。

治法:清热化痰通腑。

方药:清热化痰通腑方。生大黄、玄明粉、厚朴、枳实、法半夏、全瓜蒌。

以通腑法配合清热、化痰、化瘀、清心、开窍等法。

(6)肝阳暴亢,风火上扰证。

症状:平素头晕头痛,耳鸣目眩,突然发生口眼㖞斜,舌强语謇,或手足重滞,半身不遂症,舌质红苔黄,脉弦。

病机:肝阳暴亢,风火上扰。

治法:平肝息风。

方药:出血性中风急性期属于肝阳上亢、肝风内动者,治以平肝潜阳、息风醒脑,用镇肝息风汤加味。早期运用羚羊钩藤汤加味,可促进血肿吸收。

(7)痰热腑实,风痰上扰证。

症状:半身不遂,舌强语謇或不语,口眼㖞斜,偏身麻木,口黏痰多,腹胀便秘,头晕目眩,舌红苔黄腻或黄厚燥,脉弦滑。

病机:痰热腑实,风痰上扰。

治法:清腑泄热,化痰解毒。

方药:通腑泄热方药,并配合选用醒脑静脉注射射液、清开灵注射液、参麦注射液。通腑泄热方药可用:羚羊角粉、玄参、生地黄、生白芍、大黄、枳实、厚朴、牡丹皮、三七。

2.中药制剂

可根据证情选用丹红注射液、龙生蛭胶囊、脑心通胶囊、中风回春胶囊、华佗再造丸、通心络胶囊、谷红注射液、清开灵注射液、醒脑静脉注射射液、复方血栓通胶囊、芪归通络口服液、稳心颗粒、参麦注射液、速效救心丸、麝香保心丸。

(李　倩)

第五节　偏头痛的中医治疗

一、概述

血管性头痛是指头部血管舒缩功能障碍及大脑皮质功能失调,或某些体液物质暂时性改变所引起的临床综合征。以发作性的头部剧痛、胀痛或搏动性痛为特点。典型病例发作前可有眼前闪光,一过性暗点或偏盲,每次发作多为一侧开始,可始终限于一侧,也可扩散到对侧而累及整个头部,常伴有恶心、呕吐或其他自主神经功能紊乱的各种症状。包括偏头痛、丛集性头痛、高血压性头痛、脑血管性疾病(如蛛网膜下腔出血、脑出血、动静脉畸形、颞动脉炎等)、非偏头痛型血管性头痛。在此主要论述临床比较常见的偏头痛。偏头痛是一种常见病、多发病,多起于青春期。全球有10%～15%的人患有偏头痛。我国成年人偏头痛的患病率达7.7%～18.7%,其中女性患者比男性患者多3～4倍。

中医学对偏头痛未设专篇论述,散见于头痛的相关内容。本病相当于中医学的"头风""脑风""偏头痛""偏头风""厥头痛"。《素问·风论》:"风气循风府而上,则为脑风""新沐中风,则为首风",首先提出脑风、首风之名。《素问·五脏生成》还有"头痛巅疾,下虚上实,过在足少阴巨阳,甚则入肾"。张仲景在《伤寒论》六经条文里列有太阳病、阳明病、少阳病、厥阴病头痛,并在厥阴病中指出:"干呕吐涎沫,头痛者,吴茱萸汤主之。"的治法。《济生方·头痛论治》认为头痛是因为血气俱虚,风寒暑湿之邪伤于阳经,伏留不去,乃为厥头痛。《东垣十书》则将头痛分为内伤头痛和外感头痛,根据症状和病因的不同还有伤寒头痛、湿热头痛、偏头痛、真头痛、气虚头痛、血虚头痛、气血俱虚头痛、厥逆头痛等;还在《内经》《伤寒论》的基础上加以发挥,补充了太阴头痛和少阴头痛,这样便成为头痛分经用药的开始。朱丹溪认为头痛多因痰与火,《丹溪心法·头痛》:"头痛多主于痰,痛甚者火多,有可吐者,可下者。""头痛须用川芎,如不愈各加引经药。太阳川芎。阳明白芷。少阳柴胡。太阴苍术。少阴细辛。厥阴吴茱萸。如肥人头痛,是湿痰,宜半夏、苍术。如瘦人,是热,宜酒制黄芩、防风。"《曾济方·头痛附论》曰:"若人气血俱虚,风邪伤于阳经,入于脑中,则令人头痛也。又有手三阴之脉受风寒伏留而不去者名厥头痛。"张景岳则云:"辨证头痛应先审久暂,次辨表里,据脉证虚实而治"。可见中医对于偏头痛早有认识,不仅在病因病机、临床表现有系统的论述,在治疗方面也积累了丰富的经验。

二、病因病机

盖头为"诸阳之会""清阳之府",又为髓海所在,三阳经脉均上循于头面,足厥阴肝经与督脉会于巅顶,五脏六腑之精气,皆上注于头,故凡脏腑经络之病变均可直接或间接影响头邪而发生头痛。本病以内伤为主,内伤诸疾,导致气血逆乱,瘀阻经络,脑失所养,或感受外邪、外伤等因素,导致脑神受扰,均可引起头痛。

(一)情志失调

郁怒忧思,伤及肝木;或肝气郁结,气郁化火,肝阳独亢,上扰清空而引起头痛。

(二)久病体虚

患病日久,体质虚弱,或失血之后,气血耗伤,不能上荣于脑髓脉络;或素体阴虚,肝失涵养,肝气有余,阳亢于上,扰及头目发为头痛。

(三)饮食不节

嗜食肥甘厚味,或饥饱失常,伤及脾胃,运化不健,痰湿内生,上蒙清阳,发生头痛。

(四)摄生不当

起居失常,烦劳太过,或房事不节,损伤精气,髓海不足,脑失所养而致头痛。

(五)感受外邪

感受风寒湿热等外邪,侵袭经络,上犯巅顶而为头痛。

(六)外伤跌仆

脑髓受伤,瘀阻络道,清窍不利,亦可导致头痛。

可见引起本病的病因病机复杂,但主要是肝脾肾的功能失调和风、火、痰、瘀阻络所致。而外感、饮食、情志、劳倦等因素常能诱发本病。其病位主要在脑,涉及肝、脾、肾。以虚症多见但也有虚中夹实者,如痰浊、瘀血等,当权衡主次。

三、临床表现

(一)症状与体征

1.症状

(1)先兆症状:常发生于头痛发作前半小时左右,多数先兆是由颈内动脉系统缺血或椎基底动脉系统缺血引起。最常见的是视觉症状,如眼前出现闪光点或光谱环,光点或色彩可成线条状移动或不断扩大,继而不规则地缩小。此外,尚可见视野缺损、畏光、双侧瞳孔不等大、瞳孔散大、光反应消失及自主神经功能紊乱症。亦可发生程度不等的感觉和运动异常及高级皮质功能障碍。如感觉麻木、刺痛、感受减退或缺失,偏瘫、运动感觉障碍及出现烦躁、恐惧、易激惹等情绪改变或多种意识障碍。

(2)头痛:反复发作性搏动性头痛是偏头痛的特征表现。头痛为一侧者占多数,约为 2/3,另外 1/3 可为双侧性。疼痛亦可在一侧反复发作后转为另一侧。额颞部、眼庭部较枕部多见,亦可发展为全头痛。这种与脉搏搏动一致的跳痛,可因声光刺激、咳嗽、腹肌用力而加重,也可因压迫患侧颈动脉、颞动脉使之减轻。头痛可持续数小时至 2～3 天不等,其发生频度差别更大,有人一生中仅发生 1～2 次,亦有少数患者可天天发作,呈偏头痛持续状态。约 60％的患者每周发作不超过 1 次。有些患者发作很规律常在月经来潮前后或每年的特定季节发病。

2.体征

一般无明显神经系统阳性体征。

(二)临床类型

偏头痛可分为以下几种临床类型。

1.不伴先兆的偏头痛(普通型偏头痛)

普通型偏头痛最为常见。发作性一侧中度到重度搏动性头痛,伴恶心、呕吐或畏光和畏声。体力活动后往往使头痛加剧。通常在发作开始时仅为轻到中度的钝痛或不适感,几分钟至几小时后达到严重的搏动性痛或跳痛。若 90％的发作与月经周期密切相关称为月经期偏头痛。出现上述发作至少 5 次,除外颅内外各种器质性疾病后方可做出诊断。

2.伴有先兆的偏头痛(典型偏头痛)

发病年龄可从 6～40 岁,但以青春期至 20 岁居多。50～60 岁后能自行缓解。发作呈复发性,每月约 1～4 次,有的患者1 年才发作 1 次,有的则每月发作 15～16 次。可分为先兆和头痛 2 期。

(1)先兆期:可见一些视觉症状和感觉症状,如畏光,眼前闪光或火花、感觉异常、偏身麻木等。大多持续 5～20 分钟。

(2)头痛期:常在先兆开始消退时出现。疼痛多始于一侧眶上、眶后部或额颞区,逐渐加重而扩展至半侧头部,甚至整个头部及颈部。头痛为搏动性,呈跳痛或钻凿样痛,程度逐渐发展成持续性剧痛。不少患者伴有自主神经功能紊乱症状。每次发作大多持续 1～3 天,大部分病例每次发作均在同一侧,也有左右侧交替发作者。

3.眼肌麻痹型偏头痛和偏瘫型偏头痛

偏瘫型偏头痛极少见。有固定于一侧的头痛发作史在 1 次较剧烈头痛发作后或头痛已开始减轻时,出现头痛同侧的眼肌麻痹,以动眼神经麻痹的上睑下垂最多见。神经影像学检查排除颅内(包括鞍旁)器质性病损。

4.儿童期良性发作型眩晕(偏头痛等位发作)

发作过程及周期性都极像偏头痛,虽有偏头痛家族史但儿童本人无头痛。表现为多次、短暂的晕厥发作,也可出现发作性平衡失调、焦虑,伴有眼球震颤或呕吐。间隙期一切正常。部分儿童后可转为偏头痛。

5.视网膜型偏头痛

本型特点为:反复发作的单眼暗点或视觉缺失并伴有头痛。这种视觉障碍持续时间短于1小时,可完全恢复,发作后眼科检查正常。

6.基底动脉型偏头痛

女孩或年轻女性多见,发作与月经期有关,为突然发作的短暂视觉障碍、眩晕、步态共济失调、发音困难、肢体感觉异常和伴有呕吐的枕部搏动性头痛。有偏头痛家族史。

7.腹型偏头痛

腹型偏头痛是一种少见情况,临床表现为周期性上腹部疼痛,伴有呕吐,但很少或甚至没有头痛,发作持续数小时或长达48小时。可被误诊为阑尾炎、胰腺炎或肠胃炎。

四、实验室检查

偏头痛主要依靠病史和临床症状进行诊断,现尚没有特异性的辅助检查。因95%的病例不能提供有助于诊断头痛的资料。但对头痛疑为颅内病变者需进行辅助检查。

(一)脑血流图

偏头痛患者的发作期和间歇期脑血流图的主要变化是两侧波幅不对称,一侧偏高或一侧偏低。

(二)经颅多普勒超声扫描(TCD)

发作间歇期,TCD不能鉴别典型和普通型偏头痛。仅能提供一些血流动力学改变的基础依据,如血流速度增快、双侧流速不对称、出现血管杂音和血流速度不稳定等;偏头痛发作期,普通偏头痛患者平均降流速(V_m)下降,血嘈杂音减弱消失。

(三)脑电图检查

一般认为,偏头痛患者无论是在发作期或间歇期,脑电图异常的发生率皆比正常对照组高。但是偏头痛患者的脑电图改变不具有特异性,因为它可有正常波形、普遍性慢波、棘波放电、局灶性棘波、尖波以及对过度通气及闪光刺激有异常反应等各种波形。小儿偏头痛脑电图可出现棘波、阵发性慢波、快波波动及弥漫性慢波。

(四)头颅CT检查

临床发现偏头痛患者头颅CT扫描多为正常,偶有显示局灶性梗死或水肿的现象。偏头痛患者CT检查不作为常规,当有神经系统检查异常或疑有颅内占位病变时才做该项检查。

(五)脑血管造影检查

当偏头痛患者有以下情况存在时,建议行脑血管造影检查:①发作时合并神经缺失体征如偏瘫、眼肌麻痹等;②颅内有血管杂音;③头痛发作剧烈且长期位于一侧;④颅骨平片有异常;⑤抗偏头痛治疗无效;⑥无阳性偏头痛家族史。

五、诊断及鉴别诊断

(一)诊断要点

偏头痛的诊断主要依靠详细询问病史及尽可能地排除其他疾病。

(1)以发作性搏动性头痛为主,也可呈胀痛。

(2)以一侧头痛为主,也可为全头痛。

(3)为间歇性反复发作,起止较突然。间歇期如常人,病程较长。

(4)常于青春期起病,女性居多。

(5)有或无视觉性、感觉性、运动性和精神性等先兆或伴随症状,但多数伴有恶心、呕吐等明显的自主神经症状。

(6)有或无偏头痛家族史。

(7)某些饮食、月经、情绪波动和过劳等因素可诱发;压迫颈总动脉、颞浅动脉、眶上动脉或短时休息和睡眠可减轻发作。

(二)鉴别诊断

偏头痛常与下列疾病作鉴别。

1.紧张性头痛

其致病原因为精神因素造成自主神经功能紊乱,而使血管收缩,组织缺血,致痛物质释放及持续性肌肉收缩。其特点为持续性钝痛,患者常述为头部"紧箍感",多位于颞顶部或枕部。除头痛外常伴有睡眠障碍、情绪焦虑等症状。抗偏头痛治疗效果差,应用抗抑郁剂及安定类药物效果良好。

2.头痛性癫痫

偏头痛有周期发作性,多有家族史,应与头痛性癫痫鉴别。两者发作时均以头痛为主,可伴有恶心、呕吐等胃肠道症状,但癫痫发作先兆短暂仅数秒钟,且头痛多为双侧且持续半小时至1小时,而偏头痛视觉先兆时间长可数分至数十分钟,头痛常为一侧搏动性头痛,可持续4~72小时。头痛性癫痫发作时脑电图主要为阵发性高波幅的4~7波/秒的θ波节律,或棘波、尖波、棘慢综合波等,常双侧对称出现、间歇期正常;偏头痛发作期可有局限慢波,偶有发作波。

3.颅内压增高性头痛

头痛是颅内压增高症的主要症状。早期头痛较轻,呈持续性钝痛,以额部为主,清晨起床时明显,活动后减轻,这可能与平卧时颈静脉回流差有关。随着颅内压不断增高,头痛呈进行性加重咳嗽、喷嚏、大便等使颅内压增高活动可加重头痛,可伴有恶心呕吐症状,后期可出现视盘水肿等,这些有助于与偏头痛鉴别。

4.高血压性头痛

严重高血压可伴头痛,头痛多为全头痛,以胀痛为主,常位于额及枕部,低头或屏气用力可使头痛加重,血压控制后头痛多随之缓解。

5.颞动脉炎

头痛为主要症状,常位于颞皮肤表浅部位及眼眶周围,亦可能扩散至额、枕部,是一种烧灼样的强烈持续性搏动性痛,这种特点为其他血管性头痛中所没有的;患者颞动脉触痛明显颞动脉可有条索样改变,除此患者可有发热、血沉增快、全身无力和游走性多发肌内痛等。动脉活检可做最后确诊。

6.短暂性脑缺血发作(TIA)

应与偏瘫性或基底型偏头痛鉴别。TIA 是由于颈内动脉系统或椎基底动脉系统一过性缺血造成的短暂性脑功能障碍,可反复发作,头痛发生率约 29.9％,TIA 多发生于中年以上者,常有高血压、动脉粥样硬化、糖尿病、高脂血症、高黏血症和颈椎病等病史,1 次发作不超过 24 小时,发作后不留任何神经症状和体征,压迫颈总动脉或转动颈部有时可诱发症状。

7.Tolosa-Hunt 综合征

与眼肌麻痹型偏头痛相鉴别。前者多在中年发病,发病前多有感染诱因,如上呼吸道感染、面部等感染灶,头痛以眼球后钻痛为主,眼肌麻痹以全部眼内、外肌麻痹常见。视神经亦常受累,持续时间长,影像学或脑血管造影有异常发现,对激素治疗反应较好。后者多在儿童或青少年起病,通常以普通偏头痛发病,多在 1 次剧烈头痛时或头痛消失后发生眼肌麻痹,以动眼神经受累最多,持续时间短,多为可逆性,颈动脉造影等常无异常发现。

六、治疗

(一)辨证要点

1.辨虚实

本病大多由脏腑功能失调所致,一般起病缓慢,病程较长,多表现为隐痛、空痛、昏痛,痛势悠悠,时作时止,遇劳则剧,多为虚证,或本虚标实证。或因外感而发病,一般痛势较剧,多表现为掣痛、跳痛、灼痛、胀痛、重痛和痛无休止,多属实证。

2.辨部位

太阳经头痛,多在头后部,下连于颈项;阳明经头痛,多在前额部及眉棱等处;少阳经头痛,多在头之两侧,并连及耳部;厥阴经头痛,多在巅顶部位,或连于目系。

3.辨性质

痛势剧烈,或遇热或激动时头痛加重者为肝火头痛;跳痛或痛而头颤,伴眩晕者为肝阳头痛;头脑空痛伴耳鸣、腰膝酸软者为肾虚头痛;痛势绵绵,心悸面白,遇劳加重者为血虚头痛。瘀血头痛,则多见刺痛、钝痛和固定痛,或头部外伤史及久痛不愈史;痰浊头痛,则常兼见恶心呕吐痰涎。

(二)治疗原则

急性发作期多由风邪、肝阳、痰浊和血瘀诱发,以疏风、降火或潜阳、化痰和祛瘀为主。缓解期应着重健脾、养肝和补肾以防复发。根据疼痛的部位不同,可在辨证的基础上选用引经药治疗。

(三)分型论治

本病临床分为 6 型辨证。

1.肝阳上亢

主症:头痛胀痛或跳痛,以额颞部疼痛多见,或眩晕,情绪不畅,或正值月经期头痛加重,或心烦易怒,夜寐不安,口干口苦,舌质红,苔黄,脉弦或弦细数。

治法:平肝潜阳。

方药:天麻钩藤饮加减。天麻 12 g,石决明30 g(先煎),钩藤 9 g(后下),栀子 12 g,刺蒺藜 12 g,川牛膝 12 g,川芎6 g,黄芩 9 g,当归 12 g。每天 1 剂,水煎服。

加减:兼有面红目赤者加龙胆草;心烦不眠,加炒酸枣仁、柏子仁和磁石;便秘者加生何首乌、决明子。

2.风火上扰

主症:头痛而胀,甚则头痛如裂,或跳痛,面红目赤,口苦口干,急躁易怒,失眠多梦,舌红苔黄,脉弦数。

治法:平肝息风泻火。

方药:龙胆泻肝汤加减。龙胆草 6 g,生地黄12 g,黄芩9 g,栀子 12 g,泽泻12 g,车前子15 g,柴胡 6 g,羚羊角2 g(分冲),钩藤9 g(后下)。每天1剂,水煎服。

加减:头晕目眩者,加菊花、天麻和磁石;阴虚口干明显者加麦冬、玄参;大便干者加生大黄。

3.瘀血阻络

主症:痛有定处,头痛如刺,经久不愈,面色晦暗,舌质暗红或紫暗,或舌上有瘀斑、瘀点,苔薄白,脉涩或弦。

治法:活血祛瘀。

方药:血府逐瘀汤加减。当归 12 g,生地黄12 g,桃仁 12 g,红花8 g,赤芍9 g,川芎6 g,丹参12 g。每天1剂,水煎服。

加减:头痛严重者可加蜈蚣、全蝎;健忘失眠者加石菖蒲、远志;血虚者加阿胶、制何首乌、熟地黄;气虚者加黄芪。

4.痰浊阻窍

主症:头痛头胀,头沉重,头晕胸闷伴恶心呕吐痰涎,肢重体倦,纳呆,舌苔白腻,脉弦滑。

治法:化痰开窍,降逆止痛

方药:半夏白术天麻汤加减。法半夏 12 g,天麻12 g,白术8 g,胆南星9 g,石菖蒲12 g,远志12 g,地龙 12 g。每天1剂,水煎服。

加减:胸脘痞闷,纳呆呕恶者,加藿香、厚朴和佩兰;兼有瘀血者加川芎、当归;有风痰者加制白附子。

5.气血亏虚

主症:头痛,痛势绵绵,时发时止,遇劳痛甚,神疲体倦,面白无华,舌淡苔白,脉沉细而弱。

治法:益气补血。

方药:四物汤加减。当归9 g,熟地黄 12 g,白芍9 g,天麻 12 g,川芎6 g,党参8 g,白术8 g,黄芪12 g,刺蒺藜9 g,白芷 6 g,升麻6 g,甘草4.5 g。每天1剂,水煎服。

加减:血虚重者,加何首乌、阿胶;心悸失眠者加炒枣仁、柏子仁;畏风怕冷加党参、细辛、防风。

6.肾精亏虚

主症:头痛头晕,腰膝酸软,神疲乏力,遗精带下,耳鸣失眠,舌红少苔,脉细无力。

治法:养阴补肾。

方药:大补元煎加减。熟地黄 15 g,山茱萸12 g,山药 12 g,天麻 12 g,枸杞子9 g,甘草9 g,人参 10 g,当归 12 g,黄芪 12 g,杜仲 10 g。每天1剂,水煎服。

加减:如病情好转,亦可常服杞菊地黄丸补肾阴潜肝阳。若头痛而畏寒,面白,四肢不温,舌淡,脉沉细而缓,属肾阳不足,可用右归丸温补肾阳,填补精血。若兼有外感寒邪,侵犯少阴经脉,可用麻黄附子细辛汤。

(李　倩)

第六节 帕金森病的中医治疗

一、病因病机

(1)年老体衰:中年以后阴气自半,肝肾自虚,兼加劳顿、色欲之消耗,而致阴精虚少、形体衰败,出现筋脉失濡,肌肉拘挛,发为震颤、僵直。肝木本虚,肝失疏泄,气机不畅,气滞血瘀,更加重病情。

(2)情志因素:五志过极化火,木火太盛,克伐脾土,脾为四肢之本,故见四肢摇动;木火上冲则见头摇。若木火克土而脾虚,水液运化失司,导致痰湿内生,阻滞经络发为颤证。

(3)劳倦、思虑过度,或饮食不调,导致心脾受损,以致气血不足,不能荣养四肢,血虚风动,出现震颤。

(4)久病及肾:高年多病重叠,致使肝肾交亏,精血俱耗,出现筋脉不舒,拘急时作。总之,PD的主要的病理基础是肝肾阴虚和气血不足,在此基础上形成风、痰、火和瘀等病理改变,内外相互影响,导致本病出现复杂的兼夹之证。中医认为,其病位在肝、肾、心和脾。肝肾不足,心脾两虚是本,风、痰、火和瘀是标。标本相互影响,从而出现震颤、僵直和行动徐缓等症状。

二、临床表现

(一)病史
临床发病年龄一般在50~60岁,男性多于女性。初起表现不明显。

(二)症状
1.运动减少

随意运动减少,始动困难和动作缓慢。语声单调、低沉。进食、饮水呛咳。偶然于起身时全身不动,呈"冻结"发作。

2.震颤

典型震颤为静止性震颤,多自一侧上肢开始,可以波及四肢、下颌、唇、舌和颈部。每秒4~6次,波幅不定,精神紧张时加剧。

3.强直

多自一侧上肢近端开始,逐渐蔓延至远端、对侧及全身。面肌强直使表情和瞬目动作减少,造成"面具脸"。行走时上肢协同摆动动作消失。

4.体位不稳

行走时步距缩短,结合屈曲体态,出现碎步、前冲的慌张步态。晚期姿态反射进一步失常,故易倾跌。

5.其他症状

(1)自主神经功能紊乱:出现唾液分泌增加,汗液分泌增加或减少,大小便排泄困难,直立性低血压。

(2)精神症状:忧郁和痴呆。

(三)体征

四肢肌张力呈齿轮样或铅管样增高,连带运动减少,面具脸,前冲步态,路标手或搓丸样动作,自主神经系统功能紊乱的体征。

(四)检验与检查

1.脑脊液检查

少数患者脑脊液中蛋白质轻度升高,偶有白细胞轻度增多,多巴胺代谢产物高香草酸以及5-HT代谢产物5-HLAA含量减低。

2.脑电图

主要为广泛性至中度异常,呈弥漫性慢波活动。

3.CT检查

部分患者显示不同程度的脑萎缩,表现为蛛网膜下腔增宽,脑沟加深,脑室扩大。

4.正电子发射型计算机断层扫描(PET)

可见壳核内 D_1 及 D_2 受体与 ^{11}C-dopa、^{18}F-dopa 结合力减低。

(五)常见病并发症

罹患 10 年以上者,多因支气管肺炎而死亡。

三、诊断标准

源于 1984 年 10 月全国锥体外系疾病讨论会制定的"帕金森病及帕金森综合征"中帕金森病的诊断标准。

诊断原发性帕金森病主要依靠临床观察,要考虑以下几点。

(1)至少要具备 4 个典型症状和体征(静止性震颤、少动、僵直和位置性反射障碍)中的 2 个。

(2)是否存在不支持诊断原发性帕金森病的不典型症状和体征,如锥体束征、失用性步态障碍、小脑症状、意向性震颤、凝视麻痹、严重的自主神经功能障碍及明显的痴呆伴有轻度锥体外系症状。

(3)脑脊液中高香草酸减少,对确诊早期帕金森病和与特发性震颤、药物性帕金森综合征与帕金森病的鉴别是有帮助的。一般而言,特发性震颤有时与早期原发性帕金森病很难鉴别,前者多表现为手和头部位置性和动作性震颤而无少动和肌张力增高。

四、临床分型

WHO 推荐的分类标准 I CD-NA 将 PD 分为 5 个亚型:①典型型;②少年型;③震颤型;④姿势不稳步态障碍型;⑤半身型。

1984 年 10 月,全国锥体外系疾病讨论会制定的"帕金森病及帕金森综合征的分类"中将帕金森病从 3 个方面分类。

(一)按病程分型

1.良性型

病程较长,平均可达 12 年,运动症状波动和精神症状出现较迟。

2.恶性型

病程较短,平均可达 4 年,运动症状波动和精神症状出现较早。

(二)按症状分型

(1)震颤型。

(2)少动和强直型。

(3)震颤或少动和强直型伴痴呆。

(4)震颤或少动和强直型不伴痴呆。

(三)按遗传分型

(1)家族性帕金森病。

(2)少年型帕金森病。

五、辨证论治

(一)辨证分型与治则

根据帕金森病的临床表现,中医辨证将其分为以下几型。

1.阴虚风动型

肝肾阴虚,虚风内动,是帕金森病的主要证型。治以滋阴潜阳,平肝息风为治法,可选用大定风珠、六味地黄丸和羚角钩藤汤等为主方治疗。

2.气血亏虚型

气血两亏,血不荣筋,虚风内动。治以补益气血。方以人参养荣汤、八珍汤和四物汤等为主方加减。

3.瘀血阻络型

气虚、气滞无以推动血行,血瘀脉中。治当益气行血。常选用血府逐瘀汤、补阳还五汤等加减治疗。

4.阴阳两虚型

亦较常见,可与他证兼见。治以培补阴阳,方用地黄饮子等治疗。

(二)药物临床应用及注意事项

1.以疏风散邪作用为主的药物

(1)功效:疏风祛邪,舒筋活络。

(2)适应证:适用于震颤,伴有肢体麻木僵硬、自发性疼痛、客观感觉障碍和头痛者,以及震颤并发咳喘等病证之因表邪郁闭者。舌淡苔薄,脉浮。

(3)常用药物:桂枝、麻黄、防风、白芷、细辛、羌活、荆芥、葛根、菊花、藁本、柴胡、连翘、薄荷、桔梗、升麻和蔓荆子等。

(4)常用剂型:汤剂、丸剂、片剂、冲剂和煮散剂等。

(5)注意事项:本法适应于帕金森病表邪郁闭者,若辨证确有外风之邪,有六经形症者,可据症选用。因外风所致震颤,忌用牛黄、冰麝,因此类药通关利窍,反引邪深入。现代医家认为,震颤虽有风邪,但多非六淫之风,而多是内生之虚风,故临床证用药应禁发散解表之品,如羌独活、细辛、防风、荆芥、紫苏叶、麻黄、白芷、桂枝和葱白等,因这些药品为辛燥助阳,易耗伤阴液,有使病情恶化之弊。因此,应用疏风祛邪法治疗震颤,应注意辨明的确属外风所致,有六经形症,方可选用;如为内生虚风者,则本法应为禁忌。

2.以通泻腑实作用为主的药物

(1)功效:通下腑实,泻下积滞。

（2）适应证：适用于震颤，伴头痛较甚、眩晕、肢体抖动明显、口干舌燥、面红目赤、呃逆及大便秘结。舌质红，苔黄偏厚。

（3）常用药物：大黄、芒硝、火麻仁（麻子仁）、桃仁、厚朴、枳壳、槟榔、玄参、枳实、杏仁、瓜蒌子（栝蒌仁）、柏子仁和礞石等。

（4）常用剂型：汤剂、冲剂、片剂、煮散剂和蜜丸剂等。

（5）注意事项：本法适用于震颤病属胃肠腑实者，凡辨证为胃肠积滞，伴二便阻隔不通者，可据症选用。震颤病胃肠腑实证者，未见六经形症，不可使用解表发散之风药，以免辛燥助阳，耗伤阴液，加重病情；另外，本法所适应之患者，大多为饮食所伤，故在辨证调护方面，宜进食清淡，忌香燥荤腥之食。

3.以清热解毒作用为主的药物

（1）功效：清热除邪，解毒祛火。

（2）适应证：适应于震颤，伴有肢体疼痛、肌强肢挛、声高气粗、头痛目眩和小便黄赤，甚则频数疼痛难忍、大便黏滞或秘结。震颤并发咳喘，或合并消渴等病证之因热毒内蕴者。

（3）常用药物：龙胆（龙胆草）、野菊花、石膏、金银花、连翘、生栀子、板蓝根、黄连、黄芩、黄柏、天花粉（栝蒌根）、水牛角和羚羊角等。

（4）常用剂型：汤剂、蜜丸剂、煮散剂和冲剂等。

（5）注意事项：由于受现代医学炎症概念的影响，清热解毒法未用于临床西医所说的各种传染性疾病或感染性疾病之中。由于此法所用的方剂和药物在实验中有明显的抑菌和杀菌效果，往往使人在临证时，凡见传染性疾病则不分在表在里、在脏在腑、是风是寒和是湿是热，即投清解毒法；凡见感染性疾病则不分初起与久病，气血之盛与衰，即投清热解毒法，甚至把具有清热解毒功能的中药与方剂当作西药抗生素使用。凡见西医所说的炎症，即投清热解毒之品。如此造成了此法的泛用、滥用的结果。其危害，轻者使病症迁延难愈，重者致寒凉伤中败胃而贻害无穷。

4.以理气解郁作用为主的药物

（1）功效：疏肝解郁，调畅气机。

（2）适应证：适用于震颤症状时轻时重，伴精神障碍，有时急躁易怒或悲伤善哭，多疑，失眠多梦，夜轻昼重，大便艰涩、小便潴留。舌淡红苔白偏厚。震颤合并眩晕、胸痹等病证之因气机郁滞者。

（3）常用药物：陈皮、木香、紫苏子、枳壳、郁金、佛手、沉香、乌药、厚朴、槟榔、川芎、柴胡、旋覆花和莱菔子等。

（4）常用剂型：汤剂、煮散剂和蜜丸剂等。

（5）注意事项：疏肝理气药大多数的性味香燥刚烈，容易伤气耗液，所以使用时要注意剂量不可过大，疗程过长，应中病即止。老年、体弱患者慎用。本法所适应之患者，多有急躁或抑郁之诱因，辨证调护方面应劝导患者戒恼怒、调情志，以恬淡虚无，意志畅达为务。

5.以化痰降浊作用为主的药物

（1）功效：化痰利湿，顺气降浊。

（2）适应证：适用于震颤，伴见体胖腹隆，头昏目浊，痴呆，精神障碍，咳吐痰涎，言语不利，胸闷气短，大便秘结或黏滞难出，小便癃闭。舌红体胖大，有齿痕，苔厚腻，脉弦滑。或形体肥胖者，症见头目眩晕，倦怠。头重如裹，困重多痰；胸闷恶心，呕吐痰涎，肢体麻木或手足抽动，头重脚轻,脚下如踏棉絮之感,舌体胖大,舌胀或语言不利,苔浊腻或白厚而润,脉滑。或现心下痞,心烦而悸,口苦,苔黄腻,脉滑数。

(3)常用药物:鲜竹沥、胆南星、僵蚕、石菖蒲、竹茹、橘红、川贝母、半夏、茯苓、紫苏子(苏子)、白芥子、瓜蒌子(栝蒌仁)、皂角和藜芦等。

(4)常用剂型:汤剂、煮散剂、面糊丸剂、饼剂和蜜丸剂等。

(5)注意事项:此法毕竟为祛邪为主,易伤正气。若见胃脘隐隐冷痛不适,喜温喜按,空腹痛甚,得食则缓,劳累或食冷或受凉后疼痛发作或加重,泛吐清水,食少,神疲乏力,手足不温,大便溏薄,舌淡苔白,脉虚弱等脾胃虚寒证不可使用。而在辨证调护方面嘱患者要养成良好的饮食习惯,少吃冷食、甜食,少吃油腻的食物,减少湿症的根源,多吃薏苡仁、冬瓜、丝瓜、洋葱、包菜和赤豆之类的祛湿食物。此外,在生活中要注意开窗通风、勤晒被褥,以保持居住环境的干燥。

6.以活血祛瘀作用为主的药物

(1)功效:活血化瘀,行气通络。

(2)适应证:适用于震颤,伴见肢体麻木疼痛且痛处多固定,皮肤青紫瘀斑,甚则肌肤甲错,舌强语謇,面色黧黑。舌质或红或紫黯,舌苔薄,脉沉涩或弦细。震颤合并胸痹心痛、中风偏瘫等病症之因瘀血阻络者。

(3)常用药物:桃仁、红花、茜草、赤芍、当归、乳香、没药、丹参、田三七、五灵脂、蒲黄、水蛭、虻虫、泽兰、土鳖虫、三棱和莪术等。

(4)常用剂型:汤剂、煮散剂、冲剂、酒丸剂、蜜丸剂、水丸和片剂等。

(5)注意事项:活血药物多辛散温通、善走血分,有疏通血脉、促进血行,活血祛瘀药适用于各种瘀血阻滞病症,但药性各有偏胜,需根据具体病情适当选用。瘀血阻滞每兼气行不畅,为加强活血祛瘀作用,故常配合理气药同用。活血祛瘀药每有伤血之虞,故应用时必须注意用量,并宜适当佐以养血药同用。瘀血阻滞而气虚不足者,可配补气药同用。

7.以平肝潜阳作用为主的药物

(1)功效:镇肝息风,育阴潜阳。

(2)适应证:适用于震颤,伴见烦闷躁扰,耳鸣头痛,痛连目珠,眩晕,不寐,肢麻口苦,大便干结,小便短赤。舌质红而干,苔黄,脉弦长有力。

(3)常用药物:石决明、珍珠母、天麻、钩藤、龙骨、牡蛎、龙齿、玳瑁、代赭石、磁石、龟甲、决明子、蒺藜(刺蒺藜)、白芍、羚羊角、夏枯草、地龙和牛膝等。

(4)常用剂型:汤剂、水丸剂、煮散剂和蜜丸剂等。

(5)注意事项:①痰湿内阻所致的眩晕不宜使用平肝潜阳法。②肝阳上亢证忌用升浮、温燥药物。平肝熄风药须针对不同的病因和病情配伍用药。因肝阴不足,肝阳上亢,当配滋补肝阴药;因肾水不足,水不涵木,肝阳偏亢,当配滋补肾阴之品,以滋水涵木。③忌吃辛辣香燥,性热助火之品。忌生冷油腻难消化的食物。④服药期间要保持情绪乐观,切忌生气恼怒。⑤俗话说"介类潜阳",因此本类药品大多来源于贝壳和矿石类,需煅后入药,并需先煎。个别药物为虫类药物有毒,用量不宜过大,以免中毒。长期服用会产生不良反应,应注意掌握用量及疗程。

8.以息风通络作用为主的药物

(1)功效:平肝木,息风眩,通经络。

(2)适应证:适用于震颤,伴见肢体走痛不止,筋脉挛急,肌肉顽痹,皮肤瘙痒,骨节烦痛,脚膝缓弱,步履艰难,舌本紧强,涎液不收,心烦气浊等。舌红,苔薄黄腻,脉弦细滑。

（3）常用药物：全蝎、蜈蚣、乌梢蛇、白花蛇、斑蝥、虎骨（代）、独活、威灵仙、秦艽、桑枝、海风藤、豨莶草、木瓜、丝瓜络、千年健和络石藤等。

（4）常用剂型：汤剂、膏剂、蜜丸剂、煮散剂、水丸剂、片剂和米糊丸剂等。

（5）注意事项：本法适用于震颤病肝风内动、经络阻滞者。凡阴虚阳亢风动、痰瘀阻滞经络为主者，均可据症选用。震颤病肝风内动、经络阻滞者，多为内风所致，若外无六经形症，不可轻易使用发散解表之风药，以免助阳伤阴，更增风势。本法所适应的患者是为肝风挟痰瘀，故应戒恼怒，饮食宜清淡，忌膏粱厚味、酗酒浩饮，以免加重病情。临床若见食欲缺乏、食后腹胀、腹泻或便溏、易出汗、怕风寒、易感冒、脉虚或无力等脾虚寒证者慎用。

9.以醒脑开窍作用为主的药物

（1）功效：醒脑开窍，安神益智。

（2）适应证：适用于震颤，伴见神情呆滞，智力减退，行走艰难，筋脉拘急，寡言少语或胡言乱语，健忘，面白痰多，失眠多梦，腰膝酸软，足跟疼痛等。舌质红，苔白腻，脉沉细或弦细滑。

（3）常用药物：麝香、牙皂荚、藜芦、莱菔子、白术、石菖蒲、郁金、沉香、安息香、苏合香和檀香等。

（4）常用剂型：汤剂、酒剂、煮散剂、胶囊剂、蜜丸剂和水丸剂等。

（5）注意事项：本法适应于震颤病邪阻脑窍者，凡证见风痰上扰、痰火内闭及湿浊蒙蔽清窍为主者，均可据症选用。本法所适应之病症，多为内风所致，若外无六经形症，不可轻易使用发散解表之风药，以免辛燥助阳，更增风势，加重病情。本法所适应之病症，多属实证，纯虚证禁用，且宜中病即止，以免过服伤正。

10.以扶正补虚作用为主的药物

（1）功效：扶正补虚。

（2）适应证：适用于震颤晚期，伴毛发无华，食少，神疲乏力，精神恍惚，面色晦暗，语声不出，手足不遂或足废不用，筋惕肉𥆧或肌肉不仁，遗尿鼾睡，自汗，盗汗等。舌体瘦小，舌红少苔，脉沉细弱。

（3）常用药物：熟地黄、山茱萸、天冬、麦冬、枸杞子、五味子、石斛、玄参、知母、玉竹、鹿茸、肉桂、人参、黄芪、黄精、茯苓、山药（怀山药）、当归、丹参和炙甘草等。

（4）常用剂型：汤剂、煮散剂、酒剂、滋补膏剂、蜜丸剂和片剂等。

（5）注意事项：扶正补虚是中医治病养生要法，但实际运用中往往因虚中夹实、病证错杂而难于驾驭，常有助邪生变之虞。因震颤病患者属需要长期调治的内科疾病，且患者多为中老年人或久病之人，运用扶正补虚法的机会比较多。在临床决策是否当"补"时，应请注意把握治病求本、不囿表象；在处理扶正与祛邪的关系时，力求揆度虚实、进退有度；具体运用补法时，可补中寓通、不拘一法。

六、针灸治疗

针灸治疗帕金森病有比较久的历史，方法比较多，常用的有普通针刺治疗、电针、头针、夹脊针、耳针和穴位注射等，在临床上取得一定的疗效，在一定程度上延缓了帕金森病患者的病情发展，减轻帕金森病患者的病情及并发症，提高了患者的生活质量。

（一）取穴原则

对于本病，《素问·至真要大论》曰："诸风掉眩，皆属于肝。"《素问·脉要精微论》有"骨者，髓之府,不能久立,行则振掉,骨将惫矣"之论。楼英《医学纲目·颤振》云:"颤,摇也;振,动也。风火相乘,动摇之象,比之瘛疭,其势为缓。"又云:"此证多由风热相合,亦有风寒所中也,亦有风夹湿痰者,治各不同也。"王肯堂《证治准绳·颤振》进而指出:"此病壮年鲜有,中年以后乃有之,老年尤多。夫老年阴血不足,少水不能制盛火,极为难治。"本病主因髓海亏虚、肝风内动、筋脉失养。性质为本虚标实,本为气血阴阳亏虚,其中以阴津精血亏虚为主;标为风、火、痰和瘀为患。病位在脑和筋脉,与肝、肾、脾和髓等密切相关。故本病比较复杂,涉及全身及多脏腑,临床表现症状比较多,所以选用的穴位较多,遍及全身。一般针灸治疗的原则是针对患者的主要症状、证候取穴,兼及伴随症状取穴。

1.益智醒神、息风止颤

本病病位在脑和筋,所选用的穴位大多为头部和四肢的穴位,头部多为舞蹈震颤区、足运感区、百会、四神聪、太阳、上星和颅底七穴(风池、天柱、完骨和哑门);四肢部穴位多为曲池、内关、合谷、足三里、阳陵泉、三阴交、悬钟和太冲。

2.辨证取穴、兼及体质

肝肾阴虚型可选用肝俞、肾俞;气血虚弱型可选用气海、天枢;痰浊阻滞型可选用中脘、丰隆;阴阳两虚型配三阴交、阳陵泉;夹热配大椎、外关;夹瘀配血海、膈俞。本病多为老人,普遍存在气血不足,精气亏乏,可选用强壮穴位、背俞穴及募穴。

3.随证取穴、灵活变通

帕金森病患者除了表现肢体震颤、僵直外,伴随许多并发症,如痴呆配四神聪、神门;耳鸣耳聋配听宫、耳门和通里;颤抖较甚者配大椎、小海、后溪、养老和昆仑;僵直较甚者配中极、关元;尿失禁配中极、曲骨、归来和水道;尿潴留配会阳、次髎和中膂俞;便秘配外归来、外水道;胃脘胀痛配中脘、梁门和天枢。

(二)针法作用及取穴方法

1.主要针法及作用

(1)头针:针刺头部穴位除了激发头部经气,调整头部阴阳,还可通过十四经脉直接或间接地调整全身气血阴阳,改善全身症状。头针治疗帕金森病,多取舞蹈震颤区、运动区和足运感区,可双侧交替使用。除了单纯针刺,还可在此基础上加用电针治疗。研究表明,头针可提高帕金森病患者各脑区葡萄糖代谢,减少基底核区多巴胺转运体(DAT)的丢失,改善基底核区 DAT 的活性,从而改善肢体功能活动,提高认知水平,促进功能协调,延缓病情的进展。

(2)体针:中医学认为帕金森病归于中医颤证和痉证的范畴,属本虚标实之证,本虚在肾精不足,髓海空虚,脑神失司;标实为风火痰瘀郁。针灸治疗本病选穴多以督脉、肾经及特定穴为主,常以百会、命门为主穴,针对患者症状随症配穴,其中震颤明显者配申脉、照海以止颤;痉挛者配阳陵泉、悬钟以解痉;慌张步态者配舞蹈震颤控制区;表情淡漠者配通里、太溪;盗汗者配太溪、气海;自汗者配复溜、气海;便秘者配天枢、中极;小便失禁者配次髎、三阴交;有写字过小症者配神庭、大陵、三间。

(3)其他针灸疗法:针灸治疗帕金森病,除了运用头针、体针外,还可选用其他针灸疗法,如穴位埋线、透穴疗法、梅花针叩刺、刺络放血、隔药灸神阙和眼针疗法等。可根据帕金森病患者的具体情况,选择不同的治疗方法。

2.取穴与针刺手法

(1)毫针:即毫针治疗,常常根据帕金森病患者的具体辨证及症状取穴,常用的穴位有百会、四神聪、太阳、风池、天柱、大椎、曲池、合谷、神门、肾俞、肝俞、命门、中脘、气海、中极、血海、足三里、三阴交和太冲等。用 0.30 mm×40 mm 的不锈钢毫针,进针得气后,行平补平泻手法后留针30 分钟,并 10 分钟行针 1 次。

(2)头皮针:采用焦氏头皮针,常选取双侧舞蹈震颤控制区、运动区及根据伴随症状选取的其他头皮针穴位。用 0.30 mm×40 mm 的不锈钢毫针,进针到帽状腱膜下,得气后,以 160～200 转/秒的转速快速捻针 1 分钟,留针 1～2 小时,并 10 分钟行针 1 次。

(3)电针:取穴于毫针和头皮针相同,进针得气后接电脉冲针灸治疗仪,选取疏波或密波,据具体情况,接若干组电极,输出电流强度以患者能耐受为宜,留针 30 分钟。

(4)耳针:取神门、肝、肾、脾、交感、皮质下血管舒张区、枕、额、肘和膝。用耳穴专用磁珠或王不留行籽贴压,按压至耳微发热,每天按压 3～5 次;3 天换 1 次,可两耳交替进行。

(5)腹针:主穴:中脘、下脘、气海、关元、气穴、商曲和滑肉门。

(6)灸:虚是本病的本质所在,灸具有扶正培本、温通阳气的作用,一般选择艾灸百会、肝俞、肾俞、气海、关元和神阙,1 天 1 次,每次每个穴位艾灸 10～15 分钟,10 次为 1 个疗程,连续做4 个疗程。

(7)其他疗法:①刺络放血,梅花针扣刺四肢及背部,大椎、人中及井穴放血;②穴位注射,药物一般选用丹参注射液或甲钴胺注射液,取毫针治疗穴位中的 3～5 个穴位,每穴位注射药物0.5～1 mL。

(三)针灸治疗帕金森病的现代研究进展

帕金森病是发生于中老年时期,以静止性震颤、肌强直、运动减少和姿势异常为主要表现的一种慢性、进行性锥体外系疾病。帕金森病好发于 50～70 岁,男性多于女性,是老年人神经性残疾的主要原因之一。帕金森病在一般人群中占 0.1%,在 65 岁以上人群中占 1.0%,而且随着人口的老龄化,其患病率呈逐渐上升的趋势,患者发病后的平均生存时间为 9～12 年,帕金森病患者的平均寿命明显低于未患本病的对应人群,严重影响了患者的生存和生活质量。现代医学以药物为主针对症状进行治疗,随着病程的延长,口服的药物种类越来越多,剂量也越来越大,并且伴随的并发症也越来越多。针灸具有明显的协同治疗作用,在减少药物种类和剂量,延缓或减轻并发症有很好的作用。

(李　倩)

参考文献

[1] 田锦勇.神经内科系统疾病基础与进展[M].昆明:云南科技出版社,2020.

[2] 魏佳军,曾非.神经内科疑难危重病临床诊疗策略[M].武汉:华中科技大学出版社,2021.

[3] 王玉洁,王健.神经内科常见症状病例分析[M].沈阳:辽宁科学技术出版社,2019.

[4] 张红梅.神经内科常见病诊治新进展[M].北京:科学技术文献出版社,2019.

[5] 陈亮.神经内科疾病的检查技术与治疗[M].天津:天津科学技术出版社,2020.

[6] 关雪莲.神经内科疾病诊断与治疗[M].长春:吉林科学技术出版社,2019.

[7] 牛奔.新编神经内科诊疗精要[M].天津:天津科学技术出版社,2020.

[8] 金琦.内科临床诊断与治疗要点[M].北京:中国纺织出版社,2021.

[9] 于春华.神经内科常见病诊疗[M].上海:上海交通大学出版社,2020.

[10] 王文浩.神经内科医师处方手册[M].郑州:河南科学技术出版社,2020.

[11] 刘增玲.神经内科常见疾病诊断指南[M].长春:吉林科学技术出版社,2020.

[12] 徐敏.神经内科临床诊疗实践[M].天津:天津科学技术出版社,2019.

[13] 李杰.神经内科疾病诊断与防治[M].青岛:中国海洋大学出版社,2019.

[14] 苗丽霞.神经内科疾病诊治思维[M].长春:吉林科学技术出版社,2019.

[15] 张世生.临床神经内科诊断学[M].沈阳:沈阳出版社,2020.

[16] 樊书领.神经内科疾病诊疗与康复[M].开封:河南大学出版社,2021.

[17] 郑世文.临床神经系统疾病诊疗[M].北京:中国纺织出版社,2020.

[18] 陈哲.常见神经系统疾病诊治[M].天津:天津科学技术出版社,2020.

[19] 曾湘良.神经内科疾病诊疗指南[M].天津:天津科学技术出版社,2020.

[20] 孙洁.神经内科疾病诊疗与康复[M].长春:吉林科学技术出版社,2019.

[21] 闫换.现代神经内科诊疗思维与实践[M].长春:吉林科学技术出版社,2019.

[22] 范楷.神经内科常见疾病临床诊疗实践[M].长春:吉林科学技术出版社,2019.

[23] 张雪芳.神经内科临床诊疗方法[M].北京:科学技术文献出版社,2020.

[24] 刘丽霞.新编神经内科治疗方案[M].沈阳:沈阳出版社,2020.

[25] 李艳丽,张亚娟,郭淼.神经内科疾病诊断与治疗[M].北京:中国纺织出版社,2020.

[26] 王璇.神经内科诊断与治疗学[M].西安:西安交通大学出版社,2018.

[27] 黄景贺.现代神经内科疾病新诊疗[M].天津:天津科学技术出版社,2020.

［28］吴海科.神经内科诊断与治疗［M］.西安：西安交通大学出版社,2019.

［29］杨浩,陈焱彬,黄少波.神经内科与骨科临床［M］.长春：吉林科学技术出版社,2019.

［30］廖祖宁.神经内科临床诊断与治疗［M］.北京：科学技术文献出版社,2019.

［31］韦颖辉.神经内科疾病诊断与治疗［M］.天津：天津科学技术出版社,2019.

［32］宋丽娟.神经内科疾病诊治方案［M］.沈阳：沈阳出版社,2020.

［33］席富强.神经内科疾病诊治与介入应用［M］.北京：科学技术文献出版社,2020.

［34］张云书.神经内科疾病诊疗与重症监护［M］.天津：天津科学技术出版社,2020.

［35］宋立华.神经内科疾病临床诊疗学［M］.长春：吉林科学技术出版社,2019.

［36］王洋.神经内科中风险管理的应用研究［J］.中国继续医学教育,2021,13(3)：195-198.

［37］周军.神经内科对三叉神经疼痛治疗方法的探讨［J］.世界最新医学信息文摘,2021,21(64)：187-188.

［38］李海霞,袁恒杰.临床药师在神经内科药物治疗中的体会［J］.罕少疾病杂志,2021,28(1)：111-112.

［39］黄达.探究神经内科患者昏迷的临床诊断与治疗方法［J］.当代医学,2021,27(1)：154-155.

［40］赵立娟,潘宝军,魏象东,等.丙戊酸钠治疗神经内科癫痫的临床疗效分析［J］.系统医学,2021,6(1)：80-82.